제3판

아동작업치료

대한아동 · 학교작업치료학회

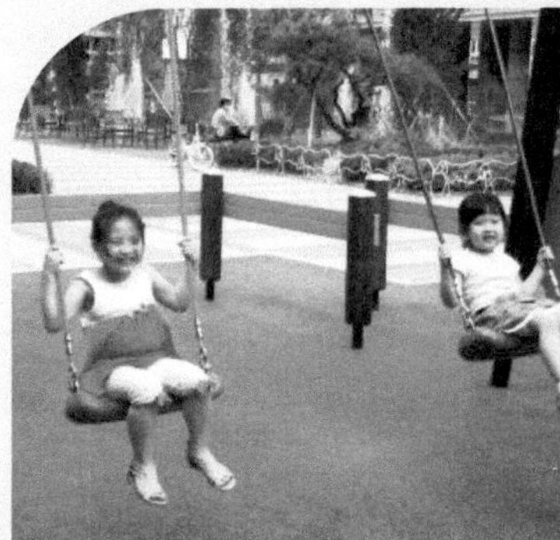

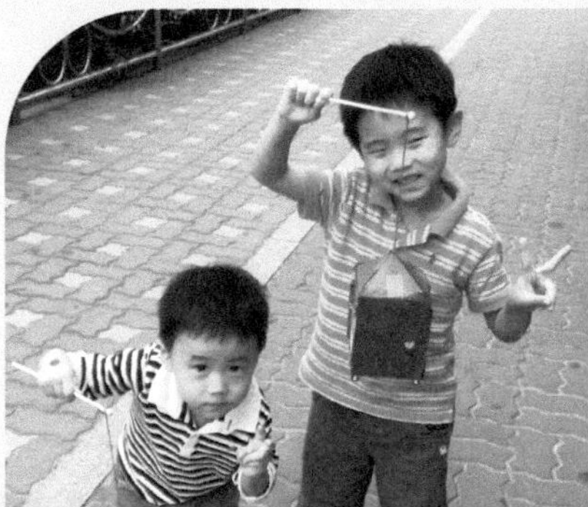

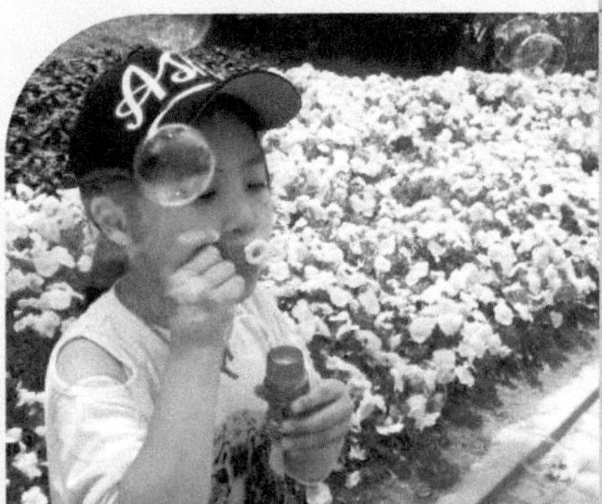

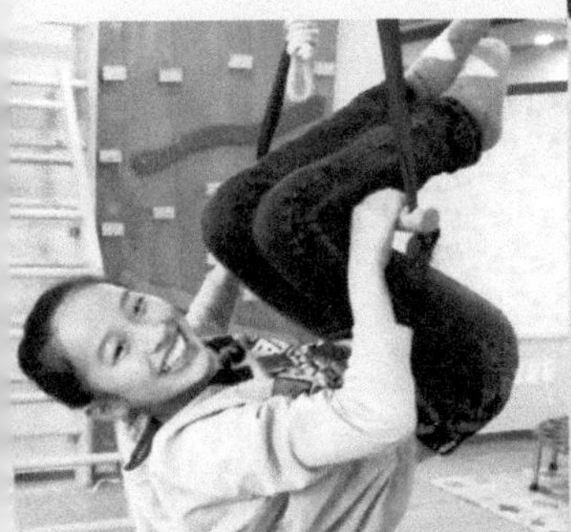

계축문화사

집필진

김명희 연세대학교 세브란스병원 작업치료실

김선아 연세대학교 세브란스병원 작업치료실

김세연 우석대학교 물리치료학과

김정란 가톨릭관동대학교 휴먼서비스대학

김지연 전 우송대학교 작업치료학과

김진경 한서대학교 작업치료학과

박경영 중원대학교 작업치료학과

박수현 연세대학교 심리학과

박윤이 동남보건대학교 작업치료학과

박혜연 연세대학교 작업치료학과

유영미 대한아동학교작업치료학회 이사

유은영 연세대학교 작업치료학과

이재신 건양대학교 작업치료학과

이지연 동남보건대학교 작업치료학과

최유임 원광대학교 작업치료학과

제3판 머리말

'아동작업치료' 본 서는 초판 발행 후 독자들에게 많은 관심과 사랑을 받아왔다. 이 책을 통하여 아동작업치료를 공부하고 이 분야에 관심을 가지게 된 모든 이들에게 먼저 감사의 마음을 전한다.

우리나라의 아동작업치료 분야는 나날이 발전을 거듭하고 있다. 본 저서가 2012년도에 발간된 당시보다 아동작업치료 중재 방법도 더욱 전문화되고 다양해지고 있으며 치료 대상 또한 확대되고 있다.

이러한 추세에 맞추어 개정 3판을 발행하기로 하였으며 이번 개정판에서는 독자 및 교수님들의 조언과 제언을 중심으로 개정하였다.

이번에 개정한 내용 중 가장 중요한 것은 최근 들어 새롭게 대두되고 있는 작업수행기반 인지중재법 접근법(COOP)을 실었고, 아동작업치료 주요 대상으로 기존의 뇌성마비와 지적장애와 더불어 자폐스펙트럼장애를 한 챕터로 만들어 주요 내용들을 기술하였다. 또한 해당되는 챕터 별로 최신 경향의 변화된 임상 내용을 보충하였고 해부학 용어를 신용어로 바꾸는 작업을 하였으며 전체적으로 오탈자를 점검하여 수정하였다.

올해는 모두에게 특별한 한 해였다. 2020년 초부터 코로나 상황을 겪으면서 갑작스런 교육환경의 변화로 독자들도 저자들도 힘든 시기를 경험함과 동시에 뉴노멀의 시대를 맞이하게 되었다. 어려운 상황에서 이 책의 개정을 위해 노력했지만 저자들이 미처 찾지 못한 오류와 부족한 부분들이 있을 것이다. 여러분들의 조언을 기초로 더 나은 책이 될 수 있도록 노력하고자 한다.

다음 개정에는 뉴노멀 시대에 따라 변화를 가지는 아동작업치료의 새로운 모습을 담아 독자 여러분의 많은 관심과 기대에 부응하고 보답할 것이다.

처음 맞이하는 다양한 어려움 속에서도 애써 주신 저자분들에게 감사드린다. 또한 계축문화사의 지지와 특히 편집부 직원분들의 노고에 감사의 마음을 전한다.

2020년 8월

저자 대표 이지연

머리말

현재 대한작업치료학회 산하 10개의 분과학회 중에서 처음으로 교재를 개발한 대한아동학교작업치료학회를 대표하여 소개합니다.

국내 작업치료의 역사는 어느덧 60년이 넘었습니다. 게다가 최근 10년간은 작업치료 전공학과의 증개설로 인하여 그 인원이 크게 증가하고 있습니다. 그동안의 작업치료사들은 원서에 의존하여 각자의 분야에서 열심히 공부하면서 치료적인 부분에 많은 기여를 하였습니다. 이러한 임상가들의 다양한 경험에 대한 지식은 공유되어야 하며, 번역된 교재로 인한 사회문화적인 차이를 해결하기 위하여 교재개발이 활발하게 이루어져야합니다.

또한 작업치료의 분야가 지속적으로 전문화와 세분화 되어가기 때문에, 이에 요구되는 적합한 교재개발을 통하여 학습내용이나 지식수준에 대한 질적인 향상이 되어야 한다고 생각됩니다. 특히 다양한 작업치료 분야의 발전을 위하여 개설된 분과학회에서는 국내실정에 적합한 영역별 교재개발에 대한 분과학회의 역할수행으로 보다 많은 교재개발이 이루어져야 한다고 생각합니다.

따라서 본 교재는 아동과 학교작업치료의 임상경험과 교육을 바탕으로 아동 및 학교 작업치료에 적합한 교육과 학습에 필요한 내용으로 구성하였습니다. 제 1편의 이론적 기초는 아동을 이해하기 위하여 발달이론과 이론의 틀은 물론 정상발달에 대한 과정과 평가를 포함하였습니다. 제 2편에는 아동작업치료에 관련된 영역별 주요 평가와 치료중재를 구분하고, 중재계획 및 목표설정에 따른 전략과 기록에 관한 정보를 제시하였습니다. 또한 제 3편에는 뇌성마비와 지적장애 등 주요 대상 질환에 대한 개념부터 평가와 중재를 통하여 아동작업치료 적용에 도움이 되도록 하였습니다.

전문성이 요구되는 분야별 임상전문가를 포함한 각 대학의 교수님들인 집필진의 참여와 수고에 감사드리며, 책의 완성도를 높여주고 전적으로 지원을 해주신 계축문화사의 주영일 사장님과 이종언 편집부장님, 직원 여러분에게도 감사의 마음을 전합니다.

2012년 8월

대한아동학교작업치료학회장 이재신

차 례 Contents

제 I 편 이론적 기초

제 1 장 발달이론 15

1. 인지발달 ··· 16
2. 심리사회성 발달 ··· 24
3. 도덕성 발달 ··· 29
4. 동기발달 ··· 32
5. 발달이론 종합 ··· 35

제 2 장 아동작업치료 이론의 틀 37

1. 개념 ··· 37
2. 다양한 이론의 틀 ··· 38
3. 그 외 이론의 틀 ··· 43

제 3 장 정상발달 47

1. 생명의 시작 ··· 47
2. 태아의 발달 ··· 48
3. 신생아의 발달 ··· 49
4. 발달평가도구 ··· 69

제 II 편 주요 평가와 치료중재

제 4 장 아동작업치료를 위한 평가 73

제 5 장 운동 조절과 운동 학습 85

1. 운동 조절 86
2. 역동적 체계 이론 88
3. 운동 학습 92
4. 운동 수행에 영향을 주는 요인 94
5. 운동 조절 장애 96
6. 운동 조절 평가 98
7. 운동학습의 중요한 요소 102
8. 그 외 중재방법 106

제 6 장 감각통합 111

1. 감각통합이론 111
2. 감각통합평가 121
3. 감각통합 치료방법 125

제 7 장 작업수행기반 인지중재법 135

1. 개요 135
2. CO-OP의 적용 대상 136
3. CO-OP의 중재법의 이론적 기초 136
4. CO-OP의 중재의 이해와 적용방법 137
5. CO-OP를 중재법으로 적용한 국내 문헌 소개 144
6. 요약 145

제 8 장 시지각 147

1. 시지각이란? 148
2. 시지각의 이론적 기초 148
3. 시지각의 발달 156

4. 시지각 문제 157
5. 지각 능력 평가 160
6. 작업치료 중재의 일반적 접근 165
7. 시지각 기능 향상을 위한 활동들 166
8. 시지각 기능을 위한 보상 전략 171

제 9 장 손 기술 173

1. 손 기술의 발달 173
2. 손 기술을 위한 요소 174
3. 손기능의 발달 175
4. 다양한 손 기술 177
5. 아동의 작업과 손 기술과의 관계 189
6. 손 기술의 문제점 190
7. 손 기술의 평가 191
8. 손 기술의 치료 193

제 10 장 글씨쓰기 199

1. 개념 및 이론 199
2. 글씨쓰기의 평가 205
3. 글씨쓰기 중재 211

제 11 장 인지 221

1. 개념 및 이론 221
2. 인지장애와 평가 225
3. 인지장애와 치료 228

제 12 장 놀이 235

1. 놀이의 기본 개념 ····· 225
2. 작업치료에서의 놀이 ····· 243

제 13 장 먹기와 구강운동 기술 251

1. 먹기의 발달 ····· 252
2. 먹기 기능의 평가 ····· 253
3. 먹기 기능장애 ····· 264
4. 먹기 기능장애에 대한 중재 ····· 269

제 14 장 일상생활활동 277

1. 일상생활활동의 개념 ····· 277
2. 일상생활수행에 영향을 주는 요인 ····· 279
3. 일상생활활동의 평가 및 도구 ····· 281
4. 영역별 발달단계 및 훈련방법 ····· 286

제 15 장 학교작업치료 297

1. 법률 및 제도 ····· 298
2. 국내 학교작업치료 ····· 299
3. 학교작업치료 역할 및 모델 ····· 301
4. 학교작업치료 서비스 ····· 302
5. 조기 중재 ····· 304
6. 학령기 아동 ····· 305
7. 결론 ····· 309

제 16 장 신생아집중치료실 311

1. 태내 발달과정 ····· 312

2. 조산의 원인 ······ 313
3. 미숙아 생존율 및 특징 ······ 314
4. 신생아집중치료실의 환경 ······ 316
5. 중재 ······ 317
6. 퇴원계획 ······ 321

제 17 장 아동을 위한 보조공학 323

1. 보조공학 ······ 323
2. 아동의 장애 유형에 따른 보조공학 ······ 327
3. 장애 아동의 착석 향상을 위한 보조공학 ······ 328
4. 의사소통 향상을 위한 보조공학 ······ 332
5. 정보 접근 강화를 위한 보조공학 ······ 334
6. 학교생활에 통합하기 위한 보조공학 ······ 342
7. 독립적인 일상생활을 위한 보조공학 ······ 345

제 18 장 중재계획 및 목적 349

1. 중재계획 설정 시 고려사항 ······ 349
2. 중재계획서 작성 시 고려사항 ······ 350
3. 아동의 세부 활동 계획 시 고려사항 ······ 351
4. 장기 및 단기 목표 설정 ······ 351
5. 중재 전략 ······ 354
6. 중재 기록 ······ 356

제Ⅲ편 주요 대상

제 19 장 뇌성마비 361

1. 정의 ······ 361
2. 발생빈도 ······ 361

3. 원인 ···· 362
4. 분류/행동특성 ···· 363
5. 동반증상 ···· 371
6. 예후 ···· 372
7. 뇌성마비의 평가 ···· 372
8. 뇌성마비의 치료 ···· 377

제 20 장 지적장애 383

1. 정의 ···· 384
2. 분류 ···· 385
3. 원인 ···· 388
4. 지적장애 수준에 따른 특징 ···· 389
5. 문제점 ···· 393
6. 작업치료 평가 ···· 397
7. 작업치료 중재 ···· 398
8. 예후 ···· 404

제 21 장 자폐스펙트럼장애 405

1. 정의 ···· 405
2. 유병률 ···· 406
3. 원인 ···· 407
4. 특징 ···· 408
5. 문제점 ···· 410
6. 작업치료평가 ···· 412
7. 작업치료중재 ···· 414

■ 참고문헌 ···· 419
■ 찾아보기 ···· 429

제 I 편

이론적 기초

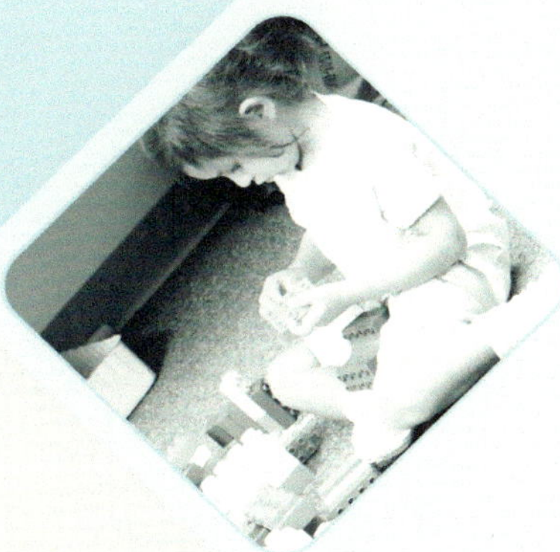

제 1 장 발달이론

제 2 장 아동작업치료 이론의 틀

제 3 장 정상발달

제 1 장

발달이론

인간의 발달은 임신이 되어 생명이 시작되는 시기부터 죽음에 이르기까지 계속되는 과정이다. 신비로운 사실은 인간은 모든 포유동물 중 가장 미성숙한 상태로 태어나지만 환경에 적응할 수 있도록 신생아들은 모든 기관들을 갖추고 태어나게 된다. 출생 순간부터 신생아들은 환경적 자극에 민감하며 생후 6년이 지나면 신체, 지능, 정서, 도덕성 등에 있어서 개인차가 뚜렷해진다. 이렇게 형성된 개인의 행동과 사고방식은 일반적으로 성인기까지 지속되며 연령이 증가함에 따라 신체적, 심리적, 사회적 발달이 상승적으로 이루어지다가 성인기 이후에는 하강하기 시작한다. 발달이론들은 우리가 어떤 과정을 통해 성숙하며 최상의 기능을 할 수 있는 성인이 되기 위한 기술들을 어떻게 습득하게 되는지에 초점을 맞추고 있다.

이러한 발달이론들의 핵심은 인간의 생물학적 능력 및 성숙과 환경의 영향간의 관계를 설명하는 데에 있다. 발달에 대한 연구에서는 연령에 따른 사람들의 신체적 성장을 측정하고, 정서적 경험과 언어발달의 시기 등 여러 심리적 요소들에 대한 자료를 수집하여 이를 토대로 발달규준을 만들게 된다. 출생에서 죽음에 이르기 까지 전생애를 통해 체계적이며 연속적으로 일어나는 일련의 발달상의 변화는 신체, 체중, 운동능력, 인지능력, 정서, 도덕성 등에서 나타난다. 또한 이러한 변화는 양적인 면과 더불어 질적인 면에서 검토될 수 있다. 양적변화란 특별한 외부환경의 자극 없이도 연령의 증가에 따라 나타나는 신장, 체중, 근육의 힘 등의 양적 증가를 말한다. 이러한 양적변화를 흔히 성장(growth)이라 한다. 질적변화란 외부환경의 자극이나 학습경험 등을 통한 변화로서 지능, 창조성, 도덕성, 언어, 정서 등의 변화를 말하며 성숙(maturation)이라고도 한다.

작업치료에서는 작업수행을 이해하고 설명하기 위해 광범위한 기초 발달이론들을 다루게 된다. 특히 아동작업치료에서는 변화에 많은 관심을 두기 때문에 인간의 발달을 다방면으로 이해해야 한다. Person-Environment-Occupation의 관점의 복합성과 작업수행과 관련된 여러 상호작용 효과를 고려할 때 특히 이러한 핵심 발달이론의 중요성이 더욱 부각된다.

인간의 발달과정과 작업수행과 연관된 요소들을 이해하고 설명하는 데는 여러 가지 다른 접근방법이 있을 수 있으나 오늘 날 크게 세 가지 방향으로 나눠질 수 있다. 이들은 인간의 성적 발달에 초점을 맞춘 정신분석학파와, 이들의 성적 욕구에 대한 지나친 강조를 부정하고 심리·사회적 발달을 중심으로 이해한 에릭슨(Erik Erikson)의 이론이 있다. 이들 두 가지 이론은 모두 개인의 성격특성과 사회성 발달에 관한 이론들이다. 이와는 대조적으로 사물과 주위환경에 대한 개인의 이해 및 사고능력 등 모든 인지적 능력의 발달과정을 탐구하려는 Piaget의 인지발달단계이론이 있다. 본 교재의 성격에 부합할 수 있도록 인간의 인지, 심리사회성, 도덕성, 그리고 동기발달 4개의 영역의 대표이론을 위주로 내용을 정리하였다.

1 인지발달(Cognitive development)

인지란 정보를 획득하고, 저장하고 활용하는 고등 정신과정을 말한다. 인지의 개념 속에는 지적과정, 지각, 기억, 지능, 학습, 상상력, 문제해결 능력, 추리능력과 같은 정신과정(mental process)들이 포함된다. 많은 심리학자들은 일반적으로 인지과정은 단계적으로 배열되어 있으며 단계가 진행됨에 따라 구체적 사고양식에서 추상적 사고양식으로 발달한다고 한다. 또한 개인의 인지는 개인의 성숙수준과 사회적 경험과의 상호작용으로 발달하며 개인의 능동적인 정보처리 능력에 따라 각각 질적으로 다르다고 본다. 인간이 일생동안 경험하는 정보의 양은 무수히 많다. 그러나 개인이 그 경험을 어떻게 인지하느냐에 따라서 얻어지는 지식의 양이 달라지며, 또한 인지발달 수준도 달라진다. 개인의 인지발달에 영향을 미치는 요인은 수없이 많으나 Piaget의 인지발달 이론을 위주로 살펴보겠다.

Jean Piaget(1896~1980)에 의하면 지적능력은 환경에 대한 적응능력이며 이러한 지적능력은 단계에 따라 일정한 순서로 발달한다. 또한 인간은 환경에 적응할 때 동물과 같은 반사운동이 아니라 지적능력을 가지고 대처한다. 유아기의 단순한 반사행동이 환경과의 상호작용으로 점차 논리적, 추상적인 사고과정으로 변화한다. Piaget에 따르면 이러한 적응능력의 발달이 5가지 단계로 순서적으로 일어난다고 보고 있다(Piaget 1936/1952, 1983). 이것은 일정한 순서대로 일어나는 것이며 지적 성숙을 통하여 환경적응에 필요한 어떤 새로운 기본개념들을 획득하는 것이다. 이 때 지적 발달은 환경 속에 사물에 대한 새로운 조직(organization)과 적응(adaptation)이란 두 원칙에 따라 이루어진다. 조직이란 하나의 인지도식 또는 셰마(schema)로써 마음 속에서 새로운 경험을 분류하고 정리할 수 있는 능력을 말한다. 그리고 이 인지도식은 감각, 운동측면과 개념적(시간, 공간 등) 측면의 두 가지 모두를 포함한다. 도식은 다시 말해 인간과 물체, 사건, 그리고 행동에 대한 우리의 지식의 기초가 된다. 이러한 인지도식이 변화하고 이동함으로써 환경에 적응하게 된다. 이 때 새로운 경험을 분류, 조직하는 도식은 동화와 조절이란 두 가지 과정을 통하여 발달 및 변화되어 간다.

동화(assimilation)란 새로운 정보가 들어왔을 때 현재의 인지구조에 맞추어 잘 융합시키는 과정이다. 조절(accommodation)은 새로운 정보가 들어왔으나 현재의 인지구조로는 충분히 받아들이고 설명할 수 없을 때 현재의 인지구조를 수정하는 것이다. 개인은 조절을 통하여 외부세계에 대처하는 방법을 효율적이고 조직적으로 구성해 나간다. 예를 들면, '하늘에 나는 것'은 모두 '새'라는 셰마를 가진 아이는 비행기를 처음 보았을 때 자기의 '새'에 대한 종전의 셰마를 고쳐서 비행기는 하늘에 날아가지만 '새'가 아니라고 정확히 파악하게 된다. 동화와 조절은 서로 상보적이며 동시에 일어난다. 즉, 새로운 문제에 직면했을

표 1-1 Piaget의 인지발달 단계

연 령	구 분	특 징
0~2세	감각운동기	• 유아의 행위는 반사에 의존한다. • 습관이 형성된다. • 대상 없이 관심을 일깨울 수 없다. 쥐기, 조작하기, 그 밖의 다른 촉각과 근육 운동 감각을 통해 사고를 시작하게 한다. • 만지고, 느끼고, 보고, 조작하고, 맛보고, 듣는 것은 그림 그리기의 근본적인 바탕이 된다.
2~7세	전조작기	• 자기 중심적 – 다른 관점을 생각하지 못한다. • 보이는 것이 아니라 알고 있는 것을 그린다. • 시각적으로 지각되지 않았다 하더라도 개념적 속성을 그린다.
7~12세	구체적 조작기	• 시간의 경과에 따라 발생된 일련의 사건들이 하나의 그림 속에 나타날 수도 있다. • 다른 사람의 관점을 이해할 수 있게 된다. • 대인 관계에 협조적인 측면이 보인다. • 사회화에 인지적, 정서적, 도덕적 측면이 포함된다.
12~15세	형식적 조작기	• 가치와 이상을 중요시한다. • 가설에 대해 합리화할 수 있게 되고 가능성으로부터 결론을 도출한다. • 언어적 추상을 이룰 수 있게 되고 추론적 능력을 통해 예견할 수 있게 된다. • 대인 관계에 협조적인 측면이 보인다. • 동료의 영향이 크다. 최종적이고 궁극적인 분화를 한다.

때 이미 알고 있는 지식을 적용시키는 동화의 과정과 새로운 문제를 인지구조에 수정하여 받아들이는 조절의 과정이 우리의 머릿속에서 동시에 일어난다. Piaget는 적응이란 동화와 조절간의 평형상태라고 정의한다. 조절할 수 없는 새로운 정보가 들어왔을 때 사람들은 평형을 잃어버리게 되고, 노력하여 다시 평형을 찾을 때 새로운 인지구조가 생기는 것이다.

Piaget는 이와 같이 인지발달의 기능적 측면뿐만 아니라 구조적 측면도 설명하고 있다. 그는 환경과의 반복적인 경험적 활동에 의해 후천적으로 조직된 인지구조를 도식(schema)이라 한다. 유아기의 도식은 빨기도식, 잡기도식 등 몇 가지에 지나지 않으나 반복되는 행동을 통하여 도식들은 분화되고 확대된다. 한 가지 인지구조, 즉 도식이 환경에 부적합할 때 다른 인지구조로 조절되어야 평형이 된다. 지능은 평형을 유지하기 위하여 움직이는 것이다. Piaget는 인간의 성장발달을 통하여 나타나는 인지구조의 변화를 개념화하여 4단계로 설명하고 있다(표 1-1).

1) 감각운동기(Sensorimotor stage: 0～2세)

이 기간에 영아는 감각과 운동을 통해 자신의 주변세계를 탐색하고 이해하려고 노력한다. Piaget는 감각운동기를 연령에 따라 6개의 하위단계로 구분하였다.

(1) 1단계 - 반사기(Simple reflexes: 출생～6주)

신생아는 거의 하루 종일 잠을 자고 깨어 있을 때에는 빨기반사, 파악반사, 울음반사, 미소반사 등의 몇 가지 반사활동만 한다. 이외에 보기, 때리기, 치기와 같은 행동도 보여준다. 이러한 반사적 행동은 환경과의 경험으로 조절되며 지능의 기초가 된다.

(2) 2단계 - 1차 순환반응기(First habits and primary circular reaction phase: 6주～4개월)

순환반응은 영아가 우연히 어떤 행동을 하다가 흥미있는 경험을 하면 흥미를 얻기 위하여 반복하는 행동이다. 예를 들면 손가락 빨기를 계속하다가 장남감 빨기 등도 습관적으로 이루어진다.

(3) 3단계 - 2차 순환반응기(Secondary circular reactions phase: 4～8개월)

영아가 외부에서 흥미로운 사건들을 발견하고 다시 반복하려는 것으로 인과관계의 법칙을 발견하기 시작한다. 딸랑이를 흔들면 소리가 난다는 사실을 알게 된다. 또한 물체를 따라 시선을 움직인다. 그러나 물체가 보이지 않으면 그 물건을 찾지 않는다.

(4) 4단계 - 도식의 협응(Coordination of secondary circular reactions stages: 8～12개월)

어떤 목적을 성취하기 위해 영아의 행동이 의도적이고, 목적이 되며, 협응하는 능력도 발달된다. 또한 가장 중요한 행동으로서 대상영속성(object permanence) 개념이 형성된다. 이전에는 눈에 보이지 않으면 물건을 찾지 않았으나 이때는 현재 물체가 보이지 않아도 물체가 존재한다는 개념을 획득하기 때문에 열심히 찾는다. 이 시기의 영아들은 어머니가 출근하여 보이지 않아도 어머니가 어디엔가 있다는 것을 알고 찾는다.

(5) 5단계 - 순환반응의 성립(Tertiary circular reactions, novelty, and curiosity: 12~18개월)

이 단계에 이르면 어떤 목적에 도달하기 위해 전략을 수정한다. 상자 위에 올라가 자신이 원하는 목표물을 얻으려고 노력하며, 문제해결적 행동과 시행착오적 행동을 많이 한다. 항상 가지고 놀던 장난감을 다른 방법으로 사용하기 시작하며, 조작행동과 남의 흉내를 내는 모방행동도 한다.

(6) 6단계 - 사고의 시작(Internalization of schemes: 18~24개월)

행동하기 전에 사고를 하기 시작하는 시기이며, 지연된 모방행동을 한다. 2세된 아동이 부모가 없을 때 엄마의 립스틱을 바르거나 아빠의 신을 신는 것이 지연된 모방행동이다. 거울 앞에서 자신을 정확히 알아보는 능력도 발달한다. 1년 전에는 직접운동을 통하여 환경과 상호작용을 할 수 있었으나 이 시기에는 실제로 행동을 하기 전에 이전의 경험들을 표상함으로써 머릿속에서 미리 결과를 예측할 수 있다.

2) 전조작기(Preoperational stage: 2~7세)

Piaget는 7세까지는 사고하는 인지과정이 아직 발달하지 못하였으므로 전조작기라 하였다. 조작이란 내면적으로 가역성을 띈 정신활동을 말한다. 즉, 사고가 융통성이 있고 논리적인 것을 말한다. 전조작기는 아동의 사고가 기본적으로 비체계적이고 비논리적이다. Piaget는 전조작기를 전개념적 사고기와 직관적 사고기로 구분하였다.

(1) 전개념적 사고기(Symbolic function substage or preconceptual period: 2~4세)

이 시기의 유아들은 언어를 사용하고 다양한 신체활동에 참여한다. 그리고 영아기에 발달되었던 도식이 내적으로 표상되는 표상적 사고가 발달된다. 이 시기부터 유아들은 상징놀이(symbolic play)를 한다. 부모와 동물의 행동을 모방하여 심상형성의 표시로서 상징놀이를 하거나 놀이활동을 통하여 상징놀이를 한다. 막대기를 가지고 총싸움, 칼싸움, 소방서놀이 등을 한다. 상징놀이를 통하여 유아들의 사회성이 발달하고 신체와 지능도 발달한다. 또한 상상력도 발달한다.

(2) 직관적 사고기(Intuitive thought substage: 4~7세)

이 시기의 아동들은 사물에 대하여 많은 호기심과 의문을 나타낸다. 논리적, 이성적인 사고보다는 직관적인 사고에 기초하여 사물을 인식한다. 이 시기의 몇 가지 특징적 사고는 다음과 같다.

① **자아중심성**(Egocentric)**사고**를 한다. 자신의 조망에 의해서 사물을 지각하므로 타인의 관점에서 사물을 이해할 수 없다. 아동은 대상들을 타인의 관점에서 볼 수 없다. 아동은 예를 들어 해와 달이 자신을 따라 온다고 생각한다. "너의 사진을 엄마에게 보여다오"라고 하면, 2세인 아동은 사진을 자기가 볼 수 있도록 하여 엄마에게 보여준다. 이와 같이 취학전 아동은 아직 자아중심적이나 마음이론(theory of mind)을 형성하기 시작한다. 사람들을 호흡하는 기계적 인형으로 생각하기보다 아동은 사람들에게 마음이 있다고 생각하게 된다.

② **물활론적 사고**(Animism)를 한다. 생명이 없는 대상에게 생명과 감정을 부여하는 사고가 물활론적 사고이다. 4~6세 아동은 활동하는 것, 6~8세는 움직이는 것, 8세가 지나면 스스로 움직이는 것을 생물과 무생물을 구별하는 기준으로 삼는다. 6세 아동은 태양은 스스로 빛을 발하기에 살아 있다고 생각하고 꽃, 산, 책상은 움직이지 않으므로 죽었다고 생각한다. 자전거, 돌맹이, 연필, 자동차, 구름은 움직이므로 살아 있다고 대답한다.

③ **불완전한 분류능력**을 나타낸다. 전형적인 Piaget의 분류실험에서 아동들은 상위분류 개념과 하위분류 개념을 뚜렷하게 구별하지 못하므로 갈색 구슬이 더 많다고 대답한다.

④ **도덕판단**이 타율적이며 행위결과에 의해서 판단한다. 이 시기의 아동들은 규범이 어떤 권위, 즉 부모, 선생님, 국가, 신 등에 의해 부여된 것으로 생각하므로 맹목적으로 복종하여야 한다고 본다. 그리고 행동의 동기가 어떠하든 나타난 결과만으로 개인을 평가한다.

⑤ **보존개념**(Conservation)을 이해하기 시작한다. 보존이란 물체의 질량이 담는 그릇의 크기, 모양이나 배열하는 간격, 부분으로 나누는 것 등에 의하여 변하지 않는 것을 의미한다. 즉, 질량불변의 법칙을 말한다. Piaget의 보존실험 가운데 가장 유명한 실험이 양의 보존에 관한 실험이다. 그림 1-1과 같이 똑같은 모양의 두 컵에 같은 양의 물을 붓고 두 컵의 물이 같다는 것을 확인시킨다.
한 컵의 물을 지름이 더 넓고 컵의 높이가 낮은 컵에 옮겨 담는다. 그 다음 처음의 컵의 물과 옮겨 담은 컵의 물 가운데 어느 것이 더 많으냐고 묻는다. 3~4세인 아동은 상황의 어느 한 차원에만 주

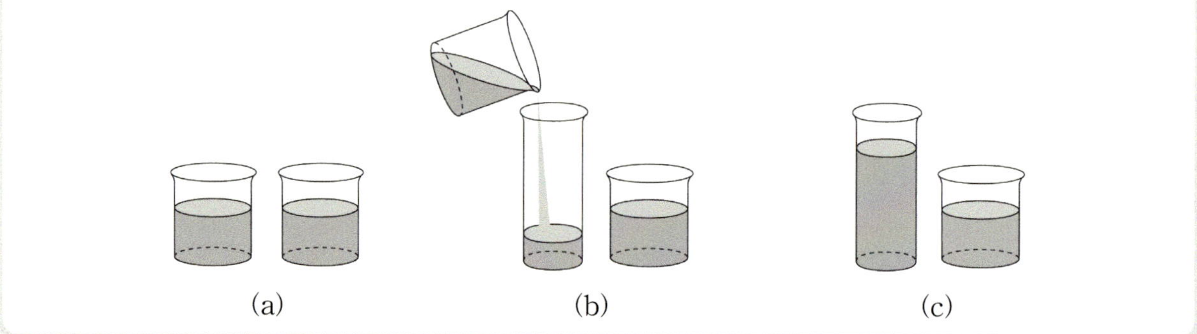

그림 1-1. 양의 보존문제

의를 기울이고 다른 중요한 차원은 무시하는 경향을 가지고 있다. 이 시기의 아동은 컵의 높이만 볼 줄 알았지 컵의 넓이를 동시에 볼 수 있는 보상성의 개념을 가지고 있지 않았다. 그러나 5~7세의 아동들은 어렴풋이 알기 시작한다. 보존성의 개념은 가역적인 정신활동을 이해해야 가능하다. 전조작기 아이들이 보존성을 이해하지 못하는 주된 이유는 가역성(reversibility)에 대한 이해가 부족하기 때문이다. 가역성이란 변형된 것의 상태를 다시 되돌려 놓음으로써 변형 이전의 상태로 돌아갈 수 있다는 개념이다. 또한 전조작기 아동의 사고는 중심화(centration)를 반영하는데, 중심화란 한 번에 문제의 한 측면에만 초점을 두는 경향을 말한다. Piaget는 수, 무게, 부피, 길이의 보존개념에 관심을 갖고 연구를 많이 하였다.

3) 구체적 조작기(Concrete operational stage: 7~11-12세)

앞 단계에서 어렴풋이 알았던 보존개념이 이 시기에 확실해진다. 수와 길이, 양(액체, 질량, 면적)에 대한 보존개념을 시작으로 무게와 부피에 대한 보존개념이 이후 성립된다. 이와 같은 보존개념에 숙달되면서 구체적인 조작사고와 논리적 사고가 가능해진다(표 1-2). 하지만 이러한 논리적 사고기능은 구체적 사건들에 한해서만 가능한 것으로 보인다. 보존성에 대한 개념도 그것이 어떤 대상에 관한 보존성 개념인가에 따라 각기 다른 시기에 발달하게 되는 것으로 보인다. 예를 들어 수량, 숫자, 부피에 대한 보존성은 비교적 일찍 습득되지만, 길이에 대한 보존성은 습득하기가 더 어려워서 구체적 조작기의 후반에 얻게 된다(Vasta, Miller & Ellis, 2004).

이와 더불어 아직도 정신적 조작은 불완전하여 추상적인 가설설정은 불가능하다. 이 시기의 몇 가지 특징은 다음과 같다.

① 보존개념을 확실히 획득한다. 동일성, 보상성, 가역성의 개념을 충분히 이해하여 많은 물리적 차원에 대한 보존개념을 획득한다.

② 분류기술을 획득한다. 대상과 대상과의 공통점, 차이점 및 관련성을 이해하여 물체를 분류하고 통합하는 능력을 획득한다. 그리하여 자기 주변의 사물들을 분류하고, 서열화 한다. 예를 들면 친구관계에서 가장 좋은 친구, 두 번째 좋은 친구 등으로 순서를 정할 수 있다.

③ 조합적 기술이 발달한다. 덧셈, 뺄셈, 곱셈, 나눗셈으로 수를 조작하는 능력을 획득하여 다른 대상과 상황에서도 적용하고 문제를 해결한다.

④ 타인중심적 사고를 한다. 사회적인 상호작용을 통하여 타인의 관점에서도 생각하는 능력이 생긴다. 즉, 사회적 사고와 과학적 사고를 한다.

⑤ 자율적 도덕성을 지닌다. 또래끼리 동등한 입장에서 상호작용하면서 규칙을 상호합의된 약속이라고 생각한다. 규칙을 고정된 것이나 절대적인 것으로 여기지 않는다. 모든 사람들이 동의하면 규칙은 변경될 수 있다고 생각한다.

표 1-2 구체적 조작기 동안의 보존개념 획득

보존 유형	처음 제시 상황	실험조작	전조작기 사고	조작 획득 연령
수	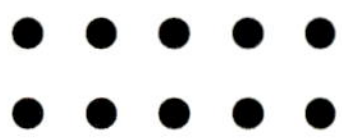 두 줄의 점들이 동일한 간격으로 놓여있다. 아동은 두 줄의 점의 수가 같다고 인식한다.	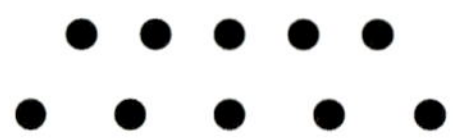 아래 줄의 점 사이의 간격을 넓힌다.	아래 줄의 점들이 윗줄보다 더 많다.	6세
길이	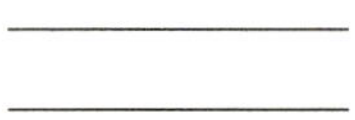 두 개의 막대기를 나란히 놓는다. 아동은 두 개의 막대기의 길이가 같다고 인식한다.	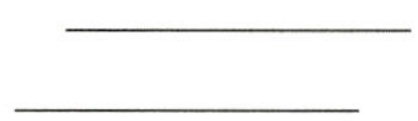 위쪽 막대기를 오른쪽으로 움직인다. 이후 아동에게 지금도 길이가 같은지 물어본다.	윗 막대기가 더 길다.	6~7세
면적	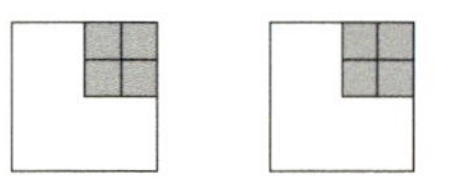 큰 사각형 속에 네 개의 작은 사각형이 있다.	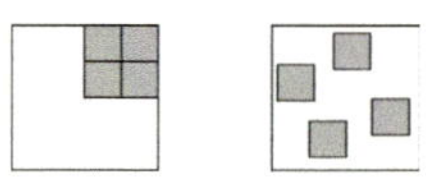 한 개의 큰 사각형 속의 작은 사각형을 흩어 놓는다.	왼쪽 사각형 속에 남아 있는 공간이 더 넓다.	7~8세
액체(양)	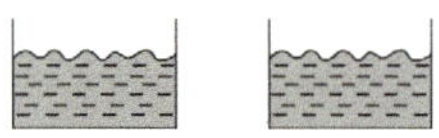 동일한 두 개의 유리컵에 동일한 양의 물이 담겨 있다.	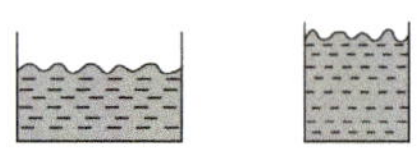 하나의 컵에 있는 물을 길고 가는 컵에 옮겨 붓는다.	왼쪽 물이 더 많다.	7~8세
질량	 공모양의 같은 크기의 찰흙	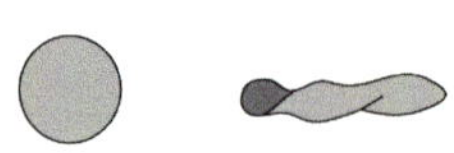 한 개를 납작하게 만든다.	왼쪽이 더 무겁다.	7~8세
부피	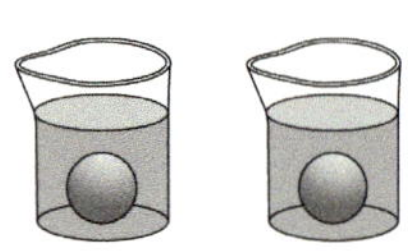 동일한 양의 액체가 들어 있는 컵 속에 동일한 무게의 진흙공이 담겨 있다.	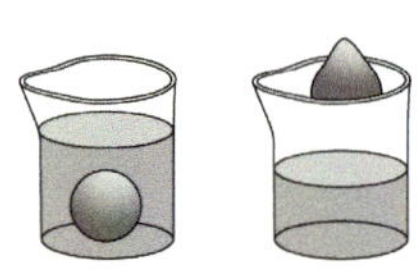 하나의 진흙 공을 물에서 꺼내어 모양을 변형시킨 다음 다시 물속에 넣는다.	오른쪽 액체의 높이가 더 높아질 것이다.	11~12세

4) 형식적 조작기(Formal operational stage : 11-12세~성인기)

11세경의 사춘기에서 성인기가 시작되기 전의 주로 청소년기를 형식적 조작기라고 한다. 이 시기의 가장 중요한 특징은 추상적이고, 가설적이며, 논리적이라는 것이다. 이러한 형식적 조작능력은 갑자기 이루어지는 것이 아니고 구체적 사고능력에서 진전되는 것이다. 형식적 조작기의 특징은 다음과 같다.

① 추상적 사고를 한다. Piaget의 한 실험에서 아동들에게 무색의 액체를 담은 4개의 플래스크와 무색의 액체를 담은 다른 작은 플래스크를 주었다. 이 액체들을 섞어 노란색을 만들어내는 실험이었다. 전조작기의 아동들은 아무렇게나 섞는 혼란된 행동을 하여 해답을 찾으려 하였다. 구체적 조작기의 아동들은 보존개념을 가지고 두 가지 차원을 동시에 고려하는 체계적인 행동을 시도했으나 가능성은 제한되었다. 형식적 조작기의 청소년들은 여러 가지 가능한 조합들을 고려하고 가설설정과 연역적인 추리를 한 후 실험을 시작하였다.

② 논리-수학적 사고를 한다. 형식적 조작사고 가운데 논리-수학적 사고를 알아보는 모형은 Piaget가 고안한 유명한 추의 진동에 관한 물리실험이다. 추의 길이, 무게, 힘 등의 모든 관련된 변인을 고려해야 답을 구할 수 있다. 이 실험에서 논리-수학적 사고가 가능한 사람은 효과적인 실험설계와 타당한 결론을 도출할 수 있다. 그러나 모든 청소년과 성인들이 이러한 형식적 조작능력을 획득할 수 있는 것은 아니고, 모든 문제에 일관성 있는 형식적 조작능력을 보이지도 않는다.

③ 사회인지 능력이 발달한다. 현실 세계에만 관심을 두는 구체적 사고기와는 달리 자신들의 미래와 자신이 속한 사회에 관한 관심이 높아진다. 이러한 사회인지 과정을 통해 청소년들은 이상적인 사회를 지향한다. 그러나 청소년들의 지나친 자아중심성은 사회인지 능력의 발달을 저해한다. 다시 말하면, 청소년들이 자신의 감정과 욕구는 타인과는 매우 다르다고 지각하고, 자신이 상상의 청중(imaginary audience) 앞에 있다고 생각하여 지나치게 관중을 의식하고, 자신의 경험을 미화시키는 등 자신의 사고를 현실 검증해 보려는 노력을 게을리하면 사회인지 능력의 발달은 저해된다. 이러한 자아중심성은 실제로 성인역할을 수행하고 다양한 역할갈등 등을 경험할 때 탈중심화를 초래한다.

Piaget의 인지발달 단계에 대한 비판으로는 우선 아동의 인지능력발달이 각 단계마다 순조롭게 진행되지 않고 진전과 퇴보 등 중간에 굴곡이 있다는 사실이다. 두 번째 논란은 반드시 모든 아동이 이들 단계를 차례대로 거쳐서 발달해 가는가 하는 문제이다. 또한 Piaget가 인지발달에 관한 사회문화적 환경의 영향을 충분히 고려하지 않았다는 점이다(Miller, 2002). 하지만 Piaget의 인지발달 이론의 공헌은 아동을 위한 작업치료 중재 방안을 성립할 때에 반드시 환경으로부터 지속적으로 학습하고 터득하고 있는 아동과 상호작용하고 있음을 명심하는 것이다. 또한 치료적 활동의 선택과 구조가 아동의 조작적 기술과 개념에 적합한 것이어야 함을 시사한다.

2 심리사회성 발달(Psychosocial development)

인간은 사회적 동물이란 말이 있듯이 인간은 사회 속에서 출생하여 성장한다. 사회성이란 개인이 사회의 규범, 가치관, 지식 등을 내재화하여 어떤 집단이나 사회 속에서 다른 사람과 효율적인 인간관계를 맺으며 살아갈 수 있는 능력을 말한다. 일반적으로 사회성이 없다는 사람들의 행동경향을 예를 들어보면 유치원이나 학교에서 친구들과 어울리지 않고 항상 고독을 좋아하는 비사회적인 아동들, 또는 사회의 일원으로서 훌륭하게 사회생활에 참여하지만 항상 소극적이고 과묵한 비사교적인 사람들을 우리는 흔히 사회성이 없다고 말한다. 인간의 여러 작업에 있어 사회성의 존재 여부에 따라 그 판도도 크게 영향을 받게 되며 이러한 사회성의 발달에 대한 여러 이론 중 가장 대표적인 것이 Freud의 심리성적 발달이론과 Erikson의 심리사회적 한평생 발달이론이다. 위 두 이론은 인간이 출생과 함께 어떤 발달단계들을 거쳐 사회성과 관련된 성격 또는 특성을 갖게 되는지에 대한 설명을 하고 있다.

1) 심리성적 발달이론(Psychosexual stages of development)

Freud의 주장에 따르면 아동기에 있어서의 성격발달은 여러 단계를 거치게 된다(Freud, 1900/1953). 그런데 그 단계는 아동이 쾌락을 추구하는 생물학적 욕구를 만족시키는 신체적 부위에 따라 달라진다. 그러므로 성적 욕구인 리비도(libido)가 신체의 어느 부위를 통하여 만족 혹은 좌절되느냐의 여부가 그의 성인기의 성격형성에 결정적인 역할을 하게 된다. 만일 어느 한 성적 발달단계에서 성적인 욕구를 너무 지나치게 많이 만족시키거나 좌절당하면 고착(fixation)이 일어나 그 다음 단계로 진전되어 나아가는데 지장이 생기게 된다. 이와 같은 Freud의 심리성적 발달이론은 다음의 5단계로 나뉘어져 있다(표 1-3).

각 단계는 성적인 만족을 얻는 이러한 신체 부위의 위치에 따라 이름 지어졌는데, 예를 들어 첫 번째 단계는 구강기인데 성적 만족을 얻는 부위가 입이며 성적 쾌락은 빨기와 같은 입의 행동으로 얻게 된다. Freud의 고착개념은 어린 시절의 경험이 성인의 성격형성에 어떻게 영향을 미치는가에 대한 그의 생각을 이해하는 데 중요한 역할을 한다. 각 발달단계 동안 본능적인 욕구가 과도하게 충족되거나 좌절되면 원초아(id)의 쾌락추구 에너지의 일부가 그대로 남게 되는데, 이때 고착이 일어난다고 본다. 욕구가 과도하게 충족된 사람은 그 단계에 계속 머무르려고 하고 다음 단계로 가지 않으려고 하는 반면, 욕구를 채우지 못하고 좌절된 사람은 그 욕구가 충족될 때까지 다음 단계로 넘어갈 수 없다. 그러한 고착은 일생 동안 계속되고 그 사람의 행동과 성격 특성에 영향을 미친다. 예를 들면, 과도한(혹은 과소) 욕구 충족으로 구강기에 고착된 사람은 성인이 되어서도 흡연, 섭식, 음주와 같은 구강 행동에 집착한다고 이 이론에서 설명하고 있다.

(1) 구강기(Oral stage : 출생~생후 18개월)

구강기는 성적 만족을 얻는 부위가 입, 입술, 혀이고 아이는 빨기, 물기, 씹기 등의 구강행동을 통해 쾌감을 얻는다. 이 단계에서의 고착은 성인기에서의 흡연, 껌 씹기, 과식, 수다스러움과 같은 구강행동에 집중 및 열중하게 만들며 적절한 구강기 만족을 성취하였다면 독립성과 신뢰감이 형성된다고 했다.

(2) 항문기(Anal stage : 18개월~3세)

항문기에 아이들이 성적 만족을 얻는 부위는 항문이다. 아이들은 배변을 참아 내거나 배출하는 과정에서 항문 근처에 생기는 자극을 통해 쾌감을 얻는다. 아이가 스스로 배변을 통제할 수 있도록 훈련시키는 일은

표 1-3 Freud의 심리성적 발달단계

단계	리비도의 초점	만족스러운 행동	만족의 결과	설명	고착의 결과
구강기 (0~18개월)	입	빨기, 삼키기 씹기, 물어뜯기	신뢰 독립성	즉각적인 욕구 충족이 불가능하기에 부모에 대한 애정과 증오가 동시에 형성	수동성, 구두 낙관론, 구두 비관론, 비꼼
항문기 (18개월~3세)	항문	배설물의 배설 배설물의 보유	자아 통제 자아 지배	내적 충동의 만족에 대해 외적 억압이 체계적으로 형성 (부모의 칭찬과 처벌)	고집, 잔학, 지저분함, 양심적임, 꼼꼼함, 청결
남근기 (3~6세)	생식기	성적 호기심, 자기평가와 조절	성적 정체성, 초자아 형성	거세불안으로 인하여 아버지를 동일시함 (오이디푸스 콤플렉스) 남근의 부재로 자신을 불완전한 존재로 인식 (어머니 증오, 남근 동경 ; 엘렉트라 콤플렉스)	권위 있는 인물들과의 문제, 성적 부적응
잠복기 (6~12세)	-	-	-	동성 간의 또래집단 형성	-
생식기 (12세 이후)	생식기, 승화	성교, 친밀감, 일/예술에서의 승화	비이기적 사랑, 일의 완수, 만족의 지연	자신의 충동을 통제하고 사회적으로 수용 가능한 방식으로 승화시킴, 부모로부터 독립	-

이 단계에서 완수해야 하는 중요한 작업이며 과업이다. Freud는 이때 부모가 어떻게 배변훈련을 하느냐에 따라 고착의 유무가 결정된다고 믿었다. 특히 부모가 지나친 훈계와 처벌을 하였거나 너무 엄격한 배변훈련을 요구했을 경우 성격적으로 정리정돈, 청결, 인색함, 그리고 완고함과 같은 특성이 나타난다고 했다.

(3) **남근기**(Phallic stage : 3~6세)

남근기에서는 성적 만족을 얻는 부위가 생식기에 위치하게 되고 아이는 생식기의 자극을 통해 쾌감을 얻는다. Freud는 아동, 특히 남아의 경우 이성의 부모를 향한 욕구를 표현하고 자신을 동성 부모와 동일시(identify)함으로써 이 시기의 갈등을 해결한다고 생각했다. 이를 통해 아동은 동성 부모의 특성과 성역할을 배워 나가는 동일시의 과정을 거치게 된다. 이 시기의 갈등을 성공적으로 해결하지 못한 아동은 성역할과 이성과의 성행동에 있어서 혼란을 겪게 된다고 믿었다.

(4) **잠복기**(Latency stage : 6세~12세)

Freud에 의하면 잠복기는 평온의 시기로서 성적 만족을 얻는 부위가 특별히 없고, 성적 충동도 활발히 일어나지 않는다. 이와 같이 특정 신체 부위에 대한 집착이 축소되는 반면 아동의 인지적, 사회적인 발달에 주로 초점이 맞춰진다. 그래서 이 시기의 아이들은 학업, 운동, 취미 활동, 동성 친구와의 관계 맺기 등에 가장 많은 관심을 보이게 되며 이를 통해 사회성이 발달된다고 믿었다.

(5) **생식기**(Genital stage : 12세 이후)

생식기에서 성적 만족을 얻는 부위는 다시 생식기가 된다. 이 시기에는 남근기에서와는 달리 이성과의 성적인 접촉을 통해서 친밀한 관계를 발전시키게 된다. 이러한 욕구를 지연시키는 것을 터득하면서 만족을 지연시키는 방법을 적절히 활용하게 되며 점차 부모로부터 독립하게 된다.

Freud의 심리성적 발달이론은 성격발달 과정의 설명에서 뿐만 아니라 초기경험의 중요성 강조라는 점에서 심리학에 있어 큰 공헌을 하였다. 그러나 인간의 성적 욕망을 너무 지나치게 강조했고 인간을 수동적이고 소극적인 존재로 보았다는 점에서 비판의 대상이 되고 있다. 이러한 비판을 배경으로 고안된 사회성 발달이론이 Erikson의 심리사회적 한평생 발달이론이다.

2) 심리사회적 한평생 발달이론(Psychosocial lifespan development)

Erikson(1963)은 그의 명저 '아동기와 사회'(*Childhood and Society*) 속에서 다음의 3가지 측면에서 공헌을 하였다. 첫째 각 개인의 성격은 그가 형성하는 자기 자신과 타인과의 관계에 따라 발달하고, 둘째 성격발달은 Freud의 이론에서와 달리 사춘기에 국한되지 않고 인생주기 전체를 통해 지속적으로 변화 및 발달하며, 셋째 인생을 통한 8가지 심리사회적 발달 단계는 그 각각의 단계마다 새로운 사회적 상호작용의 수준을 필요로 하게 된다. 그런데 개인은 그의 인생 8단계에서 각 단계마다 도전(challenge)과 위기(crisis)를 적절하게 해결해야 다음 발달단계에서 잘 적응하게 되며 더욱 건전한 양상으로 진행될 수 있다(표 1-4).

(1) **기본적 신뢰 - 불신**(Trust - mistrust: 출생에서 12~18개월)

유아는 부모에 대한 신뢰와 불신 사이에 놓이게 되는데, 부모의 보살핌을 통하여 일반적인 욕구가 충족되면 환경, 부모나 자신 등에 대해 신뢰감을 갖게 된다. 다시 말하면 유아의 기본적인 욕구가 일관되게 충족이 될 때 유아는 주위환경에 대한 예측가능성이 생겨나고 또 장래에 대한 낙관적 관점을 가질 수 있다. 이에 반하여, 부모의 보살핌을 충분히 받지 못하여 전반적인 좌절과 불신을 경험한 유아는 주위 환경이나 대인관계에 있어 의구심과 두려움을 갖고 안전감을 갖기 어려워진다.

(2) **자율성 - 의심 또는 수치심**(Autonomy - shame and doubt: 18개월~3세)

아동은 신체적 성장과 발달에 따라 자율성을 증진시키고 주위환경과 많은 접촉을 하게 된다. 걷기, 뛰기, 물건 집어던지기 등을 하며 자율적 행동의 기술(skill)을 습득한다. 그런데 부모나 어른들이 이런 자율성을 억누르거나 과잉보호하면 자기능력에 대한 의심이나 수치심이 생겨난다.

(3) **주도성 - 죄의식**(Initiative - guilt: 3세~6세)

유아원-유치원 정도의 나이에는 집 밖에서 대인관계를 맺으며 능동적이며 주도적으로 활동하기를 좋아한다. 이러한 주도적 행동을 부모가 격려해주면, 새로운 것에의 도전감, 정복감 등을 갖고 스스로 자랑스러워하지만, 그와 반대로 부모가 이런 행동을 꾸짖고 거부하는 경우 아이들은 죄의식, 후회 등이 많이 쌓이게 된다.

(4) **근면성 - 열등감**(Industry - inferiority: 6세~12세)

초등학교에 입학하는 이 시기부터 아동은 다양한 학교생활, 수많은 다른 아이들과의 비교 등에 접하게 된다. 학업성적, 과외활동, 예체능 교육 등을 통해 열심히 노력했을 때의 좋은 성적과 게으르게 했을 때의 나쁜 성적을 보고, 스스로 근면성의 결과를 파악한다. 그런데 이와 같은 노력이나 능력에서 목표를 달성하지 못하면, 일반 사회생활에서 열등감과 부적절한 감정 등을 느끼게 된다.

(5) **자아정체감 - 역할혼란**(Identity - role confusion: 12세~18세)

사춘기 이후의 청소년은 자기가 갖고 있는 여러 가지 역할(자녀, 학생, 형제, 친구 등)을 하나로 통합하여 자아정체감을 형성한다. 특히 이 시기에는 직업·전공에 대한 정체감도 형성되어야 하고, 아직 미정인 경우에는 몇 년간 더 탐색하고 결정유예기간(moratorium)을 갖게 된다. 그러나 이와 반대로 자기의 정확한 역할을 수행하지 못하고 역할혼란이 일어나는 경우가 있는데 이때 청소년 비행도 그러한 결과 중의 하나이다.

표 1-4 Erikson의 심리사회적 발달단계

단계 (연령 범위)	주요 사건	갈등극복을 통해 얻는 능력	단계 설명
기본적 신뢰 대 불신 (출생에서 12~18개월)	섭식	희망	유아는 그들의 기본적 요구를 돌봐 주는 타인을 신뢰하거나 불신하는 것을 배운다. 비일관적인 보살핌이 있거나 외면이 있을 경우 불안감이 증가한다.
자율성 대 의심 또는 수치심 (18개월에서 3세)	대소변 훈련	의지	아동은 근육발달을 통하여 배변 훈련, 걸음마, 탐구와 같은 많은 활동을 통해 자부심을 느낀다. 그러나 아동은 지나친 제약을 받게 되면 자신의 능력을 의심하고 수치심을 느낀다.
주도성 대 죄의식 (3세에서 6세)	독립	목적	아동은 주도성을 가지게 되고 이어서 책임감을 느끼는 것에 대해 배운다. 부모가 이런 주도성에 보이는 반응에 따라 혹은 아동이 부모가 정해 놓은 한계를 넘게 되면 죄의식을 느낀다.
근면성(자신감) 대 열등감 (6세에서 12세)	학교	능력	아동은 새로운 지적, 사회적, 물리적 기술을 완전히 습득함으로써 자신감을 갖게 되지만 그러지 못하면 열등감을 느낀다.
정체감 대 역할 혼란 (12세에서 18세)	또래 관계	성실성	청소년은 다양한 역할을 실험해 봄으로써 정체성을 발달시킨다. 역할 실험을 하지 못하면 역할 혼란을 느끼게 된다. 또래집단이 중요해진다.
친밀감 대 고립 (성인초기/ 19세에서 40세)	애정 (사회) 관계	사랑	사회참여와 독립적 삶이 시작된다. 젊은 성인들은 타인과의 친밀한 관계를 형성하고 그러지 못하면 고립감을 느끼게 된다.
생산성 대 침체감 (성인중기/ 40세에서 65세)	양육	배려	중년의 성인은 그들의 일과 자녀양육을 통해 다음 세대에 도움을 주고 있다고 느낀다. 도움이 되지 못한다고 느끼면 침체감에 빠져 부모 등의 역할 수행이 어려워진다.
자아통합 대 절망 (성인후기/ 65세에서 사망)	인생에 대한 반영과 수용	지혜	노년기의 인간은 자신의 삶을 평가하고 그들의 인생이 의미 있는 것이었음을 발견하여 완결성을 느끼는 한편 인생이 의미 없어 보이면 절망감에 빠진다. 심신이 노쇠하고 은퇴를 하므로 자아통합성과 절망감 간의 갈등이 발생하는데 성공적으로 해결한 경우에는 인생에 긍정적 가치를 부여한다.

(6) 친밀감 – 고립(Intimacy – isolation: 19세~40세)

성인초기에 도달한 개인은 이성에 대한 우정, 애정, 친밀감을 갖고 사회생활에 적응해 가야 한다. 연애와 결혼은 이와 같은 친밀감의 결실이며, 타인을 제대로 사랑하기 위해서는 신뢰감, 자율성, 주도성의 단계를 순조로이 거쳐 자아정체감이 형성되어야 한다. 하지만, 이러한 친밀감의 발달이 제대로 이루어지지 못한 경우에는 고립에 빠지고 대인관계에서 어려움이 따른다.

(7) 생산성 – 침체감(Generativity – stagnation: 40세~65세)

성인 중기 이후 은퇴 또는 노년기 이전에는 여러 가지 측면(직업, 가족, 지역사회활동 등)에서 매우 생산적이고 왕성한 업적을 내는 시기이다. 뿐만 아니라, 자기 당대보다도 자녀, 손자녀 세대에 대한 애정, 걱정 등이 많아지며 역사적으로 미래의 발전과 행복에 대해 관심을 쏟는다. 이와 반대로 자아탐닉에 빠진 사람은 직업, 가족 등에 별다른 관심을 쏟지 않고, 자기 편안함과 이익에만 신경을 쓰는 경향이 있다.

(8) 자아통합 – 절망(Ego integrity – despair: 65세~사망)

죽음을 앞둔 노년기에 자아통합감을 갖는 노인은 지나온 세월에 대해 별다른 불만이나 회한을 갖지 않고 감사하며 받아들인다. 그러나 절망에 빠진 부적응적인 노인은 직업 등에서의 역할상실, 경제적 어려움, 시대적 역경 등에 대해 불만을 갖고 우울해하거나 괴로워한다.

이처럼 Erikson이 인간의 발달을 청소년기에 끝나는 것으로 보지 않고 출생에서 죽음에 이르기까지 전생애에 걸쳐서 변화해가는 것으로 보았기 때문에 그의 이론은 성인발달 혹은 한평생 발달심리학의 이론적 모체가 되고 있다.

3 도덕성 발달(Moral development)

인간은 개인적인 욕망과 사회적인 관습 및 가치체계의 욕구 간의 갈등을 겪으면서 살아간다. 대부분의 사람들은 사회의 가치체계, 규범, 법률 등을 내면화하여 개인의 갈등을 조정한다. 도덕성이란 일반적으로 개인의 욕구충족에 지나치게 집착하지 않고 공명정대하게 사회 속에서 살아가는 행동을 말한다. 인간이 태어날 때는 자기중심의 욕구충족만 추구하는 비도덕적 존재이지만 인지발달과 심리사회성 발달에 따라 타인의 입장에서 이해하려고 노력하고 아울러 타인의 가치, 의견, 생각에 민감하게 반응하는 인격자로 발달하게 된다. 즉, 인지발달에 따라 상황에 맞는 도덕적 판단을 할 수 있는 능력이 발달하게 되는 것이다. 인지발달과 마찬가지로 도덕성 발달(moral development)도 단계적으로 이루어지는 것으로 간주되고 있다.

표 1-5 Kohlberg의 도덕성 발달단계

도덕발달 수준	단계별 특성
전인습적 수준: 원시적 도덕성 (10세 이전)	벌과 복종의 지향
	개인적 보상(쾌락) 지향
인습적 수준: 타율적 도덕성 (11~15세)	대인관계 조화 지향 (착한 아이 지향)
	법과 질서 지향 (도덕성 실재)
후인습적 수준: 자율적 도덕성 (16세 이후)	사회 계약 정신 지향 (시민사회의 공리주의)
	보편적 도덕원리 지향 (개인의 양심, 초월적)

도덕성 발달이론에 관하여 가장 영향력이 있는 사람은 Kohlberg이다. 그는 Piaget의 단계이론을 확장하여 도덕성 발달은 아동기에 끝나는 것이 아니라 청소년기와 성인 초기에 가장 많이 발달한다고 하였다. 그는 Piaget의 단계이론을 세가지 수준으로 나누고 각 수준마다 2단계로 구분하였다. 각 단계는 이전 단계로부터 정교하고 복잡한 형태로 발달되며 각 단계는 연속선상에 있다고 보았다.

Kohlberg(1976)는 도덕성 발달을 연구하기 위하여 도덕행위의 동기, 인간 생명의 가치 등 도덕적 갈등 사태가 포함된 가상적인 여러 가지 도덕적 딜레마(moral dilemma) 이야기를 문화배경과 연령이 다른 대상자들에게 들려주었다. 예를 들어, '사랑하는 아내를 구하려고 약을 구입할 돈이 없어서 약을 훔치는 것이 선이냐 또는 악이냐?'라는 주제를 담은 이야기를 들려주고 피험자로 하여금 갈등을 해결하는 방법과 그 이유를 제시하게 하였다. 그는 이러한 도덕적 곤경에 빠졌을 때 어떻게 행동하는 것이 도덕적인가와 그 행동과 관련된 생각과 의도를 모두 물음으로써 개인의 도덕발달 수준을 6단계로 평가하였다. 여기서 중요한 것은 개인의 도덕적 자질이 어느 정도인가를 규정짓는 것이 아니라, 개인이 도덕적 갈등에 빠졌을 때 어떤 수준의 사고능력과 추리능력을 나타내는가와 그 과정을 아는 것이다.

Kohlberg가 제시한 세가지 도덕발달 수준과 하위 6개의 단계는 다음과 같다(표 1-5).

1) 수준 1 : 전인습적 도덕수준(Preconventional level)

이 수준에 있는 사람은 외부요인에 의해 도덕적 가치를 판단한다. 10세 전에 대다수의 아동은 자기이해와 관련되는 전인습적 도덕개념을 가진다.

(1) 단계 1

처벌 혹은 복종에 의한 도덕성. 단순히 처벌을 피하고 보상을 얻기 위하여 행동한다. 즉, 권력, 힘, 법에 복종하는 것은 단지 신체적인 벌을 피하기 위해서이다.

(2) 단계 2

욕구충족을 위한 수단으로서의 도덕성. 자신의 욕구나 혹은 사랑하는 사람의 욕구를 충족시켜 주는 행위를 올바른 행동으로 정의한다. 인간관계는 순전히 시장지향적으로 "남이 나에게 잘 해주면 나도 그 정도는 남에게 잘 해 줄 수 있다"는 정도이다. 이 단계에서는 타인에 대한 감정이입은 전혀 없다. 도구적 쾌락을 위한 사고가 중심이 된다.

2) 수준 2 : 인습적 도덕수준(Conventional level)

이 단계에서는 자신이 속한 가정, 집단, 국가의 인습적인 기대에 동조하는 행동을 올바른 것으로 간주한다. 아울러 개인적인 이익을 초월한 사회질서를 적극적으로 지키고 정당화하려고 노력한다. 나아가서는 이에 관련된 사람 및 집단을 동일시하려고 노력한다. 조기 청소년기에 보통 도덕은 타인을 보살피고 단순히 규율과 사회적 규율을 지지하는 더 인습적인 수준으로 발달한다.

(1) 단계 3

대인관계의 조화를 유지하기 위한 혹은 착한 아이 지향을 위한 도덕성. 이 단계에서는 대인관계의 조화를 위하여 다수의 의견이나 사회적 인습을 따라가는 것이 특징이다. 또한 착한 아이라는 인정을 받기 위하여 어른들의 고정된 인습적인 의견을 따른다. 자기 자신의 독립된 내적 동기는 아직 나타나지 않는다.

(2) 단계 4

법과 사회질서 유지를 위한 도덕성. 이 단계에서는 자신의 이익보다는 사회질서를 유지하기 위하여 자신의 의무를 다하고 법과 권위 등을 따르는 것이 특징이다. 법률을 모든 사람들에게 행동의 기준을 제공하므로 항상 지켜야 한다고 생각한다.

3) 수준 3 : 후인습적 도덕수준(Postconventional level)

도덕성 발달의 최고 수준인 이 단계에서는 단순히 자신이 소속한 집단의 가치규범을 따르는 것이 아니라 자신의 판단과 양심에 따라 행동을 한다. 형식적 조작적 사고인 추상적 추리력이 발달한 어떤 청소년은 후인습적 도덕수준에 도달한다.

(1) 단계 5

사회계약 및 법률 중심의 도덕성. 올바른 규칙은 사회 전체에서 민주적으로 합의된 산물이며 개인적 권리, 가치, 의견을 기준으로 성립된 것이다. 이 단계에 도달한 사람들은 보편성 있는 윤리적 규범이 사회의 특별법을 초월한다고 여기며, 타인의 권리를 인정하고, 사회복지 등 공동체의 복지를 중시한다. 이 단계의 특징은 법을 중시하지만 사회적인 유용성과 보편성을 고려하여 집단구성원의 합의하에 바꿀 수도 있다고 본다.

(2) 단계 6

보편적 도덕원리 및 양심 중심의 도덕성. 이 단계에 도달한 사람은 보편적 원리에 입각한 인간의 존엄성과 정의를 기초로 하는 행동을 한다. 여기서 말하는 도덕원리는 다양한 상황에도 적용될 수 있는 포괄성, 보편성, 일관성을 가져야 하고 아울러 추상적이고 원리적이어야 한다. 그리고 어떠한 경우에도 보편적 도덕원리와 양심을 고려하여 이성적으로 행동한다.

Kohlberg의 도덕성 발달은 인지발달, 부모의 양육방식, 사회적 경험 등의 상호작용을 통해 결정된다고 한다. 그러나 도덕성 발달에 대한 Kohlberg의 인지적 견해는 많은 비판을 받아왔다. 첫째, 인간의 동기와 습관에 대해서는 별로 설명을 하지 않고 있다. 둘째, 6단계는 도달한 사람이 거의 없는 이론적 개념일 뿐 비현실적이며 경험적 증명이 불가능하다. 셋째, 도덕적 갈등상황을 분석하는 방법이 객관성과 신뢰성을 결여하고 있다. 넷째, 아동의 도덕적 판단능력과 감수성을 과소평가 하였다. 아동은 오로지 처벌, 보상, 권위에 무조건 복종을 하여 도덕적 판단을 한다는 주장은 실제로 아동의 풍부한 도덕성 행동을 볼 때 납득하기 어렵다. 다섯째, 성별과 문화에 따라 보편적인 도덕성 단계가 다르므로 Kohlberg의 도덕성 발달 단계를 일률적으로 적용하기는 어렵다.

4 동기발달(Motivation development)

갓난아기에게 설탕물 한 방울이 주어질 때 아기는 미소를 짓지만, 거액의 수표가 주어질 때 아기는 관심이 아마 없을 것이다. 하지만 그 아기가 대학교에 입학하면 이런 반응들은 거의 완전히 뒤바뀔 것이다. 또 똑같은 어려운 환경에 처해 있는 두 학생 가운데 한 학생은 열심히 공부하여 1등을 놓쳐 본 적이 없고 항상 장학금을 타는 반면, 다른 학생은 환경이 주는 고통 만큼 열등감을 가지고 환경의 압력에 굴하여 현실 도피적으로 지낸다고 가정해보자. 또 나치의 수용소에서 대부분의 수감자들이 원시적 본능인 먹는 것과 잠자는 것에만 관심을 두었는데 소수의 수감자들은 환경의 압력에 굴하지 않고 고운 말을 하고, 한 조각의 빵을 나누어 주고, 책을 완성하기 위하여 노력하고, 딸을 기다리는 마음으로 용기를 갖고 살았다. 위와 같은 행동을 하게 하는 기본은 동기(motivation)일 것이다. 동기를 과학적으로 분석하는 일은 어렵지만 심리학에서는 인간행동의 원인 및 심리과정으로서 동기에 대하여 연구하고 있다.

동기는 행동과 작업의 원인이 되는 내적 조건으로서 행동과 작업에 에너지와 목표를 부여하는 과정으로 정의된다. 인간이 어떤 상황에서는 열심히 반응하나 다른 상황에서는 무시해 버리는 행동의 선택성과 방향성과 강도를 결정해주는 것이 동기의 기능이다. 어떤 어려운 환경에 대항하고, 적응하고, 자신의 의지를 심어 자신의 생활을 형성하는 것은 동기가 하는 일이다. 또한 동기는 개인이 살아온 배경, 사고방식, 사회의 분위기에 따라 차이가 있다. 동기의 유형에는 생리적 동기와 학습된 동기로 분류될 수 있다. 인간을 포함한 모든 유기체가 신체 생리적으로 필요한 대상을 얻고자 목표지향적으로 행동하는 동기가 생리적 동기이다. 인간이 생명을 유지하려면 외부에서 음식, 물, 산소, 온도 등 생리적으로 필요한 물질을 제공하여야 한다. 생리적 동기는 이처럼 신체내부에서 음식, 물, 수면 등의 결핍이 생겼을 경우와 동기의 대상이 되는 자극물들이 유인했을 경우에 생긴다. 생리적 동기는 주로 일차적 동기로서 학습되지 않은 것이나 때로는 학습을 통하여 생성될 수도 있다.

학습된 동기는 생리적 동기처럼 인간의 생존에 절대 필요한 공급물이 결핍되어서 생기는 동기가 아니고 다른 사람들과의 상호관계를 통하여 학습되는 것이다. 생리적 동기와 학습된 동기의 구분은 그렇게 명확하지는 않으나 학습된 동기는 자신이 속한 사회의 문화에 따라 영향을 받으며 학습이론에서 동기를

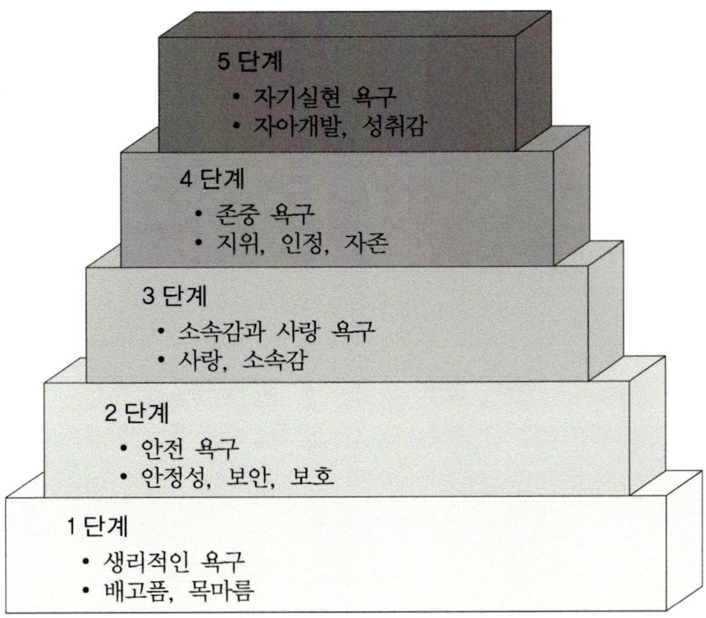

그림 1-2. Maslow의 동기위계

학습할 때도 다방면에서 적용된다. 학습된 동기의 이해를 위해 Maslow(1970)의 동기위계 이론을 고찰하고 각각의 동기를 살펴볼 것이다.

Maslow의 동기위계(hierarchy of motivation) 이론에서는 결핍동기와 성장동기로 인간의 동기를 구분하였다. 결핍동기는 배고픔, 공포, 고독, 좌절감 등의 결핍으로 생기는 동기이므로 체내의 기본 욕구가 충족되면 안정된다(그림 1-2). 우리 인체에 필요한 물질이 결여되면 신체적으로는 질병에, 심리적으로는 고통과 불만에 시달리는 것처럼 안전, 소속감, 동일시, 사랑, 존경, 명성 등에 대해 충족을 못하면 신경증이 생긴다. 그러나 이러한 결핍된 욕구들이 충족되면 열등감과 심리적 고통이 사라진다. 따라서 결핍동기가 충족되면서 성장동기가 나타나게 된다. 또한 Maslow는 동기의 위계를 설정하고 낮은 수준의 동기가 충족되면 상위의 동기가 발생된다고 한다. 예를 들면 가난해서 굶주린 사람이 열심히 돈을 벌어 굶주림

표 1-6 Maslow가 제시한 자아실현자의 특성

자아실현자의 특성
• 현실을 효율적으로 지각하며 불확실성을 참아낼 수 있다. • 자신과 타인을 있는 그대로 수용한다. • 사고와 행동이 꾸밈이 없고 자연스럽다. • 자기자신 위주가 아니라 문제중심 경향이 있다. • 유머 감각이 있다. • 창의적이다. • 의도적으로 관습의 틀을 깨려고 하는 것은 아니나 주변 문화의 영향에 쉽게 휩쓸리지 않는다. • 인류의 복지에 대해 관심을 갖는다. • 삶의 기본 체험을 깊이 음미할 줄 안다. • 여러 사람보다는 소수의 사람들과 깊이 있고 만족스러운 인간관계를 갖는다. • 삶을 객관적 시각에서 바라볼 수 있다.
자아실현을 도모하는 행동
• 어린이와 같이 깊이 몰입하는 자세로 삶을 체험한다. • 안전하고 확실한 길만을 고집하지 않고 새로운 길을 시도한다. • 자신의 경험을 평가하는데 있어서 관습이나 권위자, 타인보다는 자기 자신의 느낌에 귀를 기울인다. • 핑계를 대거나 가식이 없이 솔직하게 대한다. • 대다수의 사람들과 자기 생각이 맞지 않는다면 남들에게 인기가 없어도 좋다는 자세를 갖는다. • 무슨 일을 하던지 열심히 한다. • 자신의 방어기제를 알아내고, 이를 포기할 용기를 갖는다.

을 해결하면 즉시 더 높은 동기가 발생한다. 그러면 Maslow의 동기위계들은 다음과 같다.

생리적 동기는 음식, 물, 공기, 성 등과 같이 생존에 필요한 동기이며 가장 강력한 동기이다. 생리적 동기가 충족되면 안전, 편안함, 보호, 질서, 불안과 공포로부터의 해방에 관한 동기가 생기게 된다. 그리하여 사람들은 저축을 하여 집을 사고, 불확실성을 줄이기 위해 최선의 노력을 한다. 안전과 안정의 동기가 어느 정도 충족되었다고 느끼면 소속감과 사랑의 동기가 발생한다. 사람들은 직장, 학교, 가정 등에 소속되기를 원하며 이웃과 사랑의 관계를 맺기를 원한다. 젊은 청소년들이 또래집단과 어울리지 못하거나 대학입학에 성공하지 못하면 심리적 상태가 악화될 수 있다고 한다. 사랑과 소속감의 동기가 어느 정도 충족되면 존중 동기가 발생한다. 존중 동기는 타인이 나를 인정할 때 생기는 일차적 존중과 스스로 자기 자신을 높이 생각하는 존중이 있다. 외부적으로 얻어지는 존중은 자신의 업적, 사회적 성공, 지위 등에 기초하여 생기거나 또는 사랑을 받을 때 생긴다. 이러한 존중을 통하여 개인은 어떤 일에 부딪쳐도 자신 있게 대처하며 타인도 자신처럼 존중한다.

이러한 세 가지 동기가 충족되었을 때 최고 수준에 있는 자아실현(self-actualization)의 동기가 발생한다. 자아실현의 동기란 자신의 잠재능력을 충분히 발휘하여 주위의 세계를 알고 이해하려는 동기이다. Maslow(1967)가 설명하는 자아실현자의 특성이 표 1-6에 제시되어 있다.

Maslow의 이론에 따르면 인간의 동기는 위계화 되어 있고 어떤 하나의 동기가 계속 개인에게 지속되지는 않는다. 어렸을 때에 배고픔을 없애려는 동기가 우세했다고 해도 어른이 되어 부유하게 살면 옛날의 동기는 나타나지 않는다고 설명하고 있다.

5 발달이론 종합

지금까지 살펴본 Piaget의 인지발달이론, Freud의 심리성적 발달이론, Erikson의 심리사회적 한평생 발달이론, Kohlberg의 도덕성 발달이론, 그리고 Maslow의 동기위계 이론은 출산에서 성인초기까지의 여러 영역에서의 발달단계에 대해 설명하고 있다. 비록 구체적인 연령시기나 추구하는 인간에 대한 가정은 각각 다르지만 위와 같은 주요 이론가들이 주장하는 핵심 단계 및 특성들은 분명 어느 수준에서 상호작용하며 중복되는 시점이 있다. 즉, 인간의 작업을 평가하고 발달수준에 맞는 적절한 작업치료적 중재계획을 제시할 때 발달단계별로 중요하게 고려해야 할 과업에 있어 공통된 점이 있다. 각 이론들의 핵심 단계 및 단계별 특성 및 성취해야 하는 발달과업들을 요약한 표를 제시하였다(표 1-7).

표 1-7 주요 발달이론 단계별 요약 및 과업

연령	인지발달 (Piaget)	심리성적 발달 (Freud)	심리사회성 발달 (Erikson)	도덕성 발달 (Kohlberg)	발달과업 (종합)
0~1세 영아기	감각운동기	구강기	신뢰감 대 불신감	-	애착, 신뢰, 안정, 희망
2~3세 걸음마기	감각운동기	항문기	자율성 대 수치심	복종, 벌 지향	자율성, 자아통제, 개별화
3~6세 학령전기	전조작기	남근기	주도성 대 죄의식	이기심 지향	주도성, 성역할
6~12세 학령기	구체적 조작기	잠복기	근면성 대 열등감	착한아이 지향, 권위, 사회질서 유지지향	자신감, 근면성, 기술, 지식
12~19세 청소년기	형식적 조작기	생식기	자아정체감 대 역할혼란	계약적 법 지향	인생관, 가치관, 자아정체감
19~40세 초기성인기	-	-	친밀감 대 고립	양심 원칙 지향	결혼, 직업
40~65세 중기성인기	-	-	생산성 대 침체감	-	후세양성, 업적
65세 이후 노년기	-	-	자아통합 대 절망	-	지혜

제 2 장

아동작업치료 이론의 틀

1 개 념

전문가들은 임상활동을 하기 위해 이론적인 근거를 기초로 활동해야 하는데 이는 이론과 실제가 서로 함께 연결되어야 하기 때문이다. 따라서 작업치료사들은 이론의 틀(Frame of reference: FOR)을 기초로 임상현장에서 치료를 수행해야 한다. 이론의 틀은 클라이언트의 문제를 확인하고 그 문제를 해결하는데 필요한 이론적 배경을 제공한다. 즉, 이론의 틀을 통하여 평가를 위한 가이드라인을 가지게 되고, 치료적 접근방법을 선택하게 된다. 치료사는 어떤 영역을 평가해야 하는지, 어떤 평가도구 또는 평가방법을 선택할 것인지, 어떤 치료접근을 할 것인지에 대한 기초적 지식을 갖기 위해 이론의 틀에 대한 이해가 필요하다.

실제 클라이언트의 평가와 치료를 위해서는 한 가지 이론의 틀이 아니라 다양한 이론의 틀이 필요하다. 예를 들어 뇌성마비 아동을 치료하는데 있어서 아동의 전반적인 발달을 고려해야 하는데 이때는 발달 이론의 틀이 필요할 것이고, 아동의 근 긴장과 자세조절 등을 치료하기 위해서는 신경발달 이론의 틀을 사용해야 할 것이고, 여러 환경 속에서의 자신의 역할을 고려한 작업의 참여 등을 위해서는 인간작업 이론의 틀을 기초로 해야 할 것이다.

2 다양한 이론의 틀

1) 발달 이론의 틀(Developmental FOR)

(1) 기본 개념

발달 이론의 틀은 사람이 성장하고 성숙해 감에 따라 신체적, 사회적, 심리적 측면에서 삶의 과제를 수행하며 이는 일반적으로 예상이 되는 일련의 단계를 거치면서 발달한다는 것에 중점을 두고 있다. 인간은 두 가지 방향으로의 발달을 하는데 1세에 걷고, 2세에 대소변 가리기가 시작되는 등, 시간의 흐름에 따라 연령대별로 발달하는 수직적 발달(longitudinal development)과 특정 연령대에서 보이는 신체적, 사회적, 심리적 측면 모두의 균형이 잡힌 발달을 보이는 수평적 발달(horizontal development)이 동시에 이뤄진다. 두 가지 방향의 발달이 잘 통합되는 것이 정상발달의 핵심이라고 할 수 있다. 작업치료사는 클라이언트가 자신의 삶 속에서 필요한 삶의 과제들을 제대로 수행하는데 있어 바로 이 두 가지 방향의 발달이 잘 이뤄지도록 촉진시킨다. 발달 이론의 틀은 특히 발달기에 있으며 충분한 발달 잠재력을 가지고 있는 아동기에 주로 사용된다.

심리학이 대표적 근거 이론이며 게젤(Gesell)의 학령기 전 발달이론, 에릭슨(Erikson)의 심리사회(psychosocial)발달이론, 프로이드(Freud)의 심리성욕(psychosexual)발달이론, 피아제(Piaget)의 인지발달이론, 마슬로우(Maslow)의 욕구발달이론, 콜버그(Kholberg)의 도덕발달이론 등이 있다. 이론가들은 위에 제시한 학자들과 작업치료분야에서의 Llorens, Mosey 등이 있다.

(2) 기능과 기능장애

기능은 자신의 환경 속에서 자신의 연령에 적절한 신체적, 심리적, 사회적 발달을 하는 것으로 특정발달시기에 적합한 특정기술을 익히거나 숙련된 행동을 성취하는 것을 말한다. 기능장애는 자신의 연령대에 수행해야 하는 과제들에 있어서 발달지체를 - 신체적, 심리적, 사회적 측면에서 - 보이는 것으로 정상적인 성장과정에서 신체적, 정신적 질환, 환경의 문제, 대인관계, 사고 등으로 방해를 받게 되면 정상적인 발달주기와 차이가 생기게 되는 것을 말한다.

(3) 평가

다양한 영역에서의 발달 평가 및 발달검사(DDST, 게젤평가, BSID III, PDMS, 운동적합성 평가 등)로 발달수준을 평가한다.

(4) 치료

치료는 클라이언트의 발달 지체를 보이는 영역과 단계를 보다 성숙한 단계로 옮겨가도록 기회를 제공하는 것이다. 그 연령대에 맞는 과제 수행이 가능하도록 도우며 자신의 발달상의 환경에 적응할 수 있도록 한다.

2) 감각통합 이론의 틀(Sensory integration FOR)

(1) 기본 개념

감각통합은 아동이 자신을 둘러싼 환경 속에서 성공적인 적응반응을 보이기 위해 뇌에서 감각정보를 조직화하는 신경학적 과정이다. 감각처리과정과 행동 사이의 신경학적 조직화를 위한 신경생리적 과정이라 할 수 있다. 이 이론은 Jean Ayers(1920~1988) 박사가 1960년대에 만든 이론으로 그녀가 생을 마감할 때까지 계속 발전해왔다. Ayers 박사는 Rood와 Bobath의 신경근장애를 위한 치료에서 감각자극과 운동반응의 관계에 관심을 가졌고 이와 더불어 인지발달의 기초로서 초기의 감각운동 경험을 중요시했던 피아제의 이론을 기초로 하여 이론을 만들었다. 감각통합치료는 특수한 기술 발달을 목적으로 하는 것이 아니라 뇌의 신경학적 정보처리과정의 변화를 목적으로 한다. 조절된 감각입력을 통하여 뇌의 정보처리과정의 변화를 유도하는 것이다. 초기에 학습장애 아동의 치료를 위해 발전되었는데 현재는 뇌성마비를 비롯한 다양한 발달장애 아동, 정신과 환자 등 아동뿐 아니라 성인에 이르기까지 그 대상이 확대되고 있다. 과학과 의학이 발달되면서 감각통합이론은 해를 거듭할수록 발전하고 있다.

감각통합이론을 이해하기 위해서는 정상발달이론, 신경심리학, 신경해부생리학, 심리학 등에 대한 기초가 있어야 하며 이론가로는 Ayers를 비롯하여 Wilberger, King 등이 있다.

(2) 기능과 기능장애

Ayers 박사는 아동은 스스로 의미있는 경험을 찾으려고 하는 내적 욕구(inner drive)가 있다는 것을 강조하였다. 기능으로는 적응행동, 학습능력, 집중력, 조직력, 자아조절, 추상적 사고, 자기 존중감, 뇌의 분화 등이 있다. 기능장애로는 감각등록, 감각조절, 감각통합의 문제를 갖는다. 결국 이러한 기본적인 문제로 인해 더 나아가 실행장애(dyspraxia), 운동계획(motor planning)의 손상, 감각방어(sensory defensiveness), 언어문제, 문제행동 등을 보이며 학습에 문제를 일으키게 된다. 이러한 문제는 신경계 기능의 손상으로 규정된다. Ayers 박사가 발표한 촉각방어라는 초기개념은 1980년대에 감각방어라는 개념으로 확대되었는데 이것은 감각조절의 문제로서 환경에 대해 목적적이고 기능적인 반응을 방해하는 주요한 요인으로 보고 있다.

(3) 평가

감각통합과 실행검사(SIPT), DeGangi-Berk의 감각통합검사(TSI), 임상관찰(clinical observation), 감각프로파일(SP, SP-2), 감각력(sensory history) 평가 등

(4) 치료

감각통합치료는 조절된 감각입력을 통하여 감각정보를 통합하는 뇌의 기능적 능력을 개선시키는 것이다. 세 가지 기본 감각(촉각, 안뜰감각, 고유감각)을 주로 사용한다. 공중에 매다는 도구(suspended equipment) 및 다양한 감각자극을 위한 도구를 사용하여 조절된 감각자극을 제공한다. 아동이 능동적으로 치료에 참여하도록 유도하며, 아동중심치료로 제공되고 치료사는 안내자역할을 하며 주로 대운동 활동들이 사용된다. 개별치료가 원칙이나 최근 그룹치료도 많이 실시되고 있다.

3) 신경발달 이론의 틀(Neurodevelopmental treatment)

(1) 기본개념

NDT는 Rood, PNF와 같이 감각 운동 접근에 해당하는 것으로서 Bobath 부부가 임상적 경험을 바탕으로 만들었다. 이들이 만든 초기 이론에서부터 최근까지 감각과 운동발달에 대한 지식이 발전함에 따라 계속적으로 이론이 변화되어 왔다. 중추신경계의 손상은 상위운동신경에 영향을 미치고 하위운동신경의 조절에 문제를 야기한다고 하였으며 뇌의 가소성을 강조하였다. 또한 정상적인 움직임은 정상적인 움직임의 느낌을 경험하는 것을 통해 학습된다고 가정하였다. 신경발달치료의 목적은 비정상적인 자세 긴장도와 비정상적 반응을 감소시키고, 기능적인 움직임 패턴은 촉진하며 구축과 변형을 예방하는 것이다. 이 이론의 틀은 정상발달, 신경과학 및 신경생리학을 이론적 기초로 하고 있으며 이론가는 물리치료사였던 Berta Bobath와 그녀의 남편인 의사 Karel Bobath이다.

(2) 기능 및 기능장애

이 이론에 따르면 기능적인 것이란 정상적인 근 긴장도, 자세, 움직임으로 매일의 일상적 과제를 기능적으로 수행하는 것이다. 이러한 결과에 따른 중추신경계 피드백은 운동성 움직임(motor movement)을 세련되게 한다. 기능장애는 뇌손상으로 인해 비정상적인 근 긴장도, 비효율적인 자세, 비정상적 패턴의 움직임을 가지게 되어 일상적 과제의 수행을 방해받는 것이다. 이러한 결함은 축 조절(axial control), 사지 조절(limb control)을 감소시키고 정위반응, 평형반응, 보호반응과 같은 자동반응(autonomic response)을 감소시킨다. 비정상적인 움직임의 감각은 중추신경계에 잘못된 피드백을 제공하게 되어 다시 비정상적인 운동반응이 나타나도록 하여 결국 정상적인 운동반응의 획득을 방해하는 순환을 계속하게 된다.

(3) 평가

반사 발달 평가, 근 긴장도, 자동 반응, 시너지(synergy) 패턴, 대동작 및 소동작 등을 평가한다.

(4) 치료

근 긴장도의 정상화를 위한 손상 측의 체중지지(weight bearing) 또는 몸통회전(trunk rotation)을 사용하는데 몸통회전은 하지와 상지의 분리를 위한 목적도 가진다. 엉덩뼈의 앞쪽 경사(anterior tilting of pelvic)를 통한 자세취하기(positioning), 수동적 신장(passive elongation) 등을 통하여 좀 더 정상적 자세가 이뤄지도록 한다. 비정상적인 패턴을 억제하고 정상적인 움직임의 패턴을 이루도록 한다.

4) 생체역학 이론의 틀(Biomechanical FOR)

(1) 기본 개념

생체역학 이론의 틀은 적절한 자세를 유지하기 어려운 신경근 장애나 근골격계 장애를 가진 이들에게 적용된다. 이 이론은 작업 수행을 성공적으로 하기 위해서는 인간의 움직임 또는 동작이 필수적인 요소라는 입장을 가지고 있다. 따라서 초기에는 특히 관절가동범위, 근력, 근지구력(endurance)의 향상을 도모하여 기능증진을 이루도록 하였다. 이와 더불어 생체역학 원리는 기능적인 활동을 수행하는데 있어서 효과적인 자세를 유지할 수 있도록, 자세조절의 결함을 보상하기 위해 인위적인 도움을 제공할 때 사용된다. 때에 따라 스플린트나 다른 적응도구(adapted equipment: mobile arm support, robotics)들을 사용할 수도 있다. 이 이론의 이론적 기초로는 물리학, 생리학, 신경과학과 운동학이며 이론가로는 Pedretti와 Trombly를 들 수 있다.

(2) 기능 및 기능장애

기능은 정상적인 힘(strength)과 관절가동범위(ROM), 근 지구력 및 인내력을 바탕으로 신체의 구조적인 안정성을 가지는 것을 말한다. 기능장애는 뼈, 관절, 근육, 인대, 말초신경, 심혈관계, 폐, 피부 등의 손상으로 인해 위 세 가지 요소들에 문제가 생겨 기능적인 활동이 어려워지는 것이다. 이와 같은 손상을 야기시키는 것으로는 관절염, 부종, 구축, 말초신경손상 등이 있다.

(3) 평가

관절가동범위평가, 도수근력평가(MMT), 근지구력 평가 등이 있다.

(4) 치료

기능적인 움직임을 위해서는 변형예방, 움직임의 수준을 개선, 움직임의 한계에 대한 보상에 대한 세 가지 중재를 하여야 한다. 이를 위해 관절가동범위, 근력, 근지구력의 향상을 치료목적으로 삼으며 연부조직을 신장시키고 관절가동범위를 회복하고 유지시키며, 저항을 사용하여 근력강화를 이루고 유산소 운동을 통하여 지구력을 향상시킨다. 구체적인 치료방법으로는 문제예방을 위한 예방교육프로그램, 적절한 운동프로그램, 움직임 증진을 위한 보상, 환경 변형(adaptation), 보조도구 사용 등이 있다. 또한, 근골격 기능을 획득하기 위해 정형외과적 보조도구(device)를 고안하는 것도 이에 속한다.

5) 획득 또는 행동주의 이론의 틀(Acquisitional FOR 또는 behavioral FOR)

(1) 기본 개념

획득이론의 틀은 습득 이론의 틀로도 불리고 초기에는 행동주의 이론의 틀로 불려왔다. 여기에는 행동수정 이론, 학습이론이 포함된다. 행동주의 이론이 이 모든 것을 포함하는 용어일 수 있는데 근래 다양한 교재에서는 획득, 습득 이론의 틀로서 많이 소개하고 있어 여기에서도 그 용어를 중심으로 설명하고자 한다.

이 이론은 인간의 행동은 학습의 결과라고 보는 것에서 출발한다. 인간은 잘 계획된 원칙에 따라 학습 가능하며 변화가능하다고 보았다. 행동주의 심리학은 인간 행동을 관찰 가능하고 측정가능한 과학적 관점에서 연구하였다는 공헌을 세웠다. 이것은 실험심리학을 기초로 하여 고전적 조건형성 연구를 한 파블로브(Pavlov), 조작적 조건형성의 스키너(Skinner) 그리고 사회학습이론을 만든 반듀라(Bandura)에 의해 이뤄졌다. 학습은 다양한 종류의 긍정적 강화, 부적 강화를 통해 이뤄진다고 하였고 인간이 잘못된 행동을 한다면 그것은 학습이 잘못되었다는 관점을 가진다. 바람직한 행동은 강화하고 부적응행동은 학습원리의 체계적인 적용을 통하여 변화시킨다. 이 이론의 틀은, 특히 지적 수준이 낮거나 문제행동을 가지고 있는 장애아동들에게 새로운 기술을 가르치고 바람직하지 않은 행동을 소거하는데 성공을 거두어 왔으며 불안장애나 우울증 등 정신과의 성인 클라이언트에게도 적용하고 있다. 행동 수정을 통해 부적응행동을 변화시키거나 새로운 기능적 기술에 대한 학습이 필요한 모든 대상자에게 적용가능하다. 치료를 위해서는 교수/학습 기술(teaching/learning technique)을 강조하고 있으며 예를 들어, 자기관리(self-care), 글씨쓰기와 스스로 먹기와 같은 기술을 가르칠 때 적용한다. 이론적 기초는 행동주의 심리학, 학습이론, 사회학습이론 등이다.

(2) 기능 및 기능장애

획득이론의 틀에서의 기능은 자신이 속해있는 사회나 환경에서 자신이 해야 할 행동을 제대로 수행하거나 또 그 환경에서의 역할을 수행하기 위해 필요한 기술을 잘 해낼 수 있는 것을 말한다. 또한 자신이 속한 환경과 사회 내에서 받아들여지는 것도 기능이라고 할 수 있다. 기능장애는 환경 내에서 자신이 해야 할 특정 기술을 잘 수행할 수 없고, 사회에 받아들여질 수 없는 부적응 행동을 하는 것을 뜻한다.

(3) 평가

이 이론의 틀에서는 특별한 평가도구가 없으며 대상자 자신이 확인하는 자기보고(self report), 체크리스트, 인터뷰, 행동관찰 등이 치료사와 클라이언트에 의해 이뤄진다. 특히, 행동관찰을 위해서는 상당한 기술과 훈련이 필요하다.

(4) 치료

치료로는 다양한 보상과 강화를 이용하여 토큰 경제법(tocken economy), 행동형성(shaping), 연쇄법(chaining), 역연쇄법, 모델링, 체계적 탈감각법(systematic desensitization), 코칭, 바이오피드백 방법들이 있다. 사회기술 훈련, 자기주장훈련, 스트레스관리 등에 관련된 그룹 활동을 하기도 한다.

3 그 외 이론의 틀

재활 이론의 틀과 인간작업 이론의 틀은 작업치료의 다른 영역에서도 많이 다뤄지고 있어서 생략하고자 하며 위에 설명한 주요 이론의 틀 이외에도 아동작업치료에서 점점 발전하고 있는 이론의 틀을 간단히 소개하고자 한다.

1) 정신사회 이론의 틀(Psychosocial FOR)

정신사회 이론의 틀은 특히 정신과 진단을 받은 아동이나 청소년들에게 유용하며 이와 더불어 감각처리나 감각조절의 문제를 가지거나 신체장애를 가진 아동들이 가족, 또래 아동과의 관계형성, 놀이 활동 참여, 자아존중감이나 자아효능감 향상을 이루는데 도움을 준다. 다시 말해 이 이론의 틀은 사회적, 감정 및 정서적, 행동적 문제로 인해 작업수행을 하는데 있어 문제를 경험하게 되는 아동과 청소년을 대상으로 적용한다. 이 이론은 실제 임상에서 자아 발달과 사회행동에 초점을 두며 또한 인간, 사회적 환경을 강조한다. 개인의 기질, 자존감, 자기 효능감, 문제해결 능력, 사회기술은 건강한 기능수행을 위해 필요하다. 또 개인의 행동과 사회발달에 영향을 주는 환경적 요소를 고려해야 하는데 가정, 학교, 지역사회 환경을 고려해야 한다. 결국 이러한 개인 특성과 그를 둘러싼 환경적 영향은 아동이 일상적인 작업에 참여하는 능력에 영향을 준다. 평가를 위해 치료사는 아이와 보호자와의 관계, 놀이 기술, 또래와의 관계, 대처 능력, 환경에서의 편안함과 만족감에 대한 것을 알아야 한다. 이는 다른 전문가의 평가를 통해 얻을 수도 있고 치료사와 부모와의 면담, 아동 관찰을 통해서도 정보를 수집을 할 수 있다. 치료로는 아이와 부모와의 상호작용을 위해 치료사가 시범을 보이는 것을 통해 역할모델을 제시하기도 하고, 활동중심 그룹을 통하여 부모 및 또래와의 상호작용을 증진시키거나, 개별적 중재를 통하여 놀이활동을 촉진하기도 한다. 이 이론의 틀을 잘 이해하기 위해서는 정상 행동, 애착, 대처 또는 적응기술, 기질 등에 대한 이론적 기초가 준비되어야 한다.

2) 대처 이론의 틀(Coping FOR)

대처 이론의 틀은 대처모델이라고도 불리며 이는 엄밀히 말해 위에 설명한 정신사회 이론의 틀에 속한다고도 할 수 있다. 대처 이론은 정신사회 기능 중 하나이며 인지행동전략을 사용한다. 이 모델은 아동의 대처자원(coping resource)을 사용하는 것을 강조하는데, 치료의 목적은 아동이 작업수행을 하면서 겪게 되는 스트레스에 잘 대처하도록 아동의 능력을 개선시키는 것이다. 아동은 자신의 욕구와 환경의 요구에 잘 대처해야 하고 또 잘 대처했을 때 스스로 그들 자신에 대해 좋은 감정을 가지게 된다. 모든 아동들은 신체적, 인지, 감정적 도전에 직면하며 스트레스를 경험한다. 대처자원에는 내적 자원과 외적 자원이 있는데 내적 자원은 개인의 대처스타일, 믿음과 가치, 신체적 그리고 정서적 상태, 아동의 발달수준과 기술습득의 수준이 있다. 외적 자원은 인적 도움과 물질적 그리고 환경적인 지지가 있다. 평가는 대처능력, 대처자원에 대한 평가가 있어야 하는데, 대처능력을 알아보기 위해 부모 인터뷰나 관찰을 통해 정보를 알아본다. 이 때 아동이 어떤 상황에서 스트레스를 받는지, 스트레스를 받으면 어떻게 하는지, 부모는 그때 어떻게 하는지 등에 대해 알아본다. 대처자원에 대한 평가는 대처목록이나 자기-개념화 목록, 다양한 성격검사, 관찰, 발달평가, 놀이 평가, 인터뷰 등이 사용된다. 치료는 아동의 환경 변화 및 적응(adaptation)을 통해 아동의 적응능력을 증진시키는 것에 초점을 두며, 작업조정, 대처자원 강화, 아동의 노력에 대한 적절한 피드백 등을 하도록 한다.

3) 시지각 : 시각정보분석 이론

시지각 이론은 하나의 이론의 틀로 보기는 어렵지만 실제 임상현장에서 많이 다루고 있는 치료접근법이다. 시지각은 본 것이 무엇인지 해석하는 능력, 해석한 것을 실제로 사용하기 위해 반영하는 능력이라고 할 수 있다. 이러한 해석은 인지적 능력을 포함하며 시각적 경험과 인지발달의 상호작용이 아동의 시지각을 증진시킨다. 시지각은 또한 중추신경계의 기능, 특히 피질구조의 발달과 밀접한 관련이 있다. 따라서 시지각은 하나의 인지과정으로 볼 수 있다. 아동이 성장하면서 아동은 점점 더 많은 양의 시지각 정보, 더 복합한, 더 빠른 속도로 시지각 정보를 처리하게 된다. 시지각은 시각정보분석이론으로 설명될 수 있는데 시각정보분석이론은 시각정보분석의 입력, 시각정보분석의 처리과정, 출력으로 구성된다. 입력에는 환경적 자극과 시각적 수용요소가 있고, 처리과정에서 다루는 것은 시각적 집중, 시각적 기억, 시각적 구별이며, 출력에는 재인, 매칭, 분류, 관련성 찾기가 포함된다. 시지각 평가에서는 시각적 수용요소인 시야, 시각적 추적 등을 평가하고, 평가도구로는 K-DTVP-II, MVPT-3 등을 사용한다. 치료에서는 일단 아동의 수동적 참여가 아닌 능동적 참여를 촉진하며 획득적 이론의 틀을 바탕으로 하여 적합한 과제를 제시하는 학습전략과 환경을 수정하는 등의 환경적 전략을 제공한다. 이때 아동의 각성수준, 선택적 집중력, 그리고 지속적 집중력을 가장 먼저 고려하며 치료사는 아동의 발달 수준, 연령, 성별, 흥미를 고려하여 활동과제를 선정한다.

4) 운동 조절과 운동학습 이론

움직임에 문제가 있는 아동들의 움직임의 기능을 증진하기 위하여 상향식 접근으로는 대표적으로 신경발달치료 및 감각통합치료가 있고 하향식 접근법으로는 운동 조절과 운동학습의 원리를 중심으로 치료 실행을 하는 방법이 있다. 최근에는 아동의 실제 생활과 삶 속에서 움직임의 향상을 통해 실질적으로 아동의 작업활동 자체를 향상시키기 위해 운동 조절과 운동학습의 원리를 많이 따른다. 운동 조절은 자세와 움직임의 조절로서 역동적 체계이론(dynamical system theory)을 따르는데 이는 움직이는 주체인 사람과 과제 그리고 환경을 세 가지 하위체계로 보고 이들이 서로 상호작용하여 움직임이 만들어지는 것이라고 한다. 이 이론에 따라 움직임이 전체로 학습(whole learning)될 때, 다양한 활동과 방법을 통하여 치료활동이 제시될 때, 능동적으로 문제해결을 하면서 오류를 고치고, 아동에게 의미있는 활동이 제공되면 운동 조절 능력이 더 향상된다. 운동학습은 운동기술을 습득하고 수정하는 것을 말한다. 새로운 기술을 학습하는데 중요한 두 가지 요소는 연습(practice)과 피드백이다. 특히 연습은 새로운 기술이 수행되는 환경에서 실시하는 것이 가장 효과적이며 이때 같은 활동의 반복이 아니라 다양한 방법과 내용으로 제시되어야 한다. 또한, 피드백은 새로운 기술을 학습하는 당시에 적절하게 제공되어야 하며 활동을 마친 후에도 제공되어야 한다. 운동학습에서는 일반화를 중요시 여겨 실제상황, 자연스런 상황에서 연습이 되기를 권하고 있고, 운동과제를 잘 순서화하고 적응시켜야 하며, 연습의 양과 함께 상상연습(mental practice)의 효과성을 제시하고 있다. 또한 실수를 통해 아동이 배운다는 관점을 가지고 있고 아동 스스로 움직임의 문제를 수정하도록 피드백을 제시하는 것을 중요시하고 있다. 운동 조절과 운동학습 이론에 따른 치료를 수행하기 위하여 치료사는 이 이론을 충분히 숙지하여야 하고, 사용되는 평가도구로는 BSID III, WeeFIM, PEDI, AMPS 등이 있다.

5) 작업수행기반 인지중재법 이론(CO-OP: Cognitive Orientation to daily Occupational Performance)

CO-OP는 일상적인 활동 중에 운동수행력을 증진시키기 위해 인지 전략이나 인지기술을 사용하는 언어기반접근으로, 아동중심의 접근, 과제지향적 문제해결 접근법이다. 이는 경한 운동문제나 감각운동에 문제를 보이는 흔히 발달성협응장애(DCD : developmental coordination disorder) 진단을 받은 아동들을 위해 비교적 최근에 만들어진 치료접근법이다. 발달성 협응 장애아동들은 의학적인 문제가 없으면서도 움직임에 문제를 보여 결국 글쓰기와 같은 학교생활에 필요한 여러 기술, 놀이, 스포츠 활동, 일반적인 자기관리 활동에 어려움을 가진다. 그동안 이러한 어려움을 해결하기 위해 감각통합치료와 지각운동접근법이 주로 사용되었다. 이는 전통적인 'bottom-up' 치료인데 치료의 근거를 충분히 마련하지 못한다는 약점이 있다는 주장들이 있다. 이에 따라 'bottom-up'접근의 문제점을 인식하여 인지기반치료이며

'top-down'접근인 CO-OP 치료가 나오게 되었으며 최근 작업치료사들의 연구가 이어지고 있다.

CO-OP 접근법은 기본이론으로는 교육심리학, 인지심리학, 학습이론 등이 근본이 되며 무엇보다 운동학습이론과 운동조절이론, 그리고 인지가 주요 기본 개념이라고 할 수 있다. 이 이론은 러시아의 심리학자인 Vygotsky와 그의 제자인 Luria의 이론을 바탕으로 하였는데 Vygotsky는 어린 아동들이 문제해결을 어떻게 하는지에 대한 연구를 하였고 이러한 연구를 통해 아동들이 자신보다 더 높은 인지능력을 가진 이들과 함께 하면서 자신의 문제를 스스로 말로 표현하면서 문제해결을 배운다는 제안을 하였다. Luria는 문제해결과정을 제안하였는데 문제의 발견, 문제 조사, 해결방안의 선택, 문제해결 시도, 결과의 비교의 과정이 그것이며 CO-OP에서는 이를 중요시 여겼다. 또한, Meichenbaum은 아동이 그의 행동을 조절하고 문제를 해결하는 데에 자신의 내적 언어를 사용한다는 Vygotsky의 연구를 기본으로 인지행동적 접근법에 따라 자신의 아이디어를 개발하였다. 그는 문제해결과 학습을 위해서 언어-기반의 틀(langauge-based framework)을 제의하면서 4단계의 문제해결 단계를 제시하였다. 목표를 세우고(G), 해결할 방법을 만들고(P), 계획을 실행(D)하고, 그것의 성공을 평가(C)하는 것이 그것이다. 이것은 초기에 verbal self-guidance(VSG)라고 알려졌으며 이는 Wilcox와 Polatajko가 정의내리고 발전시켰다. 이후 인지적 기반을 강조하기 위해 CO-OP라고 다시 이름지었다

CO-OP는 전반적 전략(global strategies)인 Goal-Plan-Do-Check(GPDS)의 개념을 아동이 사용하도록 가르치는데 목표에서는 아동이 더 잘하기를 원하는 활동을 확인하는 것이며 이때 COPM을 많이 사용하게 된다. 계획은 아동이 활동을 더 잘 수행할 수 있도록 하는 아이디어를 말로 표현하고, 실행은 직접 아동이 활동을 수행하고, 체크는 효과성을 평가하는 것이다. 이때 CO-OP는 세가지 목표를 가지는데 첫째는 인지전략도출이며 아동은 그 자신이 문제해결기술을 촉진하는 것을 배우게 된다. 두 번째는 기술획득으로 자신이 획득하고자 하는 목표활동 세가지를 확인하고 인지전략을 사용하여 수행하는 방법을 배우는 것이다. 세 번째는 일반화와 전이이다. 이것을 실행하기 위해 최대한 실제상황과 실제환경에서 수행하는 것을 장려하였다.

CO-OP의 특징은 아동이 자신의 문제를 스스로 확인하고, 또 문제를 해결하는데 능동적으로 참여하고 해결방안을 스스로 도출하도록 하는 것이다. 이 접근에서 사용되는 평가도구는 대표적으로 COPM이 있으며 PQRS(performance quality rating scale)이 있다.

이 장에서는 이론의 틀을 살펴보았는데 작업치료사들은 새로운 이론을 틀을 만들기도 하고 기존의 이론의 틀을 더 나은 방향으로 변화시키면서 계속적으로 이론의 틀을 발전시켜야 한다. 이를 위해서는 작업치료사들이 이론적 정보를 임상현장에서 평가 및 치료에 실제적으로 많이 적용하고 사용해야 한다.

제 3 장

정상발달

1 생명의 시작

인간의 생명은 남성의 정자와 여성의 난자가 만나서 시작되게 된다. 인체 내 가장 큰 세포인 난자는 둥근 모양으로 직경이 0.14~0.2mm이다. 여성은 출생함과 동시에 난자를 가지고 태어나게 되는데 월경이 시작되면서 난소에서 한 달에 한 개씩 난자가 배출되게 된다. 월경 주기의 중간시기에 난소로부터 배출되어 나팔관 속 융모의 수축운동으로 자궁까지 이동하게 되고 배출 후 약 72시간 생존하게 된다. 정자는 난자의 약 40분의 1의 크기로 올챙이 모양이고 긴 꼬리를 가지고 있다. 여성의 질 내에서 한 번에 사출되는 정자의 수는 4~5억 개로 정자의 꼬리운동과 근육의 수축, 호르몬의 영향으로 자궁을 거쳐 나팔관까지 헤엄쳐 가게 되고 정자의 수명은 약 48~72시간 정도이다. 일반적으로 하나의 난자와 하나의 정자가 만나 임신이 되게 되는데 만약 두 개의 난자가 동시에 배출되어 두 개의 정자와 만나면 이란성 쌍생아가 될 수 있고 때에 따라 하나의 난자와 하나의 정자가 만난 수정란이 세포 분열 과정에서 두 개로 나뉘면 일란성 쌍생아가 되게 된다. 이 경우 같은 유전인자에 의해 외모, 성격, 성별이 같게 된다. 여성의 난자는 X 성염색체만 가지고 있으나 남성의 정자는 XY 두 종류의 성염색체를 가지고 있으므로 난자가 어떤 종류의 정자와 만나느냐에 따라 태아의 성이 달라진다. 난자가 X성염색체의 정자와 만나면 여아가 되고 Y 성염색체의 정자와 만나면 남아가 되는 것이다. 남자가 될 수 있는 정자는 머리 부분의 크기가 작으면서 꼬리가 길어 빨리 움직이나 일찍 죽고 여자가 될 수 있는 정자는 머리가 크고 꼬리가 짧아 헤엄치는 속도는 느리나 수명이 조금 더 길다.

2 태아의 발달

정자와 난자가 결합하여 형성된 새로운 개체를 수정란이라고 한다. 수정란은 배란기, 배아기, 태아기 단계를 거쳐서 발달하게 되는데 세부적인 단계는 다음과 같다.

1) 배란기

정자와 난자가 만나 수정이 되면 난자의 막 안으로 들어간 정자의 핵이 난자의 핵을 만나 접합체가 된다. 이는 수정란의 다른 말이기도 하는데 즉시 이분분열을 시작하여 단체포가 배반포가 되고 세포 분열을 거듭하면서 나팔관 밖으로 내려가 자궁 속에 정착하게 되고 이를 착상이라 한다. 난자의 배출 후 10~14일후에 착상이 이루어지게 되는데 이때 모체는 변화를 느낄 수 없다. 자궁벽의 반을 차지하는 태반은 한쪽은 엄마의 자궁과 연결되어 있고 한쪽은 태아의 탯줄과 연결되게 된다. 외세포가 태반으로 전환되는 동안 내세포는 배아와 양막으로 전환되는데 양막은 결국 태아를 보호하는 집 역할을 하게 되고 점차적으로 양수로 가득 차게 된다. 양수는 색이 없고 외부의 압력에 의해 10개월 동안 태아를 보호하는 역할을 한다.

2) 배아기

수정 후 2주부터 8주까지의 기간을 배아기라 불리우는데 6주 동안 신체의 주요 기관 및 조직이 형성되고 분화하게 되는 만큼 매우 중요한 시기이다. 이 기간의 초반에 배반이 외배엽, 중배엽, 그리고 내배엽으로 나뉘게 된다. 외배엽은 신경계와 피부가 되고, 중배엽은 근육, 골격, 순환계와 그 밖의 내부기관이 되고, 내배엽은 소화기관, 폐, 비뇨기관, 분비기관으로 발달된다. 수정 후 18일 경에 심장이 생기기 시작하고 3주차에는 심장이 뛰기 시작하며 4주차에 눈, 코, 신장, 허파가 될 부분을 볼 수 있고 소화기관의 분화도 이루어지기 시작한다. 8주차에 배아의 크기는 약 2.5cm이고 무게는 약 1.4g 정도이다.

3) 태아기

임신 후 9주부터 태어나기 전까지의 기간을 태아기라 한다. 10주차에는 장기가 신체 내의 적절한 위치에 자리를 잡기 시작하고 12주에는 외적성기 구분이 가능하게 되고 피가 골수에서 형성되기 시작하며 눈이 완성된다. 4개월부터는 태아가 점차적으로 인간의 모습에 가까워지고 머리카락이 나기 시작하며 몸이 머리보다 크게 된다. 뼈의 대부분이 명확해지고 관절이 나타나고 두뇌가 두 개의 반구로 분할되는 것이 보이기 시작하며 삼키고 빠는 등의 반사 행동이 이루어진다. 이때부터 임부는 태동을 느끼게 된다. 5개월부터는 뇌의 반구에 새로운 분화가 발생하면서 모든 신경세포가 나타나게 된다. 6개월의 태아는 태지로 덮혀 있게 되고 7개월에는 허파와 중앙 신경계의 발달로 숨을 쉬기 시작한다. 또한 피부 주름이 펴지면서 지방을 축적하게 된다. 8개월이 되면 태아의 피부가 펴지고 팔다리가 통통해지며 9개월에는 태아의 몸무게가 증가하면서 점차적으로 밑으로 내려와 출산을 준비하게 된다.

3 신생아의 발달

1) 신체 발달

갓 태어난 신생아의 피부는 붉고 끈적끈적한데 이를 태지라고 부른다. 또한 몸 전체가 솜털로 덮여 있지만 시간이 지나면서 없어진다. 생후 3~4일이 지나면 황달이 나타나게 되는데 원활한 간 기능의 발달에 의해 점차적으로 사라지게 된다. 우리나라 신생아의 출생 시 평균 몸무게는 남자아이는 3.40kg, 여자아이는 3.24kg이다. 신생아의 몸무게는 출생 후 며칠 동안 5~10% 정도 줄어드는데 이는 몸 표면의 수분이 증발되고 대변과 소변으로 배설되는 것에 비하여 섭취량이 적기 때문이다. 생후 3~4개월에는 출생 시 몸무게의 약 2배가량이 되고 1년이 지나면 3배가 되며, 2년이 지난후의 몸무게는 약 11~12kg이 된다. 출생 시 신생아의 평균 키는 남자아이는 51.4cm이고, 여자아이는 50.0cm이다. 생후 1년이 되면 약 76~78cm이 되고 2년이 지나면 88cm로 성인 키의 1/2이 된다. 신생아의 머리둘레는 약 33cm, 가슴둘레는 32cm 정도이다. 생후 1년 정도가 되면 가슴둘레가 점차적으로 머리둘레보다 커지게 된다. 영아의 신체발육은 머리둘레와 가슴둘레의 비율로 산출하게 되는데 출생 당시에는 머리의 크기가 신장의 1/4을 차지하다가 점차적으로 비율이 머리가 차지하는 비율이 작아지게 된다. 신생아의 두개골에는 6개의 숫구멍이 있고 정수리 가운데 있는 대천문은 생후 1~2년이 지나야 닫히고 소천문은 1년 이내에 닫히는 것을 볼 수 있다. 두뇌 발달은 태내에서와 생후 2년 동안에 급격하게 이루어지고 이시기를 두뇌발달 급증기라고 부른다. 이시기의 영양결핍은 두뇌 성장발달을 저해하게 된다. 영아의 젖니는 생후 6~7개월 경에 나기 시작한다. 영아마다 젖니가 나기 시작하는 시기는 매우 다른데 이는 영아의 영양상태, 지적 상태와는 관계가 없다. 평균적으로 생후 8~9개월에 위 앞니 2개가 나기 시작하고 위 바깥앞니, 아래 바깥 앞니 순으로 나기 시작해서 생후 2년 정도에 20개의 젖니가 나게 된다.

2) 감각 발달

신생아들에게는 수동적인 생리적인 반응이 대부분을 차지하는 것처럼 보인다. 하지만 외부 환경으로부터의 적응으로 보이는 음식섭취, 자극에 대한 반응은 능동적 행동으로 해석될 수 있다. 갓 태어난 신생아들이 처음 만나게 되는 세상은 어떠할지에 대한 해답은 그들의 감각기능을 통해 이해할 수 있다.

(1) 촉각

피부를 통해서 느껴지는 촉각은 태내에서부터 발달하는 것으로 알려져 있다. 덥고, 추움과 같은 온도에 대한 반응, 피부를 통해서 전달되어지는 통증에 대한 반응도 촉각의 한 형태로 이해할 수 있다. 신생아는 엄마의 뱃속으로부터의 탄생이후 엄마의 심장소리를 직접적으로 듣지 못하게 되는데 이 때 모유수유를 통해 엄마의 심장과 가까운 곳에 안겨서 엄마의 심장소리를 듣게 되면 심리적인 안정감을 느낄 수 있기 때문에 신생아에게 모유수유와 엄마와의 피부접촉은 매우 중요하다 할 수 있다. 그러므로 부모가 안아주고 달래주고 만져주고 몸을 깨끗하게 해주는 과정은 신생아의 성장을 돕는 일이다.

(2) 청각

신생아의 청각은 임신 7주경 생기는 이소골(ossicles)을 시작으로 하고 임신 6개월부터는 듣는 것이 가능하게 되며 태어나기 1개월 전에는 외부 환경으로부터 주어지는 소리에 집중할 수 있는 것으로 연구되어 지고 있다. 신생아들의 청각능력은 다양한 연구를 통해서 밝혀지고 있다. 예를 들어 젖을 빨고 있는 신생아들에게 새로운 소리를 들려주었을 때 젖을 빠는 행동을 잠시 멈추었고 그 소리가 지속되면 다시 젖을 빠는 것에 집중하였으며, 울던 아기에게 사람의 심장소리를 들려주면 울기를 멈추었다. 이는 심장소리를 통해 신생아는 태내에서의 엄마의 심장소리를 기억한다는 증거이고 이를 통해 심리적인 안정을 찾음을 알 수 있다.

(3) 시각

눈의 구조 및 신경 근육의 기능은 출생 직후에는 미숙하나 출생 후 2일이 되면 신생아는 동공반사가 잘 이루어지고, 생후 2주정도 되면 간상세포의 발달로 빛의 밝기와 명암을 구별할 수 있다. 이것은 4개월이 될 때까지 계속되어 이 거리보다 먼 곳에 있는 물체를 선명하게 볼 수 없으므로 이 시기에는 장난감 등을 보여줄 때 이 거리를 지켜주는 것이 좋다. 이 시기에는 망막의 시각세포가 발달하지 못한 상태여서 색을 구별하지 못하게 된다. 그러므로 흑백의 대조가 선명한 물건이나 모빌을 보여주는 것이 좋다. 생후 직후에는 약 22cm거리의 사물을 볼 수 있고 생후 6주가 지났을 때 약 30cm거리의 사물을 볼 수 있게 된다. 생후 12~21주경에는 어른의 얼굴표정을 모방할 수 있게 된다.

(4) 미각

신생아는 태내에서 엄마의 양수를 먹으며 미각을 발달시키고 태어나자마자 맛을 구별할 수 있다. 출생 후 2시간이 지난 신생아에게 달콤한 액체를 주었을 때 처음에는 코, 눈, 뺨을 찡그리는 반응을 보이지만 곧 긍정적인 반응을 보이는 반면, 쓴맛, 신맛, 매운 맛에는 입을 크게 벌리거나 이마를 찡그리는 등 부정적인 반응을 보인다.

(5) 후각

신생아는 태어나자마자 냄새로 자신의 엄마를 알아낼 정도로 후각이 발달해 있다. 태어난 직후 며칠 내에 신생아는 강한 화학물질 냄새에 반응하였고, 시간이 흐르면 적응하여 반응이 줄었다가 또 다른 냄새에 반응 보인다. 하지만 갓 태어난 동물들의 새끼들의 후각에 비해서는 훨씬 덜 발달되어 있다. 냄새를 인식하는 뇌의 부위는 감정을 관할하는 부위와 관련이 있기 때문에 신생아는 좋은 냄새만으로도 기분이 좋아질 수 있다.

(6) 통각

갓 태어난 신생아에게 경미한 전기자극을 주었을 때 생후 며칠 이내에 통각이 급격히 발달함을 관찰할 수 있었다. 신생아의 남녀차이에 따른 통각에 대한 반응도 비교할 수 있었는데 여아가 남아보다 통각에 민감하게 반응을 보이는 것을 알 수 있었다.

3) 생리적 특징

신생아의 호흡은 출산 후 첫 울음으로 시작하게 된다. 신생아의 호흡은 1분당 35~45회 정도로 성인의 2배 가까이 빠르고, 불규칙적이며, 복식호흡을 많이 한다. 또한 심장조절 장치가 미흡하기 때문에 신생아의 맥박은 1분에 120~160회 사이로 성인에 비하여 빠르고 불규칙적이다. 신생아의 체온도 어른보다 높은 37~37.5°이다. 체온을 조절할 능력이 미성숙하고 땀샘의 발달이 미흡하기 때문에 외부 온도에 영향을 받기 쉽다. 지방층이 적어 체온을 일정하게 조절하는 능력이 부족하기 때문에 항상 의복으로 조절해 주어야 한다. 또한 체중에 대한 신체의 표면적이 크기 때문에 실내 온도에 민감하게 반응하게 된다. 모체의 초유에는 영양이 풍부할 뿐 아니라 병에 대한 면역체 성분이 많고 태변의 배출을 도와주기 때문에 신생아에게 매우 유익하다. 신생아는 하루 종일 먹고, 자고, 배고파서 울다가, 먹고, 자기를 반복하는데 위가 수직형으로 생겼기 때문에 한꺼번에 많이 먹으면 토하게 되므로 조금씩 자주 수유를 하면 된다. 일반적으로 2~3시간 간격으로 하루에 7~10회 정도 수유를 하고 1회 수유량은 30~60cc이다. 신생아는 3~4시간을 자고 나서 잠시 깨어 있다가 다시 잠에 들면서 하루 평균 16~20시간을 수면한다. 점차적으로 수면시간이 짧아지게 되어 밤에 길게 자게 되면서 성인의 수면과 비슷한 패턴으로 변화되어 간다. 만 2세 영

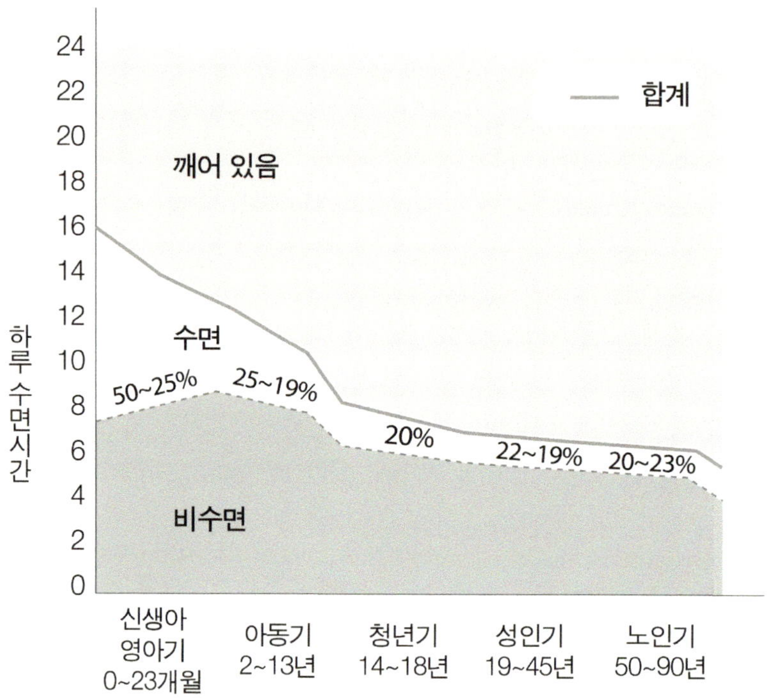

그림 3-1. 인간의 REM 수면

아는 하루에 12~13시간의 수면을 취하게 되고 잠에 들고, 아침에 일어나는 패턴이 성인과 동일하게 변경되어져 간다. 신생아의 수면의 질과 양은 성인과 확연하게 다른데 수면하는 동안 눈동자를 빠르게 움직이는 REM(rapid eye movement) 수면과 비 REM 수면으로 나누어지게 된다. REM 수면 도중에는 팔다리를 가끔씩 꿈틀거리면서 움직이고 입술과 뺨을 찡그리며 움직이기도 한다. 호흡이 불규칙적이고 가끔씩 눈동자가 움직이는 것을 발견할 수 있다. 비 REM 수면은 완전하게 수면을 취하고 있는 상태이고 몸은 거의 움직이지 않게 된다. 눈동자가 움직이지 않고 호흡은 느리고 규칙적이며 얼굴을 움직이지 않는다. 신생아, 아동, 성인 모두 수면 중에는 REM 수면과 비 REM 수면을 반복하게 되는데 신생아의 경우에는 REM 수면이 대부분을 차지하고 3~5세가 되면서 성인수준으로 감소하게 된다. 그림 3-1은 인간의 REM 수면의 비율을 표시한 것이다.

4) 운동 발달

(1) 대 근육 운동 발달

대 근육 운동 발달은 고개 가누기, 기기, 서기, 걷기와 같이 신생아가 환경을 탐색하는 행위를 조절하고 확대해 나감을 의미한다. 오랜 시간 동안 영아의 운동 발달을 연구해온 학자들은 영아의 신체가 발달함에 따라 보편적인 세 가지의 운동기능의 발달원칙이 있음을 밝혔다. 첫 번째, 영아의 신체발달은 머리에서 시작하여 팔, 다리의 발달로 진행된다. 성인의 머리 크기는 신생아의 두 배나 성인의 몸체, 다리길이와 크기, 팔과 손의 크기와 길이는 신생아의 4~5배 이상이 된다는 것은 머리가 먼저 발달하고 점차적으로 팔다리의 발달로 진행됨을 의미한다. 운동능력 역시 이 순서대로 발달하게 되는데 신생아는 머리와 목의 근육을 처음으로 조절하게 되고 팔과 복부의 움직임 이후 제일 나중에 다리를 써서 서고 걷게 되는 것이다. 즉 머리를 먼저 가누고 난 뒤 앉을 수 있게 되며 그 다음에 걸을 수 있는 것이다. 두 번째, 신체발달의 방향은

표 3-1 영아의 대 근육 운동 발달

내용	개월
고개조절(head control)	
엎드린 자세에서 45° 들기	2개월
엎드린 자세에서 90° 들기	4개월
바로 누운 자세에서 중심선 유지	2개월
바로 누운 자세에서 고개 들기	6개월
뒤집기	
몸통회전없이 엎드린 자세에서 바로 누운 자세로 뒤집기	4~6개월
몸통회전과 함께 엎드린 자세에서 바로 누운 자세로 뒤집기	6~9개월
몸통회전 없이 바로 누운 자세에서 엎드린 자세	5~7개월
몸통회전과 함께 바로 누운 자세에서 엎드린 자세	6~9개월
앉기	
팔 지지와 함께 지속적으로 가능	5~6개월
팔 지지 없이도 지속적으로 가능	7~9개월
기기	
아래팔과 무릎으로 체중 지지	3~6개월
손으로 체중 지지	6~9개월
손과 무릎으로 체중 지지	6~9개월
기기	9개월
걷기	
지지반사(supporting reflex)	0~3개월
자동적 딛기(automatic stepping)	0~3개월
가구 잡고 서기	7~9개월
도움 없이 서기 가능	12~14개월
걷기 가능	12~18개월

몸의 중심을 시작으로 말초로 향해 간다. 몸 중심에서 가까운 어깨와 골반의 근육을 먼저 조절하기 시작하고 그 다음으로 팔, 손, 손가락 순서로, 무릎, 발, 발가락 순서로 발달하게 되는 것이다. 영아 신체발달의 마지막 특징은 분화와 통합이다. 즉, 신체의 움직임이 전체적이었다가 점차 세밀하고 통합적인 특수한 능력으로 발전되어감을 의미하는 것이다. 예를 들면 아동이 공을 찬다고 가정하였을 때 아동은 혼자서 서있을 수 있어야 하고 앞에 있는 공에 눈을 고정시킬 수 있어야 하며 그 후 한발로 균형을 잡는 동안 다른 한발로 공을 찰 수 있어야 한다. 아동이 혼자서 설 수 있기까지 팔, 다리, 발달은 분화라고 할 수 있고 신체의 모든 부분을 총체적으로 종합하여 공을 찰 수 있는 것은 통합이라고 해석할 수 있다.

표 3-1과 그림 3-2는 영아가 대 근육 운동 발달의 중요한 이정표와 습득 연령을 대략적으로 보여주고 있다. 신생아는 출생 후 엎드린 자세에서 양쪽으로 머리를 들거나 돌리는 항 중력 동작은 제한적으로 보

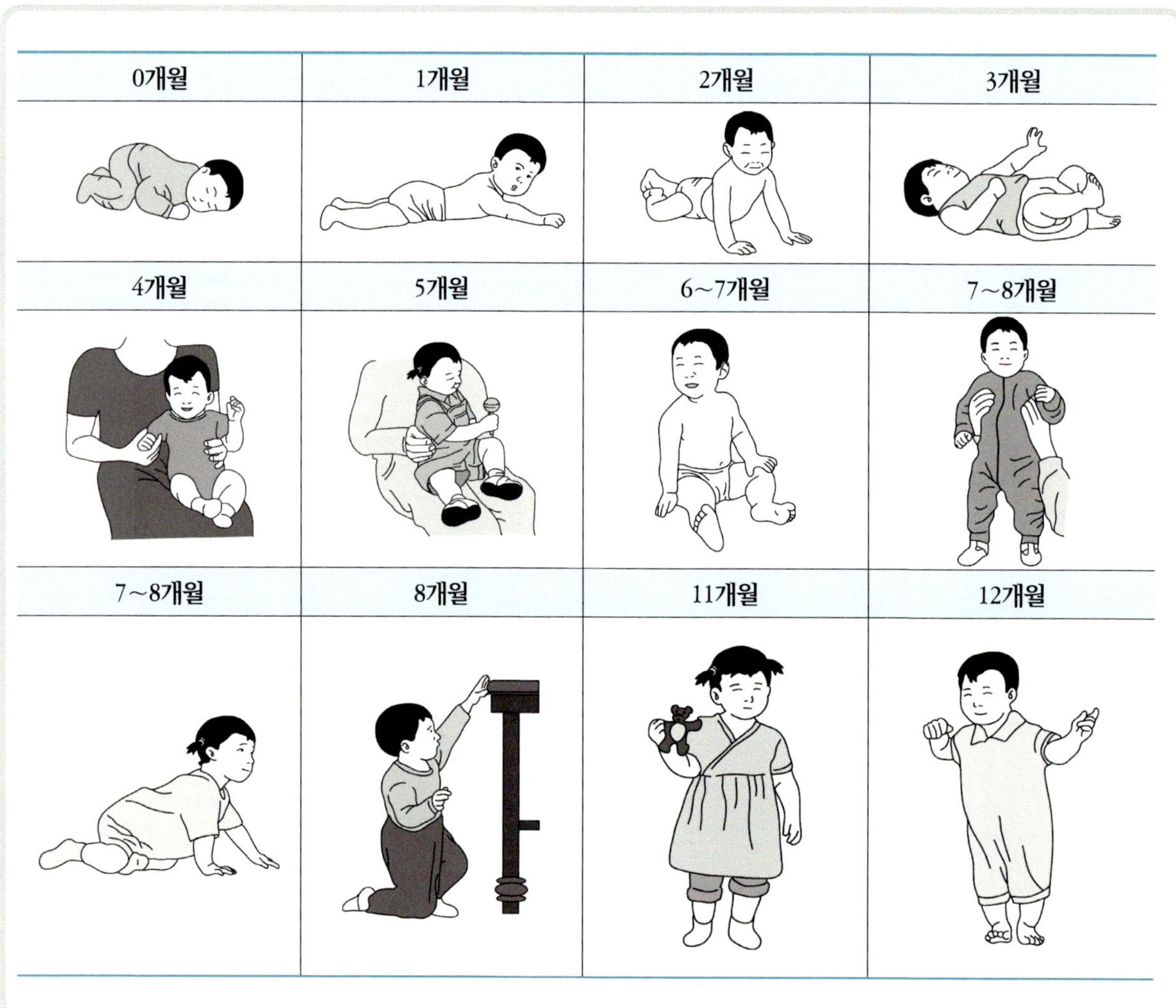

그림 3-2. 생후 1년까지의 영아의 대 근육 운동 발달

여주지만 몇 달 이후부터 점차적으로 발달하게 되는데 생후 4개월에는 엎드린 자세에서 머리를 90° 들기가 가능하게 되고 이와 동시에 주변을 바라보고 탐색하는 것이 가능하기 시작한다. 고개 조절의 향상과 함께 팔꿈치로 신체를 지지하다가 팔꿈치를 들어올려 두 손으로 신체를 지지하고 머리를 들어 올려 앞, 옆, 뒤 등 바라보면서 볼수 있는 주변의 범위가 넓어지게 된다. 신생아에게 앉는 자세를 만들어주면 잠깐은 할 수 있지만, 곧 고개를 떨구고 앞으로 고꾸라지게 된다. 하지만, 고개 조절이 가능함과 동시에 중력에 대항하여 신체를 세우기 시작한다. 생후 3개월이 지나면서 지지된 앉기 자세에서 머리를 안정된 위치에서 유지하고 끌어당겨 앉기(pull to sit)를 할 때에도 머리를 뒤로 떨구지 않게 된다. 바로 누운 상태에서 양손을 중심선으로 모을 수 있게 되고 몸통 회전 없이 엎드린 자세에서 바로 누운 자세로 뒤집기를 시작한다. 이는 영아가 팔꿈치를 바닥에 대고 엎드린 자세에서 체중변화를 조절을 시도하다가 신체의 분절 돌림과 결합함과 동시에 이루어지는 것이다. 이처럼 점차적으로 중력에 대항하여 자세유지를 하면서 안정성을 확립해 나가게 된다. 약 9개월을 전후로 배로 기기 형태를 보이게 되고 팔로 체중을 지지하면서 지속적으로 앉기를 시도하다가 7~9개월부터 팔 지지 없이도 똑바로 앉는 능력이 발달하게 된다. 이와 동시에 자유로워진 두 손으로 물체를 향해 손을 뻗기, 조작하기를 시작하고 옆 방향으로의 보호 반응도 나타나게 된다. 누운 자세에서 앉기로의 이동은 생후 약 8개월 때부터 시도하기 시작하는데 느리고 힘들게 반복적으로 시도하게 된다. 대략 이시기에는 엎드린 자세에서 두 팔로 체중을 지지하고 복부를 들어 올리는 자세를 취하기 시작하게 되는데 좀 더 성숙한 패턴으로 네발기기 자세를 만들게 되고 그 상태에서 앞뒤로 좌우로 흔드는 것을 시도한다. 이는 걸음을 위해 필요한 하지의 근력발달에 요구되는 활동이다. 좌우로의 체중분산을 시도하다가 네발기기 자세로 배를 바닥에 대지 않고 두 손과 발을 각각 차례로 움직이면서 네발로 기기가 가능하게 된다. 반복되는 시행착오를 겪으면서 가구의 일부분을 잡고 일어서기, 반 무릎서기, 자세를 거쳐서 잡고 서기를 할 수 있게 된다. 영아들은 잡고 일어서기 전에 손 떼고 앉기를 알지 못하게 되는데 이 때문에 스스로 일어난 후 앉지 못해 울거나 엉덩방아를 찧고 종종 울음을 터트리곤 하게 된다. 가구를 잡고 일어서기를 성공하고 나서는 네발기기자세에서 체중을 앞뒤로, 좌우로 시도했던 것과 마찬가지로 일어선 상태에서 좌우 발에 각각 체중을 분산시키는 시도를 하면서 가구잡고 돌아다니기를 시작하게 된다. 이 시기에 부모들은 아이의 두 손을 잡고 걷기를 시도하다가 점차적으로 한손을 잡아주고 걷기를 시도하게 된다. 생후 12~14개월이 되었을 때 부모의 도움없이 본인의 힘으로 균형을 잡고 서기가 가능하고 이와 동시에 빠르면 12개월에 늦게는 18개월에 혼자 걷기에 성공하게 된다. 이 시기에 영아들은 상지를 올리고 벌린 상태에서 앞쪽으로 걸어나가게 되는데 이는 넘어질 때를 대비한 준비과정이라고 볼 수 있고 성인과 같은 형태로 걷기에는 아직 미성숙함을 보여주는 것이다.

(2) 소 근육 운동 발달

소 근육 운동 발달은 사물을 향하여 손을 뻗고, 잡고, 작은 사물을 조작하는 움직임과 관련이 있다. 목적 없이 손 뻗기, 반사적인 잡기의 시기를 지나 사물의 향하여 목적을 가지고 손을 뻗기 시작하는 것은

표 3-2 영아의 소 근육 운동 발달

내용	개월
쥐기	
원시적인 잡기(primitive grasp)	0~1개월
스크래칭(scratching)	3~4개월
미성숙한 손바닥 잡기(crude palmar grasp)	4~5개월
손바닥 잡기	5~6개월
노뼈측 손바닥 잡기(radial palmar grasp)	6~7개월
손가락 찌르기(index probing), 본능적 잡기(instinctive grasp)	7~8개월
노뼈측 측면 잡기(radial distal grasp)	8~9개월
superior pinch, 3-jaw chuck	9~10개월
fine pincer grasp(prehension, tip pinch)	11~12개월
손 안의 물체조작	
• 손가락에서 손바닥으로 이동(finger to palm translation)	12~15개월
• 손바닥에서 손가락으로 이동(palm to finger translation) • 단순회전(simple rotation)	2~2.5세
• 복잡회전(complex rotation)	2.5~3세
• 이동시키기(shift)	3~3.5세
공 던지기	
앞으로 던지기	2세
목표 맞추기	2.5~3세
5~7피트 앞으로 던지기	3.5세
5 피트 거리의 목표물 맞추기	5세
12 피트 거리의 목표물 맞추기	6~7세
도구 사용	
숟가락 사용	18개월
가위를 사용해 자르기	2세
선 따라 자르기	3~3.5세
동그라미 자르기	3.5~4세
사각형 자르기	4.5~5세
복잡한 모양 자르기	6~7세

이전과는 완전히 다른 새로운 방식으로 환경을 탐색하기 시작함을 의미하고 이는 영아의 인지발달과 밀접한관계가 있다. 쥐기의 연속적 발달은 일정한 발달 순서에 의하게 된다. 예를 들어, 자뼈잡기(ulnar grasp) → 손바닥잡기(palmar grasp) → 노뼈쪽 잡기(radial grasp) 순으로, 손바닥 접촉(palmar contact) → 손가락 면 접촉(finger surface contact) → 손가락 패드 접촉(finger pad contact) 순으로, 긴 손가락 굽힘근(long finger flexors) → 내재근 및 외재근의 사용(long flexors and extensors) 순으로 발달하게 된다. 영아는 사물을 잡고 입에 가져가고, 조작하고 탐색하면서 사물을 지각하기 시작한다. 생후 4~5개월에 나타나는 미성숙한 손바닥 잡기 때에는 모든 손가락을 오므리고 손목을 굽힌 상태에서 잡지만 점차적으로 손목이 중립을 유지한 상태로 변화되게 된다. 6~7개월 노뼈측 손바닥으로 잡기가 가능함과 동시에 두 손을 몸의 정 중앙으로 모으는 것이 가능하게 되면서 스스로 젖병을 잡고 유지할 수 있게 된다. 생후 7개월이 지나면서 집게손가락(index finger)과 엄지손가락의 pad를 이용하여 건포도와 같은 작은 불체를 잡는 것이 가능하게 되고 이를 시작으로 엄지손가락의 사용은 손 기능의 가장 중요한 요소인 맞섬(opposition)이 시작됨을 알리는 것이다. 자발적 놓기(voluntary release)는 생후 7~9개월에 발생하게 되는데 이시기에 영아는 손에 쥐어진 물체를 놓기를 즐기게 되고 이와 동시에 집게손가락만을 이용하여 물체를 찌르기를 시도하면서 의사소통의 일환으로 집게손가락으로 가리키기(pointing)를 하게 된다. 그 밖에 성숙한 소 근육 운동 발달은 표 3-2에 제시하였다.

5) 반사 운동

(1) 원시반사

신생아는 외부 자극에 다양한 반사행동을 보이게 되는데 이는 무의식적인 자극-반응 패턴이다. 반사행동은 특정한 형태의 자극에 대해서 특정한 행동 반응을 보이게 되는 신경 체계에서 타고난 수회반응이라고 할 수 있다. 반사행동은 무의식적인 행동이게 때문에 대뇌겉질에 의해 통제되지 않으나 점차적으로 대뇌피질의 발달과 함께 목적 있는 행동 유형으로 변화된다. 몇몇의 반사들은 생존을 위해 필수적이다. 예를 들어 근원반사(rooting reflex)는 모유를 먹는 아기가 엄마의 젖꼭지를 찾는데 필요하다. 눈 깜박임 반사는 눈으로 갑작스럽게 들어갈 수 있는 유해 물질들로부터 신생아의 눈을 보호하기 위해 존재한다. 신생아들에게 물체를 쥐어주거나 성인의 손가락을 가져다 대면 그것을 빼기 힘들 정도로 세게 쥐는 현상을 쥐기반사(grasping reflex)라 한다. 이는 자발적인 잡기의 전조증상으로 해석될 수도 있고 진화론적으로 원숭이의 파악운동과 동일하게 해석될 수 있다. 근원반사는 신생아의 입 주변을 자극하였을 때 그 자극물을 향하여 고개를 돌리고 빨려고 하는 반사를 말한다. 이는 먹이를 위한 필수적인 반사운동이다. 모로 반사는 신생아들 수평으로 눕혀서 들어 올렸다가 살짝 떨어지게 하거나 깜짝 놀라게 했을 경우 팔을 쭉 벌리면서 손으로는 무엇인가 잡으려는 행동을 보이는 반사를 말한다. 이 반사는 추후 성인이 보이는 놀람반사(startle reflex)로 변경된다. 바빈스키 반사는 바빈스키 학자가 발견하였는데 신생아의 발바닥을 살짝 건드리면 발가락을 폈다가 다시 오므리는 반사로 보통 8~12개월 후 사라지게 된다. 걷기 반사는

표 3-3 신생아의 원시반사

반사운동	자극	반응	소멸시기	기능
빨기반사 (sucking reflex)	입에 손가락을 넣음	반사적으로 빨기 시작함	3~4개월 후 사라짐	젖을 찾아 먹을 수 있음
눈깜박임 반사 (blinking reflex)	눈에 밝은 빛을 비추거나 눈 가까이에서 박수를 침	빠르게 눈을 감음	영구적임	눈을 보호함
쥐기반사 (grasping reflex)	손바닥에 물건을 쥐어주거나 손바닥 정가운데를 누름	손가락을 구부리거나 물건을 잡음	3~4개월 후 사라짐	자발적인 잡기의 전조증상
근원반사 (rooting reflex)	뺨이나 입가를 자극함	자극의 방향으로 고개를 돌려 빨려고 함	3~4개월 후 사라짐	먹을 것을 찾기 위함
모로 반사 (moro reflex)	수평으로 눕혀서 들어 올려 머리를 살짝 떨어지게 하거나 놀래게 함	등을 활모양으로 구부리고 다리를 뻗고 팔을 바깥쪽으로 벌린 후 다시 포옹하듯이 오므리는 행동을 함	3~4개월 후 사라짐	-
바빈스키 반사 (babinski reflex)	발가락에서 발바닥 쪽으로 발바닥을 건드림	발가락을 벌리고 발을 오므림	8~12개월 후 사라짐	-
걷기 반사 (stepping reflex)	팔 아래를 잡고 올렸다가 바닥 표면에 발이 닿도록 내려 놓음	걷는 것처럼 발을 움직임	3~4개월 후 사라짐	수의적으로 걸을 준비를 함
수영 반사 (swimming reflex)	아기를 물 안에 넣음	수영하는 동작으로 팔을 젓음	6~7개월 후 사라짐	-

신생아의 팔 아래를 잡고 올렸다가 바닥 표면에 발이 닿도록 내려놓으면 걷는 것과 비슷한 행동을 보이게 된다. 즉, 양쪽 겨드랑이를 잡고 바닥에 발이 닿도록 하면 마치 무릎을 번갈아가며 구부리며 걷는 것처럼 보이게 된다. 또한 신생아의 얼굴을 수면으로 닿게 하면서 물 안에 넣었을 때 수영하는 동작처럼 팔

을 젖는 것을 관찰할 수 있다. 주요 신생아 원시반사는 표 3-3에 제시하였다.

(2) 중추신경계 반사

중추신경계 반사 검사는 신경 생리학적 측면에서 중추신경계 반사 성숙도를 척수(spinal), 뇌줄기(brainstem), 중뇌(midbrain), 대뇌겉질(cortical)의 단계별로 결정하기 위해서 검사를 실시하는 것이다.

① 척수 수준의 중추신경계 반사

척수 수준의 반사에는 굽힘근회피 반사(flexor withdrawal), 폄근밀기 반사(extensor thrust), 교차성 폄반사(crossed extension)가 있다. 이 세가지 반사들은 생후 2개월 이내에 나타나게 되는 척수반사이다. 굽힘근회피 반사, 폄근밀기 반사, 교차성 폄반사 모두 양성반응이 생후 2개월까지 나타나면 정상이지만 생후 2개월 이후에도 양성반응이 나타나면 반사의 성숙이 늦어짐을 의미하는 것이다. 검사자세, 검사자극, 음성반응, 양성반응은 표 3-4, 그림 3-3에 제시하였다.

② 뇌줄기 수준의 중추신경계 반사

뇌간 수준의 반사에는 비대칭성 긴장성 목반사(Asymmetrical Tonic Neck Reflex: ATNR), 대칭성

표 3-4 중추신경계 반사(척수 수준)

반사 종류	검사자세	검사자극	음성반응	양성반응
굽힘근 회피 반사 (flexor withdrawal)	• 바로 누움(supine) • 머리를 중간에 위치함 • 양다리를 폄	• 발바닥 자극	• 자극받은 다리는 편 상태로 유지함	• 자극받은 다리를 반사적으로 구부림(간지러워하는 것과 혼동하지 말아야 함)
폄근 밀기 반사 (폄근 뻗침 반사)폄 (extensor thrust)	• 바로 누움(supine) • 머리를 중간에 위치함 • 한쪽 다리는 펴고 반대편 다리는 굽힘	• 구부린 다리의 발바닥 자극	• 자극 받은 다리를 구부린 상태로 유지함	• 자극받은 다리를 반사적으로 폄
교차성 폄 반사 (crossed extension)	• 바로 누움(supine) • 머리를 중간에 위치함 • 한쪽 다리는 펴고 반대편 다리는 굽힘	• 편 다리를 빠르게 구부림	• 편 다리를 구부릴 때 반대쪽 구부린 다리는 그래도 유지함	• 반대 측 다리를 반사적으로 폄

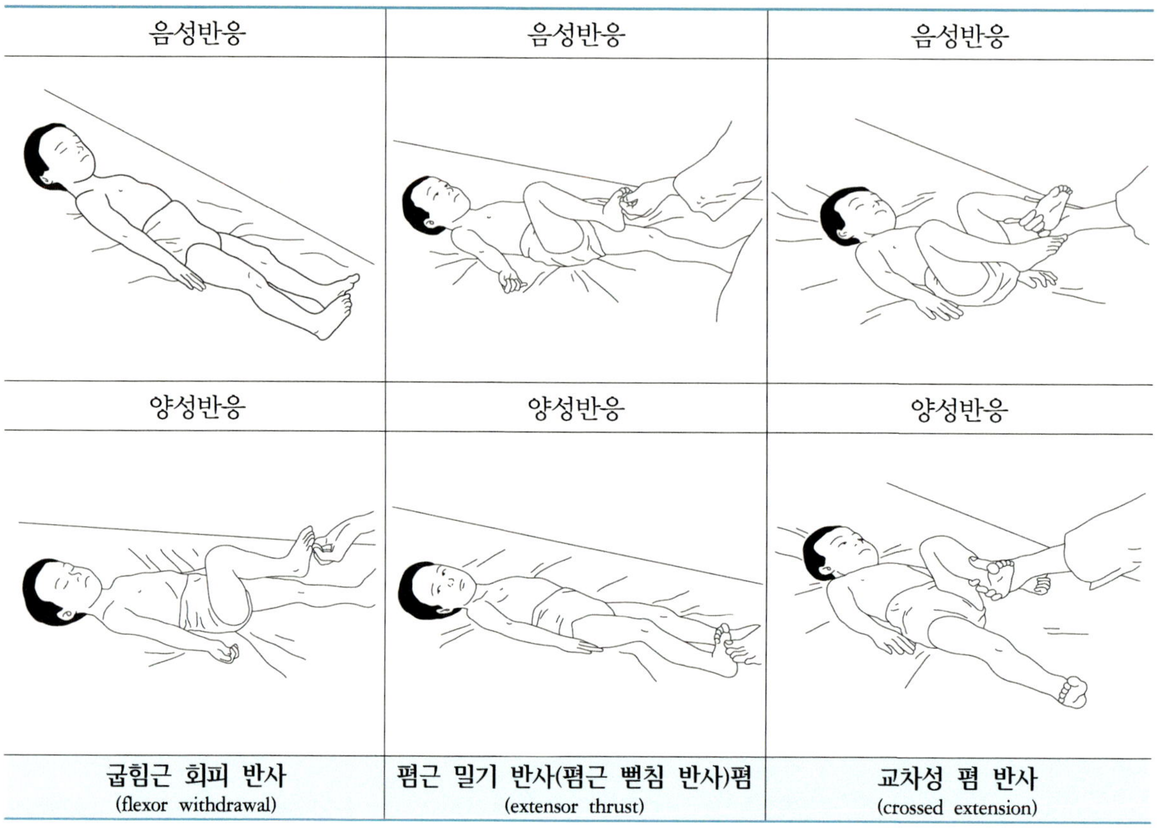

그림 3-3. 중추신경계 반사(척수 수준) 반응

긴장성 목반사(Symmetrical Tonic Neck Reflex: STNR), 긴장성 미로반사(Tonic Labyrinthine Reflex: TLR), 연합반응(associated reaction), 양성지지반응(positive supporting reaction), 음성지지반응(negative supporting reaction)이 있다. 비대칭성 긴장성 목반사와 대칭성 긴장성 목반사는 양성반응이 생후 4~6개월까지 나오면 정상이고 6개월 이후에도 양성반응이 나타나면 이는 반사의 성숙이 늦어짐을 의미한다. 긴장성 미로반사는 양성반응이 생후 4개월까지 나와야 정상이고 양성지지반응은 생후 3~8개월까지 나와야 정상이다. 그 이후에도 양성반응이 나타나면 이는 반사의 성숙이 늦어짐을 의미한다. 연합반응은 양성반응과 다른 비정상적인 반사작용이 나타나면 반사의 성숙이 늦어짐을 의미한다. 음성지지반응 검사결과 생후 8개월 이후에도 양성지지 반응이 계속되거나 체중 부하시 과다한 굽힘 반응이 4개월 이후에도 지속될 경우 비정상임을 의미한다. 검사자세, 검사자극, 음성반응, 양성반응은 표 3-5, 그림 3-4에 제시하였다.

표 3-5 중추신경계 반사(뇌줄기 수준)

반사 종류	검사자세	검사자극	음성반응	양성반응
비대칭성 긴장성 목반사 (Asymmetrical Tonic Neck Reflex: ATNR)	• 바로 누움(supine) • 머리를 중간에 위치함 • 양측 상지와 하지를 폄	• 머리를 한쪽으로 돌림	• 양측 상지와 하지에 아무런 반응이 없음	• 머리를 돌린 쪽의 팔과 다리가 폄 • 머리를 돌린 반대쪽의 팔과 다리가 굽힘
대칭성 긴장성 목반사 1 (Symmetrical Tonic Neck Reflex 1: STNR 1)	• 네발기기자세 또는 검사자의 양 무릎 위에 엎드린 자세	• 머리를 숙이게 함	• 양측 상지와 하지에 아무런 반응이 없음	• 양측 상지가 굽힘 또는 굽힘근의 긴장도가 증가됨 • 양측 하지가 폄 또는 폄근의 긴장도가 증가됨
대칭성 긴장성 목반사 2 (Symmetrical Tonic Neck Reflex 2: STNR 2)	• 네발기기자세 또는 검사자의 양 무릎 위에 엎드린 자세	• 머리를 뒤로 제침	• 양측 상지와 하지에 아무런 반응이 없음	• 양측 상지가 폄 또는 폄근의 긴장도가 증가됨 • 양측 하지가 굽힘 또는 굽힘근의 긴장도가 증가됨
긴장성 미로반사 1-supine (Tonic Labyrinthine Reflex 1: TLR 1)	• 바로 누움(supine) • 머리를 중간에 위치함 • 양측 상지와 하지를 폄	• 무릎을 구부림	• 폄근의 긴장도 변화가 없음	• 폄근의 긴장도가 증가함
긴장성 미로반사 2-prone (Tonic Labyrinthine Reflex 2: TLR 2)	• 엎드려서 누움(prone) • 머리를 중간에 위치함	• 엎드려 누운 자세를 유지함	• 굽힘근의 긴장의 증가가 없음 • 머리, 몸통, 팔, 다리의 폄이 가능함	• 머리, 몸통, 팔, 다리의 폄이 불가능함
연합반응 (associated reaction)	• 바로 누움(supine) • 머리를 중간에 위치함	• 손에 물건을 잡게 함	• 아무 반응이 없거나 신체의 다른 부위에서 근긴장도가 증가하지 않음	• 반대편 상지나 신체의 다른 부위에서 근긴장도가 증가함
양성지지반응 (positive supporting reaction)	• 들어서 세워줌	• 아동을 들었다 놓기를 반복함(발바닥이 바닥에 닿음)	• 하지의 근 긴장도의 증가가 없음	• 양쪽 다리의 폄근 긴장도 증가 • 양쪽 발의 발바닥쪽 굽힘(plantar flexion)
음성지지반응 (negative supporting reaction)	• 아동을 서있게 함	• 환자 자신의 체중이 자극이 됨	• 폄근의 긴장도가 이완되어 다리가 구부러짐(걷기가 나타남)	• 폄근의 긴장도가 이완되지 않음

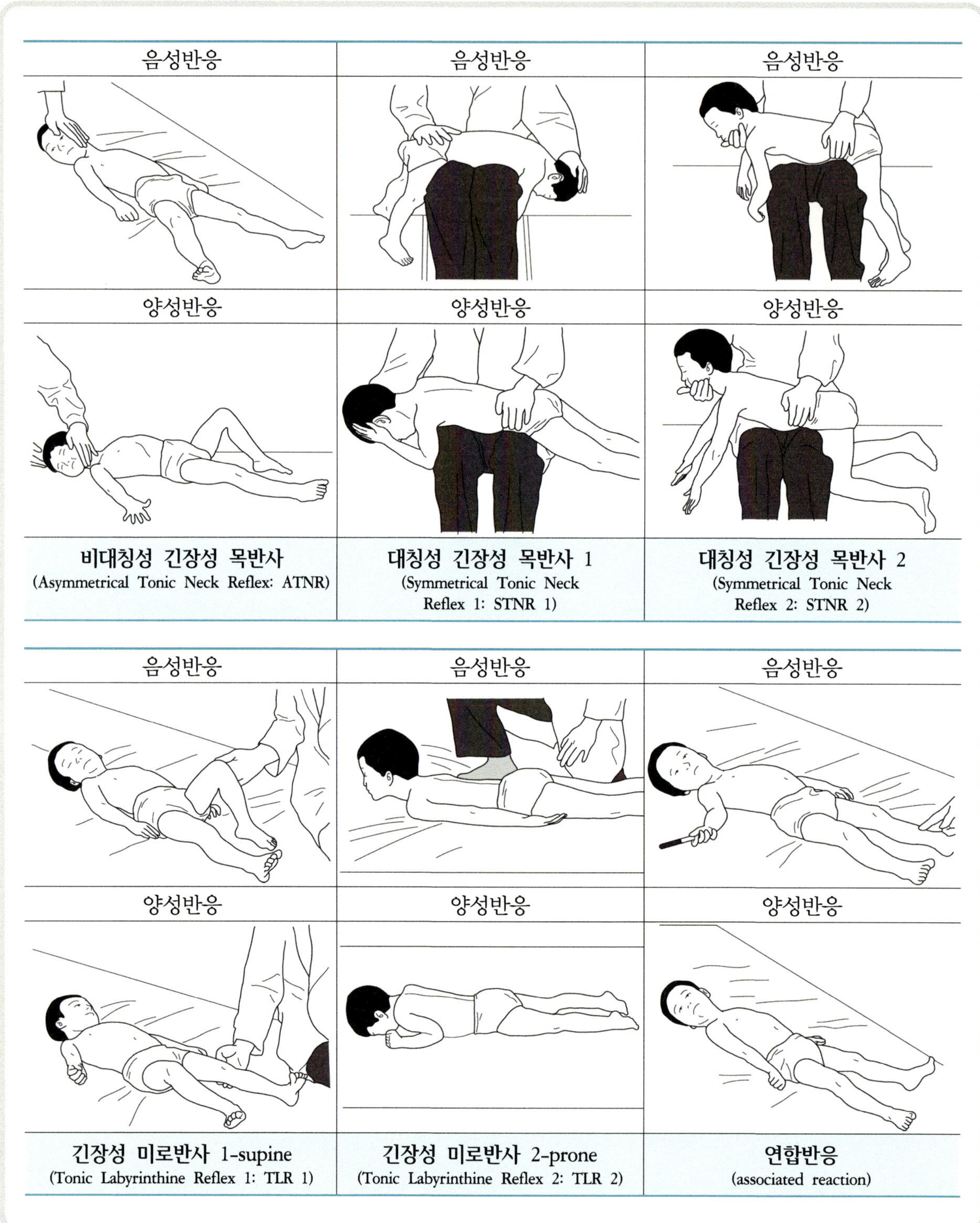

그림 3-4. 중추신경계 반사(뇌줄기 수준) 반응

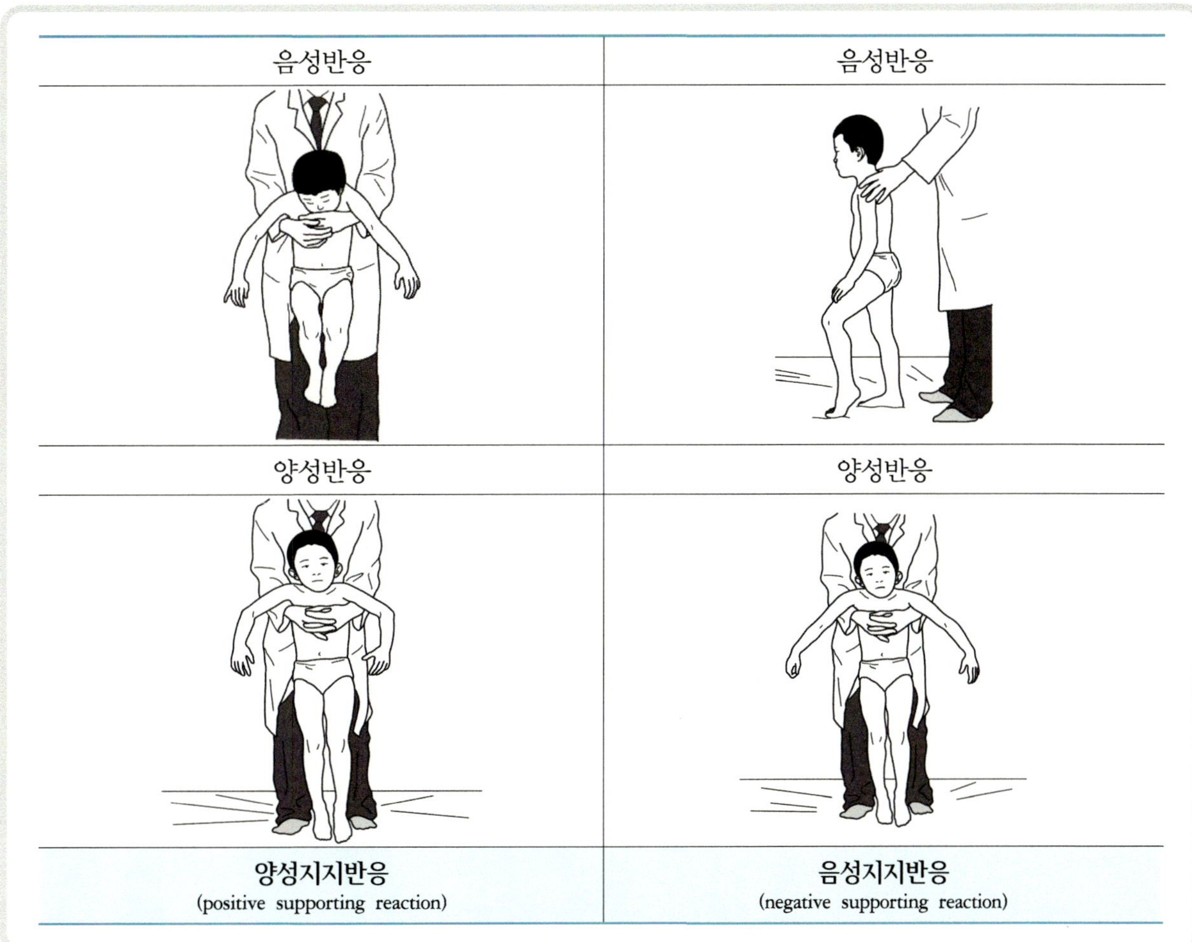

그림 3-4. 중추신경계 반사(뇌줄기 수준) 반응 〈계속〉

③ 중뇌 수준의 중추신경계 반사

중뇌 수준의 반사에는 목 정위반사(neck righting reflex), 동체 정위반사(body righting acting on the body), 양서류 반응(amphibian reaction), 미로정위반사 1, 2, 3(labyrinthine righting acting on the head)가 있다. 목 정위반사의 경우 양성반응이 생후 6개월까지는 정상이고 6개월 이후의 양성반응은 반사의 성숙이 늦어짐을 의미한다. 동체 정위반사는 양성반응이 생후 6개월에 나타나 18개월까지 지속되는데 생후 6개월 이후에도 음성반응이 나타나면 반사 성숙이 늦어짐을 의미한다. 양서류 반응은 생후 6개월경에 양성반응이 나타나게 되고 음성반응이 생후 6개월 이후에 나타나면 반사성숙이 늦어짐을 의미한다. 미로정위반사 1의 경우 양성반응은 생후 1~2개월에 나타나 일생동안 지속되는데 생후 2개월 이후에도 음성반응이 나타나면 반사 성숙이 늦어짐을 의미하고 미로정위반사 2는 양성반응이 생후 6개월경에 나타나 일생동안 지속되는데 생후 6개월 이후에 음성반응이 나타나면 반사성숙이 느려짐을 의미한다. 미로정위반사 3은 양성반응이 생후 6~8개월경에 나타나 일생동안 지속되는데 생후 8개월 이후에 음성반응이 나타나면 반사 성숙이 늦어짐을 의미하는 것이다. 검사자세, 검사자극, 음성반응, 양성반응은 표 3-6, 그림 3-5에 제시하였다.

표 3-6 중추신경계 반사(중뇌 수준)

반사 종류	검사자세	검사자극	음성반응	양성반응
목 정위반사 (neck righting reflex)	• 바로 누움(supine) • 머리를 중간에 위치함 • 팔 다리는 자연스럽게 펴도록 함	• 환자 스스로 혹은 검사자가 한 쪽 방향으로 머리를 돌림	• 몸통회전 일어나지 않음	• 머리의 움직임에 따라서 몸통 회전 함
동체 정위반사 (body righting acting on the body)	• 바로 누움(supine) • 머리를 중간에 위치함 • 팔 다리는 자연스럽게 펴도록 함	• 검사자가 환자의 무릎을 굽힌상태에서 한쪽방향으로 돌림	• 몸통회전이 일어나지 않음	• 어깨와 골반 사이의 몸통에서 부분적인 회전이 일어남
양서류 반응 (amphibian reaction)	• 엎드려 누움(prone) • 머리를 중간에 위치시킴 • 양쪽 다리는 폄 • 양쪽 팔은 머리 위로 들어 폄	• 한쪽 골반을 들어 올림	• 들어 올리는 쪽 팔, 다리에 굽힘 일어나지 않음	• 들어 올려지는 골반 쪽, 팔과 다리가 자연스럽게 구부러짐
미로정위반사 1 (labyrinthine righting acting on the head)	• 눈을 가리고 엎드린 자세	• 검사자세에서 위로 들어 올림	• 머리를 그대로 둠	• 머리를 들어 올려 정상위치로 만듦
미로정위반사 2 (labyrinthine righting acting on the head)	• 눈을 가리고 바로 누운 자세	• 검사자세에서 들어 올림	• 머리를 그대로 둠	• 머리를 들어 올려 정상위치로 만듦
미로정위반사 3 (labyrinthine righting acting on the head)	• 눈을 가리고 골반부를 잡음	• 검사자세에서 들어 올리면서 왼쪽 혹은 오른쪽으로 기울임	• 머리를 바로 세우지 못함	• 머리를 들어 올려 정상위치로 만듦

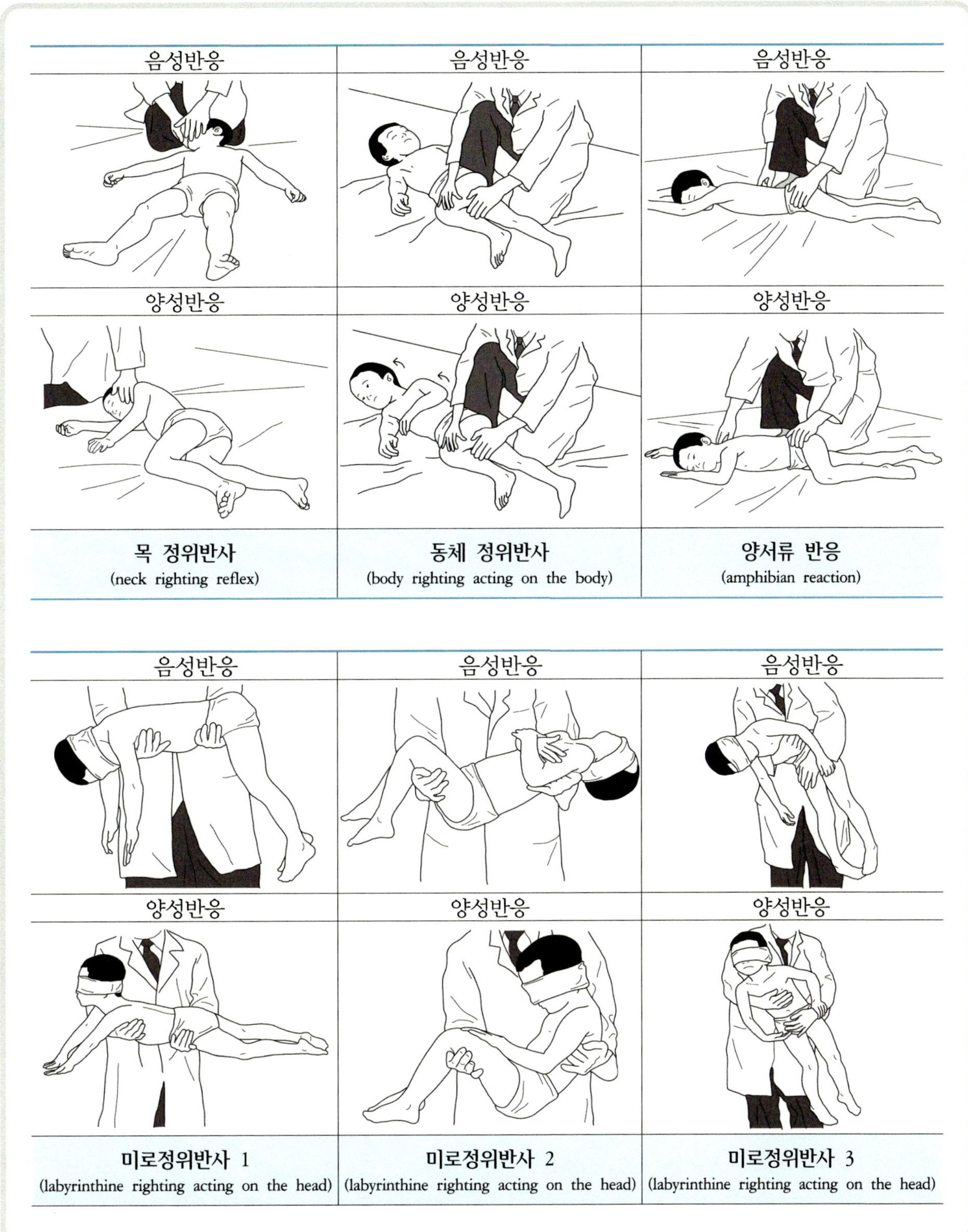

그림 3-5. 중추신경계 반사(중뇌 수준) 반응

④ 뇌겉질 수준의 중추신경계 반사

뇌겉질 수준의 반사에는 눕기 반응(supine reaction), 엎드리기 반응(prone reaction), 네발로 기기 반응(four-foot kneeling reaction), 앉기 반응(sitting reaction), 무릎서기 반응(kneel-standing reaction), 발떼기 반응(standing hopping reaction), 발끝 올리기 반응(standing-dorsiflexion reaction), 시이소 반응(standing-see saw reaction), 유인원 자세 반응(simian position reaction)이 있다. 눕기반응과 엎드리기 반응의 경우 양성반응이 생후 6개월 경에 나타나 일생동안 지속되고 생후 6개월 이후에도 음성반응이 나타나면 반사성숙이 늦어짐을 의미한다. 네발로 기기 반응의 양성반응은 생후 8개월경에 나타나 일생동안 지속되고 생후 8개월 이후에 음성반응이 나타나면 반사성숙이 늦어짐을 의미한다. 앉기 반응의 양성반응은 생후 10~12개월에 나타나 일생동안 지속되고 생후 12개월 이후에도 음성반응이 나타나면 반사성숙의 지연을 뜻한다. 무릎서기 반응과 시이소 반응의 양성반응은 생후 15개월경에 나타나 일생동안 지속되고 생후 15개월 이후에도 음성반응이 보이면 반사성숙의 지연을 의미한다. 발떼기 반응, 발끝올리기 반응, 유인원자세 반응의 양성반응은 생후 15~18개월경에 나타나 일생동안 지속되고 생후 15~18개월 이후에도 음성반응이 보이면 반사성숙의 지연을 의미한다. 검사자세, 검사자극, 음성반응, 양성반응은 표 3-7, 그림 3-6에 제시하였다.

표 3-7 중추신경계 반사(뇌겉질 수준)

반사 종류	검사자세	검사자극	음성반응	양성반응
눕기 반응 (supine reaction)	• 양쪽으로 기울어질 수 있는 판자 위에 바로 누움(supine) • 양팔과 다리를 자연스럽게 펴놓음	• 경사판을 한쪽으로 기울임	• 머리와 가슴을 똑바로 유지하지 못하고 평형 또는 보호 반응이 나타나지 않음	• 머리와 가슴을 똑바로 유지하고 올라간 쪽의 팔과 다리는 외전 및 폄(평형반응)되고 내려간 쪽에서는 보호반응이 나타남
엎드리기 반응 (prone reaction)	• 양쪽으로 기울어질 수 있는 판자 위에 엎드려 누움(prone) • 양팔과 다리를 자연스럽게 펴놓음	• 경사판을 한쪽으로 기울임	• 머리와 가슴을 똑바로 유지하지 못하고 평형 또는 보호 반응이 나타나지 않음	• 머리와 가슴을 똑바로 유지하고 올라간 쪽의 팔과 다리는 외전 및 폄(평형반응)되고 내려간 쪽에서는 보호반응이 나타남
네발로 기기 반응 (four-foot kneeling reaction)	• 네발기기 자세	• 몸이 옆으로 기울어지게 한쪽으로 밈	• 머리와 가슴을 똑바로 유지하지 못하고 평형 또는 보호 반응이 나타나지 않음	• 평형 및 보호반응이 나타남 • 미는 방향의 사지에서 보호반응이 나타나고 미는 방향의 반대반향에서는 팔다리를 벌리면서 뻗침

반사 종류	검사자세	검사자극	음성반응	양성반응
앉기 반응 (sitting reaction)	• 앉은 자세	• 몸이 옆으로 기울어지게 한쪽으로 밈	• 머리와 가슴을 똑바로 유지하지 못하고 평형 또는 보호반응이 나타나지 않음	• 평형 및 보호반응이 나타남 • 미는 방향의 사지에서 보호반응이 나타나고 미는 방향의 반대반향에서는 팔다리를 벌리면서 뻗침
무릎서기 반응 (kneel-standing reaction)	• 무릎 서기 자세	• 몸이 옆으로 기울어지게 한쪽으로 밈	• 머리와 가슴을 똑바로 유지하지 못하고 평형 또는 보호반응이 나타나지 않음	• 평형 및 보호반응이 나타남 • 미는 방향의 사지에서 보호반응이 나타나고 미는 방향의 반대반향에서는 팔다리를 벌리면서 뻗침
발떼기 반응 (standing hopping reaction)	• 서있는 자세	• 양팔 윗 부분을 잡고 오른쪽 혹은 왼쪽으로 밈	• 머리와 가슴을 똑바로 유지하지 못하고 몸의 균형을 잡기 위해 한쪽 발을 들어 옮기지 못함	• 머리와 가슴을 똑바로 유지하고 평형을 유지하기 위해 반대편 다리를 들어 옆으로 옮김
발끝 올리기 반응 (standing-dorsiflexion reaction)	• 서있는 자세	• 양 겨드랑이에 손을 넣고 들어 올림	• 발의 배측굽힘 (dorsiflexion)이 안됨	• 머리와 가슴을 똑바로 유지하고 발의 배측굽힘이 일어남
시이소 반응 (standing-see saw reaction)	• 서있는 자세 (혼자 서있을 수 있어야 함)	• 같은 쪽 손과 발을 잡고 무릎을 구부리게 한 후 앞으로 혹은 좌우로 당김	• 머리와 가슴을 똑바로 유지하지 못함	• 머리와 가슴을 똑바로 유지하고 평형을 유지하기 위해 굽힘시켰던 무릎관절이 약간 벌어지며 폄
유인원 자세 반응 (simian position reaction)	• 쪼그려 앉게 함	• 한쪽으로 몸이 기울어지도록 함	• 머리와 가슴을 똑바로 유지하지 못함	• 머리와 가슴을 똑바로 유지하고 미는 방향의 사지에서 보호반응이 나타나고 미는 방향의 반대반향에서는 팔다리를 벌리면서 뻗침

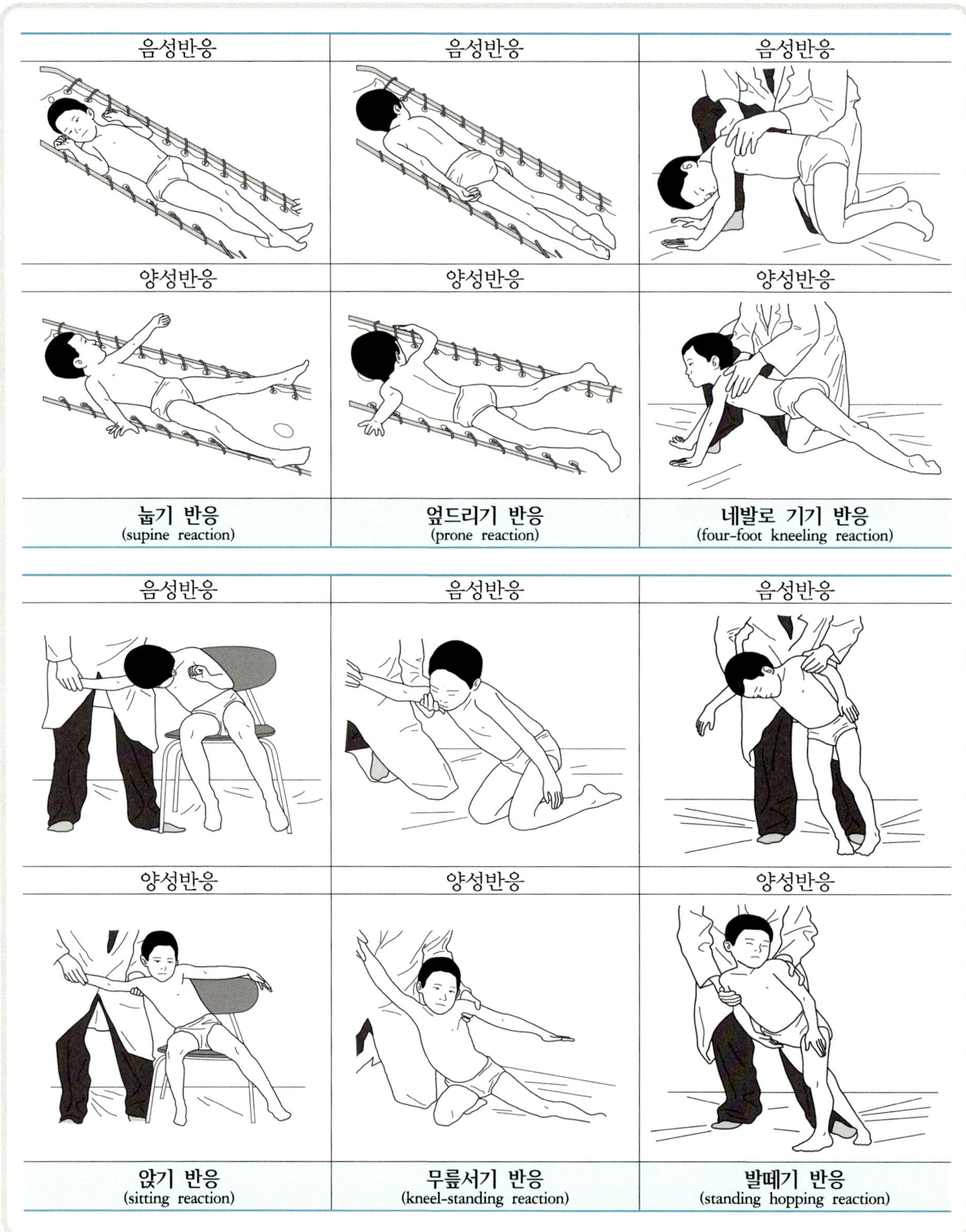

그림 3-6. 중추신경계 반사(뇌겉질 수준) 반응

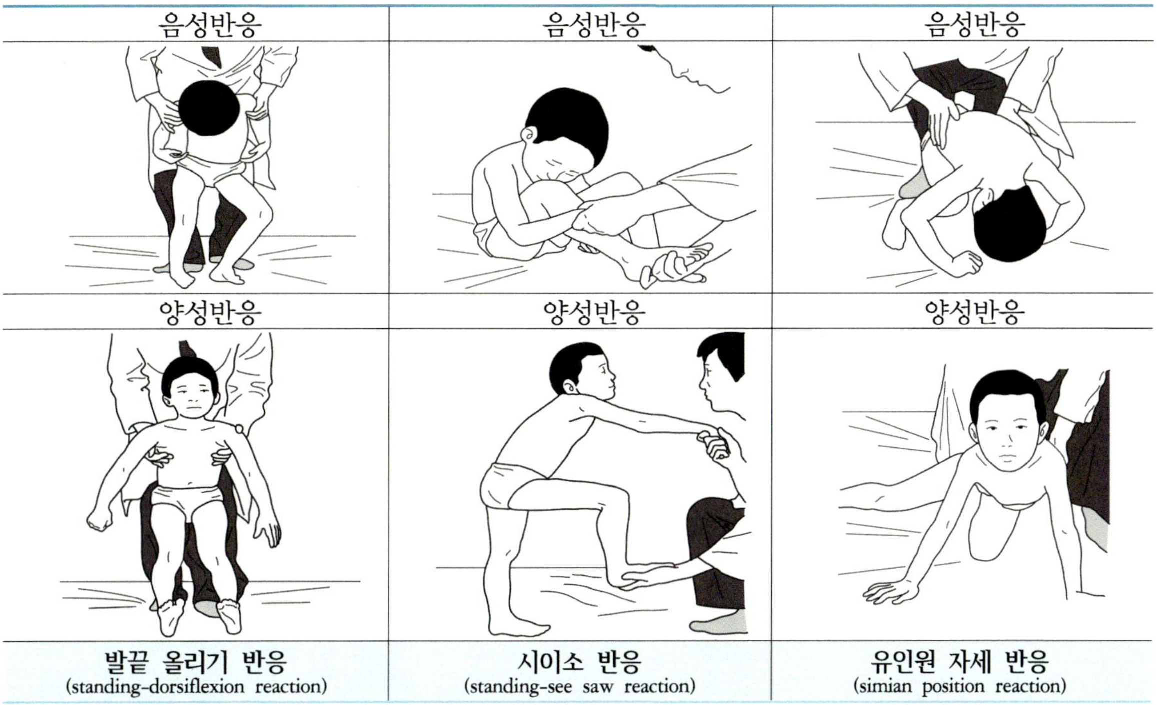

그림 3-6. 중추신경계 반사(뇌겉질 수준) 반응 〈계속〉

4 발달평가도구

다음에 열거한 평가도구들은 작업치료 분야에서 아동 발달여부를 확인할 수 있는 다양한 평가도구 중 일부를 선별한 것이다. 유아, 아동, 청소년과 함께 일하는 작업치료사들은 아동평가를 위한 최신흐름에 지속적인 관심을 가지고 평가도구들의 신뢰도, 타당도를 잘 고려하여 사용해야할 것이다.

	대상연령	대상	평가방법	평가항목
Ages & Stages Questionnaires	출생후 ~5세	부모	설문지	유아의 의사소통, 대운동, 소운동, 문제해결 및 개인사회발달평가
Alberta Infant Motor Scales (AIMS)	출생후 ~18개월	유아	검사	유아의 대운동 지연

	대상연령	대상	평가방법	평가항목
Bayley Scales of Infant and Toddler Development(3rd edition)	1～42개월	유아	평가	인지, 언어, 운동, 사회-정서 및 적응행동 측정
Bruininks-Oseretsky Test of Motor Proficiency (BOT-2)	4～21세	아동, 성인	평가	운동숙달 평가
Denver Developmental Screening Test (revised) (Denver-II)	1～6세	아동	평가	개인사회성, 소운동적용, 언어 및 대운동 기술 영역
Developmental Test of Visual Perception (second edition)	4～10세	아동	평가	시각 운동 통합 기술과 시지각 기술 측정
Early Coping Inventory	4～36개월	아동	평가	감각운동조직, 반응행동, 자기초기화 행동을 포함한 대처 관련 행동
First STEP: Screening Test for Evaluating Preschoolers	2세9개월 ～6세2개월	아동	평가	인지, 의사소통, 운동발달
Infant/Toddler Sensory Profile	출생후～3세	유아	설문지	감각 과정의 특성
Peabody Developmental motor Scales (2nd Edition)(PDMS-2)	출생후～5세	아동	평가	대운동, 소운동 영역
Pediatric Evaluation of Disability Inventory (PEDI)	6개월 ～7.5세	아동	평가	자기관리, 운동 사회적 기능

제 II 편

주요 평가와 치료중재

제 4 장 아동작업치료를 위한 평가
제 5 장 운동 조절과 운동 학습
제 6 장 감각통합
제 7 장 작업수행기반 인지중재법
제 8 장 시지각
제 9 장 손 기술
제 10 장 글씨쓰기
제 11 장 인지
제 12 장 놀이
제 13 장 먹기와 구강운동 기술
제 14 장 일상생활활동
제 15 장 학교작업치료
제 16 장 신생아집중치료실
제 17 장 아동을 위한 보조공학
제 18 장 중재계획 및 목적

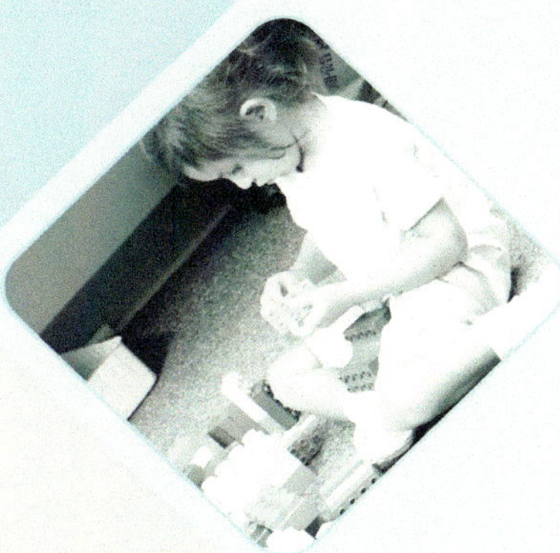

제 4 장

아동작업치료를 위한 평가

평가(evaluation)는 작업치료에서 가장 기본적인 과정으로, 치료에 필요한 정보를 수집하고 해석하는 과정을 말한다(AOTA, 2005). 평가(evaluation)의 개념은 종종 사정(assessment)과 혼용되어 사용되지만 사정(assessment)은 표준화된 평가도구와 같은 특정 도구를 사용하여 정보를 수집, 해석하는 것을 의미하는 좁은 의미의 용어이다(Muligan, 2003).

작업치료사는 평가를 함으로써 아동의 작업을 이해하고, 아동이 가지고 있는 현재 문제점, 장점과 단점 등을 파악할 수 있으며, 효율적인 작업치료를 위해 평가결과를 근거로 작업치료 계획을 세우고 적절한 치료방법을 선택한다. 따라서, 작업치료사는 평가 접근법과 다양한 평가도구에 대한 이해가 있어야 하며 대상자에 따른 적절한 평가방법의 선택과 시행이 가능해야 한다. 또한, 아동과 가족에 대한 전반적인 이해를 필요로 하며, 아동의 작업수행과 사회참여에 영향을 미치는 집, 학교, 지역사회 환경에 대해서도 평가해야 한다(Case-Smith, & O'Brien, 2010).

작업치료시행체계(Occupational Therapy Practice Framework)에 따르면, 작업치료평가과정은 크게 작업프로파일의 작성과 작업수행분석으로 나뉜다(AOTA, 2002). 작업프로파일은 아동에게 중요한 작업(occupation)에 대한 서술이며, 작업수행분석은 아동의 작업과 연관된 수행기술, 클라이언트 요소, 환경 등을 평가하는 것이다. 작업치료시행체계에서 제시한 평가과정 순서도는 그림 4-1에 제시하였다.

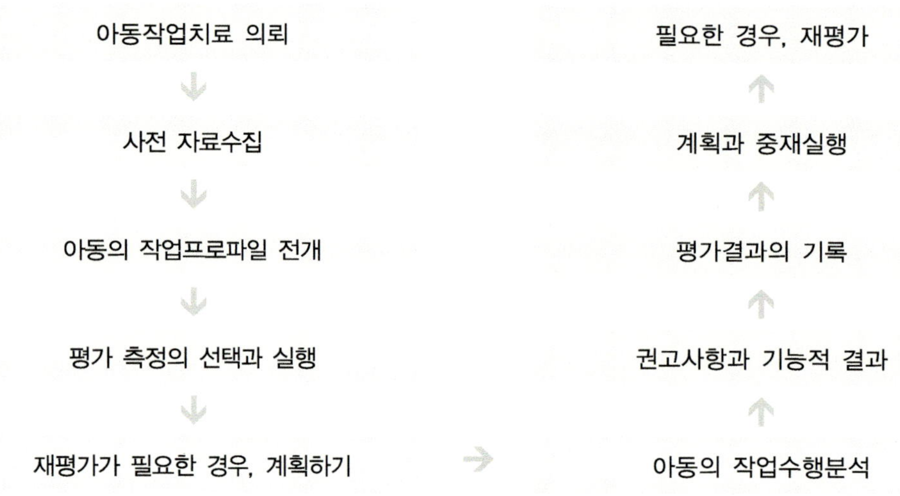

그림 4-1. **평가과정 순서도**

출처 : Case-Smith, J. (2005). Occupational therapy for children (5th ed.). pp248

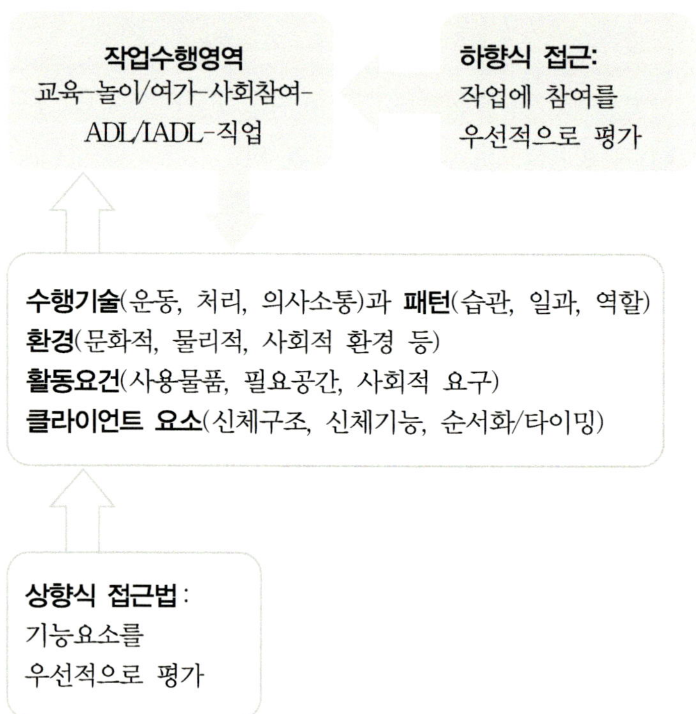

그림 4-2. **하향식과 상향식 접근에 관한 비교**

출처: Case-Smith J., O'Brien J. C. (2010) Occupational therapy for children (6th ed.). pp719

평가 측정방법의 선택과 시행 단계에서 작업치료평가 접근법은 하향식 접근법(top-down approach)과 상향식 접근법(bottom-up approach)으로 나뉜다. 하향식 접근법은 교육, 놀이, 사회참여와 같은 아동의 작업수행영역의 문제를 먼저 파악한 뒤 이에 영향을 미치는 작업수행기술과 수행패턴, 클라이언트 요소 등을 평가하며, 이와는 반대로 상향식 접근법은 구체적인 클라이언트 요소나 수행기술에 대한 평가를 한 후 이로 인해 나타나는 작업수행영역의 문제를 파악한다(그림 4-2).

이러한 평가과정동안 작업치료사는 다양한 임상적 추론(clinical reasoning)을 사용한다. 임상적 추론이란 작업치료사들이 클라이언트에게 제공할 서비스를 계획하고, 방향을 정하고, 수행하기 위해 사용하는 다차원적인 인지과정이다(Schell, 1998). 이러한 추론과정은 아동에 대해 좀 더 폭넓고 심도있게 생각하게 만든다.

임상적 추론은 화술적 추론(narrative reasoning), 상호작용적 추론(interactive reasoning), 절차적 추론(procedural reasoning), 실용적 추론(pragmatic reasoning), 윤리적 추론(ethical reasoning), 상황적 추론(conditional reasoning)으로 나뉘며, 평가과정동안 이러한 임상적 추론을 적절히 사용하는 것이 중요하다.

예를 들면, 아동의 생활상(가족과 아동의 우선순위, 관심사, 생활방식, 과거력 등)에 대한 이해, 현재 주된 제한점은 화술적 추론을 주로 이용하거나, 진단특성에 따른 클라이언트 요소의 제한점을 파악하기 위해 절차적 추론을 근거로 평가도구의 선택을 효율적으로 할 수도 있다. 표 4-1은 평가과정 동안 사용하는 임상적 추론 유형에 대해 간략히 제시한 것이다.

표 4-1 평가과정 동안 사용하는 임상적 추론 유형

임상적 추론 유형	정의	시행방법	평가과정에 미치는 영향
화술적 추론 (narrative reasoning)	• 아동의 작업력(occupational story), 선호하는 활동, 습관, 역할, 가족의 우선순위에 대한 정보를 고려함 • 아동과 가족의 의미있는 미래를 만들기 위해 클라이언트와 치료사가 함께하는 방법을 서로 확인함	• 일상적인 활동, 양육방법 선호활동, 학교, 사회적 이야기(social history)에 대해 아동, 가족과 면담함	• 아동과 가족의 목표, 참여증진, 동기에 초점을 둠; 아동의 작업 프로파일을 작성하는데 도움이 됨
상호작용적 추론 (interactive reasoning)	• 아동과 가족에게 질병이나 장애가 어떤 의미인지 즉, 아동의 질병 경험을 알아냄. 치료사와 클라이언트 사이에 대인적 상호관계를 포함함	• 치료사 자신을 치료적으로 이용함; 아동, 가족을 협력적으로 대함	• 아동의 동기와 참여, 아동과 가족의 만족도를 강화함 • 아동에게 치료는 재미있으며 보상이 됨
절차적 추론 (procedural/scientific reasoning)	• 클라이언트의 진단과 관련하여 아동의 일상활동과 이를 시행하는데 필요한 기술 그리고 환경에 대한 문제점을 확인하고, 이 후 적절한 중재방법을 선택하기 위해 사용함	• 평가도구의 시행, 작업수행분석, 치료적 수단으로써 활동을 사용함	• 클라이언트의 작업치료 문제점을 확인하고 이러한 문제를 치료하는데 적절한 중재방법을 확인함

임상적 추론 유형	정의	시행방법	평가과정에 미치는 영향
실용적 추론 (pragmatic reasoning)	• 작업치료 서비스에 영향을 미치는 실제적인 모든 문제점을 고려하기 위해 사용함 • 치료환경과 시스템, 치료사와 팀의 가치관, 지식과 능력, 클라이언트의 사회적, 재정적 자원과 도구들을 고려함	• 보상 시스템에 대한 모니터링 및 이와 관련된 정보를 숙지함 • 시스템 정책과 법률 조항에 대한 지식, 클라이언트에게 미치는 환경의 영향, 클라이언트 자원에 대한 정보를 숙지함	• 협력적인 의사결정을 통해 주어진 환경과 상황에서 최선의 중재방법을 선택하기 위한 중재 선택사항을 확인함 • 이동/퇴원 계획을 포함함
윤리적 추론 (ethical reasoning)	• 도덕적으로 정당한 과정을 선택하기 위해 사용함	• 클라이언트의 목표와 보호자, 치료사의 목표에 대한 관계에 지속적으로 관심을 둠 • 치료서비스의 이점과 위험성을 동시에 고려함 • 재원이 제한적일 때 치료서비스의 우선순위를 결정 • 부당한 치료상황에 대한 치료사의 대처	• 클라이언트를 위한 윤리적 중재방법을 확인함 • 근거-기반의 작업치료
상황적 추론 (conditional reasoning)	• 클라이언트의 요구를 충족하기 위해 중재방법을 변경하기 위해 사용함 • 중재방법의 변경은 클라이언트의 현재와 앞으로의 상황을 고려하여 이뤄짐	• 작업치료서비스를 융통성있게 조절함	• 클라이언트의 참여가 증진되며, 모든 활동에 대한 치료적 잠재성을 발견하기 위한 활동분석의 중요성에 초점을 맞춤

출처 : Schell, B. (1998). Clinical reasoning: The basis of practice. In M. E. Neistadt & E. B. Crepeau (Eds), Willard & Spackman's occupational therapy (9th ed., pp.90-100). Philadelphia, PA: Lippincott Williams & Wilkins.

1) 의료기록 검토

작업치료사는 평가를 시작하기 이전에 아동과 관련한 다양한 정보를 수집할 수 있다. 기본적으로 병원 환경에서 근무하는 작업치료사라면 의료기록을 검토할 수 있고, 특수학교 또는 일반학교, 특수교육지원 센터와 같은 교육관련 환경에서 일하는 작업치료사라면 개별화 교육과정을 통해서도 아동에 대한 정보를 수집할 수 있다. 평가시작 전 정보수집은 아동의 평가 의뢰사유와 관련이 있는 주요 문제에 관한 정보들이며, 이러한 정보는 선별검사의 한 부분으로 연결되어야 한다. 의료기록의 경우에는 평가시 주의사항이나 진단과 관련된 문제점들이 있고, 이전에 받았던 평가에 대한 정보도 확인할 수 있어 평가계획을 세우는데 도움이 된다(Mulligan, 2003).

2) 선별검사

아동이 의뢰된 후 작업치료사는 아동이 정상적인 성장과 발달에서 어떤 유의한 편차가 존재하는지를 확인하고 좀 더 포괄적이고 자세한 평가가 필요한지를 확인하기 위해 선별검사를 실시하게 된다. 기본적인 선별검사에서는 아동의 발달력, 현재 일반적인 건강상태와 영역별 발달수준(신체, 사회, 언어, 적응 기술 등)을 간략히 평가한다. 선별검사 과정으로 작업치료사들은 부모와의 면담이나 의뢰 사유, 관찰이나 의료차트 검토를 시행하지만, 주로 타당도와 신뢰도가 높은 표준화된 선별검사도구를 사용한다. 유은영 등(2006)의 연구조사에 의하면 국내 작업치료사들은 덴버발달선별검사 II(Denver Developmental Screening Test II)를 가장 많이 사용하며, 그 다음으로는 Vineland Adaptive Behavior Scale, Portage Developmental Checklist 순으로 많이 사용하는 것으로 나타났다.

3) 평가방법

작업치료평가는 선별을 목적으로 하는 경우 외에도 중재계획을 세우기 위한 포괄적인 평가를 위해 시행하며, 작업치료의 적격성을 결정하거나 진단에 도움을 주기 위한 목적으로도 이뤄진다. 또한, 아동의 발달과정을 모니터링하기 위한 재평가와 치료효과에 대한 연구를 위해서도 시행된다. 이러한 다양한 평가목적에 따라 시행되는 평가방법은 다양하다.

주로 사용하는 평가방법은 관찰, 면담, 자기보고, 척도, 체크리스트, 프로토콜, 표준화된 도구가 있으며,

표 4-2 평가목적에 따른 평가방법

평가목적	평가방법				
	규준 - 참조 검사 (norm-referenced test)	준거 - 참조 검사 (criterion-referenced test)	관찰 (skilled observation)	면담 (interview)	체크리스트 (checklist)
중재계획을 위한 포괄적 평가		O	O	O	O
선별	O	O	O	O	
적격성 여부결정	O				
진단보조	O	O		O	
아동의 진행경과를 확인하기 위한 재평가	O	O	O	O	O
치료결과를 조사하기 위한 연구	O				

출처 : Case-Smith, J. (2005). Occupational therapy for children (5th ed.).

각 평가목적에 따른 평가방법은 표 4-2에 제시하였다.

(1) 관찰(Observation)

관찰은 아동이 행동하는 것을 시각적으로 봄으로써 정보를 수집하는 방법으로, 아동에 대한 수많은 중요한 정보를 제공한다. 아동이 작업치료실에 들어오는 순간부터 매번 만날 때마다 작업치료사는 아동의 행동을 객관적으로 분석하고, 어떠한 환경에서 아동의 수행능력이 더 나아지는지 혹은 방해를 받는지를 파악하게 된다. 그러나 관찰을 통한 숙련된 평가경험을 갖지 못한 작업치료사는 관찰의 초점을 어디에 두어야 할지 모르거나 주관적이고, 임의적인 관찰정보를 수집하고 잘못된 해석을 할 수 있다. 따라서 작업치료사는 관찰을 통한 객관적인 정보수집과 그것을 기록하는 방법을 배워야만 한다. 특히, 숙련된 경험을 가지고 있는 멘토 작업치료사들의 조언은 큰 도움이 된다. 관찰한 내용을 기록하는 것은 대부분 관찰동안에 간략한 단어를 사용하고, 관찰이 끝난 후 자세히 기록하게 된다. 이 때 관찰한 것에 대한 의미를 부여하거나 해석하는 단어보다 행동 자체에 대한 단어를 사용해야 한다(장문영 등, 2012). 또한, 객관성을 부여하기 위해 행동의 빈도나 기간 등을 함께 기록할 수 있다.

자연스런 환경은 아동이 일반적으로 생활하는 환경으로 주로 교실, 집이나 학교가 포함되며, 비구조화된 관찰이 이뤄진다. 예를 들면, 작업치료사는 아동의 나이, 학년에 따라 학급 내의 행동을 관찰하거나, 집이나 학교에서의 놀이상황을 관찰할 수도 있다. 놀이상황에서는 아동이 좋아하는 놀이형태, 장난감, 놀이행동 등을 관찰기록하며, 이외에도 식사, 화장실 사용, 집안일과 같은 기능적 활동을 관찰할 수도 있다. 이러한 직접적인 관찰은 실제 그 활동을 수행하는 시간과 환경안에서 평가하는 것이 가장 유용하다. 그러나 실제 환경에서 관찰하는 것은 아동 행동을 예측하기 어렵고 정확하게 평가하고자 하는 것을 볼 수 없을 수도 있기 때문에 구조화된 상황을 만들고 그 때 보여지는 행동들, 예를 들어 지시 따르기, 우세손, 눈손협응력과 같은 능력에 대해 구조화된 관찰을 할 수 있다. 또한, 표준화된 평가도구는 아니지만 특정 시행지침이 있는 Clinical Observations of Motor and Postural Skills(COMPS)(Wilson, Pollock, Kaplan, & Law, 2000)과 같은 형식화된 임상관찰도구를 사용할 수도 있다.

(2) 면담(Interview)

면담은 작업치료사와 클라이언트 간에 의미있는 정보교환이 이뤄지는 과정으로, 아동 또는 양육자 모두가 대상자가 될 수 있다. 면담하는 과정동안 작업치료사는 면담대상자와 라포(rapport)를 형성하게 되며, 이는 가족을 평가과정에 적극적으로 참여시키거나 아동의 주요 문제를 탐색하는데 도움이 된다. 라포 형성을 위해서는 주의깊게 경청해야 하며, 문답식 보다는 대화식 면담이 더 유용하다(Mulligan, 2003). 또한, 아동을 지속적으로 부모가 돌봐야 한다는 생각 때문에 면담에 집중하지 못하거나 아동의 문제점을 얘기하기를 원치 않는 경우도 있기 때문에 아동의 부모와 면담할 때는 편하고 이완된 환경이 도움이 된다.

면담과정은 평가자 소개, 면담 이유 등으로 면담이 시작되며, 대부분의 정보를 수집하는 면담 중간과정

표 4-3 면담을 위한 기본전략

- 면담전 면담의 목적을 알린다.
- 면담동안 면담대상자의 신체적, 정서적 요구에 민감하게 반응한다.
- 개방형 질문으로 상호관계를 증진시키고 적극적인 참여를 유도한다.
- 자녀 양육에 대한 가족의 가치관과 문화적 요인을 이해한다.
- 되도록 면담 후 면담내용을 기록한다.
- 면담대상자에게 긍정적이고 현실적으로 다가간다.
- 면담대상자의 질문과 필요로 하는 정보에 대해 적극적이고 유연하게 대응한다.
- 언어적, 비언어적 의사소통기술을 효과적으로 사용한다.
- 치료 또는 의학용어의 사용을 피한다.

출처: Case-Smith, J. (2005). Occupational therapy for children (5th ed.)

을 거쳐 면담을 끝내기 위한 5~10분 정도의 마무리 과정으로 이뤄진다. 면담이 시작되기 전에 면담시간을 클라이언트에게 미리 알려주는 것은 면담을 자연스럽게 마치는데 도움이 되며, 비구조화된 면담외에 구조화된 면담으로 캐나다작업수행평가(canadian occupational performance measure: COPM) (Law, et al., 2005)를 사용할 수도 있다.

면담을 위한 기본전략은 표 4-3에 제시하였다.

(3) 표준화된 평가도구

표준화된 평가도구란 검사지침에 따라 주어진 검사도구를 이용하여 정해진 대로 평가를 시행하며, 점수화하는 평가도구를 말한다(Mulligan, 2003). 표준화된 평가도구에서 제공하는 검사지침에는 평가목적, 평가대상 범위, 표준화 자료, 평가도구의 타당도와 신뢰도가 제시되어 있다. 또한 각 항목별 시행방법과 채점방법이 구체적으로 제시되어 있어 지시한 그대로 지침과정을 따르도록 하여 평가결과의 일관성과 정확성을 유지하도록 하고 있다.

작업치료사들이 표준화된 평가도구를 사용하는 이유는 표준화된 평가도구를 통하여 객관적인 자료를 얻을 수 있기 때문이다. 이로써 작업치료사는 의학적 또는 교육적 진단시 도움을 받고, 아동의 발달적, 기능적 상태를 문서화할 수 있으며, 또한 치료 프로그램의 방향을 결정할 수 있다. 이외에도 작업치료에 대한 객관적인 연구결과를 측정하는 방법으로써도 사용한다.

작업치료사는 표준화된 평가도구를 선택할 때 몇 가지 요소들을 고려해야 하는데 대표적으로 평가 목적과 평가 영역, 평가 대상자의 연령과 능력, 평가도구의 타당도와 신뢰도, 평가소요시간, 평가자의 숙련도, 평가시 필요한 공간과 비용 등이 포함된다. 이 중에서도 특히 평가도구의 타당도와 신뢰도는 평가목적과 평가결과에 대한 객관성을 제공하는 심리측정적 특성(psychometric properties)이므로 반드시 이에 대해 잘 숙지하고 있어야 한다.

① 타당도(Validity)

타당도란 검사도구가 측정하고자 하는 바를 얼마나 정확하고 충실하게 측정하고 있는가를 의미한다. 예를 들면, 시지각 평가도구는 검사목적에 맞게 시지각 능력을 정확히 측정할 수 있어야만 한다. 만약 시지각 평가도구가 일상생활에 능력을 측정하는데 더 유용하다면 이것은 실제 시지각 능력을 평가하는 도구로써 그 타당도가 매우 낮다고 볼 수 있다.

타당도는 크게 내용타당도, 구성타당도, 준거관련 타당도로 나눌 수 있으며, 이 중 준거관련 타당도는 예측타당도, 동시타당도로 나뉜다.

㉠ **내용타당도**(content validity)

내용타당도는 평가도구의 검사항목들이 측정하고자 하는 내용을 얼마나 잘 반영하고 있는가를 말하며, 그 분야의 전문가로 구성된 위원회의 검토와 동의에 의해 검증될 수 있다.

㉡ **준거관련 타당도**(criterion-related validity)

준거관련 타당도는 예측타당도(predictive validity)와 동시타당도(concurrent validity)로 나뉜다. 예측타당도는 현재 주어진 검사점수가 미래의 수행능력을 얼마나 정확히 측정할 수 있는지를 나타내는 것으로, 예측타당도를 검증하기 위해서는 다른 타당도 검증에 비해 더 긴 절차를 필요로 한다. 예를 들면, 현재 시지각 평가도구의 일상생활능력에 대한 예측타당도를 검증하고자 한다면 현재시점에서 시지각 평가를 실시한 후 일정 기간이 지나 일상생활능력 평가를 시행함으로써 시지각 점수가 낮은 사람과 높은 사람간의 추후 일상생활능력의 향상정도를 비교한다. 이로써 시지각 점수를 통해 앞으로의 일상생활능력 수준에 대한 예측이 가능한지 제시할 수 있다.

동시타당도는 검사점수가 현재의 수행능력을 얼마나 잘 반영하는지를 나타내는 것으로 검사목적이 비슷한 다른 평가도구와의 상관성을 연구함으로써 검증할 수 있다. 예를 들면, 손의 민첩성을 평가하는 도구인 Grooved pegboard test는 기존에 타당도가 잘 검증된 O'conner finger dexterity test 평가도구의 점수와의 상관정도를 제시함으로써 Grooved pegboard 평가도구가 손기능에 대한 현재 수행능력을 얼마나 잘 반영하는지 확인할 수 있다.

㉢ **구성타당도**(construct validity)

구성타당도는 검사도구가 측정하고자 하는 이론적 구성개념(construct)을 얼마나 정확히 충실하게 측정하고 있는가를 말한다. 여기에서 이론적 구성개념이란 행동의 여러 측면을 설명하기 위해 제안된 개념으로 예를 들면, 감각통합이론의 감각추구(sensory seeking), 감각회피(sensory avoiding) 등을 말한다. 구성타당도를 검증하기 위해서는 요인분석(factor analysis)을 사용하거나 특성이 다른 잘 알려진 두 집단을 선정하여 두 집단사이에 평가도구로 얻어진 점수 특성의 차이를 제시한다. 예를 들면, 감각처리능력이 낮다고 알려진 자폐아동집단과 장애가 없는 아동집단을 선정하여 감각프로파일(sensory profile) 평가도구를 실시한 뒤 자폐아동집단의 점수가 장애가 없는 아동집단에 비해 점수차가 유의미하게 낮게 나타나는지를 검증한다.

② 신뢰도

신뢰도는 검사결과의 일관성이나 안정성을 나타내는 정도를 말하며, 대표적으로 검사자간 신뢰도, 검사-재검사 신뢰도, 측정의 표준오차가 있다.

㉠ 검사자간 신뢰도(interrater reliability)

검사자간 신뢰도는 동시에 여러 검사자가 한 명의 아동을 평가한 뒤 검사자간의 점수가 어느 정도로 일치하는가를 나타낸다. 이러한 검사자간 신뢰도는 표준화된 평가도구가 정해진 시행방법과 채점이 있다고 하더라도 검사자의 판단에 의존하므로 다른 검사자와 점수차이가 나타날 수 있기 때문에 중요하다.

㉡ 검사 - 재검사 신뢰도(test-retest reliability)

검사 - 재검사 신뢰도는 시간경과에 따른 검사결과의 안정성을 말한다. 같은 검사자가 일정 시간간격을 두고 재검사했을 때 그 검사결과가 일관되게 나타나는 정도로, 이 시간 간격은 실제 능력변화가 일어날 가능성이 매우 적어야 할 뿐만 아니라 첫 번째 검사에 대한 회상에 의해 두 번째 검사에서 학습효과(learning effect)가 나타나서는 안된다.

㉢ 측정표준오차(standard error of measurement: SEM)

측정표준오차란 어떤 검사를 매번 실시할 때마다 달라질 수 있는 오차 범위를 말하며, 측정표준오차 범위가 넓을수록 아동이 받는 검사점수 범위가 넓기 때문에 이 검사도구의 점수로는 아동의 실제 능력을

표 4-4 규준 - 참조 검사와 준거 - 참조 검사의 특징 비교

특징	규준-참조 검사	준거-참조 검사
목적	아동의 수행을 표준자료와 비교	정의된 기술수행과 아동의 수행을 비교
내용	일반적, 광범위한 기술을 포함	세부적, 특정 목적이나 발달이정표를 포함
실행과 점수화	정해진 시행방법과 점수화 과정 존재	표준화될 수도 아닐 수도 있음
통계적 특성	정상분포, 평균, 표준편차, 표준 점수	점수분포 없음, 통과 혹은 실패
항목선택	통계적 수행에 의해 항목선택, 기능적 기술 혹은 치료 목적과 관련이 없음	기능적, 발달적 중요성에 의해 항목 선택, 치료목적에 필요로 하는 정보 제공
예	BSID-II	HELP

출처 : Case-Smith, J. (2005). Occupational therapy for children (5th ed.).

* BSID-II: Bayley scales of infant development, 2nd ed.

* HELP : Hawaii early learning profile.

확신하는데 한계가 있다.

표준화된 평가도구는 크게 규준-참조 검사(norm-referenced test)와 준거-참조 검사(criterion-referenced test)로 나눌 수 있다. 규준-참조 검사는 발달지연이 있는 아동과 그렇지 않은 아동을 구분하기 위해 사용되며, 아동의 수행능력을 또래 아동과 비교하기 위해 원점수를 표준점수로 전환하는 과정을 거친다. 표준점수는 표준집단의 수준과 비교하기 위한 점수이며 대표적으로 Z점수, T점수, 표준편차(standard deviation: SD), 백분위수 계급(percentile rank: PR), 누적백분율(cumulative percentages) 등이 있다. 일반적으로 표준편차가 2SD 미만인 경우 지연이 있는 것으로 해석하며, Z점수로는 -2 이하, T점수에서는 30 이하에 해당한다. 준거-참조 검사는 특정 수행수준과 비교하기 위해 사용되며, 아동의 수행수준을 또래 아동의 능력과 비교하기 위해서는 사용하지 않는다. 또한, 규준-참조 검사와 같은 통계적 점수분포가 없으며, 각 항목수준에 대한 통과 혹은 실패로 표시한다. 따라서, 항목자체로 아동이 성취한 수행수준을 바로 알 수 있으며 치료 계획의 지침을 제공받게 된다. 일부 평가도구의 경우에는 예를 들면, Peabody developmental motor scales-2(Folio & Fewell, 2000), Pediatric evaluation of disability inventory(Haley et al., 1992)와 같은 평가도구는 규준-참조 검사이면서 동시에 준거-참조 검사의 두 가지 특성을 모두 가지고 있을 수도 있다.

작업치료사가 올바로 표준화된 도구를 사용하기 위해서는 적절한 검사를 선택할 수 있어야 하며 선택한 표준화된 검사도구를 정확히 숙지하고 시행할 수 있어야 한다. 이를 위해서는 검사도구의 매뉴얼을 주의 깊게 읽고, 다른 숙련된 검사자가 수행하는 것을 관찰하거나 비슷한 상황에서 예비 검사대상자를 모집하여 연습을 많이 시행해야 한다. 가능하다면 숙련된 검사자의 점수와 검사자간 신뢰도를 측정, 비교함으로써 평가과정을 표준화해야 할 필요가 있다. 또한, 아동의 잠재능력을 평가하기 위해 평가에 가장 최적인 시간을 결정해야 하며 검사환경은 아동이 도착하기 전에 미리 준비되어 있어야 한다. 이외에도 평가를 위해 여러 가지 문제를 고려해야 하는데 특히, 평가 이전에 검사자는 검사할 수 있는 최소능력을 확립해야 하며, 평가 후 보고서 작성시 전문용어를 최소화하여 다른 사람들과 효율적으로 의사소통할 수 있어야 한다. 또한, 평가도구 자체의 문화적 타당성을 고려하여 주의 깊게 결과를 해석해야 한다.

표준화된 평가도구의 장점은 전문가들 사이에 의사소통이 용이하며, 아동의 강점과 문제점을 객관적으로 파악할 수 있어 중재계획의 근거를 제공할 수 있다는 것이다. 그러나 표준화된 평가도구는 아동의 행동과 능력의 특정 영역에 국한된 정보만 제공한다. 따라서 아동의 능력을 평가할 때 표준화된 평가도구만을 단독으로 사용해서는 안된다. 따라서, 표준화된 평가도구 외에도 관찰, 면담, 자기보고식 평가, 척도, 체크리스트, 평가 프로토콜과 같은 평가방법들을 보완적으로 사용하여야 한다.

부록 아동발달평가도구

평가도구명	평가영역	평가대상	타당도 및 신뢰도	특징
Bayley Scales of Infant and Toddler Development (3rd edition)	인지, 언어, 운동, 사회-정서, 적응행동	1~42개월 유아	내적 일치도 : 0.87-0.92 검사-재검사 신뢰도 : 0.67-0.94 동시타당도 : 인지척도 0.72-0.79, 운동척도 0.55-0.59	선별검사, 보호자 보고서 및 성장점수/챠트가 유용함 규준-참조평가 30-90분 소요
Bruinink-Oseretsky Test of Motor proficiency(BOT-2)	운동	4~21세	검사-재검사 신뢰도 : 0.86-0.89 검사자간 신뢰도 : 0.90-0.98	선별검사에 유용한 단기 평가 포함 규준-참조 평가
Canadian Occupational Performance Measure (4th edition)	자기관리, 생산, 여가	아동의 주양육자	검사-재검사 신뢰도 : 수행도 0.63, 만족도 0.84	아동의 특별한 필요사항에 대한 가족 우선순위 파악
Childhood Autism Rating Scale (CARS)	자폐정도 파악	2세 이상	내적 일치도 : 0.94 검사자간 신뢰도 : 0.71	자폐정도 파악
Denver Developmental Screening Test (revised) (Denver-II)	사회성, 소운동, 대운동, 언어	1개월~6세 아동	검사자간 신뢰도 : 0.99 검사-재검사 신뢰도 : 0.90	표준화된 선별검사 약 20분 소요
Developmental Test of Visual Perception (Second edition)	시각운동통합, 시지각 기술	4~10세 아동	검사-재검사 신뢰도 : 하위항목별 0.71-0.86, 총점 0.93	8개 하위영역(눈손 협응, 보고 그리기, 공간관계, 공간 내 위치, 전경-배경, 시각완성, 시운동 속도, 형태항상성) 평가 30~60분 소요
Functional Independence measure for Children (WeeFIM)	일상생활영역	6개월~7세 아동	검사자간 신뢰도 : 총점 0.96 하위영역별 0.89-0.94	7점 척도사용 (최소 18점~최대 126점)
Gross Motor Function Measure (Revised) (GMFM)	대운동 기능	5세 수준 이하의 운동기술을 보이는 뇌성마비	검사자간 신뢰도 : 0.77 검사-재검사 신뢰도 : 0.88	항목난이도에 따른 GMFM-66와 원래 GMFM-88으로 나뉘어 있음 운동성장곡선을 통해 뇌성마비아동의 운동발달 패턴을 파악할 수 있음 45~60분 소요

평가도구명	평가영역	평가대상	타당도 및 신뢰도	특징
Sensory Profile	감각처리능력	3세~10세	내적 일치도 : 0.47-0.91	다양한 감각경험에 대한 행동반응 검사 보호자에 의한 판단
Motor-Free Visual Perception Test (MVPT-3)	시지각	4~70세	검사자간 신뢰도 : 4~10세 0.80 11세 이상 0.86-0.90 검사-재검사 신뢰도 : 4~10세 0.87, 11세 이상 0.92	시각운동능력을 포함하지 않는 시지각 능력 평가 20~30분 소요
Pediatric Evaluation of Disability Inventory (PEDI)	자기관리, 운동, 사회적 기능	출생~7세 아동	내적 일치도 : 0.95-0.99 검사자간 신뢰도 : 도움척도 0.96-0.99, 환경변형척도 0.79-1.00 동시타당도 : 0.70-0.81	관찰, 면담, 전문가의 판단에 의한 평가 기능수준, 보호자의 도움과 환경변형에 대해 점수화함 20~30분 소요 준거-참고 평가
Quality of Upper Extremity Skills Test	상지기능	뇌성마비 아동	검사자간 신뢰도 : 0.96 검사-재검사 신뢰도 : 하위항목별 0.75-0.95 동시타당도 : 0.84	신경학적 또는 신경발달 손상에 의해 나타나는 문제점을 기반으로 평가항목을 구성함
Clinical observations of motor and postural skills (COMPS)	운동, 자세조절	5~9세 아동	판별타당도 민감도 : 0.82-1.00 특이도 : 0.63-0.90 검사-재검사 신뢰도 : 0.93 검사자간 신뢰도 : 0.77	수행능력을 기반으로 평가 연령에 따라 가중 점수(weighted score)로 전환 15~20분 소요
Erhardt developmental prehension assessmsent (EDPA) (Revised)	손기술 (3개 영역 : 불수의적 팔-손 패턴, 수의적 움직임, 쓰기전 기술)	section Ⅰ 출생~15개월 section Ⅱ 1~6세	검사자간 신뢰도 : 0.97-0.95	341개 준거항목으로 구성 오른손/왼손 각각 평가 준거-참고 평가
School Function Assessment	학교생활 수행수준	초등학생	내적 일치도 : 0.92-0.98 검사-재검사 신뢰도 : 0.80-0.99	신체적 과제, 인지/행동적 과제 수행시 필요로 하는 도움, 변형수준을 평가

제 5 장

운동 조절과 운동 학습

운동발달은 다양한 일상생활 수행을 위해 필요한 움직임으로 환경을 탐색하고, 자신의 신체를 학습하고, 운동, 인지, 감각, 사회적 기술을 발달시킬 때 자세의 변화가 가능하도록 한다. 아동은 글씨 쓰기부터 음식 먹기, 옷입기, 목욕하기, 놀기에 이르기까지 일반적으로 자신의 손을 사용한다(그림 5-1). 아동은 앉기, 걷기, 점프하기, 기기를 연습하며 다양한 자세에서 놀이를 하고, 움직임의 다양성을 보여준다(그림 5-2). 반대로 운동 조절에 결함이 있는 아동은 위와 같은 활동을 하는데 있어 어려움을 갖게 되고, 환경

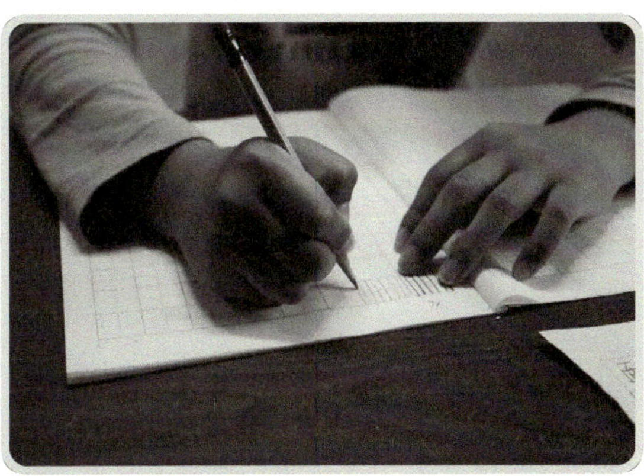

그림 5-1. 학습하는 아동

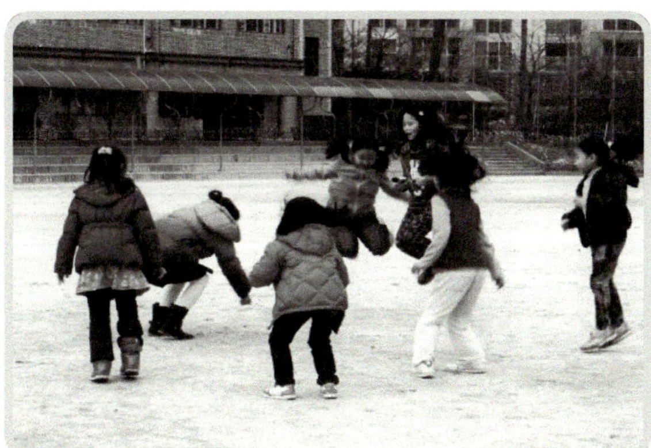

그림 5-2. 다양한 운동기술을 가지고 노는 아동

을 탐색하는데 시간이 더 오래 걸리거나 완벽한 움직임을 만들어 낼 수 없다. 활동에 참여하기 위해서는 운동 조절이 중심이 되기 때문에 작업치료사는 아동이 작업에 참여할 수 있도록 움직임을 조절하기 위한 도움에 관심이 많다.

운동 학습 이론은 최상의 수행을 위해 필요한 기술을 습득하거나 학습하는 것에 초점을 두고 중재를 제공한다. 활동은 기술을 습득하기 위한 목적으로 사용되며, 각각의 기술이나 활동을 위해 필요한 하위 기술을 습득하는 것이 목표이다(Mosey, 1986).

이 장에서는 운동 조절(motor control)의 정의, 작업치료 실행과 관련된 운동 조절과 운동 학습(motor learning)에 대한 이론에 대해 알아보고자 한다. 움직임의 복잡성에 대한 이해를 돕기 위해 역동적 체계 이론(dynamic system theory)과 자세 조절, 균형을 포함한 움직임의 구성요소를 설명하고, 운동 학습과 관련된 정의와 실행, 피드백, 모델링 또는 시연을 포함해 주요 개념을 알아보고자 한다. 더불어 운동 조절에 손상이 있는 아동의 평가와 함께 중재방법에 대해 알아보고자 한다.

1 운동 조절(Motor control)

운동 조절(motor control)은 자세와 움직임의 조절로, 움직임의 필수적인 기전을 조절하는 능력이다.

아동이 대근육, 소근육 운동을 할 때 숙련되고 협응된 움직임을 보이기 위해서는 적절한 균형과 자세 조절이 필수적이다. '자세'는 신체부분의 정렬이며, 신체의 각 부분 간의 관계이다. 서 있는 자세에서, 신체 각 부분의 적절한 정렬은 엉덩이와 어깨를 거쳐 발목까지 직선에 가깝다. 반대로 '균형'은 전체적인 신체 균형과 안정성으로, 신체 역학적으로 지지면(base of support)에서 신체의 중심을 유지하는 것이다. 지지면에서 신체의 중심을 유지하기 위해서 아동은 반대되는 두 개의 힘과 중력간의 차이가 같아야 한다.

놀기, 손으로 물건 조작하기, 음식 먹기, 옷 입기, 목욕하기처럼 기능적인 활동과 움직임은 안정성을 요구한다. 안정성과 균형은 아동의 자세가 변할 때 변한다. 대부분 무게중심이 높아질수록 안정적 균형은 감소되고, 무게중심이 낮아질수록 더 안정성이 있게 된다. 발의 위치 또한 안정성에 영향을 미친다. 예를 들어, 2인용 자전거에 두발을 올려놓고 서 있는 자세의 경우 지지면은 좁아지고, 안정성이 감소된다. 반면 양발을 어깨너비로 벌리고 서 있는 자세의 경우 지지면은 넓어지고 안정성은 증가하게 된다.

일반적으로 감각체계(시각, 청각, 고유감각)의 입력은 뇌로 전이되고, 변화를 수정하고 적응하게 하는 운동 계획을 발달시킨다. 이 운동 계획은 일차 운동체계를 통해 주변의 적절한 근육계로 전이된다. 이러한 근육 그룹은 근육 활동에 의해 지시받는 것처럼 골격을 움직이면서 수축하게 되고, 균형은 유지되거나 회복된다.

자세조절이란 공간속에서 지속적으로 신체를 정렬할 수 있는 능력으로 자세발달과 운동발달은 불가분의 관계이다. 자세발달은 근골격계, 감각운동, 인지기능의 성숙 및 경험에 의한 변화와 관계가 있다. 중추신경계의 손상으로 인해 근 긴장도의 변화, 운동계획 및 운동패턴을 포함한 운동조절의 다양한 변화와 관련이 있으며 자세조절의 발달에 영향을 미친다. 예를 들어 뇌성마비의 경우 자세반응, 항중력 움직임, 근위부 근육의 상호수축, 똑바로 선 자세에서 안정성에 어려움이 있다.

또한 원시반사의 지속은 자세반사의 발달지체와 관련이 깊다. 자세반사(postural reflex)는 기본적으로 신체에서 머리를 정렬하고, 바른 자세에서 머리를 유지하고 균형을 유지하도록 한다. 자세반사의 중요한 세 가지 반사는 정위반사(righting reflex), 평형반사(equilibrium reflex), 보호반사(protective reflex)이다. 자세반사는 생후 1세 이내에 발생하고, 신체에서 머리를 정렬하고, 다리와 팔을 정렬하도록 한다. 예를 들어, 유아가 머리의 위치를 바꿀 때 아동의 팔다리는 자동적으로 바뀌게 된다. 정위반사는 신체에 회전이 생길 때 신체의 각 분절을 재정렬시키며, 중력에 대해 머리가 정렬되도록 한다. 시각 정위반사와 미로 정위반사는 신체가 각각 중앙에서 벗어날 때 시각과 청각 체계에 의해 머리를 수직선상에 재정렬시킨다. 평형과 보호반사는 6개월에 나타나서 평생 동안 똑바른 자세를 유지하도록 한다. 평형과 보호반사는 불안정성에 대한 신체반응으로 균형이 깨지는 동안 발생하는 손상으로부터 신체를 보호하도록 돕는다.

자세조절은 시각, 안뜰감각 및 고유감각 자극에 대한 정보가 제공될 때 최선의 자세를 결정할 수 있는 능력이 생긴다. 또한 운동계획을 효과적으로 세우기 위해서는 환경 속에서 감각단서를 정확하게 해석할 필요가 있기 때문에 감각처리 과정 및 감각통합의 결손은 운동발달에 필요한 자세조절 및 성숙한 운동패턴 습득에 부정적인 영향을 미친다.

운동 조절의 어려움은 뇌성마비(사례 5-1), 발달협응장애(Developmental coordination disorder: DCD), 전반적 발달장애(Pervasive developmental disorder: PDD), 다운증후군, 감각통합장애, 뇌손상을 포함한 많은 질환의 아동에게서 나타난다.

전통적으로 치료사는 운동기능 장애의 근본적인 원인을 다루게 되면 아동의 기능은 향상될 것이라는 가설을 세워 상향식 접근법(bottom-up)을 사용했다. 상향식 접근법의 중재목표는 비정상적인 근 긴장도, 감각기능, 위축과 저하된 지구력을 향상시키는 것이다.

상향식 접근법에는 감각통합, 신경발달치료, 근력 훈련, 지각적 운동훈련이 있다. 이러한 중재는 근본적인 손실을 줄이고, 수행력을 향상시키는데 초점을 두고, 계층적 모델을 지지한다. 다시 말해 뇌(중추신경계)가 움직임을 조절한다는 것이다. 그러나 상향식 접근법은 아동의 작업능력을 향상시키는데 효율적

사례 5-1 철수

뇌성마비로 진단받은 철수는 평가동안 모든 과제를 시도했다. 근 긴장도는 능동적인 움직임 동안 증가하였으나 휴식시에는 감소하였다. 매트위에서 어렵게 구를 수 있었으며 움직임을 시작하기 위해 목을 폈다. 철수는 지지없이 앉은 자세를 유지할 수 없었다. 그러나 팔로 몸통을 당겨 기어 다닐 수 있었으며, 누워 있을 때는 장난감을 향해 손을 뻗기 어려웠다. 철수는 장난감을 향해 뻗기, 쥐기, 놓기의 움직임이 협응되지 않았으며, 소파에 앉아서 놀기를 좋아했다.

이지 않다. 아동의 움직임의 특성과 움직임을 생성하는 다른 요인과 상호작용하는 복잡한 체계를 고려하지 못하기 때문이다. 이와 대조적으로 역동적 체계 이론(dynamic system theory)은 상호작용하는 체계가 운동수행에 어떻게 영향을 미치는지 설명한다.

2 역동적 체계 이론(Dynamic system theory)

운동 행동과 발달에 관한 전통적 관점에서 운동 조절의 어려움은 중추신경계의 문제로 야기된다. 중추신경계의 문제는 비정상적 근 긴장도를 야기시키고 그 결과 운동 조절의 어려움을 야기시킨다. 전통적 이론 중 하나인 수직 계층적 이론은 중추신경계의 '상위' 중추가 '하위' 중추를 조절하는 것으로 운동발달은 엄격하게 발달단계를 거치므로 발달 순서가 중요하다. 수직 계층적 이론은 고위중추에 있는 중앙 프로그램이 근육 활성 패턴을 조절하고 운동 프로그램에는 운동방향, 속도, 힘의 정도, 수축 순서, 수축에 참여하는 근육 등과 같은 명령을 포함해 움직임의 모든 순서가 움직임이 시작되기 이전에 이미 구조화되어 있다는 것이다(그림 5-3).

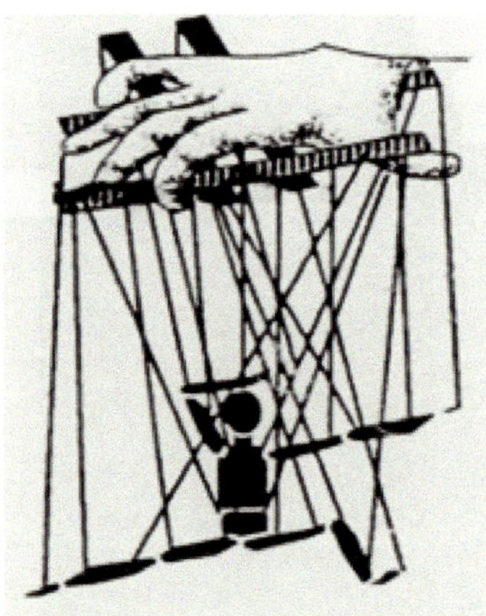

그림 5-3. **수직 계층적 이론**

사람의 손이 인형의 모든 움직임을 조절하는 즉, 뇌의 운동 프로그램이 움직임을 조절한다는 수직 계층적 이론을 설명

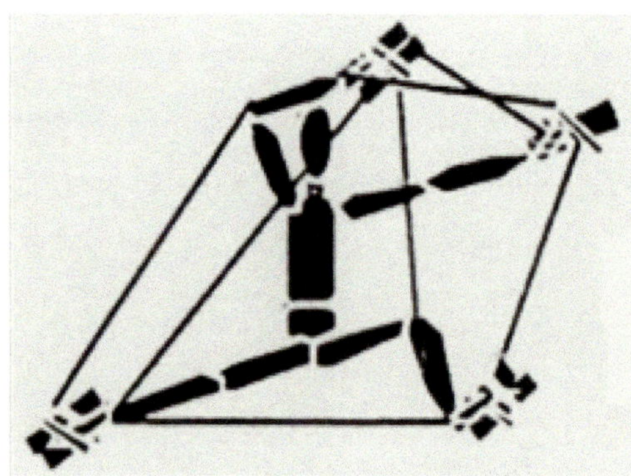

그림 5-4. **역동적 체계 이론**

인형의 한 분절이 움직이면 다른 분절들에도 영향을 미쳐 새로운 형태의 움직임이 발생하는 즉, 움직임 패턴이 수많은 하부체계와 요소들의 상호작용으로부터 형성되는 역동적 체계 이론을 설명

그러나 운동 행동에 대한 최근 이론은 역동적 체계 이론으로 움직임이 어떻게 조직화되고 학습되는지에 대한 새로운 관점에 중요한 영향을 미쳤다(Kamm, Thelen, & Jensen, 1990). 역동적 체계 이론은 과제 목적(task goals)을 성취하기 위해 다양한 체계들이 상호 협력한다는 것이다(Bernstein, 1932). Bernstein (1967)은 자유도의 개념'(degree of freedom)'을 제기하였는데, 그는 수많은 신경과 근육체계가 중추신경계에 존재하는 운동 프로그램에 의해 기계적으로 조절되는 것이 아니라 수많은 자유도를 갖고 있는 신체체계가 시간적-공간적 협응을 이루기 위해 효율적으로 자유도를 풀어가는 과정을 통해 인간의 움직임이 조절된다고 하였다(그림 5-4). 인간의 움직임은 동작 생성에 관여하는 수많은 신체분절과 근육, 신경 간의 협력 작용을 통하여 움직임의 단일 단위로 감소시키거나 자유도를 제한하는데 이를 협응구조(coordinative structures)라고 한다. 예를 들어, 숙련자는 초보자들에 비해 인체 내에 존재하는 수많은 자유도를 효율적으로 제어할 수 있는 능력을 가지고 있다.

운동 조절을 설명하는 전통적 이론인 수직 계층적 이론과 현재 사용하고 있는 역동적 체계 이론의 개념을 비교하고, 역동적 체계 이론을 치료에 적용하는 원리는 표 5-1에 요약되어 있다.

표 5-1 수직 계층적 이론과 역동적 체계 이론의 비교

이론적 개념	수직 계층적 이론	역동적 체계 이론	역동적 체계 이론의 치료적 적용
아동은 발달에 있어 적극적인 주체임	• 치료사는 매뉴얼(manual)을 통해 움직임을 촉진시킴 • 아동의 자세반작용은 치료사에 의해 제공되는 지도에 반응해 발생	• 아동의 움직임은 자발적이고 환경을 적극적으로 탐구함 • 기능회복은 목적있는 수행과 관련해 움직임 문제를 해결하기 위한 필요에 반응하여 발생	• 능동적인 움직임을 필요로 하는 다양한 환경에서 아동을 평가 • 운동패턴의 반복보다 운동문제를 해결하기 위해 학습중인 아동과 함께 일하기 • 새로운 과제를 수행할 때 촉진을 사용
운동 조절	• 운동 조절은 중추신경계 성숙의 결과이며 계층적 순서를 따름 • 운동 조절 장애는 신경생리학적 산물임	• 운동 조절은 여러 체계의 역동적인 상호작용의 산물 • 운동 조절 장애는 다면적이고 신경생리학적, 생체역학적, 그리고 행동적 기초를 포함함	• 평가와 치료동안 움직임의 어려움에 기여하는 요인 확인(예, 근골격, 감각, 인지) • 특정과제에 능숙해지는데 필요한 과정을 이해
과제와 환경	• 움직임 요소는 과제 배경 밖에 있음	• 움직임은 환경과 과제내에서 발생함	• 새로운 환경에서 아동은 직접 과제를 탐구하고 상호작용하면서 동기부여함 • 환경에서 다양한 과제와 상호작용하는 동안 문제해결능력을 강조

이론적 개념	수직 계층적 이론	역동적 체계 이론	역동적 체계 이론의 치료적 적용
보상전략	• 치료사는 비정상적인 패턴을 억제하기 위해 매뉴얼(manual)을 사용	• 치료사는 필요할 경우 보상방법을 개발	• 과제수행을 통해 아동이 보이는 운동손상 평가 • 과제의 요구에 부합하는 효율적인 전략을 개발하되 운동능력의 발달을 억제하는 비정상적인 보상 전략은 피함
환경내에서 연습	• 치료사는 기능적 배경밖에서 움직임의 요소를 연습시킨 후 기능적 배경안에서 움직임을 촉진시킴	• 동작은 환경내, 기능적인 과제내에서 발생	• 전체 기능적 과제의 배경안에서 움직임 요소의 실시를 강조 • 치료동안 특정 과제의 수행의 질을 최대화하기보다 기술습득을 위한 아동의 능력에 초점을 둠
감각/지각의 중요성	• 매뉴얼(manual)은 지속적인 고유수용성 되먹임을 제공 • 아동은 지속적인 되먹임에 의존하여 학습	• 움직임의 되먹임은 새로운 운동능력을 학습하는데 중요 • 닫힌 과제는 정적이고 지속적으로 외부의 감각되먹임을 요구하는 반면 열린 과제는 수행이 이미 프로그램화되어 있고 과제수행동안 지속적인 외부 감각 되먹임을 필요로 하지 않음	• 학습 초기단계에 되먹임을 자주 제공하고 후에는 적게 제공하여 아동이 감각입력에 덜 의존하도록 함 • 시행착오를 격려하고 아동이 성공적인 움직임 전략을 찾도록 함 • 적극적인 과제참여를 격려하고 가능한한 빨리 치료사의 매뉴얼을 감소시키거나 제거함 • 치료사는 성공적인 움직임이 되도록 과제의 시기와 속도를 적절하게 제공
인지	• '자동'적인 반응을 위한 훈련과 과제수행에 의식적인 집중을 피하도록 함	• 학습자의 인지적 준비는 치료와 병행되어야 함	• 과제목표와 필요한 요소에 집중하도록 함(예, 물체의 크기, 모양, 위치) • 질문을 통해 인지적 연습을 하도록 함(예: '어디로 갈까요?', '이 과제를 어떻게 할까요?') • 이전에 학습한 과제와 현재 과제의 특징을 비교 • 환경내에서 장애물을 증가시키거나 과제의 요구사항을 증가시켜 스트레스에 대한 적응을 증가 • 자기평가 수행을 증진

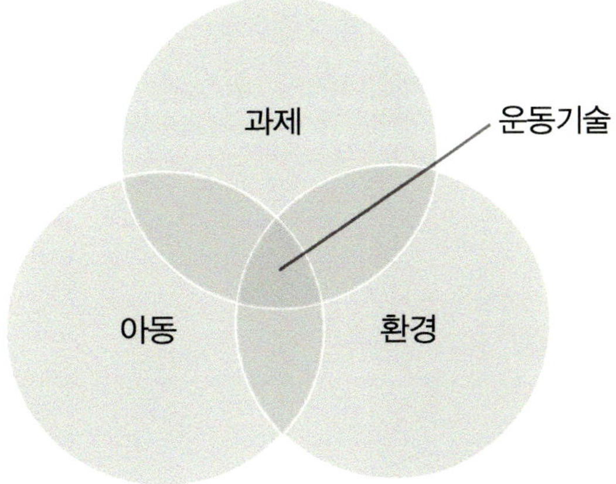

그림 5-5. 아동 - 과제 - 환경(역동적 체계 이론)

역동적 체계 이론의 총체적인 체계는 사람, 과제, 환경으로 볼 수 있으며(그림 5-5), 움직임은 체계 간의 상호작용에 의해 영향을 받는 것으로 본다. 체계간의 상호작용은 움직임의 예측과 적응에 필수적이다. 운동 수행력은 적응력과 융통성 있는 체계간의 상호작용의 결과이다. 사람의 하위 체계로는 인지, 신경계, 근골격계, 감각, 지각, 정서와 같은 다양한 신체적 시스템들이 있다. 또한 운동 수행과 기술 습득에 영향을 주는 인간 외적인 체계인 과제의 복잡성과 환경 등을 고려해야 한다. 우리가 무엇을 해야 할 것인가를 결정해 주는 것은 환경에 대한 지각이다. 절벽은 떨어짐의 가능성을 부여하고 계단의 높이는 다리를 얼마큼 들어야 할지를 결정하고 물체의 크기는 쥐게 될 손 모양을 결정한다. 병원에서 배운 것이 가정과 작업장 환경에서 전이(carry-over) 되는 것이 치료의 궁극적인 목표이다. 실제로 전이가 일어나기 위해서는 치료조건이 가능하면 실제로 수행되는 환경과 비슷한 조건에서 이루어져야 한다. 예를 들어 손가락을 구부리고 펼 줄 안다고 해서 물건을 잡을 수 있는 것은 아니다. 인간은 환경으로부터 들어오는 자극을 모두 인식하지 못하며 시야 내에 위치하는 모든 것을 지각하는 것은 아니다. 자신의 목표와 의지에 따라 환경으로부터의 자극을 선택적으로 사용하여 움직임을 조절하는 것이다. 그러므로 단순히 움직임을 반복하는 것이 중요한 것이 아니라 기능적인 과제를 훈련함으로써 환자가 과제를 인식하여 움직임을 조절할 수 있도록 한다.

움직임이 어떻게 조직되는가에 대한 관점은 다양한 체계에서의 상호작용 중 어느 하나의 변화에 의해 영향을 받을 수 있다는 것이다. 변화의 가능성을 지닌 인간, 과제, 환경에서 하위체계를 '조절 변수'라고 하며(Mathiowetz & Haugen, 1995), 과제 수행을 제약하는 하위체계로 간주한다. 치료사는 효과적인 패턴과 중재를 계획할 때 아동의 과제 수행에 영향을 주는 인간 - 과제 - 환경 하위체계의 모든 조절변수를 고려해야 한다.

기능장애는 과제의 요구와 환경적 제약에 부응하는 움직임의 적응력과 융통성이 부족할 때 발생하게 된다. 적응력과 융통성의 부족은 흔히 제한된 움직임으로 나타나거나 정형화된 방법으로 움직이는 운동 손상 아동에게 관찰된다. 예를 들어, 운동 계획 능력이 손상된 3세 여아 지희는 한 가지 운동 패턴으로만 세발자전거에 올라탈 수 있고, 세발자전거가 다른 각도로 돌아가 있으면 올라탈 수 없다.

3 운동 학습(Motor learning)

운동 학습(motor learning)은 운동 기술을 습득 또는 수정하는 것으로 연습이나 경험의 결과로 습득된 행동을 총칭한다. 다시 말해서 연습을 통해 숙련된 움직임이나 과제의 영구적인 획득 및 보존을 포함하는 일련의 과정이다. 이 이론은 중추신경계의 감각정보가 조직화되고 진행되어 어떻게 운동이 생산되는지에 대한 방법을 설명하는 것으로 중추신경계 환자들의 신경가소성의 이론을 뒷받침한다. 운동 학습은 직접 관찰할 수 없기 때문에 운동수행을 관찰하고 분석함으로서 측정한다. 아동에게 움직임을 가르치고 학습과정을 인식하고 아는 것은 치료사가 운동 기술 원리를 임상에 적용할 수 있도록 한다. 운동패턴은 학습과 연습의 결과이므로 피드백과 연습은 중요한 요소이며 새로운 기술을 습득하기 위해서는 동기와 의지가 중요하다.

운동학습의 단계는 일반적으로 인지적, 연합적, 자율적인 3단계로 발생한다. 그리고 움직임의 3단계 과정에서 상호작용을 수반한다(예: 인지, 지각, 행동). 이 단계와 과정은 동적으로 끊임없이 변하고, 운동 기술 또는 수행 필요조건과 관련하여 상호작용한다.

인지단계는 기술을 획득하는 단계이다. 이 단계에서 학습자는 새로운 움직임을 연습하고, 오류를 흔하게 범하게 되고, 움직임이 비효율적이며 일관적이지 않다. 이 단계 동안에 학습자는 빈번한 반복과 피드백이 필요하다. 예를 들어, 스푼 잡기를 학습하는 아동은 스푼에 음식을 거의 담지 못하고 스푼을 느리게 입으로 옮기게 한다.

연합단계는 기술의 수행을 증진시키고, 오류를 감소시키며, 일관성과 효율성을 증가시키는 단계, 즉 정교하게 하는 단계이다. 이 단계에서 학습자는 과거의 경험과 현재를 연결시키게 되고, 이로써 연합된 움직임이 나오게 된다.

자율적인 단계에서 학습자는 기술을 다듬고 기능적으로 움직임을 수행한다. 이 단계에서 기술을 쉽게 다른 환경으로 옮기고 정교하게 수행할 수 있다. 예를 들어, 이 단계 동안에 아동은 스스로 스푼을 사용해 다양한 음식을 먹고 동시에 그 상황을 테이블로 옮길 수 있다.

움직임의 각 단계는 인지, 지각, 행동 사이에서의 상호작용을 수반한다. 인지는 아동이 움직이고자 하는 동기와 움직임을 계획하는 능력이다. 인지적 과정은 어떻게 사물을 사용할 것인지 결정하는데 사용될 수 있다(예: 뚜껑을 열고 닫기). 지각은 개인이 감각(시각, 청각, 촉각, 운동감각, 안뜰감각, 후각)을 어떻게 받아들이고, 감지하는지를 알게 한다. 지각은 입력된 감각의 의미를 포함한다. 또한 지각은 주변감각 메커니즘과 감각의 의미와 해석을 추가하는 더 높은 수준의 감각처리까지 포함한다. 예를 들어 아동이 자신에게 다가오는 사물이 무엇인지 확인하며, 균형 감각을 느낀다. 행동의 과정에는 근육 수축, 패턴, 움직임의 특성과 정확성이 포함된다. 행동단계와 관련된 연구는 근력, 근육 그룹간의 연합운동 능력, 반응시간, 타이밍과 순서화와 같은 요인을 분석한다.

Kaplan(1994)은 작업치료 철학에 맞는 운동 학습 이론의 핵심을 정리했다. 기본적인 세 가지 원칙은 첫째, 아동이 참여하는 활동은 의미 있는 활동이어야 하며, 기능적인 환경에서 기술 학습을 강화하기 위해 수행되어야 한다. 둘째, 학습자와 환경 간의 관계는 기능을 증진시키기 위해 중요하며, 아동이 기술을 향상시킴으로써 성취될 수 있다. 셋째, 감각입력은 운동학습의 기본이다. 감각입력은 움직임에 필요한 균형과 자세조절의 필수적인 요소이며 수행요소를 강조하고, 움직임을 안내하고, 아동이 운동의 결과를 명확하게 이해하도록 도움으로써 강화될 수 있다.

1) 의미 있는 활동(Meaningful activity)

작업치료사는 아동이 수행하는데 동기부여가 되는 목적 있는 활동을 가르치고, 실행하는데 필수적인 활동의 의미를 파악해야 한다. 아동이 운동과제에 참여하는 것은 아동의 관심과 목표를 확인하고, 운동과제에 효과적일 것이라고 믿는 정도에 따라 달라진다. 이것은 아동이 어려운 운동 기술에 참여하는데 있어 활동의 중요성을 알고, 재미를 느끼고 성공할 수 있다고 믿는다면 더 많은 동기부여가 된다는 개념에 기초한다. 게다가, 대상자는 활동이 의미가 있을 때 더 오랜 기간 동안 활동에 참여하게 되고 더 반복적으로 수행하게 된다. 대상자가 더 오랜 기간 수행하고 의미 있는 활동일 때 움직임의 질은 더욱 향상된다.

2) 아동과 환경과의 관계(Relationship of children and environment)

기술 습득은 환경과 아동의 행동사이의 상호작용에 의해 영향을 받는다. 환경은 행동의 주요한 결정인자이다. 환경적 속성은 인적요인과 비인적 요인을 포함한 개인을 둘러싼 모든 외적인 것을 말하며 행동에 대한 강화를 제공한다. 만일 환경적 요인이 특정 행동을 유발하지 않는다면 그 행동은 발생하지 않을 것이다. 환경적 요인으로는 가족의 문화, 인종, 종교, 기후 등이 있으며 환경적 자극은 아동의 외적 환경에서 일어나는 긍정적 또는 부정적 자극제가 된다. 초기에는 환경적 자극을 통해 기술을 강화하고 일반화시키지만 시간이 지남에 따라 환경적 자극은 변화한다. 예를 들어, 어린 아동의 경우 또래친구 또는 다양한 장난감과 같은 환경적 자극은 아동이 기술이나 행동을 습득하는데 강화물이 된다. 아동은 이런 과정을 통해 독립성이 일반화되며 외적 강화 없이 스스로 기술을 수행할 수 있게 된다. 그러므로 환경 내에서 이루어지는 다양한 경험들이 광범위한 일련의 기술을 습득하기 위한 기초가 된다.

3) 감각 입력(Sensory input)

아동이 균형을 유지하기 위해서는 균형이 변하는 것을 알아야 한다. 안뜰감각, 고유감각, 시각체계는 자세의 안정성의 변화를 감지하도록 정보를 제공한다.

첫째, 안뜰감각계는 신체의 지남력, 머리의 위치와 움직임에 관한 정보를 제공한다. 아동은 공간에서 머리와 신체가 어디에 있는지 이해하는데 안뜰감각 체계를 사용한다. 내이에 있는 감각수용체인 이석은 중력과 관련해 머리의 위치를 표시하도록 하고, 반고리관은 머리의 움직임의 속도와 방향을 알 수 있도록 돕는다. 안뜰감각계는 머리의 위치(중앙에 정렬되었는지, 머리가 얼마나 빨리 움직이고 방향은 어디를 향하고 있는지), 신체 지남력, 균형, 평형에 대하여 중요한 감각입력을 제공한다.

둘째, 고유감각은 자세와 균형을 유지하는데 중요한 감각으로 근육(근방추), 건(골지힘줄기관), 관절(관절수용기)의 감각수용기로 정보를 제공한다. 고유감각계는 신체 관절의 위치와 관절간의 상호관계 또는 정렬에 대한 중요한 정보를 제공하며, 신체적 위치에 대한 감각을 제공한다. 또한 관절의 움직임(예: 관절 위치의 변화)에 대한 정보를 제공한다. 구체적으로 아동의 신체부위가 어떻게 정렬되어 있는지, 어떤 관절이 고정되어 있고 움직이고 있는지, 관절의 위치가 변한다면 얼마나 빠르게 어떤 방향으로 움직이는지에 대해 감지하도록 돕는다.

셋째, 시각계는 균형과 자세 조절을 유지하는데 중요한 정보를 제공한다. 시각계는 환경에 대한 정보(물체, 사람)를 제공하고 환경내에서 신체의 움직임(속도와 방향)을 감지하고 안뜰감각과 고유감각을 모니터하고 제시한다.

4 운동 수행에 영향을 주는 요인

1) 환경적 요인(Environmental factors)

작업치료사는 평가와 중재를 제공할 때 물리적, 사회적, 문화적 환경을 고려해야 한다. 물리적 환경은 인간이 환경 안에서 수행하고 환경에 접근하는 것을 조정하는 비인간적인 요소로 이루어져 있다. 물리적 환경은 자연지형, 건물, 가구, 사물뿐만 아니라 빛, 소리, 색깔, 재질, 촉각, 형태와 같은 운동기술 습득에 영향을 주는 감각정보도 포함되어 있다. 아동의 사회적 환경은 아동에 대해 기대하는 가족, 친구, 보호자와 같은 의미 있는 사람들이 포함된다. 그들은 사회적 기준, 역할 기대에 영향을 주기 때문에 사회집단보다 큰 의미가 있다. 사회적 환경은 과제, 목표 성취, 아동의 운동기술 습득에 관한 다른 사람이 지각하는 역할에 영향을 줄 수 있다. 문화적 환경은 습관, 믿음, 활동 패턴, 행동 기준, 구성원에 대한 기대를 반영한다. 아동, 가족, 보호자는 종종 다양한 문화적 환경에 노출되어 있기 때문에 평가와 중재시 이러한 요소를 고려해야 한다.

2) 사회-정서적 요인(Social-emotional factors)

감정은 운동 수행에 영향을 주는 심리적인 상태이다. 개인은 긍정적인 감정에 따라 운동 도전을 성취할 수 있다. 아동은 움직임을 성공하면 긍정적인 감정을 경험하지만, 두려움과 실패를 경험하면 아동의 수행력은 더 저하된다(그림 5-6). 치료사는 치료하는 동안 아동의 표정을 보고 어려움의 정도에 따라 적절하게 힌트를 제공해야 한다. 아동이 성취할 수 있는 정도의 도전 수준과 아동이 정서적으로 문제 해결에 참여할 준비가 되어 있을 때 아동은 움직임을 학습하게 된다.

3) 신체적 요인(Physical factors)

운동범위의 손상은 아동이 어떻게 움직이는지와 활동에 적응하는지 알려준다. 중재는 아동의 기능을 향상시킬 수 있도록 운동 범위를 증진시키도록 하는 것이다. 치료사는 비대칭성 및 비정상적인 신체 조직과 같은 구조적 신체 양상을 관찰하고 평가하는 것뿐만 아니라 이러한 요인이 어떻게 움직임에 영향을 미치는지 고려해야 한다. 비정상적인 신체적 요인을 치료하기 위한 작업치료 중재로 아동이 다른 방법으로 활동을 보상하도록 하거나, 아동의 작업 수행을 돕기 위해 보조도구를 제공하는 것이다.

근 긴장도는 움직임의 패턴에 영향을 미치고, 운동 수행을 평가하는데 고려되어야 한다. 일반적인 근

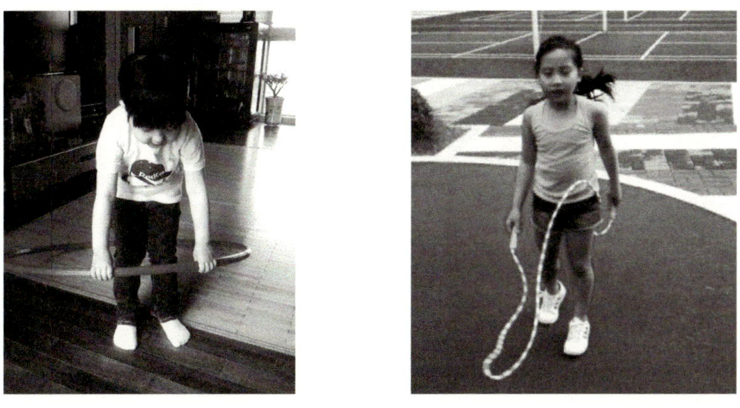

그림 5-6. 아동은 새로운 운동기술을 학습할 때 좌절감을 경험할 수 있음

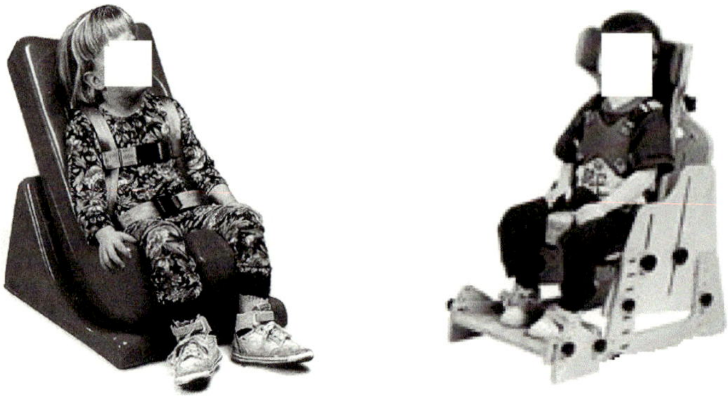

그림 5-7. 자세지지용 의자에 앉는 것은 자세조절에 도움이 될 수 있음

긴장도는 자세의 움직임을 가능하게 한다. 고 긴장도의 아동은 제한된 움직임의 결과로 증가된 긴장도를 보이고, 반대로 저긴장도의 아동은 움직임의 범위가 과도하고 움직임의 조절에 제한을 보인다.

작업치료 중재의 목표는 근 긴장도의 변화 없이 아동 각자의 작업 수행능력을 향상시키는 것이다. 이것은 아동에게 보조의자 또는 변형된 책상과 같은 보조적 지지를 제공함으로써 과제를 수행할 수 있게 한다(그림 5-7).

제한된 근력은 운동 수행을 방해한다. 근력훈련에서 아동은 추가된 저항 또는 체중을 가지고 움직임을 반복한다. 아동이 운동을 통해 근력을 증가시킬 수 있지만 놀이에 참여하는 것은 작업치료에 더 알맞은 활동이다.

5 운동 조절 장애

정상발달에 있어 머리조절, 앉기, 서기 등의 정상 운동 조절이 이루어진다. 뇌성마비는 비진행성 장애로 비정상적인 운동 조절은 발달 초기에 확인 가능한 징후이다. 발달협응장애 아동은 균형과 자세조절 장애를 보이며 일상생활, 학교, 음식 섭취, 사회적 참여에 어려움이 있으며, 대근육, 소근육 운동, 눈-손 협응 기술의 손실을 포함하는 다양한 운동 조절 장애를 나타낸다.

1) 뇌성마비(Cerebral palsy)

뇌성마비는 운동장애 유형에 따라 경직형, 무정위형, 실조형, 저긴장형으로 구분한다(Hagberg, 1993).

근긴장도의 증가 및 조절의 감소를 특징으로 하는 경직형 뇌성마비는 가장 일반적인 뇌성마비의 유형 중의 하나이다. 뇌성마비의 유형은 고유한 임상적 진행을 보인다. 예를 들어 경직형 사지마비 아동은 영아기에는 저긴장을 보이지만 1년 후에는 근 긴장도가 증가하는 것을 관찰할 수 있다.

저긴장은 발달지연이 있는 아동에게 흔히 보이는 운동 조절 장애 중 하나다. 저긴장형 아동은 대동작 및 소동작 발달지연과 움직임에 이상을 보인다. 저긴장형 아동의 운동장애는 비정상적인 체중지지와 체중이동 패턴, 항중력 자세조절 능력의 감소, 불충분한 양쪽 협응, 움직임 시작의 어려움, 구강운동과 먹기의 어려움, 조작능력의 미숙함을 보인다. 표 5-2는 뇌성마비 아동에게 관찰되는 운동 조절의 어려움을 요약하였다.

표 5-2 뇌성마비 아동에게 관찰되는 운동 조절의 어려움

분류	근골격계 장애	움직임 시너지	운동계획
경직형 뇌성마비	• 경직형 아동에게 주요 관심영역 • 생후 1개월 동안 감소된 근 긴장도 • 중력에 대항해 조절하려 할 때 근 긴장도 증가 • 잘못된 자세잡기로 인해 영구적인 구축 • 자발적인 움직임동안 동원되는 운동신경원의 수, 종류, 빈도 손상 • 근력 감소	• 뇌성마비 아동에게 주요한 영역 • 움직임 시너지의 잘못된 활성화 • 근육 활성화의 시간적 정렬의 손상으로 인해 서툰 자세조절과 잘못된 체중 지지와 체중 이동 • 주동근과 길항근의 동시 활성화	• 열린 과제 수행의 어려움 • 자발적인 과제 수행 동안 자세조절 근육의 활성화 손실
무정위형 뇌성마비	• 관절이완 • 과긴장, 근긴장도의 변동, 혹은 강직	• 뇌성마비 아동에게 주요한 영역 • 감소된 자세 근 긴장도 • 비대칭적인 움직임 • 협응 이상	• 움직임 조직을 개념화할 수 있을지라도 실행이 어려움
실조형 뇌성마비	• 저긴장 • 근 활동의 조절이 어려움	• 뇌성마비 아동에게 주요한 영역 • 비정상적인 움직임 시너지 • 움직임의 시작이 지연 • 움직임의 범위, 힘, 공간상에서 조직화의 오류 • 모순되는 감각 상황에서 바로 선 자세 어려움	• 움직임 조직을 개념화할 수 있으나 실행이 어려움
협응장애 뇌성마비	• 관절이완 • 관절 과긴장 • 감소된 자세조절, 근육 긴장도 • 근력 약화	• 움직임 시너지의 감소 • 움직임 수행이 어려움	• 실행 장애에 있어 주요 관심 영역 • 부자연스러운 연속성, 공간조직, 정보처리, 피드백 • 서툰 운동계획 능력

2) 발달협응장애(Developmental coordination disorder: DCD)

발달협응장애(DCD)는 운동 협응의 손상뿐만 아니라 뇌성마비, 소뇌 손상, 근이영양증과 같은 의학적 진단에 기인한다. 발달협응장애는 움직임의 시작과 운동계획에 있어 장애를 포함한다. 일반아동과 발달협응장애를 가진 아동간의 균형과 감각 처리의 차이를 알면 발달협응장애 아동이 보이는 운동 협응의 어려움을 이해하게 된다.

(1) 시각과 고유감각(Visual and proprioceptive sense)

아동은 균형조절을 위해 시각(visual), 고유수용성(proprioceptive), 안뜰감각(vestibular) 체계로부터 입력된 정보를 사용하고 통합하게 된다. 몇몇 연구는 발달협응장애 아동이 일반아동에 비해 균형을 조절하기 위해 시각에 훨씬 더 의존한다고 보고한다. 발달협응장애 아동은 효과적으로 고유감각의 입력을 사용하고 처리하는 능력이 부족하기 때문에 시각에 의존해 균형을 조절한다.

고유감각 피드백은 수정된 행동의 속도와 힘을 개선하여 균형을 잡으며, 오류를 수정하는데 중요한 역할을 한다. 고유감각 입력의 효과적인 처리는 불안정성을 깨닫는데 중요한 역할을 하는데 발달협응장애 아동은 고유감각 입력의 어려움으로 인해 일반아동보다 균형을 조절하기 더 어렵다.

정적인 균형을 조절하는데 고유수용성, 시각 또는 안뜰감각 입력에 더 큰 무게를 싣는다. Inder와 Sullivan(2005)은 연령에 비해 지연을 보이는 발달협응장애 고학년 아동이 일반아동에 비해 시지각이 훨씬 덜 발달했다고 보고했다. 어린 발달협응장애 아동(4~6세)은 고유감각 입력이 저하 될 때 균형을 조절하기가 더 어렵다. 발달협응장애 아동은 일반아동보다 시지각 손실이 있기 때문에 균형 조절을 위해 고유감각 입력에 더욱 의존하게 된다. 그러나 시지각 손실이 모든 발달협응장애 아동에게 나타나는 것은 아니다. 또한 효과적으로 시각 및 고유수용성 정보와 균형을 유지하고 회복하는 중요한 과정을 통합하는데 어려움을 갖곤 한다.

일반적인 근거는 발달협응장애 아동을 포함해 많은 아동이 하나의 감각 체계뿐만 아니라 감각 조직화(예: 시각, 고유수용성, 안뜰감각의 통합)의 손실을 가지고 있다는 것이다. 어린 아동은 10세 이상의 아동보다 통합적인 능력이 덜 발달하기 때문에 통합적인 처리가 아동의 연령에서 확실히 중요한 역할을 한다.

6 운동 조절 평가(Evaluation)

평가는 작업수행 영역과 배경을 먼저 평가한 후 수행요소를 평가하는 하향식 처리를 따른다. 이는 수행요소가 기능적 과제수행에 영향을 주기 때문이다(Trombly, 1995). 아동의 수행에 영향을 주는 모든 요소는 평가과정에서 고려되어야 한다. 평가과정은 아동에 초점을 두고 과제와 환경을 포함한 이들 영역에서의 상호작용을 평가하도록 한다. 평가에 대한 해석과 추천은 이러한 모든 영역 사이의 상호작용에 초점을 맞추고 있다.

1) 아동, 과제 및 환경 평가(Evaluation of children, task and environment)

운동 조절 및 움직임에 장애가 있는 아동의 평가는 아동의 기능제한을 확인하고 수행을 제한하는 요소를 평가해, 현재의 문제점을 바탕으로 치료전략을 세워야 한다. 아동의 수행평가는 기능평가(아동이 무엇을 할 수 있고 없는지), 발달 평가(발달 수행 수준), 도구를 이용한 특정 운동 발달 영역평가, 아동 수행에 관한 보호자 인터뷰 혹은 질문지, 관찰 등을 포함한다(표 5-3).

아동의 움직임 전략 평가는 움직임이 과제 및 환경의 요구사항과 부합하는지, 운동행동이 목적 있는 작업과 놀이로 통합되는지, 제한을 보상하는지를 이해하는 데 도움을 준다. 전략에 대한 정보는 부모인터뷰, 다양한 환경에서 아동의 움직임에 대한 시각적 분석을 통해 이루어진다. 아동, 가족, 교사 및 부모 인터뷰를 통해 아동이 가정, 학교, 지역사회에서 수행해야 하는 가장 중요한 과제와 현재 어려워하는 과제가 무엇인지 확인하고 우선순위를 결정할 수 있다. 또한 과제를 수행하는 아동이 운동기술 능력이 있는지, 아동의 나이와 사회문화적 배경에 기초해 합리적인 과제인지 확인한다.

기능 수행에 영향을 미치는 요소를 확인하는 것은 아동이 갖고 있는 문제에 대한 해답을 제공한다. 이

표 5-3 움직임 평가

영역	항목
기능적 수행	• 발달평가(예: Bayley scales of infant and toddler development, third edition, 2005) • 표준화된 기능평가 (예: The functional independence measurement for children: WeeFIM, The school function assessment, The assessment of motor and process skills: AMPS, Pediatric evaluation of disability inventory: PEDI) • 아동, 가족, 교사, 부모 인터뷰와 질문지
과제수행을 위한 감각-운동 전략	• 아동, 가족, 교사, 부모 인터뷰와 질문지 • 다양한 환경에서 과제수행의 시각적 분석
수행요소 평가	• 근력, 관절가동범위, 근 긴장도, 기억력, 문제해결능력, 감각통합, 시각적 구별, 대처기술의 구조화된 검사 • 관찰

런 점에서 수행요소 평가는 휴식과 동작시의 근력, 능동 및 수동 관절가동범위, 과제 참여에 사용되는 다양한 움직임 패턴과 시너지를 포함하고 발달상의 특정 영역을 관찰한다. 관찰은 아동이 자연스럽게 과제를 수행하는 환경 안에서 이루어져야 하며, 이것이 불가능하면 시뮬레이션 환경을 시도할 수 있다.

마지막으로 각 과제가 수행되는 환경특성과 요구를 분석해야 한다. 아동이 과제를 수행하는 물리적 특성(공간, 가구, 조명, 빛, 소음, 산만함, 조직화)과 사회문화적 배경(요구사항, 기대, 교수)은 고려되어야 한다. 환경 분석에서는 과제 수행을 방해하는 환경적 요인을 결정하고, 환경수정에 관한 요인을 결정한다. 환경과 관련해 고려해야 할 사항은 다음과 같다.

① 어떤 환경에서 아동은 무슨 과제를 할 수 있는가?
② 어떤 환경에서 아동은 무슨 과제를 할 수 없는가?
③ 운동기술 습득을 방해하는 환경적 제약은 무엇인가?
④ 운동기술 습득을 지지하는 환경적 요인은 무엇인가?
⑤ 수정 가능한 환경 요인은 무엇인가?

2) 움직임의 시각적 분석(Visual analysis of movement)

아동의 움직임에 관한 임상적 관찰은 평가에 있어 가장 중요한 요소이다. 비디오 녹화는 움직임의 자세한 분석에 도움을 주며 시간에 따른 시각적 분석을 가능케 한다. 표 5-4는 뇌성마비 아동과 실행증 또

표 5-4 시각적 분석을 통한 장애아동의 증상

뇌성마비	실행증/발달협응장애 아동	실행증 아동의 지연된 지각 운동수행
• 목의 지나친 폄과 어깨가 뒤로 당김 • 항중력 자세에서 몸통의 비정상적인 근육 긴장도 • 항중력 자세에서 보여지는 팔다리의 비정상적인 근육 긴장도 • 손을 편 채 유지할 수 없음 • 엎드린 자세에서 아랫팔로 체중을 지지 할 수 없음 • 지지하고 않은 자세에서 부적절한 머리조절 • 무정위형 아동의 경우 긴장도 이상과 관련된 비대칭적 자세	• 감소된 활동수준-한 자세를 유지하려는 경향을 보임 • 한 자세에서 다른 자세로 바꾸는 것을 피함 • 감소된 자세 긴장도와 자세조절 • 앞뒤로 체중을 옮기는 것은 가능하나 가쪽으로 체중을 옮기는 것이 어려움 • 몸통에서 골반 움직임의 분리가 어려움 • 목과 위쪽 등 근육을 수축시켜 자세를 안정시키려는 경향	• 따라하기와 모방을 필요로 하는 과제수행의 어려움 • 운동 과제를 자동적으로 수행하는 능력의 부족 • 표현 언어의 지연 • 스푼이나 크레용 같은 도구 사용의 어려움 • 단순한 동작의 시작, 순서의 어려움

는 발달협응장애(DCD) 아동의 증상 및 실행증 아동의 지연된 지각 운동수행의 특징을 나타낸다.

운동계획에 문제가 있는 아동은 문제를 보상하기 위해 운동, 사회관계 전략을 발달시킨다. 예를 들어, 구조화된 장난감을 피하고, 장난감에 따라 다른 행동을 보이기도 한다. 이런 초기 보상전략의 증상은 보다 심각한 행동 문제를 피하기 위한 것이며, 일부 활동을 피함으로써 습관형성을 막는 것이다.

실행장애 혹은 발달협응장애(DCD)가 있는 아동은 뇌성마비로 진단받은 아동과 같은 비정상적인 발달 징후를 보인다(표 5-5). 표 5-4에서는 일반아동과 경직형 뇌성마비, 발달협응장애가 있는 아동의 운동발달 지연의 징후를 요약하였다.

표 5-5 일반아동, 경직형 뇌성마비, 실행장애 /발달협응장애 아동에게 관찰되는 발달 징후

영역	일반아동	경직형 뇌성마비	실행장애 / 발달협응장애
운동발달	• 과제와 환경의 요구에 부합	• 운동발달의 지연과 비정상적 운동발달	• 심한 경우 운동발달의 지연 • 경증과 중증도의 경우 낮은 수준의 운동발달
근 긴장도와 자세 긴장도	• 정상적인 근 긴장도	• 초기에 정상 혹은 저 긴장, 이후에 증가 혹은 변동 • 과 긴장된 팔과 다리 • 저 긴장된 몸통과 목	• 자세 긴장도의 감소 • 안정성을 얻기 위한 어깨 주머니의 뻣뻣함
움직임 시너지	• 다양한 움직임 시너지	• 같은 시너지를 모든 자세에서 반복하는 경향을 보임	• 다양한 움직임의 시너지를 보이나 과제의 요구에 부합되는 움직임 시너지의 레퍼토리 감소
머리조절	• 모든 자세에서 머리 조절 가능	• 지지해서 앉기-서툰 머리 조절 • 엎드리기-목을 지나치게 펴고 어깨뼈를 뒤로 당기는 경향	• 목과 어깨 주머니 근육의 안정성 감소(예: 엎드리기와 눕기)
체중지지와 엎드린 자세에서 체중이동	• 아래팔과 손으로 체중지지, 옆으로 체중 이동 가능	• 아래팔로 체중지지 불가능 • 엎드린 자세를 싫어함	• 옆으로 체중이동 어려움 • 팔꿈치를 고정하여 어깨를 올리거나 자유도 조절이 감소하는 경향
누운 자세에서 항중력 굽힘	• 중력에 대항해 적절한 굽힘, 손을 무릎으로 가져가고 손을 발가락으로 가져갈 수 있음	• 중력에 대항해 몸통 굽힘이 불가능 • 팔을 몸통 옆에 유지	• 중력에 대항해 서툰 굽힘, 특히 배쪽 굽힘

영역	일반아동	경직형 뇌성마비	실행장애 / 발달협응장애
움직임	• 다른 자세 취하기 가능 (예: 구르기, 앉기, 네발서기) • 대칭과 비대칭으로 전환 가능 • 공간, 시간 안에서 활동 참여 가능	• 다른 자세변화 불가능 • 6개월 후에 비대칭 유지 경향 • 움직임시 경직되거나 자세 조절의 결여 • 활동 발생 후에 반작용 가능	• 움직임 이행의 어려움-중력에 대항해 높은 수준의 자세유지는 가능하나 낮은 수준의 움직임은 수행할 수 없음 • 서툰 참여 조절-활동 후에 반작용 발생 가능
앉은 자세에서 자세조절	• 균형변화-다른 수준에서 뻗기시 골반은 안정된 지지면 제공	• 쉽게 팔을 뻗을 수 없으며 몸통을 뒤로 굽혀 골반이 뒤로 당기는 자세 유지	• 자세조절 변화 피함 • 안정성을 얻기 위해 골반을 앞쪽으로 당기는 자세를 유지하려고 함 • 지지면을 넓게 유지하려는 경향
몸통 회전	• 몸통 회전 가능	• 몸통 회전 불가능-지나친 폄 사용 가능	• 회전 능력은 보이나 자발적으로 사용하지 않음
팔 조절	• 공간에서 팔 움직임 조절 가능	• 어깨뼈 안정성 결여 • 뻗기, 쥐기, 양쪽 협응 지연	• 어깨뼈의 안정성 부족 • 손 펴기에 어려움은 없으나 체중지지 동안 손을 쥐려는 경향 • 몸통에서 반대쪽으로 위팔뼈를 벌려 팔을 안정시킴

3) 치료목표 및 전략(Treatment goal and strategy)

치료사는 현재의 수행을 바탕으로 아동의 치료목표를 설정하고 아동에게 사용할 전략을 세운다. 수행전략을 세우기 위해 문제의 원인과 임상적 징후의 예후에 관한 지식이 필요하다. 장애원인은 앞으로의 수행에 관해 몇 가지 예측을 가능하게 한다. 출생 후 3년 이내의 평가는 치료의 필요성을 확인하는데 중요하다. 베일리 아동 발달척도(Bayley scales of infant and toddler development)와 아동 움직임 평가(Movement Assessment of Infants)는 치료의 필요성 및 치료 효과를 확인하는데 사용할 수 있다.

7 운동 학습(Motor learning)의 중요한 요소

운동 학습(motor learning)은 운동 기술을 새롭게 배우는 것으로, 기술을 습득하기 위해 아동은 다양한 단계에서 시도와 연습할 기회를 가져야 한다. 운동 학습에는 학습전이, 피드백, 수행과 결과에 대한 지식, 연습의 유형, 순서화, 과제 수정이 포함된다. 이러한 개념은 움직임의 가르침과 학습과정에 포함된 기술에 대한 유용한 정보를 제공한다. 가르침과 학습과정을 인식하고 아는 것은 치료사가 운동 기술 원리를 실제에 적용할 수 있도록 한다.

1) 학습의 전이(일반화)(Transfer of learning)

아동은 기술을 습득하고 향상시키기 위해 다양한 연습환경이 필요하다. 작업치료의 중재목표는 아동이 치료환경에서 학습한 것을 자연스러운 환경으로 전이시키는 것이다. 예를 들어, 치료실의 장애물 코스에서 휠체어를 조정한 후 치료사는 아동이 복도에서도 조정할 수 있게 되기를 바란다.

아동은 자연스러운 상황, 즉 실제 상황에서 연습할 때 운동 기술이 가장 잘 전이된다. 그러므로 아동이 학교 복도에서 휠체어를 성공적으로 조정하는데 가장 좋은 방법은 실제 환경에서 연습하는 것이다. 학습의 전이는 운동과제가 기능적인 활동 또는 실제 시간과 장소에 맞게 짜여진 실제적인 작업을 하는 동안에 더 쉽게 발생된다. 그리고 유사한 구성요소를 가진 운동 기술은 더 잘 전이된다. 예를 들어, 성공적으로 공을 던지는 것을 배운 아동은 목표물에 콩 주머니를 더 쉽게 던지게 된다.

2) 피드백(Feedback)

운동 학습과 기술습득은 수행 후에 되먹임으로 강화된다. 피드백은 움직임의 결과를 이해하는데 있어 아동을 도와준다(Levine, 1987). 새로운 기술을 학습하는 초기단계에, 이차적인 피드백은 성공적으로 기술을 익히는데 중요한 역할을 한다. 아동이 스스로 수정할 수 있도록 하는 본질적인 피드백은 운동수행을 지속하는 데 가장 효율적이고 중재의 목표가 된다. 아동은 탐구하고, 발견하고, 오류를 만들게 되고, 결과적으로 움직임의 새로운 방법을 습득하게 된다. 운동 기술 발달의 초기단계에서 아동은 외부적인 피드백이 필요할 수 있다. 피드백의 종류에는 언어적 피드백, 신체적 피드백, 모델링이나 시연과 같은 시범적 피드백이 있다.

(1) 언어적 피드백

언어적 피드백을 제공할 때는 세 개의 짧은 핵심단어를 한 번에 쉽고 반복적으로 사용하는 것이 좋다. 구체적인 힌트를 주는 긍정적인 피드백은 "연필을 세게 눌러봐"처럼 수행을 향상시킨다.

(2) 모델링과 시연

시범을 보이는 피드백은 모델링이나 움직임의 시연이 있다. 시범적 피드백은 아동이 기술을 습득하는 초기단계처럼 실제적인 움직임을 실행하기 전에 제공되는 것이 가장 좋다. Winstein과 Schmidt(1990)의 연구에서 계속적인 피드백은 장기학습에 효과적이지 않다고 하였다. 그러므로 피드백은 아동이 움직임 시도의 50% 후에 주어져야 한다. 학습이 진행됨에 따라 피드백은 점점 감소시키고, 아동의 수행이 부정확할 때 제공되어야 한다. 또한 아동이 하나의 과제를 여러 번 시도한 후에는 매 시도 후에 주어지는 피드백보다 수행에 대한 요약적 피드백이 더 효과적이다(Schmidt, 1991).

3) 수행에 대한 지식(Knowledge of performance)

수행에 대한 지식은 과제를 수행할 때 사용되는 움직임의 특성에 대한 정보를 제공하며 과제를 어떻게 수행했는지에 대한 정보를 제공한다. 수행에 대한 지식은 즉각적이고 과제수행 후에 발생하며 운동과제를 "수행할 때의 질" 에 대한 피드백이다. 예를 들어 치료사는 "공을 던질 때 팔을 더 높이 뻗는 것이 좋겠어" 또는 "두 손을 펴서 공을 잡고 시선은 농구대를 봐야 해"라고 일반적으로 구두지시로 수행 지식을 알려줄 수 있다. 이런 지시들은 모두 수행에 대한 지식으로 움직임의 특성이나 정보를 제공한다.

4) 결과에 대한 지식(Knowledge of performance)

결과에 대한 지식은 과제를 수행한 후 결과에 대한 피드백이며, 목표가 달성되었는지에 대한 답이다. 결과에 대한 지식은 움직임의 목표에 대한 구체적인 정보를 서술할 때 가장 효과적이며, 일반적으로 치료사에 의해 제공되나 때로는 환경이나 과제를 구조화하여 결과에 대한 지식이 자연스럽게 일부분이 될 수 있도록 한다. 예를 들어 농구골대에 공을 넣으라고 하거나, 페그를 구멍에 끼우라고 치료사가 지시를 한다면 수행결과에 대한 지식을 제공하는 것이다. 이것은 아동 스스로 수정할 수 있는 기회를 준다.

5) 연습의 유형(Practice types)

새로운 운동기술을 습득하는데 있어 가장 중요한 요소 중에 하나가 연습양이다(Gentile, 1992). 여러 연구에서 운동기술을 향상시키고 발달시키는데 있어 연습을 사용한다고 보고하고 있다.

(1) 집중적인 연습

집중적인 연습은 휴식시간보다 더 많은 시간을 수행연습을 하는 것을 의미한다. 이러한 연습유형은 대상자가 움직임을 배우기 시작하는 인지단계에서 가장 잘 적용된다. 분리된 연습은 연합단계 동안의 유용한 시도 사이의 휴식기간의 연습을 의미한다. 분리된 연습의 임상적인 예로 아동은 땅에 발을 가까이 대고 잦은 휴식을 취하면서 그네 타기를 학습하기 시작한다.

(2) 무작위 연습

다양하고 무작위한 연습은 자율적인 단계에서 효과적이다. 다양한 연습은 학습자가 같은 패턴을 반복하게 한다. 이 연습의 유형은 학습에 적응하고 일반화하는 능력을 증가시킨다. 일반적으로 짧고 빈번한 연습은 피로를 감소시키고 강화를 증가시키기 때문에 길고 드물게 연습하는 것보다 더 효과적일 수 있다.

(3) 상상 연습

상상 연습은 행동 없이 상상 기술을 수행하는 것을 포함한다. 예를 들어 컵을 사용해 물을 마시는 기술을 습득하기 위해 머릿속에서이미지를 만들어 상상하여 연습하는 것이다. 이는 역할 놀이, 비디오 시청, 상상으로 구성되어 있다. 상상 연습은 운동기술을 가르치며 근육 활동의 타이밍과 협응을 재훈련하는 데 효과적이다. 상상 연습과 관련된 연구에서 운동선수는 수행능력을 최대화할 수 있으며, 신체적 연습이 합쳐진 인지적 상상은 운동장애 아동에게 학습의 전이가 뛰어나고, 아동의 문제를 해결하는데 도움을 준다고 보고하고 있다(Jarus & Ratzon, 2000).

상상 연습을 치료에 사용하기 위해 치료사는 과제 유형, 연습 기간, 실제와 수행사이의 시간을 고려해야 한다. 아동은 상상연습에 필요한 최소한의 인지능력을 갖추고 있어야 하며 경험이 있는 과제라면 아동은 상상을 쉽게 할 수 있다. 그러나 아동은 비디오를 보거나 다른 사람의 수행을 보고 움직임을 상상할 수도 있다. 치료사는 이 때 너무 길게 인지적 연습을 하지 않도록 주의해야 한다. 이것은 아동에게 어렵고 동기부여를 저해할 수 있기 때문이다.

6) 과제 순서화와 수정(Sequencing and adapting tasks)

작업치료의 주요한 과정 중 하나는 과제를 순서화하고 수정하는 것이다. 대부분 개별적인 과제는 연속적인 과제보다 성취하기 더 쉽고, 고정된 사물을 조작하는 기술은 움직이는 사물의 조작보다 먼저 발달한다. 닫힌 과제(예: 머리 빗기, 손 씻기, 화장실 이용하기 등)(그림 5-8)는 아동이 과제를 수행하는 동안 환경이 고정되는 반면 열린 과제(그림 5-9)는 움직임 안에서 환경이 변하고 각 시도간에 다양성이 있다. 힘과 거리에 더하여 움직임 전략은 타이밍에 대한 조건을 고려해야 한다. 따라서 열린 과제는 일반적으로 아동이 성취하기 더 어렵다. 발달과 운동지연이 있는 아동은 과제 완성을 위한 타이밍에 어려움을 겪게 된다.

또한 치료사는 활동의 인지적인 요구를 고려해야 한다. 아동은 인지적인 요구가 거의 없는 간단한 운동 과제를 더 쉽게 완성하고, 많은 단계로 구성된 과제보다 적은 단계로 구성된 과제를 더 쉽게 성취한다. 아동은 정교함이 필요한 과제보다 정교함이 덜 필요한 과제를 더 쉽게 완성한다. 아동이 수정된 과제를 순서에 따라 수행할 때, 치료사의 지시가 많은 움직임보다 지시가 없는 움직임이 더 쉽다.

환경구조는 활동의 복잡성과 특징에 중요한 역할을 한다. 예를 들어, 다양하고 관계없는 자극(예: 다른 아동들)이 있는 환경은 더 도전적이다. 그 이유는 아동이 계속 적응하고 조정해야 하기 때문에 더 어렵다.

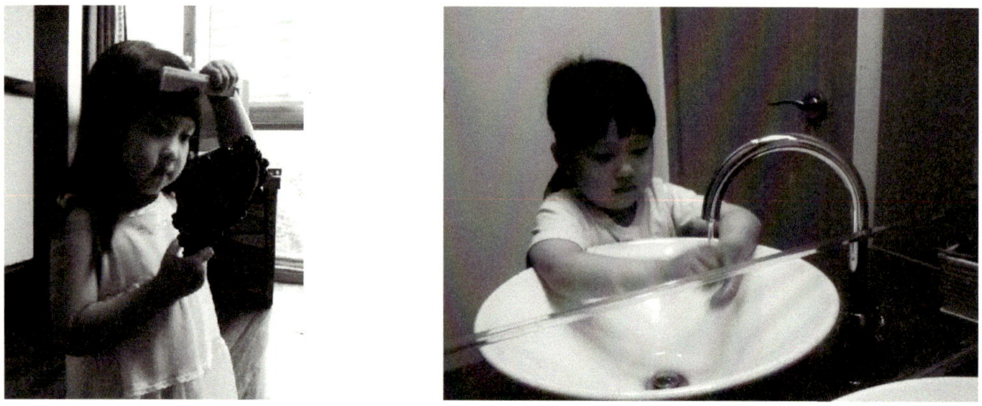

그림 5-8. 닫힌 과제

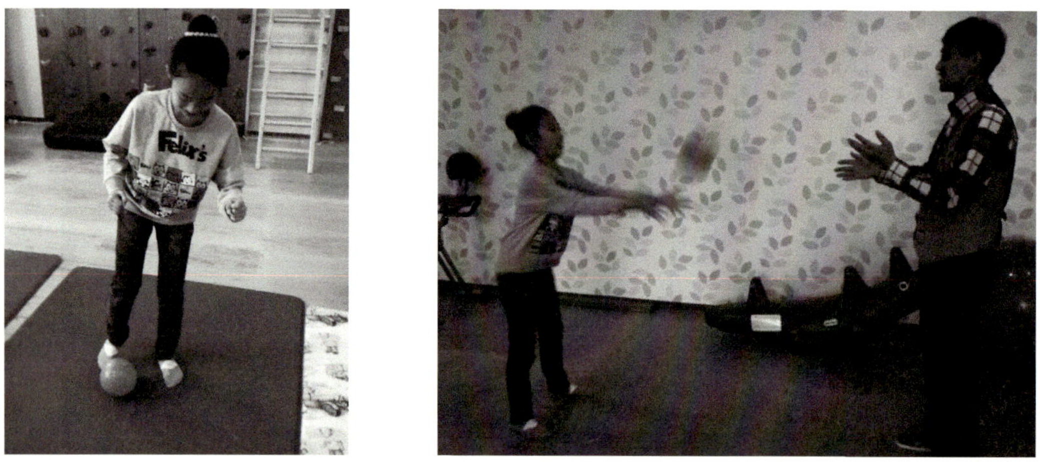

그림 5-9. 열린 과제

8 그 외 중재방법

1) 신경발달치료(Neurodevelopmental treatment: NDT)

신경발달치료(NDT)는 뇌성마비 아동의 움직임 문제에 맞추어 개발되었다. 신경발달치료의 기본목표는 원시적인 혹은 비정상적인 반사 패턴과 근 긴장도를 억제하고 정상 움직임 패턴과 자세조절을 향상시키는 것이다. 신경발달치료에 사용되는 도구로는 체계적인 감각입력과 부모훈련을 포함한다.

신경발달치료(NDT)는 움직임 장애가 있는 어린 아동을 위해 자주 사용되는 치료접근법 중 하나이다. 신경발달치료(NDT)에서 비전형적인 움직임은 습관으로 학습되기 전에 억제되어야 한다는 전제를 바탕으로 한다. 1980년대 후반, 1990년대 초 일부 연구에서 신경발달치료(NDT)에 운동 조절 모델과 운동학습이 치료원리와 테크닉에 포함되지 않는 것에 대한 비판이 일었다. 특히 아동이 치료를 수동적으로 받는다는 점에서 아동 중심의 치료와 부합하지 않았다. 이후 기능이 여러 시스템간의 상호작용의 결과라는 견해가 중추신경계에 의해 좌우되는 단순한 계층적 모델을 대신했다. 이 모델은 동기, 지각, 인지, 감각, 각성, 집중 등 무수히 많은 변수가 움직임에 영향을 미친다는 것을 강조한다. 신경발달치료(NDT) 접근을 사용하는 치료는 사례 5-2에 제시되었다.

신경발달치료(NDT)의 기초가 되는 이론적 개념에서 운동행동에 관한 현재의 이론을 받아들이면서 계속해서 발전하고 있다. 다음은 신경발달치료(NDT)의 변화를 설명하였다(Heriza & Sweeney, 1995).

① 발달, 학습, 치료과정에 아동의 능동적 참여에 초점을 둔 새로운 운동행동 이론 수용
② 중추신경계의 분리된 운동모델 수용
③ 자세를 취하고 유지하는데 피드백(feedback)뿐만 아니라 피드포워드(feedforward) 개념 수용
④ 능동적 참여와 움직임을 시작하고 수행하는 아동의 능력에 대한 문제해결 및 운동계획의 중요성을 받아들이는 학습이론 수용

사례 5-2 유진

유진의 치료는 신경발달치료(NDT)의 원리를 보여준다. 유진의 중재계획은 상지조절과 자세조절의 개발에 초점을 두고 공간에서 팔을 자유롭게 움직이도록 하는데 있다.

팔의 움직임 조절과 조작은 다른 방법으로 치료되었다. 첫째, 치료사는 뻗기 준비를 위해 팔꿈치와 손을 사용한 역동적인 체중지지와 체중이동을 촉진시켰다. 이 활동 동안 치료사는 어깨의 안정성과 팔의 정렬에 집중하였다. 체중지지 활동은 팔 조절 발달에 기여하는 것으로 나타났다. 둘째, 작업치료사는 크기가 다른 물체를 사용해 뻗기, 쥐기, 놓기 훈련을 하였다. 과제는 각각의 움직임 시너지 훈련을 강조하였다. 예를 들어, 다른 면에서 뻗기 작업시 치료사는 거품을 사용하였다. 후에 치료사는 유진에게 조절된 잡기와 놓기가 필요한 작은 장난감 집을 보여주었다.

자세조절은 세 가지 방법으로 이루어졌다. 첫째, 작업치료사는 자세조절에 기여하는 감각전략의 사용을 강조한다. 둘째, 작업치료사는 환경 안에서 과제와 능동적인 상호작용을 하는 동안 자세정렬과 자세조절에 중점을 두었다. 셋째, 치료사는 적절한 인지도구가 제공되는 가정과 다른 환경에서 자세정렬에 중점을 두었다. 자세정렬은 가정에서도 촉진되었다. 유진의 치료사는 그녀의 부모에게 어떻게 안고 옮기는지, 장난감 놀이를 통해 어떻게 운동 조절을 변화시키는지 교육하였다. 유진의 자동차 시트는 적합한 신체 정렬이 가능하도록 개조되었다. 유진은 조기치료 프로그램을 시작하였으며 치료사는 적합한 자세잡기 방법을 가르쳐 놀이 활동에서 손을 자유롭게 사용하도록 하였다.

2) Rood 접근법(Rood approach)

Rood 접근법의 주요 구성요소는 운동반응과 근육상태 변화를 촉진하는 발달적인 자세의 사용을 이끌어내기 위해 감각자극(sensory stimulation)을 사용하는 것이다. 감각자극은 특정운동 반응을 이끌어내기 위해 근육과 관절에 적용된다. 자극은 근 긴장도를 억제하거나 촉진하는 잠재력을 가지고 있다. Rood에 의해 설명된 감각자극의 종류는 관절압박, 저항, 미지근한 온기, 두드리기 등이 있다. Rood는 또한 특정 발달 순서가 운동반응을 촉진시킨다고 믿었다. 이 순서는 몸 쪽에서 먼 쪽으로, 머리 쪽에서 꼬리 쪽으로 향하는 것이다. 치료 전략은 클라이언트를 이러한 발달 순서로 움직이게 하는 것이다.

최근 임상가들은 클라이언트를 목적 있는 활동에 참여할 수 있도록 준비시키기 위하여 부수적이거나 예비적인 중재로써 Rood의 원리를 선택적으로 사용한다. 또한 클라이언트는 일상생활 수행을 위해 스스로 감각자극을 제공하는 방법을 교육받을 것이다. 예를 들어, 상의를 입기 위해 아동에게 왼쪽 위팔 두갈래근을 지속적으로 신장(stretch)시키도록 함으로써 근 긴장도를 낮추어 셔츠를 입을 때 팔을 쉽게 움직이도록 촉진하는 것이다. 표 5-6은 Rood에 의해 사용된 치료기법을 보여준다.

표 5-6 Rood의 촉진과 억제기법

피부의 촉진기법	고유수용성 촉진기법	억제기법
가벼운 움직이는 접촉 (light moving touch)	무거운 관절압박 (heavy joint compression)	미지근한 온기 (neutral warmth)
빠른 솔질(fast brushing)	저항(resistance)	가벼운 관절압박 (joint approximation)
얼음(icing)	전정자극 또는 안뜰자극 (vestibular stimulation)	천천히 쓰다듬기 (slow stroking)
	전도(inversion)	부드럽게 흔들기 (gentle shaking or rocking)
	신장 압력 (stretch pressure)	지속적인 신장 (maintained stretch)
	신장(stretch)	흔들기(rocking)
	가볍게 두드리기(tapping)	
	치료적 진동 (therapeutic vibration)	

3) 고유수용성 신경근육 촉진접근법(Proprioceptive neuromuscular facilitation: PNF)

고유수용성 신경근육 촉진(PNF)접근법은 정상적인 움직임과 운동발달에 근거한다. 이 접근법의 주요 강조점은 움직임의 발달순서와 의지적인 움직임을 만들 때 주동근과 길항근 사이의 균형 있는 상호작용에 있다. 고유수용성 신경근육 촉진접근법은 기능적인 활동에서 보이는 움직임과 닮은 자연스러운 대각선의 큰 움직임 패턴을 설명한다. 중재전략은 움직임을 촉진하기 위해 이러한 패턴을 사용한다. 또한 촉각, 청각, 시각을 포함한 감각자극이 운동반응을 촉진하기 위해 치료에 적극적으로 사용될 수 있으며, 치료사의 도수접촉, 언어적 지시, 그리고 시각적 신호등과 함께 움직임 형태와 자세에 적용된다.

작업치료 임상에서 고유수용성 신경근육 촉진접근법 패턴은 물건이 놓여있는 상태에서 목적 있는 활동을 하는 것과 같은 기능적 활동에서 볼 수 있다. 예를 들어 아동에게 왼쪽에 있는 신발주머니를 집어 오른쪽에 있는 신발장 위에 놓으라고 하는 것은 신경근육 촉진접근법의 패턴 중 하나이다.

제 6 장

감각통합

1 감각통합이론

감각통합(sensory integration)이란 신체와 외부환경으로부터 오는 감각자극을 조직화하여 자신이 속한 환경에 효율적으로 적응하도록 하는 뇌의 신경학적 과정이다(Ayres, 1972). Ayres에 의해 처음 제시된 감각통합이론은 학습, 행동과 환경, 신체로부터 들어오는 감각간의 연관성을 설명하기 위해 만들어졌다(Bundy & Murray, 2002). Ayres는 말초감각의 손상이나 신경학적 손상과 같은 뚜렷한 원인이 없이도 감각통합이 학습에 영향을 미친다고 보았으며, 감각정보는 뇌의 영양분으로 작용하기 때문에 결정적인 시기에 충분한 감각자극이 제공되지 않는 경우 뇌의 기능장애가 발생하게 되어 아동의 발달지연을 초래한다고 보았다(Parham & Mailloux, 2010). 또한, Ayres는 감각통합을 뇌의 신경학적 기능에만 국한하지 않고, 기능적 행동과 연관된 신경학적 처리과정으로 설명하면서 '적응반응(adaptive response)'이라는 용어를 제시하였다. 아동은 주어진 환경속에서 다양한 감각정보를 모두 수용하는 것이 아니라 가장 필요로 하며 의미있는 유용한 감각을 능동적으로 선택, 통합하여 그 상황에 가장 적합한 적응된 반응을 하게 된다는 것이다. 최근 Fisher와 Murray(1991)는 이러한 측면을 '작업(occupation)'의 개념과 통합하여 자기-실현을 강조한 감각통합 모델을 제시하였다. 이 모델에서는 감각통합 이론의 나선형과 인간작업 모델의 나선형의 두 가지 나선형 과정을 통합하여 설명하였다(그림 6-1). 이 모델에서 환경 또는 신체로부터 오는 감각의 원천은 의미있는 활동을 하고자 하는 인간의 내적욕구에서 시작되며, 그로 인해 시작되는 자발적인 감각수용은 감각통합의 첫 단계라고 보았다. 이 후 수용된 감각정보의 처리과정을 통하여 효율적인 적응행동이 나타나게 되며, 이러한 적응행동은 인간작업모델의 작업적 행동(occupational behavior)

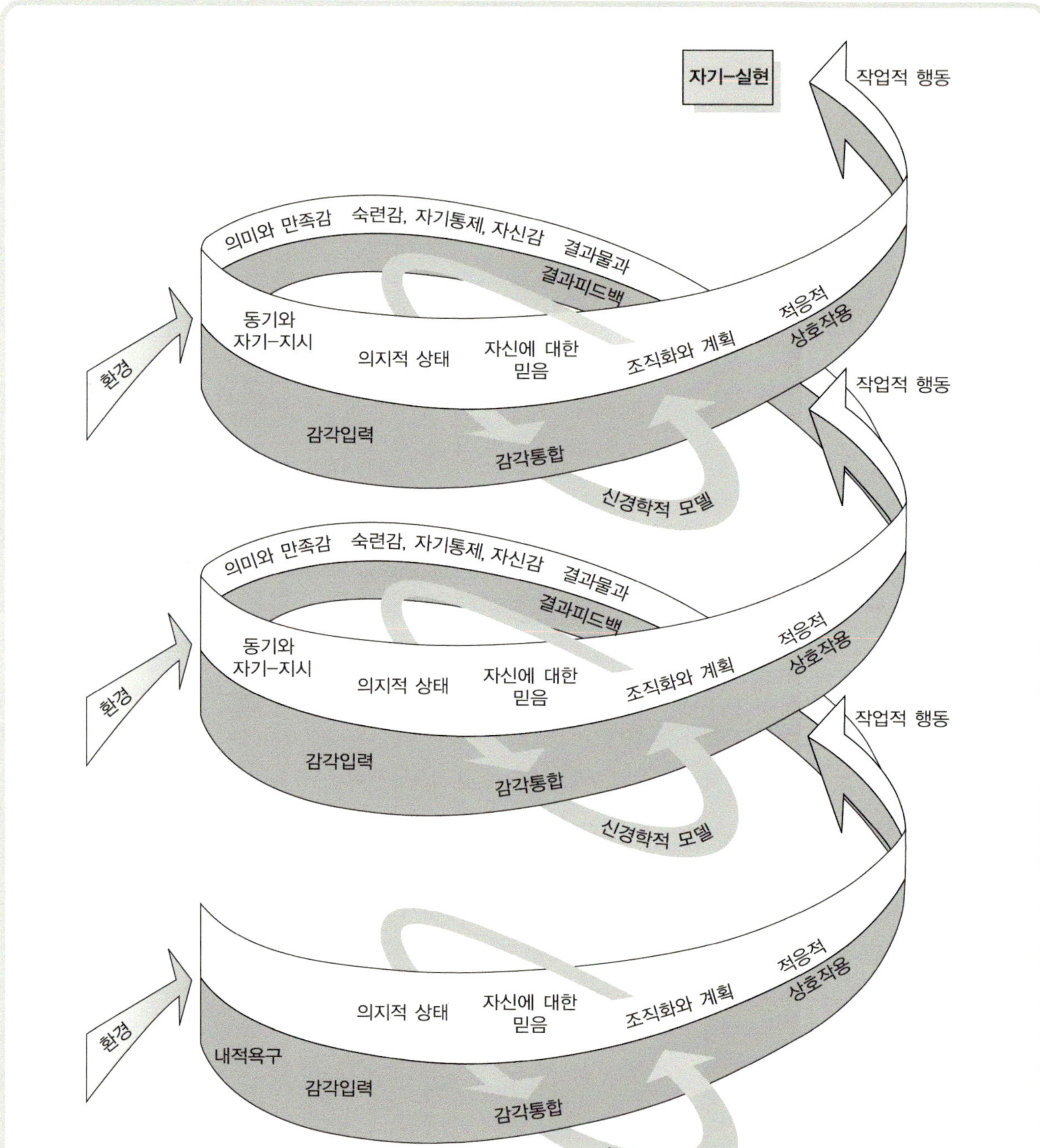

그림 6-1. 감각통합의 나선형 모델(Fisher & Murray, 1991)

의 기초가 된다. 따라서 적응행동은 성공적인 작업적 행동으로 이어져 자신의 능력에 대한 믿음, 자신감, 만족감, 자기-통제력으로 귀결되며 결국 더 큰 작업에의 참여, 자기-실현으로 나타나게 된다고 하였다.

이 외에도 Spitzer(1999)는 감각통합을 역동적인 과정(dynamic process)으로써 개개인의 능력과 환경이 상호작용하는 자기-조직화된 활동이라고 설명하기도 하였다. 이 경우 감각통합은 중심축의 역할을 하고 감각조절능력과 감각구별능력은 일, 놀이, 여가 활동과 같은 의미있는 활동을 지지하는 체계가 되며, 주어진 환경안에서 이러한 작업이 수행된다. 따라서 Spitzer(1999)는 감각통합능력과 주어진 환경안에서 일관된 상호작용에 의해 작업에의 참여가 이뤄진다고 보았다(그림 6-2).

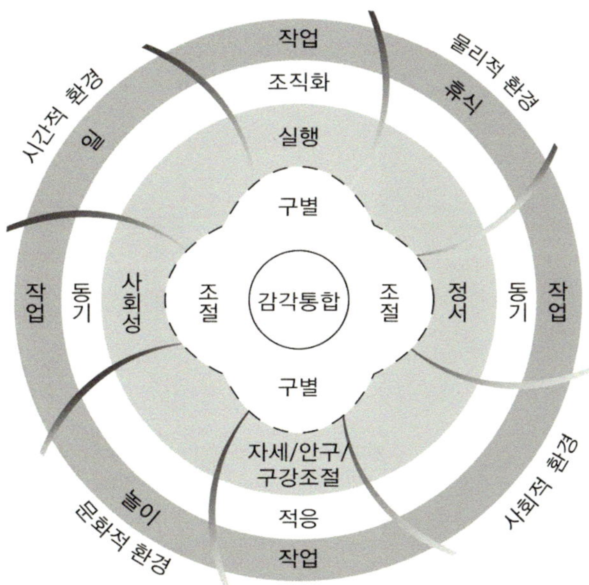

그림 6-2. 감각통합의 역동적 과정(Spitzer, 1999)

1) 감각통합이론의 이론적 가정

(1) 중추신경계는 신경학적 가소성(neural plasticity)을 가지고 있다

신경학적 가소성이란 뇌의 구조가 변화하는 능력을 말한다. 다양한 감각정보 처리과정은 뇌의 신경세포 간 시냅스의 변화를 유도하며, 이러한 신경학적 변화는 감각통합치료의 치료적 근거가 된다. 따라서, 감각통합치료의 결과인 적응행동은 단순한 기술습득이 아닌 신경학적 변화로 인한 것이라고 볼 수 있다.

Ayres는 초기에 뇌의 기능이 분화되는 3~7세 연령이 감각통합발달에 매우 중요한 기간이라고 가정하였으나 뇌의 가소성은 일생에 걸쳐 가능하며 감각통합치료를 8세 이상의 사람들에게 적용했을 때에도 유의한 변화를 보였다는 근거가 있다.

(2) 감각통합은 발달한다

일생동안 신경계는 물리적, 사회적 환경과의 상호작용을 통해 얻어진 다양한 정보를 통합하며, 뇌의 신경학적 감각처리능력은 효율적으로 발달한다. 이러한 감각통합능력의 발달은 높은 수준의 적응행동으로 나타나게 되고, 이는 발달순서상 존재하는 각 단계의 발달행동들로 보여진다(표 6-1). 또한, 아동의 향상된 감각통합능력은 더 높은 수준으로 발달을 이끄는 원동력이 된다(Parham & Mailloux, 2010). Ayres는 다양한 감각 중에서도 특히, 촉각, 고유감각, 안뜰감각이 주요한 역할을 하며, 이러한 감각들이 효율적으로 처리, 통합됨에 따라 자세조절, 적절한 근긴장도 유지, 신체 양측 협응, 운동계획, 정서적 안정성이 발달하고, 최종적으로는 집중력, 자존감, 자아조절 및 통제력, 학습능력, 추상적 사고 능력이 발달하게 된

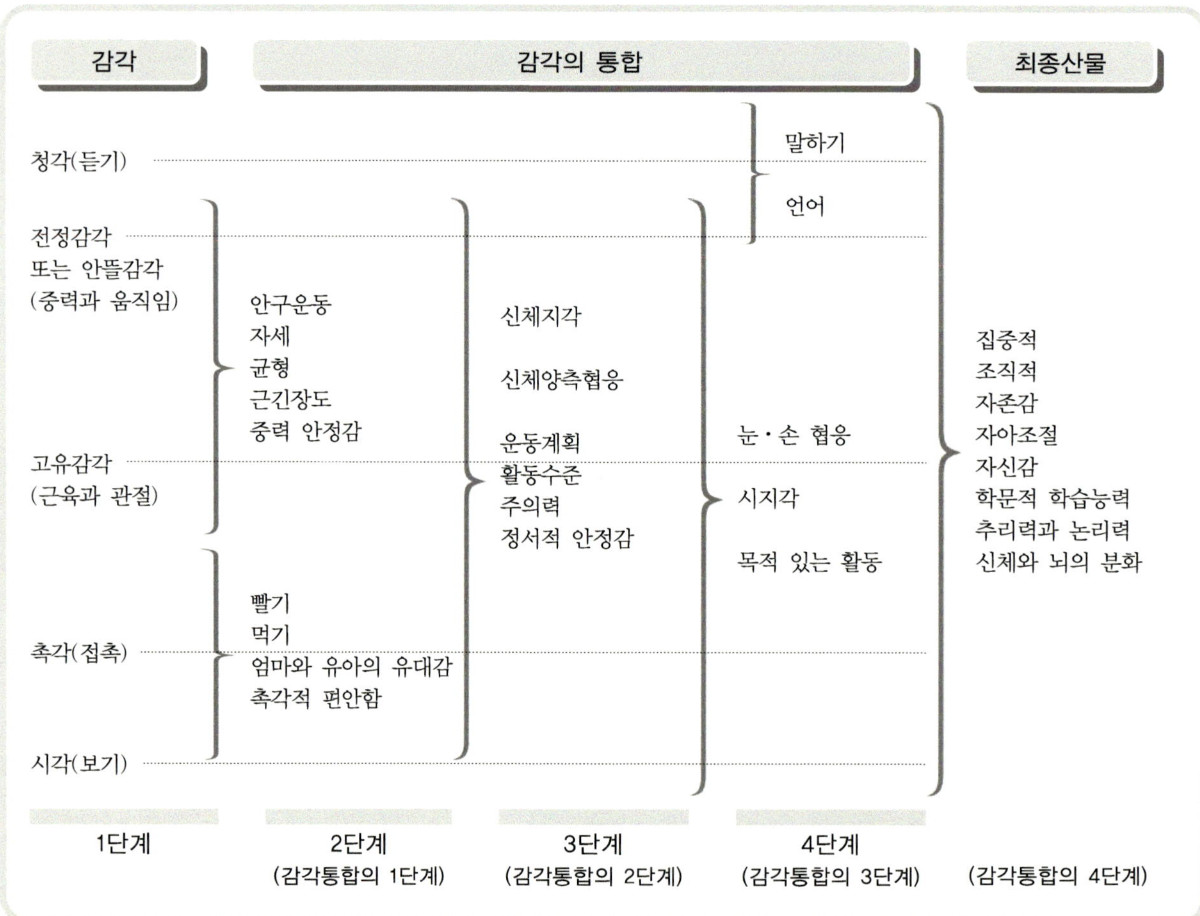

그림 6-3. 감각통합의 과정

ww다고 하였다(그림 6-3). 따라서, 도전적인 과제를 통해 아동에게 다양한 감각정보를 처리할 수 있도록 하는 기회를 제공한다면, 성공적인 적응반응을 이끌어 발달을 촉진할 수 있게 된다. 결과적으로 복잡하고 어려운 발달행동들이 나타날수록 이전보다 더 효율적이고 높은 수준의 감각통합의 발달이 이뤄지게 되고, 이는 또다시 높은 수준의 발달행동을 유도한다.

표 6-1 감각통합의 단계적 발달

태아기	생후1개월내	1~6개월	6~12개월	2세	3~7세
• 임신 5.5주: 촉각 자극에 반응, 회피 반응	• 촉각: 엄마-아기 사이의 애착 • 편안함을 위해, 모유를 주기 위해 촉각을 이용	• 촉각-시각 탐색 • 3차원 지각 • 촉각, 고유감각 • 자아/비자아를 구별함 • 자아확장으로 보호자를 탐색함	• 촉각기술이 정교해짐: 손 기술이 발달함 • 다리근육에 대한 시각 위치도를 인식함	• 촉각 가이드 기술 : 소운동기술과 일반적인 실행기술이 발달함	• 숙련된 도구사용 능력이 발달함 • 자세조절을 위한 체성감각, 우세측발달
• 임신 9주: 머리를 가슴쪽으로 접근시키는 반응	• 고유감각: 보호자의 몸에 맞춤 • 팔과 다리의 위상성 움직임이 고유감각을 제공하며 신체도식의 발달을 지속하게 함	• 안뜰-고유감각-시각 통합으로 자세 조절이 시작됨 • 팔과 손에 체중지지를 함 • 목부위의 촉각위치를 인식함	• 양측 운동 조절, 기기, 네발기기, 잡고 일어서기 시작함	• 신체도식이 더 발달하며 신체에 대한 개념과 이미지에 기여함	• 자신의 근력을 측정하고 껴안고 쏟음으로서 크기를 측정함, 집단에서 앉아있음
• 먹이찾기반사, 바빈스킨반사, 쥐기반사, 회피굽힘반사, 갈란트 반사, 목정위반사와 같은 반사 • 임신 6~8주: 거꾸로된 자세를 통합함	• 각성을 변화시키기 위해 목 움직임으로 안뜰감각 위치도를 이용함 • 목 움직임 조절이 시작됨	• 중력에 대항하는 자세조절 능력이 증가함 • 이행적 움직임이 가능함	• 공간상의 움직임이 가능함, 중력에 대항하는 자세를 포함하여 움직임시 자세조절이 가능함	• 움직이는 동안, 자세를 유지하는 동안 균형과 자세 조절능력이 향상됨	• 균형좋음 • 축구와 같이 단순한 스포츠활동을 하는 동안 협조적임 • 자전거를 탐
• 임신 약 28주 후: 빛을 보고, 익숙한 목소리와 소리를 듣고 기억함	• 시각과 청각이 미성숙함 • 태아기부터 익숙한 소리를 인식함 • 색대비가 높은 이미지와 얼굴을 보기를 좋아함	• 기본적으로 시각과 청각정보를 수용함; 위치와 거리를 구별하기 시작함 • 목 움직임에 의한 시각 위치도를 인식함	• 반복적인 소리와 이후 유사하지 않은 소리를 구별함 • 단어와 제스처를 사용함	• 언어사용 • 환경에 대한 통제력에 대한 느낌을 알게됨	• 복잡한 청각구별과 언어해석이 가능함 • 자세에 대한 시각적 가이드가 감소됨
		• 운동계획이 시작됨 : 입과 얼굴의 움직임 다음에 눈과 손의 움직임	• 팔과 다리, 신체를 포함하여 점차 복잡한 운동계획이 가능함 • 도구의 사용	• 생각은 창의적이고 상상화 되어감	• 집단과 협력하고, 교대하며, 복잡한 놀이를 따르고 만들 수 있음

출처 : Roley, S. S., Blanche, E. I., Schaaf, R. C. (2001). Understanding the natureof sensory integration with diverse populations. Therapy Skill Builders.

(3) 뇌는 하나의 통합된 전체로써 기능을 한다

Ayres는 감각통합과 관련하여 신경계의 기능을 수직계층적 관점으로 설명하였으며, 상위 수준의 신경계는 추상적 사고, 지각, 추론, 언어와 학습과 같은 기능을 담당하는 반면 하위 수준의 신경계(피질하 신경중추)인 뇌간과 시상에서 주로 감각통합이 이뤄진다고 보았다. 수직계층적 관점에서 상위 수준 신경계의 기능은 하위 수준의 신경계 구조와 감각운동 경험에 의존적이며, 이를 기반으로 발달한다. 이러한 관점은 일차 감각과 관련된 하위 수준의 기능을 향상시킴으로써 고위 수준의 기능에 긍정적인 영향을 미칠 수 있는 치료적 접근의 기본전제를 뒷받침한다(Parham & Mailloux, 2010). 비록 Ayres가 신경계 기능을 수직계층적 관점으로 설명하였으나 감각통합이론에 총체적 개념도 포함시켜 뇌의 통합적 기능을 강조하였다. 사람과 신경계는 모두 열린 체계(open system)이므로 이러한 상위 수준의 대뇌피질 구조와 하위 수준의 피질하 구조들은 감각통합에 모두 기여를 하며, 환경과의 상호작용을 통해 자기-조절, 자기-조직화가 가능해진다.

(4) 감각통합에서 적응반응은 매우 중요하다

감각통합이론에서 적응반응은 감각통합능력을 향상시키며, 현재의 감각통합 상태를 반영한다. 사람은 과거를 통해 배우며 과거의 성공했던 경험은 피드백이 되어 새로운 신경회로 모델을 형성하고 더 복잡하고 어려운 적응반응을 형성한다. 이러한 과정은 자발적 참여를 통해 이뤄지며, 높은 수준의 적응반응이 나타날수록 새로운 신경회로 모델이 발달한다.

(5) 사람들은 감각운동 활동 참여를 통해 감각통합능력을 발달시키려는 내적욕구가 있다

Ayres는 감각통합장애가 있는 아동들에게서 자발적인 참여동기가 매우 낮음을 확인하였다. 치료를 통하여 아동은 자신의 능력에 대한 믿음, 만족감, 자기-유능감이 향상되었고, 아동이 활동에 참여하게끔 만드는 내적욕구가 강화되었다. 따라서, 감각통합치료는 자기-실현 활동을 찾고 감각통합능력을 강화하려는 더 강한 내적동기를 유발한다.

2) 감각통합장애

감각통합장애(sensory integrative dysfunction)는 뇌가 외부 환경 혹은 신체 내부로부터 들어오는 감각정보를 효율적으로 그리고 효과적으로 처리하거나 조직화하지 못함을 의미하며(김경미 등, 2008), 최근 감각처리장애(sensory processing disorder)와 동일한 용어로 사용되고 있다. 감각통합장애가 뇌의 비효율적이고 불균형적인 정보처리의 문제임에도 불구하고 종종 신경학적 검사에 의해 확인되지 않기 때문에 부모로부터 쉽게 간과되는 경향이 있다. Ahn, Miller, Milberger와 McIntosh(2004)의 연구에서는 장애가 없는 아동들 중 13.7%가 감각처리장애를 갖고 있는 것으로 응답했으며, 엄격한 유병률 추정계산을 통

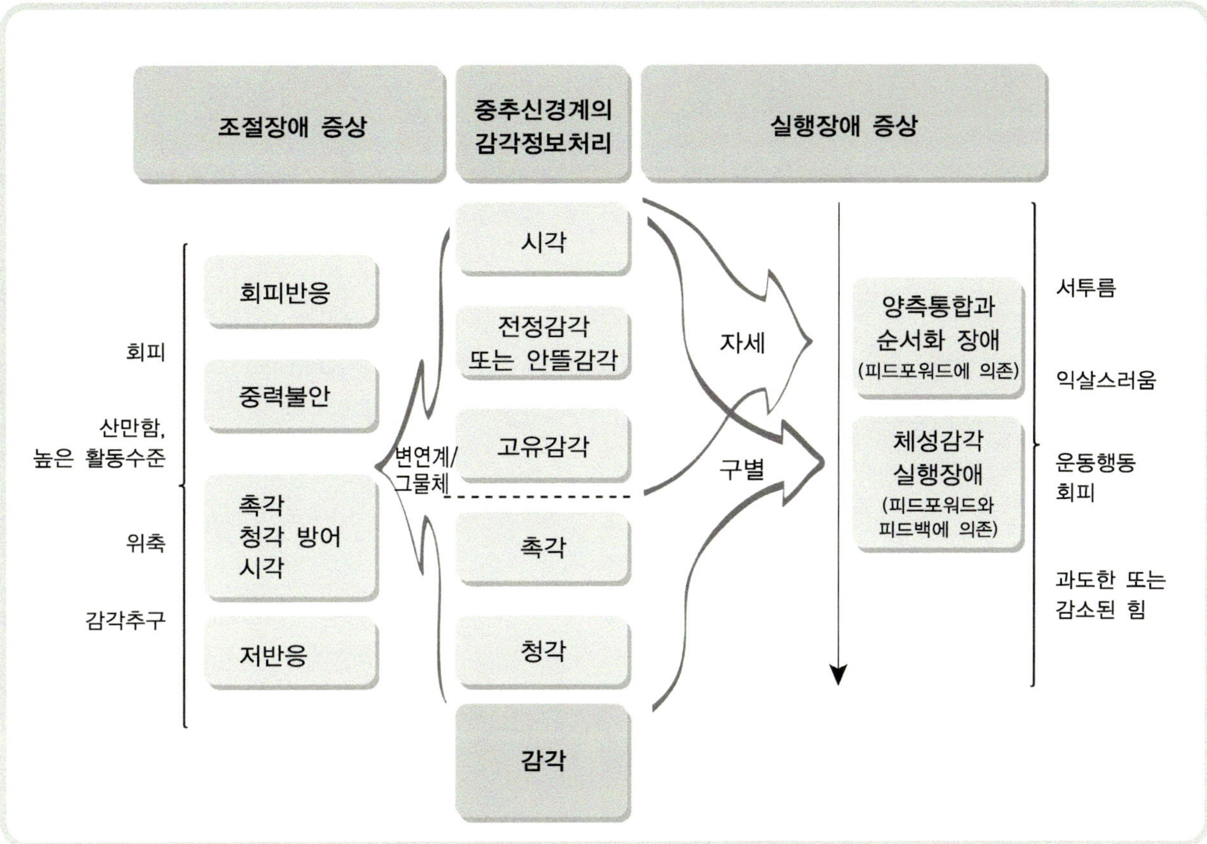

그림 6-4. Bundy와 Murray의 감각통합장애 분류

해 유치원 아동들의 약 5.3%가 감각처리장애를 가지고 있는 것으로 나타났다. 이런 경우 부모들은 일반적으로 감각통합장애가 있는 아동들에게서 보여지는 과잉행동, 산만함, 언어지연, 조직화된 행동부족 등으로 인해 양육의 어려움을 갖게 된다.

감각처리장애 아동들은 평소 자주 물건을 잊어버리거나 지속적으로 한가지 과제를 완수할 수 없어 읽기, 쓰기 학습이나 놀이에 방해를 받으며, 과민한 감각으로 인하여 일상적인 활동을 수행하기 어렵거나 친구와의 관계형성에 어려움을 갖는다. 어려운 과제에 대해서는 쉽게 포기하거나 저항감이 심해 갑작스러운 감정폭발과 같은 감정조절의 문제를 보이기도 한다. 이 외에도 새로운 사람, 낯선 상황에 대처하지 못하기도 한다. 또한, 다양한 장애를 가지고 있는 아동들의 경우에는 약 40~80%가 감각처리장애가 있는 것으로 확인되었다(Adrien et al., 1993; Dahlgren & Gillberg, 1989; Kientz & Dunn, 1997; Ornitz, Guthrie, & Farley, 1977; Talay-Ongan & Wood, 2000).

(1) 감각통합장애의 분류

초기에 감각통합장애는 감각조절장애와 실행장애로 나뉘었다. 그러나 감각체계와 행동간의 관련성을 더 잘 나타내기 위해 Bundy, Lane과 Murray(2002)는 Ayres(1979)의 분류를 좀 더 구체화하여 도식으로 제시하였다(그림 6-4). 이 도식에서 감각통합장애는 이전과 같이 감각조절장애와 실행장애로 분류되었으나, 감각조절장애(sensory modulation disorder)는 감각방어(sensory defensiveness), 중력불안(gravitational insecurity), 움직임에 대한 회피(aversive response), 저반응(underresponsiveness)인 4개의 하위범주로 분류되었다. 또한 실행장애(dyspraxia)는 양측통합 및 순서실행장애(bilateral integration and sequencing)와 체성감각실행장애(somatodyspraxia)로 나뉘었다.

최근 Miller 등(2007)은 그 양상을 감각조절장애(sensory modulation disorder), 감각구별장애(sensory discrimination disorder), 감각에 기초한 운동장애(sensory-based motor disorder)로 나누었다. 이 중 감각조절장애는 감각 과소반응, 감각 과민반응, 감각 추구반응의 3개 하위범주로, 감각에 기초한 운동장애는 자세조절장애와 실행장애로 나누었다(그림 6-5).

감각조절장애의 경우에는 Dunn(1994)은 신경학적 역치수준과 행동학적 반응이라는 두가지 기준으로 낮은 감각등록(low registration), 감각추구(sensation seeking), 감각회피(sensory avoiding), 감각 예민(sensory sensitivity)의 4가지 범주로 나누었다.

낮은 감각등록의 유형은 신경학적 역치수준이 높아 쉽게 새로운 감각정보에 대해서도 매우 쉽게 습관

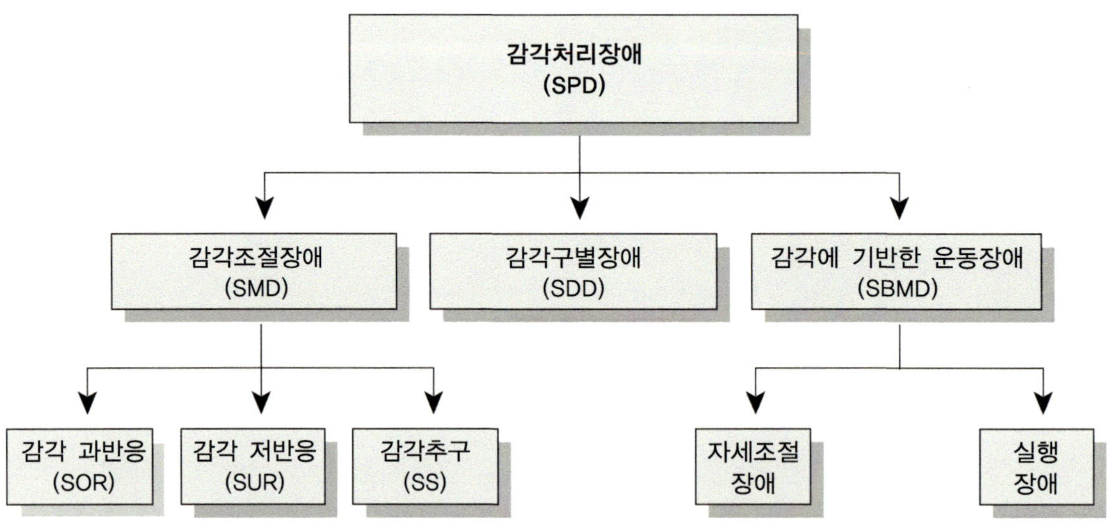

SOR = sensory over-responsivity
SUR = sensory under-responsivity
SS = sensory seeking / craving

그림 6-5. Miller 등(2007)에 의한 감각처리장애의 유형

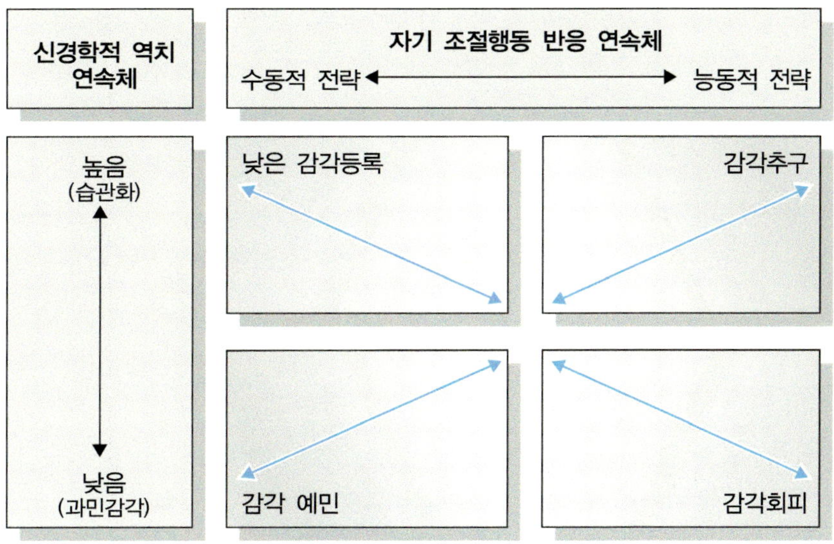

그림 6-6. Dunn(1994)에 의한 감각조절장애의 유형

화(habituation)되고, 이에 대한 행동반응이 다소 저하된 경우를 말한다. 이와는 반대로 낮은 감각등록과 같이 높은 신경학적 역치수준을 가지고 있으나 끊임없이 역치수준에 만족시킬 감각자극을 찾아다니는 과잉행동으로 나타나는 경우는 감각추구라고 한다. 신경학적 역치수준이 낮은 경우 작은 감각정보량에도 쉽게 감각반응으로 이어지는데 이때 감각에 대해 회피하는 능동적인 행동을 취하는 경우 감각회피 유형으로 분류하고 수동적인 행동으로 과민함을 보이는 경우는 감각 예민으로 볼 수 있다(그림 6-6).

(2) 감각통합장애 유형별 특성

① 감각조절장애(Sensory modulation disorder)

감각조절장애는 신체 또는 외부로부터 들어오는 감각정보를 올바르게 해석하지 못하기 때문에 일반적인 감각자극에 대해서도 과소 또는 과민한 반응을 보인다.

구체적으로 감각조절장애는 과민반응(sensory overresponsivity), 과소반응(sensory underresponsivity), 감각추구(sensory seeking)의 3가지 형태로 구분할 수 있다. 과민반응을 보이는 아동은 특정 감각을 회피하거나 두려움을 보이며, 그로 인해 낯선 환경에 잘 적응하지 못한다(Miller et al., 2007). 과소반응을 보이는 아동은 낮은 감각등록으로 인해 기대보다 낮은 반응을 보이며, 환경을 탐색하거나 사회적 관계를 시작하려는 내적동기가 낮아 주변에 무관심하거나 무기력한 것처럼 보인다. 마지막으로 감각추구를 하는 아동은 감각에 대한 신경학적 역치가 높아 끊임없이 감각자극을 탐색하는 행동을 보이는데, 그 예로 안뜰감각이나 고유감각에 대한 감각추구를 하는 아동은 계속 뛰어 다니거나 높은 곳에 오르내리는 등 위험한 행동을 보인다(Miller et al., 2007). 만약 감각에 대한 욕구를 충족시킬 수 없는 경우 폭발하거나 공격적이 되기 때문에 종종 '문제아'로 불리기도 한다.

감각조절은 일상생활 속에서 필요로 하는 감각정보를 적절히 선택하고 처리하는 능력으로 모든 활동에 기초가 된다. 예를 들면, 감각조절장애 아동은 상황에 맞지 않는 감각정보를 선택하고 그에 반응하기 때문에 적절한 각성수준을 유지하기 어렵고 이로 인해 성공적으로 과제를 완수하거나 활동을 지속할 수 없다(Bundy, Lane, and Murray, 2002). 따라서 치료사가 감각조절장애의 문제여부를 결정하고, 이러한 문제가 일상생활에 미치는 영향력을 객관적으로 파악하는 것은 매우 중요하다.

② **감각구별장애**(Sensory discrimination disorder)

감각구별장애란 감각자극에 대한 해석에 어려움을 갖는 것을 말하며, 이런 경우 감각자극간의 유사점이나 차이점을 지각하지 못해 감각이 있는 것은 알지만 그것이 무엇이고 어디에 자극되었는지 정확히 알지 못한다(Miller, Anzalone, Lane, Cermak, Osten, 2007). 또한, 감각구별의 어려움은 다른 감각은 잘 구별하지만 특정 감각에 대해서만 구별하지 못할 수도 있다. 이 중 촉각, 고유감각과 안뜰감각의 구별능력은 자연스럽고 협응된 움직임에 큰 영향을 미치므로 이 세 개 감각에 대해 감각구별장애가 있는 경우에는 어설프고 서툰 움직임과 저하된 운동능력을 보이게 된다. 감각자극에 대한 정확한 해석은 움직임을 계획하거나 자세조절을 하기 위한 피드포워드 기전(feed-forward mechanisms)의 기초가 되기 때문에 감각구별능력은 신체도식을 발달시키는 기초가 된다.

시각과 청각에 대한 감각구별장애는 언어와 학습장애를 가져올 수 있다. 감각구별장애를 갖는 아동은 뇌에서 감각을 처리하는데 시간을 더 필요로 하기 때문에 전반적으로 수행이 느리다. 이로인해 아동은 자신감 저하, 집중력을 필요로 하는 행동, 갑작스런 울화를 보인다.

③ **감각에 기반한 운동장애**

㉠ **자세조절장애**(postural disorder)

자세조절은 안뜰감각, 고유감각, 시각의 통합으로 시작되며, 머리, 눈, 팔과 다리의 정교한 움직임이 가능하도록 하는 몸의 안정성을 제공한다. 따라서, 자세조절장애는 움직이거나 운동과제를 수행하는 동안에 신체를 안정화하는데 어려움이 있는 경우를 말한다. 이 경우 과긴장 혹은 저긴장과 같이 적절치 않은 근긴장도를 보이거나 저항감 있는 움직임을 할 때 적절한 근수축을 하지 못한다. 또한 신체의 안정성이나 평형반응, 정위반응이 부족하고 체중이동과 몸통 회전, 안구-운동 조절에 어려움이 있다. 특히, 항중력자세에서 팔과 다리를 움직이기 어려워 선자세 혹은 앉은 자세에서 자주 구부정한 자세를 취하거나 주변 지지물에 기대게 된다. 이러한 문제는 과제를 효율적으로 할 수 없게 만든다.

자세조절장애는 대개 하나 이상의 다른 감각처리의 문제를 동반한다. 양측통합 활동과 리드미컬한 활동에 어려움을 보이는 실행장애를 동반할 수도 있고, 감각에 대한 과민 혹은 과소반응의 감각조절장애,

감각구별장애가 자세조절에 영향을 미칠 수도 있다. 자세조절의 어려움을 갖는 아동들은 움직임을 회피하고 정적인 활동을 선호하는 경향이 있다. 종종 어떤 아동들은 신체적 활동을 좋아하지만 신체 움직임을 조절하는 능력이 부족해서 위험한 경우가 많다. 자세조절의 문제로 움직임을 회피하는 경우는 감각조절장애의 한 유형인 안뜰감각에 대한 과민 반응으로 움직임을 회피하는 것과는 구별될 수 있다. 이러한 구별은 자세변화 자체에 대한 두려움이나 불안감을 관찰하거나 움직임을 혐오하거나 불쾌한 것처럼 보이는지를 확인함으로써 알 수 있다.

ⓛ **실행장애**(dyspraxia)

실행장애는 새로운 활동에 대해 생각하고 계획을 세워 순서대로 시행할 수 있는 능력에 어려움을 갖는 것을 말한다. 실행장애를 갖는 아동들은 서툴며 대운동, 소운동, 구강-운동 영역에서 협응력이 부족함을 보인다. 실행장애는 감각 과민반응 혹은 과소반응을 보일수도 있지만 대부분은 촉각, 고유감각, 안뜰감각에 대해 감각구별장애 혹은 감각 과소반응을 보인다. 또한 시각-운동의 문제를 동반하기도 한다.

실행장애가 있는 아동은 공간상에서 자신의 몸이 어떤 위치에 있는지 확실히 알지못하며, 주변 물체와의 거리는 어느 정도인지 판단하는데 어려움이 있다. 그래서 행동이 서툴고 물건을 쥐는 힘을 조절하지 못해 자주 장난감이나 물건을 부수는 것처럼 사고를 내기 쉽다. 다른 아동들처럼 시행착오를 통해 배우기는 하지만 좀 더 많은 연습이 필요하며, 다른 운동과제로 운동기술을 일반화하는 능력이 부족하다.

종종 실행장애는 목표를 세우거나 움직임에 대한 계획을 세우는 것과 같은 관념적 문제(ideational problems)와 연관이 있다. 무엇을 해야 하는지에 대한 새로운 생각을 일반화하지 못해서 경직된 또는 완고한 전략을 사용하고, 새로운 활동보다는 익숙한 활동을 선호하는 경향이 있다. 평상시 하는 걷기나 핀셋모양 잡기(pincer grasp)와 같은 동작은 연령에 맞게 적절히 발달할 수 있지만 아주 미묘한 타이밍의 차이를 요구하는 것과 같은 좀 더 복잡한 과제를 수행해야 할 때 이런 어려움이 드러날 수도 있다.

실행장애 아동들은 실제로 무엇인가를 하는 것보다는 상상게임이나 창의적인 활동, 언어적 활동을 좋아하며 새로운 활동에 참가하게 될 때는 이러한 어려움을 숨기기 위한 방법으로 익살스러운 행동을 한다. 종종 TV시청, 비디오 게임, 책읽기처럼 정적인 활동을 선호해서 비만이 되는 경향이 있다. 또한, 잦은 실패감과 자신에 대한 불만족 때문에 자신감이 결여되기도 하며, 실패에 대한 인내력이 매우 낮다.

2 감각통합평가

감각처리능력을 평가하는 방법으로는 감각력(sensory history) 면담, 임상관찰과 표준화된 평가도구가 있다. 이 중 면담과 임상관찰은 표준화되지 않아 결과해석에 대한 객관적 근거로 미흡하지만 아동의 일상적인 생활 속에서 감각처리의 문제를 확인할 수 있어 보완적인 평가수단으로 사용된다.

(1) 감각력 면담

면담은 대개 아동을 잘 알고 있는 사람(예, 부모, 교사 등)을 대상으로 하며, 현재 아동의 주된 문제점과 치료에 대한 가족의 기대 등 아동에 관한 전반적인 정보를 수집한다. 특히, 감각력 면담을 통해서는 일상생활 속에서 감각별 아동에게서 나타나는 특징적인 행동양식과 문제를 확인할 수 있다(표 6-2). 감각력 면담의 결과로 확인된 감각통합문제는 Sensory profile, School function assessment와 같은 표준화된 평가도구를 통해서 그 근거를 좀 더 객관화할 수 있다.

(2) 임상관찰

임상관찰은 크게 비형식적인 관찰과 검사항목이 있는 구조화된 형식적 관찰로 나뉜다. 비형식적인 관찰은 자연스런 환경에서 아동이 과제수행하는 것을 관찰함으로써 어떤 어려움이 일상의 작업에 방해가

표 6-2 감각력(sensory history) 면담 질문의 예

촉각	• 다른 사람에 대한 반응이 어떻습니까? (아동이 다른 사람을 만지기, 다가가기/ 다른 사람이 아동을 만지기, 다가가기 등) • 각각 재질이 다른 장난감을 만질 때 어떻습니까? (플라스틱, 천, 털이 있는 것, 나무, 철 등) • 각각의 다른 놀이 환경에서는 어떻습니까? (물놀이, 모래놀이, 진흙놀이 등) • 손에 무엇인가 묻었을 때 어떻습니까? (풀, 밥풀, 과자 부스러기 등) • 얼굴에 무엇인가 묻었을 때 어떻습니까? (침, 물, 밥풀, 이유식, 과자 부스러기 등) • 목욕할 때는 어떤 반응을 보입니까? (욕조, 샤워, 비누 사용 등) • 세수/손 씻을 때 어떻습니까? • 옷 입을 때는 어떻습니까? (재질, 옷 길이, 상표 등)
안뜰감각	• 움직일 때 어떻게 보입니까? (평지/경사진 곳/높이 차이가 나는 곳/높은 곳에 올라갔을 때) • 그네나 미끄럼, 시소 탈 때 아이의 반응은 어떻습니까? • 들어올려질 때 반응은 어떻습니까? • 놀이터 기구 중에 특별히 좋아하거나 싫어하는 것들이 있습니까? • 바닥에서 카펫 위로 올라가거나 카펫 위에서 바닥으로 내려올 때 어떻습니까? • 목적 없이 몸을 계속해서 흔들기도 합니까?
청각	• 주변 소리에 대한 반응은 어떻습니까? (청소기, 전화벨, 라디오, TV, 문소리, 경적 등) • 특정한 종류의 소리를 즐겨듣는 편입니까? (노래, 자신이 만들어 내는 소리 등) • 특정한 종류의 소리를 회피합니까? • 조용한 곳에서 아이는 어떻게 보입니까?

표 6-2 감각력(sensory history) 면담 질문의 예 〈계속〉

시각	• 사람들과 눈맞춤을 잘합니까? • 움직이는 사물을 따라 볼 수 있습니까? • 시각적으로 자극하는 특이행동들이 있습니까? (바퀴 구르는 것 보기, 손을 눈앞에서 흔들기, 물건 떨어뜨리며 보기 등) • 텔레비전을 볼 때 어떻습니까? • 지나칠 정도로 자세히 보는 것이 있습니까? • 선호하는 그림이나 사진이 있습니까?(단순하거나 화려한 종류 등)
구강 촉각	• 밥을 먹을 때 어떻습니까? (양, 횟수, 먹는 시간, 속도 등) • 특별히 좋아하는 음식이 있습니까? (재질, 온도, 맛 등) • 특별히 싫어하는 음식이 있습니까? (재질, 온도, 맛 등) • 음식을 먹는 모습이 어떻습니까? (입 모양, 씹기, 삼키기 등) • 침을 흘립니까? (평소, 집중할 때, 먹을 때 등) • 침 장난을 합니까? (거품 만들기, 침 뱉기, 입술에 침 바르기 등) • 양치질할 때는 어떻습니까?
후각	• 특별히 예민하게 느끼는 냄새가 있습니까? • 냄새맡는 버릇이 있습니까?
기타	• 공격적인 행동들이 있습니까? • 놀이터나 집밖에서는 어떤 놀이를 즐깁니까? • 기쁘다가 갑자기 짜증내는 등의 극단적인 기분의 변화가 급격히 이루어지는 경향이 있습니까? • 장소나 사람 등의 환경 변화에 대한 반응은 어떻습니까? • 또래보다 1~2세 많거나 어른과 어울리기를 더 좋아합니까? • 또래보다 1~2세 어린아이들과 어울리기를 더 좋아합니까? • 혼자 있고 싶어하는 경향이 있습니까?

출처 : 대한감각통합학회 교육자료집 (2004). 감각조절장애

되는지 확인할 수 있다. 또한, 낯선 치료실 환경에서는 아동이 낯선 환경에 대처하는 방법을 알 수 있으며, 치료사가 제시한 운동과제를 수행하는 능력, 그에 대한 태도나 치료실 내에서 선호하거나 회피하는 놀이형태 등을 파악할 수 있다.

구조화된 형식적 임상관찰은 특정 목적을 가진 관찰항목들이 정해져 있다(표 6-3). 그러나 엄격한 시행방법 또는 점수척도가 표준화되어 있지 않고, 치료사의 개인적인 전문지식과 판단에 의존한다. 따라서 임상관찰에 대한 과도한 해석은 주의해야 한다.

표 6-3 안뜰계 기능 임상관찰 항목의 예

관찰항목		반응정도			관찰기록
		매우 어려움	어려움	좋음	
감각조절	• 안뜰자극: 위, 아래 앞뒤, 좌우 • 회전-축회전 궤도회전 • 자세불안 • 회전후 반응				
안뜰-동안	• 회전후 안진 • 추시 • 정중선교차 • 눈모으기 • 재빨리 쳐다보기 • 머리와 안구의 분리움직임 • 자동적인 안구움직임				
안뜰-고유	• 근긴장 • 복와위신전 (prone extension) • 배와위굴곡 (supine flexion) • 손수레 걷기				
자세반응	• 평형반응 • 보호신전반응				

출처: 대한감각통합학회 교육자료집 (2004). 실행장애

(3) 표준화된 평가도구

감각통합평가를 위해 사용되는 표준화된 평가도구는 다양하다. 그 중 Ayres에 의해 개발된 Sensory Integration and Praxis Test가 대표적인 평가도구이다. 그러나 이 평가도구는 그 시행과정이 엄격하여 특별한 훈련과정을 거친 치료사만이 사용할 수 있으며, 감각조절장애와 관련된 평가내용보다 감각구별과 실행능력에 초점을 둔 평가항목이 주를 이룬다는 단점이 있다. 현재 국내에서는 유은영 등(2006)의 연구에 의하면 감각조절장애를 평가하기 위한 Sensory Profile의 사용빈도가 61.2%로 가장 높고, 그 다음으로는 실행장애 평가가 가능한 DeGangi-Berk Test of Sensory Integration(29.9%), Bruininks-Oseretsky Test of Motor Proficiency(19.4%)를 많이 사용하는 것으로 나타났다. 이외에도 Clinical Observation of Motor and Postural Skills, Sensory Integration and Praxis Test 등이 있었다(표 6-4).

표 6-4 표준화된 감각통합 평가도구

평가도구명	평가대상	평가방법	평가내용
Sensory profile	출생~36개월용 3~10세용 11세 이상 성인용	부모/주양육자와의 면담	일상생활에서 감각처리능력을 평가함
SPM(Sensory processing measure)	5~12세	부모/주양육자/교사와의 면담	감각처리능력이 학교와 집에서의 수행능력에 미치는 영향을 평가함
Degangi-Berk test of sensory integration	3~5세	치료사에 의한 직접 평가시행	자세조절, 양측통합, 반사통합을 검사하기 위한 하위항목들을 평가함
Clinical observations of motor and postural skills-2	5~15세	치료사에 의한 6가지 임상관찰항목 시행	감각통합과 관련된 자세조절과 운동장애를 평가함
Touch inventory for elementary school	6~12세	자기보고식 평가	촉각방어를 평가함
SIPT (Sensory integration and praxis test)	4~8세 11개월	치료사에 의한 직접 평가시행	감각통합능력과 관련된 17개 하위항목들(전경-배경 지각, 균형, 양측협응, 자세실행, 안구진탕 등)을 평가함
BOTMP Bruinink-Oseretsky Test of Motor proficiency(BOT-2)	4~21세	치료사에 의한 직접 평가시행	소운동 능력, 민첩성, 양측협응, 균형, 근력 등의 운동능력을 평가함

3 감각통합 치료방법

(1) 치료 환경

감각통합치료실은 다른 치료환경에 비해 다양한 감각정보를 제공해 줄 수 있는 특성을 가지고 있다(그림 6-7). 특히, 안뜰감각 또는 고유감각 정보를 효율적으로 처리할 수 있는 활동을 제안하기 위하여 천장에 매다는 시스템(overhead suspension system)과 점프할 수 있는 공간, 스쿠터 보드를 포함하여 경사로를 미끄러져 내려오기 위한 장비, 구강 장난감, 장난감 블록 등의 다양한 치료도구가 필요하다. 이러한 물리적 환경은 무엇보다도 안전을 중요시하기 때문에 바닥에는 푹신한 매트가 필요하고, 공중 그네를 타기 위해서는 적어도 성인치료사와 아동의 무게를 매달수 있는 최소 500파운드의 무게를 견디는 매다는 시스템이 필요하다. 또한 치료실 바닥은 시각적으로 혼란스럽지 않아야 한다.

물리적 환경과 더불어 중요한 것은 정서적으로 안정감을 주는 환경이어야 한다는 것이다. 감각조절장애 아동들은 특히, 낯선 환경을 두려워하기 때문에 초기 평가와 치료시 정서적으로 숨을 안전공간을 마련해두어야 한다. 예를 들면 책상 아래나 미끄럼틀 아래쪽, 모형 집 안, 볼풀 안과 같은 공간이 유용하게 사용된다.

(2) 치료

① 일반적 고려사항

감각통합치료는 아동의 자발적 참여(아동 중심의 참여)를 바탕으로 연령, 장애, 발달상태, 아동반응에 기초한 개별치료를 우선으로 한다. 치료사는 치료동안 지속적으로 아동의 자율신경계 반응을 관찰하고 과각성 혹은 저각성과 같은 문제가 일어나지 않도록 한다. 또한 치료동안 지속적인 피드백을 제공함으로 아동이 무엇을 하고 있는지, 무엇을 했는지 이해하도록 돕는다. 치료사는 실제적인 칭찬을 하며 항상 최종산물보다 과정에 대한 긍정적인 칭찬을 한다. 이러한 칭찬은 자신에 대한 믿음, 자신감을 향상시켜 더 높은 수준의 발달과제를 시도하려는 내적욕구를 높인다. 이런 이유로 초기 치료에서는 복잡한 운동계획을 필요로 하는 활동은 피하도록 한다. 적절한 감각입력과 적응반응에 대한 성공 후 점차 활동의 난이도를 높인다. 또한, 매번 치료종결할 때마다 활동이 성공적으로 끝나도록 한다.

치료사의 역할은 적응반응을 요구하는 목적있는 활동을 유도하기 위해 필요한 활동을 선택하도록 도와주고 환경을 구조화하는 것이다. 활동을 선택할 때 치료사는 이 활동이 아이에게 너무 쉬워 지루함을 느끼거나 너무 어려워 좌절감 또는 실패를 예측하게 하는 활동이 아니라 성공가능성이 있는 적절한 도전과제(just right challenge)임을 확인해야 한다. 또한, 활동을 선택할 때 정서적 반응, 사회적 상호작용, 신체적인 한계 등도 고려해야 한다. 치료시간동안 아이는 재미와 흥미를 느껴야 하며, 치료사는 융통성을 가지고 아동을 대해야 한다. 아동의 반응은 자주 변화할 수 있으며, 더 나은 적응반응을 보일때마다 치료

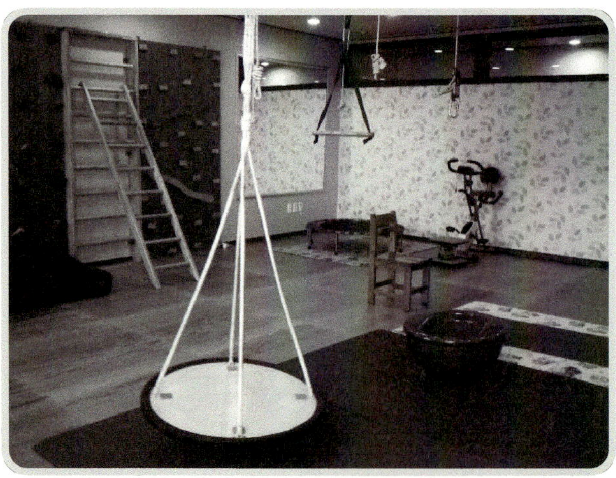

그림 6-7. 일반적인 감각통합치료 환경

사는 중재계획을 수정해야만 한다.

단순하고 수동적인 감각자극의 제공은 의미있는 적응반응을 유도하지 않으므로 감각통합치료로 볼 수 없으며, 감각통합치료의 최종목표가 특정 기술의 발달에 목적을 갖기보다는 신경학적 처리와 조직을 향상시켜 의미있는 적응반응을 이끌어 내는 것임을 항상 염두에 두어야 한다. 감각통합치료는 집중적이고 장기적인 치료접근법이다. 치료는 최소한 일주일에 두 번, 1회당 45~60분의 치료시간동안 이뤄지며, 2년동안 치료과정을 유지한다. 적어도 치료효과를 파악하기 위해서는 최소 6개월의 치료를 수행할 것을 권고하였다.

② **감각조절장애의 치료**

감각조절의 문제는 다른 무엇보다 우선적으로 치료해야 한다. 그 이유는 감각을 통한 뇌의 각성수준의 조절이 기본적으로 전체 중추신경계의 감각처리의 기반을 제공하기 때문이다.

뇌의 저각성 상태의 경우에는 빠른 속도로 다양한 방향의 놀이기구 타기, 시끄러운 음악 등이 각성수준을 높이는데 도움이 될 수 있으며, 반대로 과각성인 경우 조용한 방에 혼자있기, 어두운 불빛, 조용한 음악, 관절과 근육의 힘든 운동, 느린 속도로 리드미컬하게 그네타기, 강한 촉각압박이 사용될 수 있다. 특히, 안뜰감각을 제공하는 그네타기의 경우에는 과한 자극으로 인하여 자율신경계의 부적절한 반응인 메스꺼움, 얼굴의 창백함, 구토가 일어날 수 있으므로 치료사는 주의 깊게 적용해야 한다.

감각에 대한 예민함을 나타내는 감각방어의 경우에는 Wilbarger Protocol을 적용할 수 있다(그림 6-8). 이 프로토콜은 하루동안 규칙적으로 두 시간정도의 간격으로 팔과 다리에 강한 촉각압박을 제공한 뒤 각 신체관절을 10번씩 빠르게 압박하도록 한다. 이 치료법은 훈련받은 치료사에 의해 모니터링 되어야 한다. 일반적으로 감각방어에 도움이 되는 감각정보는 깊은 촉각 압박감이다. 그러나 경우에 따라 어떤 아동들은 가벼운 촉각정보를 선호하는 경우가 있으며, Ayres(1972)는 이런 아동들이 가벼운 촉각정보를 깊은 촉각압박감으로 인식한다고 가정하였다. 따라서 치료사는 감각방어를 치료하는데 가장 효과적인 감각유형이 어떤것인지 결정할 필요가 있다. 또한, 촉각 또는 고유감각정보가 전체 몸에 적용되어야만 하는 것은 아니다. 팔과 다리와 같이 신체 일부분에 이러한 감각정보가 제공되어도 그 효과가 전신으로 일반화되기 때문에 아주 개인적인 신체부위인 얼굴이나 겨드랑이, 허벅지 안쪽, 팔의 안쪽보다는 오히려 쉽게 감각정보를 받아들일 수 있는 팔과 다리에 적용하는 것이 좋다. 촉각은 피부표면에 있는 털의 성장방향에 의해서도 영향을 받는데 촉각정보가 털의 반대방향으로 가해진다면 불쾌감을 느낄수 있으므로 동일한 방향으로 제공한다. 촉각정보를 제공할 때는 다른 예측불가능한 촉각정보의 위협을 최소화하기 위해 어느 정도 조용하고 안정된 공간에서 실시하는 것이 좋다.

구강의 경우에는 감각정보의 전달, 처리과정이 다른 분리된 뇌신경에 의해 이뤄지므로 다른 신체부위와 별도로 치료되어야 하는데, 심한 편식으로 영양상태의 불균형을 초래하는 구강방어가 있다면 단단입천장(hard palate)과 잇몸(gum)에 짧고 빠른 구강촉각 압박을 제공하도록 한다. 이 때 누크 브러쉬나 고무재질로 된 구강 장난감을 사용할 수 있다(그림 6-9).

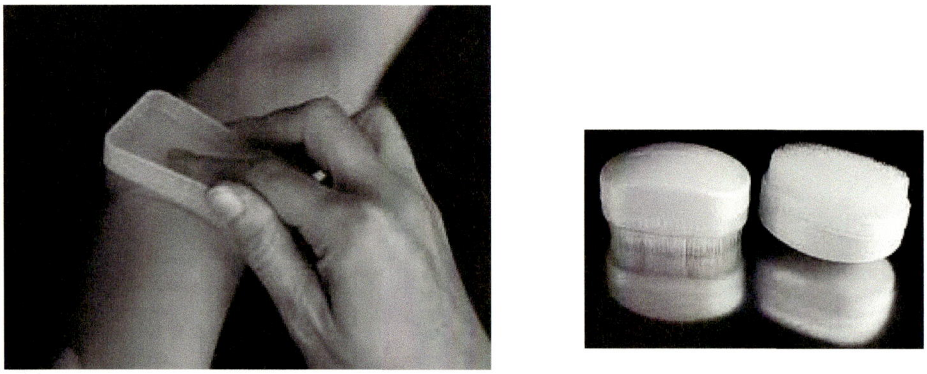

그림 6-8. Wilbarger Protocol 적용

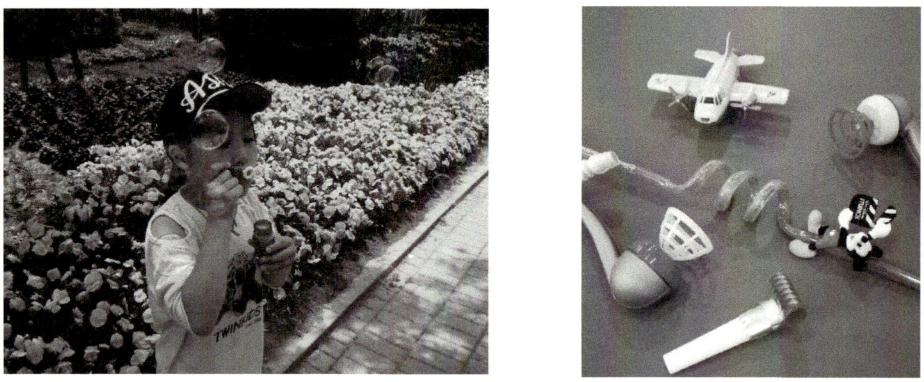

그림 6-9. 구강치료 활동과 다양한 휘슬 세트

감각조절장애에 대한 또 다른 치료적 접근으로 감각식이(sensory diet)가 있다(그림 6-10). 감각식이는 일상에서 구조화된 감각처리 활동을 계획하여 지속적으로 제공하는 것을 말하며, 학교, 집 등에서 적용할 수 있다. 감각식이 프로그램은 일주일간의 아동의 일과에 대한 정보를 수집한 후 각각의 주요 일과를 수행할 때 나타나는 각성상태, 감각조절의 문제를 파악하고 이를 조절할 수 있는 감각식이 활동을 그 전에 제공함으로써 중요한 일상생활의 과제들을 성공적으로 수행할 수 있도록 도와준다. 예를 들면, 산만한 아동들의 과각성 상태를 낮추기 위해 수업시간 30분 전에 강한 촉각 압박-고유감각의 정보를 포함한 힘든 활동으로 운동장에서 달리기를 하도록 하거나 오히려 자신을 과민하게 만드는 주변 감각정보를 최소화하기 위해 조용한 곳에서 휴식시간을 갖도록 한다.

감각조절 이후에는 이를 기반으로 촉각 구별 활동, 구강활동, 균형과 평형, 양측통합과 우세측 강화 활동과 같은 기능적 활동을 실시하며 좀 더 나아가 형태와 공간지각 활동, 학업, 복잡한 운동계획능력을 필

아동명 날짜

치료사이름 선생님이름 부모

주간 계획표

이번주에 각 활동그룹에서 두 가지 새로운 감각식이 활동을 시행하도록 하라. 만약 한 가지 활동그룹이 사용되지 않는다면 그 감각에 대한 노출을 증가시키도록 하라.

활동	월	화	수	목	금	토	일	활동	월	화	수	목	금	토	일
공위에 엎드리기 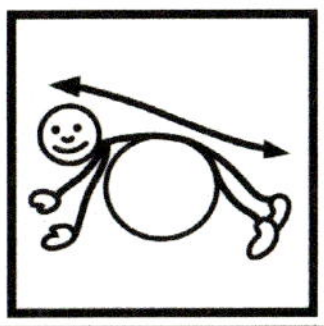								에어쿠션 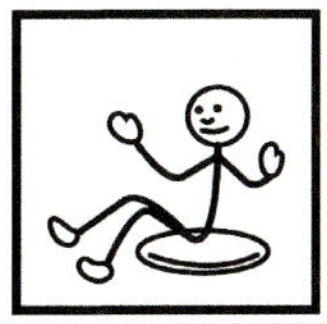							
움직임															
책상, 의자, 벽에서 가벼운 푸쉬업 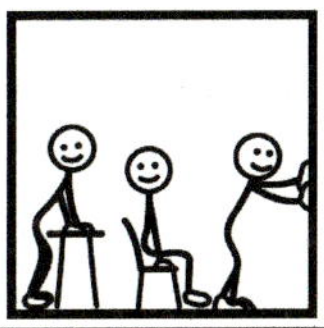								무거운 무게의 조끼, 가방, 무릎베게 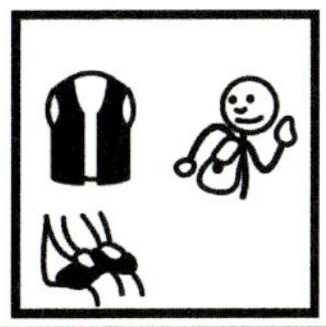							
깊은 압박감과 촉각															
사다리 오르기 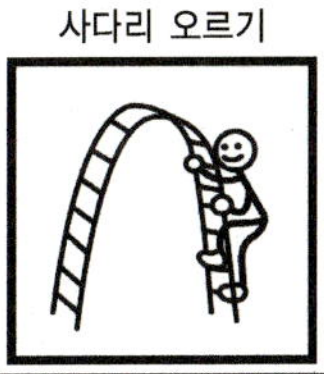								밴드운동 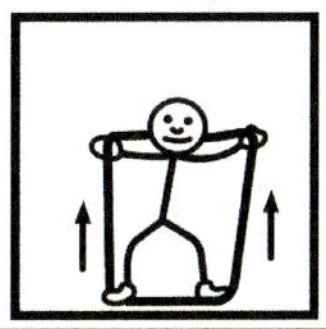							
힘든 활동															
입으로 씹는 것, 껌 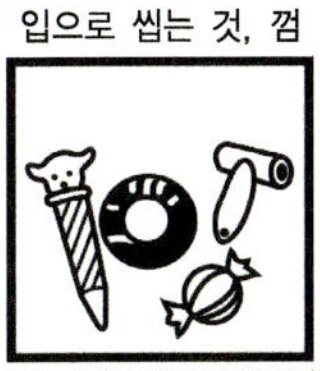								빨대로 빨기 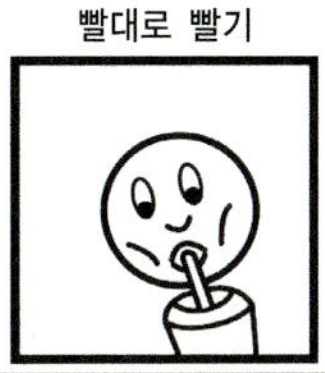							
빨기, 씹기, 숨쉬기															
미리 알려줌 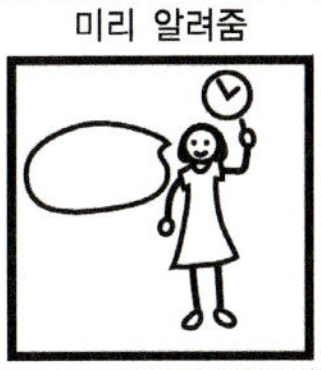								"자기스스로 계획 말하기" 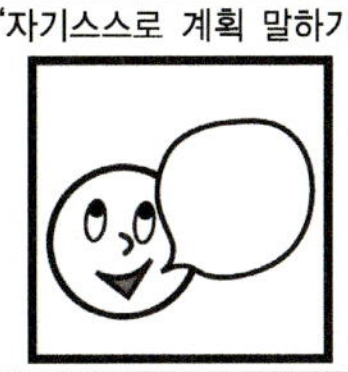							
일과와 계획															
편안한 장소로 옮기기 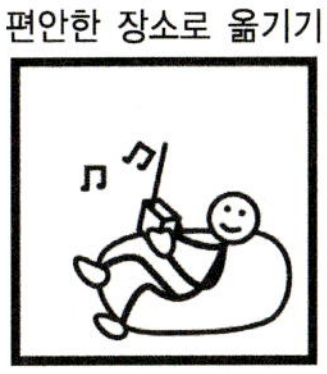								너무나 큰소리, 밝은 곳, 분주한 곳에서 모자, 선글라스, 이어폰 사용하기 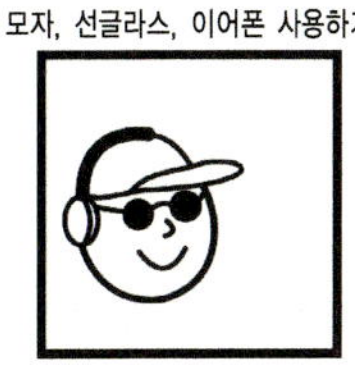							
조용하거나 편안한 곳, 환경으로 피함															

그림 6-10. 감각식이 일정표와 감각식이 활동의 예 〈앞〉

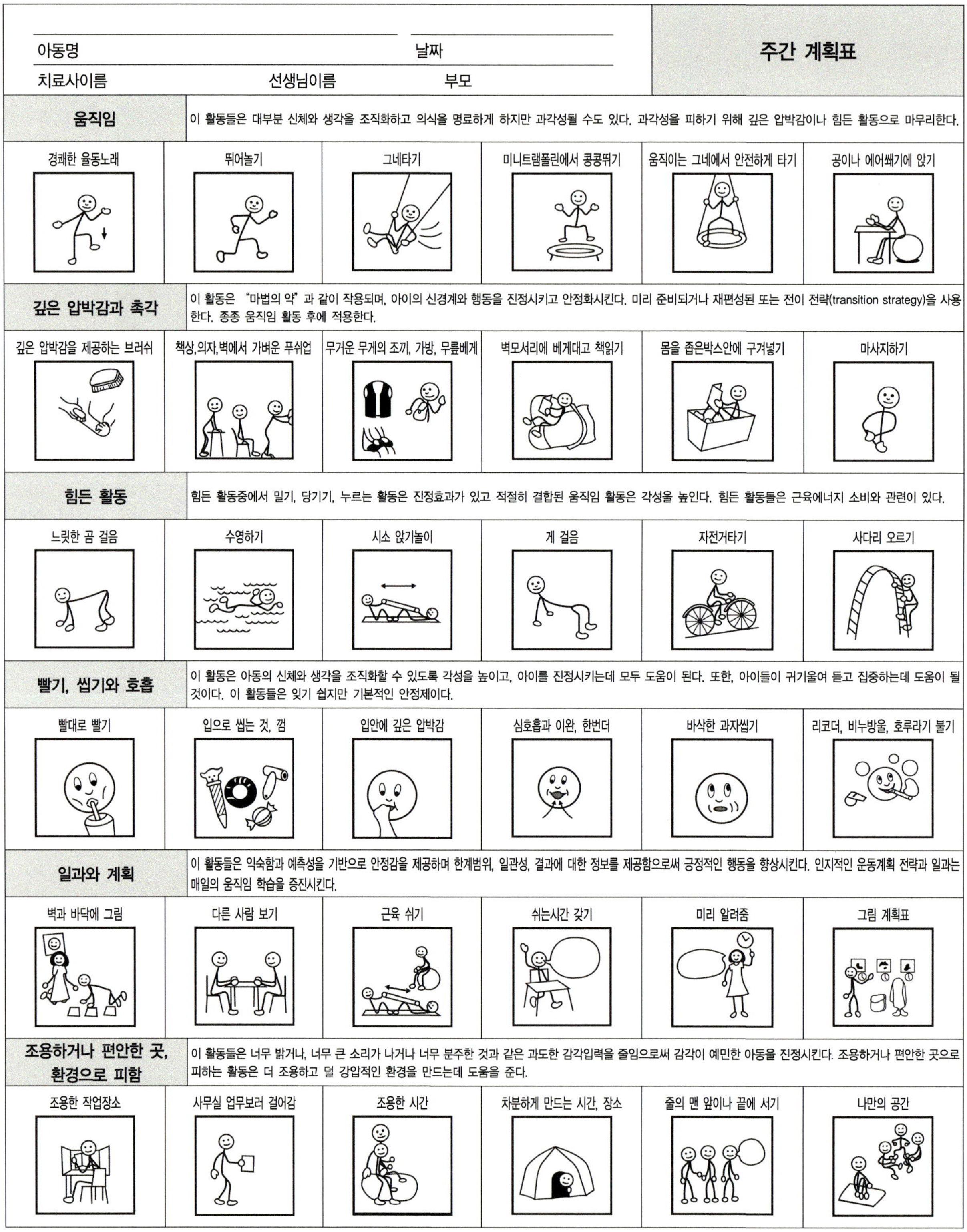
아동명
날짜
치료사이름
선생님이름
부모
주간 계획표
움직임
이 활동들은 대부분 신체와 생각을 조직화하고 의식을 명료하게 하지만 과각성될 수도 있다. 과각성을 피하기 위해 깊은 압박감이나 힘든 활동으로 마무리한다.
경쾌한 율동노래
뛰어놀기
그네타기
미니트램폴린에서 콩콩뛰기
움직이는 그네에서 안전하게 타기
공이나 에어쐐기에 앉기
깊은 압박감과 촉각
이 활동은 "마법의 약" 과 같이 작용되며, 아이의 신경계와 행동을 진정시키고 안정화시킨다. 미리 준비되거나 재편성된 또는 전이 전략(transition strategy)을 사용한다. 종종 움직임 활동 후에 적용한다.
깊은 압박감을 제공하는 브러쉬
책상,의자,벽에서 가벼운 푸쉬업
무거운 무게의 조끼, 가방, 무릎베게
벽모서리에 베게대고 책읽기
몸을 좁은박스안에 구겨넣기
마사지하기
힘든 활동
힘든 활동중에서 밀기, 당기기, 누르는 활동은 진정효과가 있고 적절히 결합된 움직임 활동은 각성을 높인다. 힘든 활동들은 근육에너지 소비와 관련이 있다.
느릿한 곰 걸음
수영하기
시소 앉기놀이
게 걸음
자전거타기
사다리 오르기
빨기, 씹기와 호흡
이 활동은 아동의 신체와 생각을 조직화할 수 있도록 각성을 높이고, 아이를 진정시키는데 모두 도움이 된다. 또한, 아이들이 귀기울여 듣고 집중하는데 도움이 될 것이다. 이 활동들은 잊기 쉽지만 기본적인 안정제이다.
빨대로 빨기
입으로 씹는 것, 껌
입안에 깊은 압박감
심호흡과 이완, 한번더
바삭한 과자씹기
리코더, 비누방울, 호루라기 불기
일과와 계획
이 활동들은 익숙함과 예측성을 기반으로 안정감을 제공하며 한계범위, 일관성, 결과에 대한 정보를 제공함으로써 긍정적인 행동을 향상시킨다. 인지적인 운동계획 전략과 일과는 매일의 움직임 학습을 증진시킨다.
벽과 바닥에 그림
다른 사람 보기
근육 쉬기
쉬는시간 갖기
미리 알려줌
그림 계획표
조용하거나 편안한 곳, 환경으로 피함
이 활동들은 너무 밝거나, 너무 큰 소리가 나거나 너무 분주한 것과 같은 과도한 감각입력을 줄임으로써 감각이 예민한 아동을 진정시킨다. 조용하거나 편안한 곳으로 피하는 활동은 더 조용하고 덜 강압적인 환경을 만드는데 도움을 준다.
조용한 작업장소
사무실 업무보러 걸어감
조용한 시간
차분하게 만드는 시간, 장소
줄의 맨 앞이나 끝에 서기
나만의 공간

그림 6-10. 감각식이 일정표와 감각식이 활동의 예 〈뒤〉

요로 하는 실행활동, 스스로 행동을 조절할 수 있도록 활동으로 변화, 조정하도록 한다.

③ 감각구별장애의 치료

감각구별장애는 대개 실행장애와 함께 나타난다. 안뜰감각과 고유감각에 대한 구별장애가 있는 경우 머리나 신체 움직임의 변화를 구별하지 못하고, 힘의 강도를 적절히 조절하지 못한다. 머리 위치에 대한 구별에 어려움을 갖는 아동의 경우에는 다양한 그네의 움직임을 제공하는 것이 도움이 된다. 이런 활동들은 비록 중력불안을 가지고 있는 감각조절장애 아동에게 적용하는 것과 유사하지만 감각구별장애의 경우 좀 더 큰 진폭으로 엎드린 자세, 선자세, 앉은 자세 등 다양한 자세에서 시행된다. 그네 외에도 트렘폴린이나 스쿠터 보드 등이 사용될 수 있다. 고유감각에 대한 구별이 어려워 신체 움직임 변화를 정확히 인식하지 못하는 경우에는 트렘폴린에서 강하게 뛰기, 철봉에 매달리기와 같은 저항감을 제공하는 능동적인 활동을 제공한다. 촉각 구별능력을 향상시키기 위해서 치료사는 콩이나 쌀로 채워진 박스안에서 숨겨진 재질이 다른 장난감을 찾는 활동, 물체의 크기와 모양을 눈으로 보지 않고 구별하는 활동 등을 시행할 수 있다(그림 6-11).

④ 감각을 기반으로 한 운동장애의 치료

감각통합이론에 근거한 운동장애는 자세조절장애와 실행장애가 있다. 자세조절장애는 전반적인 근긴장도의 문제, 자세의 불안정성, 평형반응과 균형반응의 부족 등이 주된 문제이다.

자세조절을 위한 항중력 근육의 발달은 항중력자세를 이용한 활동이 도움이 된다(그림 6-12). 그 예로 Frog그네를 엎드린 자세에서 타면서 위아래로 바운싱을 하거나 손수레 걷기 자세(wheelbarrow walking)로 퍼즐 맞추기 같은 활동을 실시할 수 있다. 지속적인 굽힘자세를 유지하도록 하는 디스크 스윙, 튜브 스윙, 볼스터 스윙에 매달리는 자세를 취하면서 놀이 활동을 할 수도 있다. 평형과 균형반응을 유도하기 위해서 불안정한 표면(예, 푹신한 매트, 좁은 평균대) 위에서 다양한 활동을 실시하기도 한다.

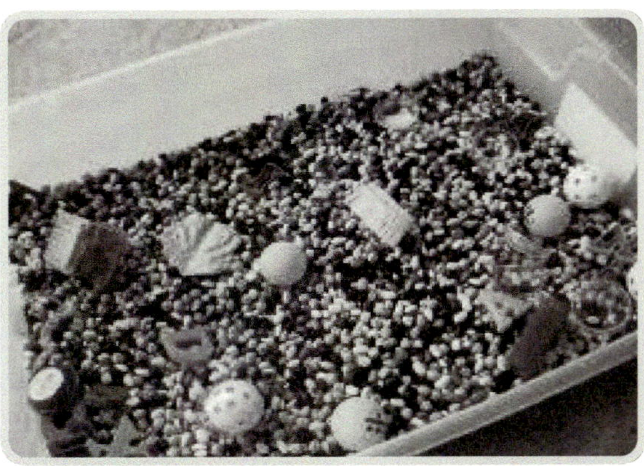

그림 6-11. 촉각구별활동

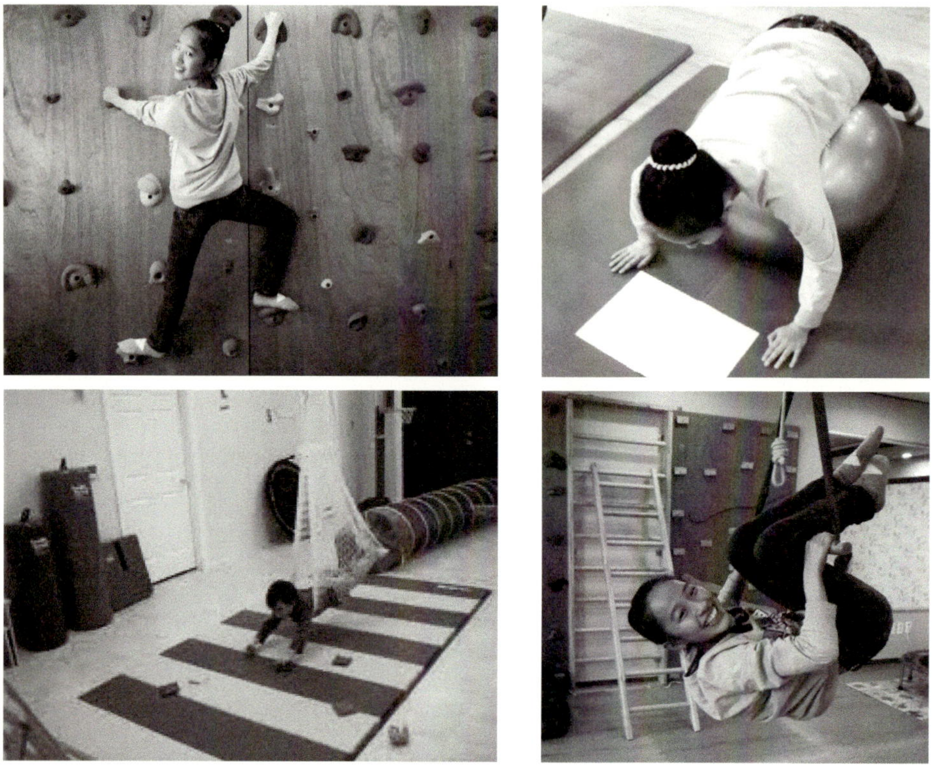

그림 6-12. 자세조절능력 향상을 위한 항중력 근육의 발달 촉진활동

실행장애는 자신이 무엇을 해야 하는지 잘 모르는 관념화(conceptualizing ideation)의 어려움과 운동계획의 문제, 양측통합 그리고 순서실행의 문제가 포함된다. 관념화의 문제를 보이는 아동은 장난감을 가지고 무엇을 해야 하는지 모르기 때문에 장난감을 가지고 놀기보다는 탐색하려는 시도가 많으며 장난감의 실제 놀이방법과는 다르게 장난감을 던지는 등의 제한된 방식으로 가지고 놀게 된다. 따라서 치료사는 다양한 도움(신체적 가이드, 시범보이기 등)을 제공하며, 점차 그 도움의 양을 줄여나가도록 한다.

양측 통합이 어려운 경우에는 안뜰-고유감각이 강화된 활동을 적용하며, 피드백과 피드포워드를 사용할 수 있는 과제, 단순 과제에서 어려운 운동과제, 양측 대칭적인 운동과제에서 교대적인 운동과제로 점차 바꿔나간다(표 6-5).

표 6-5 시공간적 조건에 따른 치료활동 과제

목표/환경 \ 아동	위치고정	위치이동	공간/시간적 조건
위치고정	• 훌라후프로 점프하기 • 배럴에 엎드린 자세로 고정 과녁에 콩주머니 던지기 • 정지된 채로 매달린 공을 방망이로 치기 • 바운스 패드위에서 위 아래로 점프하기	• 그물그네를 타고 있는 동안 고정되어 있는 큰 공을 발로 차거나 손으로 밀기 • 그네타는 동안 매트바닥에 있는 콩주머니 잡기 • 장애물코스 주변으로 스쿠터 보드 타기 • 공중그네를 타다가 목표 튜브안으로 들어가기	공간적
위치이동	• 제자리에 서서 굴러오는 공을 발로 차거나 날아오는 공을 잡기 • 고정된 자세로 서서 날라오는 공을 방망이로 치기 • 제자리에 서서 물딱총으로 움직이는 과녁 맞추기 • 배럴에 엎드린 자세로 움직이는 과녁에 콩주머니 던지기	• 그물그네에서 엎드린 자세로 움직이는 과녁에 콩주머니 던지기 • 그네를 타는 동안 물딱총으로 움직이는 과녁을 맞추기 • T형 그네를 잡고 타는 동안 움직이는 과녁을 방망이로 치기 • 그네를 엎드린 자세로 타면서 날아오는 공 잡기	시공간적

출처 : Bundy, A. C., Lane, S. J., & Murray, E. A. (2002). Sensory integration; theory and practice. (2nd ed.). F.A. Davis: Philadelphia.

제 7 장

작업수행기반 인지중재법

1 개 요

작업수행기반 인지중재법(Cognitive Orientation to daily Occupational Performance : CO-OP)은 문제해결 전략을 사용하여 작업수행의 향상을 목표로 하는 메타인지 중재법이다. 즉 CO-OP는 적절한 인지전략을 사용하여 작업치료 대상자 및 가족이 원하는 환자중심(client-centered)의 작업수행의 향상을 목표로 하는 작업중심 접근법(occupational-based approach)이다. Polatojko 등(2001)은 인지발달이론, 교육학, 인지심리학, 운동학습 및 운동조절 이론 등의 다양한 학문과 이론을 기초로 발달성협응장애(Developmental Coordination Disorder) 아동의 운동기술 습득과 향상을 위해 CO-OP 중재법을 개발하였다. CO-OP 중재법의 구체적인 목표는 네 가지로 요약된다. 첫째는 기술의 습득(skill acquisition) 즉 작업수행 기술의 향상이다. 둘째는 작업수행 기술을 향상시키기 위한 인지전략(cognitive strategy)을 적절하게 사용하는 것이다. 셋째는 학습된 기술과 전략을 실생활에서 일반화(generalization)하는 것이다. 마지막 목표는 다른 과제나 기술로 응용하는 전이(transfer)를 촉진하는 것이다. 현재 CO-OP 중재법은 여러 문화권에서 교육과 연구가 활발하게 진행되고 있고, 적용대상도 아동 및 성인의 다양한 대상군으로 확대되고 있다.

2 CO-OP의 적용 대상

CO-OP는 초기에 발달성협응장애 아동의 운동협응 능력의 향상을 목표로 사용되기 시작하였고, 현재는 아스퍼거 증후군, 자폐범주성장애(Autism Spectrum Disorder), 주의집중 및 과잉행동장애, 학습장애 등의 다양한 아동 및 청소년 대상군은 물론 뇌손상, 뇌졸중 등의 성인에게도 작업수행 능력을 향상시키는 인지중재법으로 작업치료 분야에서 활발하게 적용되고 있다. 조은미와 유은영(2015)의 CO-OP에 관한 체계적 고찰연구에 의하면, 2000년~2014년까지 보고된 국외 연구를 분석한 결과, 아동 및 청소년, 성인 등의 다양한 대상에게 CO-OP 중재법이 사용됨을 보고하였다. 구체적인 적용 아동대상군은 발달성협응장애, 자폐범주성장애, 아스퍼거 증후군, 전반적발달장애(PDD), 뇌성마비 및 뇌손상 등이었고, 주요목적은 운동기술과 작업수행 기능의 향상을 위해 적용하는 것으로 나타났다(조은미와 유은영, 2015).

CO-OP의 중재법은 다양한 아동군에게 적용이 가능하지만 문제해결 전략을 사용하는 인지중재법이므로 대상 아동들은 다음의 조건을 만족해야 한다. 첫째는 3가지 정도의 기술 습득이 가능한 아동이어야 한다. 둘째는 충분한 의사소통이 가능하며, 일정수준의 언어유창성을 보유해야 한다. 셋째는 작업수행 기능을 향상시키기 위해 문제를 인지하고, 해결할 수 있는 적절한 인지수준을 보유해야 한다. 마지막으로는 중재과정에서 적절한 행동반응 능력이 있어야 성공적인 CO-OP의 적용이 가능하다(Polatjoko & Mandich, 2004).

3 CO-OP의 중재법의 이론적 기초

CO-OP 중재법은 다양한 이론을 기초로 하고 있는데, 대표적으로 신경가소성이론, 문제해결이론, 인지행동이론, 운동학습이론, 인지발달 이론 등이 있다. 이들 이론에 대한 간략한 소개는 다음과 같다.

신경가소성이란 신경계는 조직화된 내적, 외적 자극에 의해 신경계의 구조, 기능, 연결기능 등이 재조직화 된다는 이론으로 모든 학습의 기본이라고 할 수 있다. CO-OP 중재법도 작업기술의 습득을 설명하는 이론적 기초로 신경가소성을 사용하고 있으며, 특히 CO-OP의 목표중의 하나인 습득한 과제의 전이와 일반화를 설명할 수 있는 이론적 기초라고 할 수 있다. Wolf 등(2016)의 신경학적 연구에 의하면 CO-OP 중재법이 신경가소성을 촉진하는 것으로 나타났다.

CO-OP 중재법이 기초로 하는 문제해결 이론은 Luria(1970)의 5단계 문제해결 이론이다. 그는 문제에 직면하였을 때 해결하는 단계를 다음과 같이 제시하였는데, 1단계는 문제의 발견(discovery of the problem), 2단계는 문제의 탐구(investigation of the problem), 3단계는 문제해결 대책 선택(selection of alternative solution), 4단계는 문제해결 시도(attempt to solve the problem), 5단계는 결과의 검토(comparison of result of the solution) 이다. 이러한 문제해결 단계는 CO-OP 중재법의 문제해결 전 과정에서 반복적으로 사용되는 목표정하기(GOAL)-계획세우기(PLAN)-시도하기(DO)-점검하기(CHECK) 과정의 전반적 인지전략사용의 기초가 되고 있다.

CO-OP 중재법은 중재실행 과정에서 전반적 문제해결 전략(global strategy)인 GOAL-PLAN-DO-CHECK을 주요하게 사용하고 있으며, 언어사용이 가능한 아동을 대상으로 스스로에게 이야기 하는 방법도 구체화 전략의 한 방법으로 사용하고 있다. 이러한 중재법은 인지행동 접근이론 중 Meichenbaum(1977)의 자기-주도 훈련(Self-Instruction Training: SIT) 프로그램에 기초한 것이다. Meichenbaum(1977)의 자기-주도 훈련에서는 문제해결 및 추론, 기술 습득을 위한 학습을 증진하기 위한 생각하기(thinking) 능력을 강조하였고, 실행전략으로 GOAL-PLAN-DO-CHECK을 중재의 틀로 사용하였다. 또한 Camp 등(1976)은 문제해결 과정에서 주로 자신에게 이야기 하는 방식(self-talk)으로 문제해결을 유도하는 방법을 제안하였다.

Fitts & Posner(1967)의 운동학습이론은 운동학습은 3단계로 이루어진다고 주장하였는데, 1단계는 인지단계(cognitive stage)로 초기단계에 해당되며, 시행착오를 겪으며 환경과 과제에서 오는 피드백에 집중하는 운동학습 단계이다. 2단계는 연합단계(associative stage)로 반복연습으로 실수가 점차 감소하는 운동학습 단계이다. 마지막 3단계는 자동화단계(autonomous stage)로 기술의 습득이 완료되고, 다른 환경으로 전이도 가능한 단계이다. CO-OP 중재법도 이론 개발 당시 발달성협응장애 아동의 운동기술 습득을 목표로 하였으며, 작업수행 기술의 습득에도 이러한 운동학습 이론을 기초로 하고 있다.

CO-OP는 중재과정에서 작업수행 기술의 습득을 위해서는 치료사의 직접적인 지시와 피드백 보다는 아동 스스로 문제와 해결방법을 찾을 수 있도록 발견학습(discovery learning) 방법을 사용하고 있다. 이러한 방법은 인지발달이론 중 Vygotsky(1988~1932)의 이론을 기초로 한 것으로 그는 학습과정에서 아동과 어른의 협력적 의사소통이 필수임을 강조하였다. 그는 근접발달영역(zone of proximal development; ZPD)이란 개념을 통해 유능한 어른과의 사회적 상호작용을 통해서 아동이 성취할 수 있는 잠재적 기술의 습득 범위가 학습과정에서 어른과의 협력적 대화를 통해 영향을 줄 수 있다고 주장하였다.

4 CO-OP의 중재의 이해와 적용방법

CO-OP 중재법은 대상자에게 적절하게 중재를 적용하기 위한 차별화된 프로그램이 구성되어 있고, 7

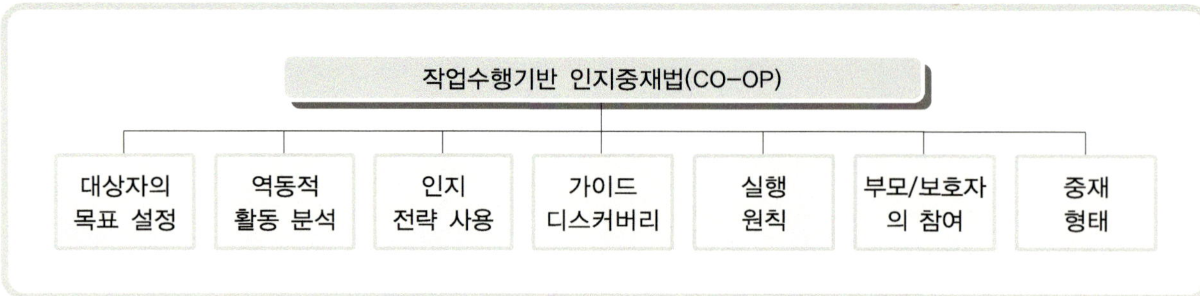

그림 7-1. CO-OP 중재법의 7가지 주요 특징

가지 주요 특징이 있다. 이러한 7개의 프로그램 특징이 CO-OP 중재법을 설명하는 핵심 개념이라고 할 수 있고, 그 주요 특징은 다음과 같다. 1) 대상자가 선택한 목표(client-chosen goal)설정, 2) 역동적 수행분석(dynamic performance analysis), 3) 인지전략의 사용(cognitive strategy use), 4) 전략의 발견 안내하기(guided discovery), 5) 실행원칙(enabling principle), 6) 보호자의 참여(parent involvement), 7) 중재형태(intervention format)이다(그림 7-1). 각각의 특징은 CO-OP 중재법의 목표인 기술의 습득, 전략사용, 기술의 일반화 및 전이를 위해 밀접하게 연관되어 있다. 각 주요 특징의 사용목적과 사용방법은 다음에 기술하고자 한다.

1) 대상자의 중재 목표 설정하기

이 과정은 CO-OP 중재법의 첫 단계로 아동 혹은 보호자가 원하는 3개 정도의 목표를 함께 설정하는 과정이다. 아동이 원하는 목표를 설정하는 것은 CO-OP의 환자중심 접근의 핵심으로 과제습득의 동기를 높이고 다른 과제로 전이 및 일반화를 돕는데 기여한다.

환자 중심 목표를 설정하기 위해서는 아동이 중심이 되어야 하며, 아동의 환경과 지원가능 한 자원 내에서 아동에게 도전이 되는 과제를 설정하도록 안내한다.

CO-OP 중재법에서는 아동이 원하는 목표 설정을 돕는 도구로 일과표(daily activity log), 아동용 활동분류카드(Pediatric Activity Card Sort: PACS), 캐나다 작업수행 측정(Canadian Occupational Performance Measure: COPM), 수행의 질 평가척도(Performance Quality Rating Scale: PQRS) 등을 활용하여 아동의 활동을 조사하고, 현실적이고, 원하는 목표를 선택할 수 있도록 한다.

일과표(daily activity log)는 평상시 아동의 활동을 시간대별로 기록하여 아동이 원하거나 어려워하는 활동을 찾아내는데 수월한 도구이다. 7세 미만의 아동의 경우는 그림을 활용하여 작성하거나 부모님이 작성하도록 한다. 다음으로 **아동용 활동분류카드(Pediatric Activity Card Sort: PACS)**는 캐나다에서 개발된 4~16세 아동의 작업활동 참여 평가도구이다. 활동의 구성은 일상생활활동, 학교관련 활동,

취미활동, 스포츠 활동 등에 대한 75개의 작업활동 사진으로 구성되어 있고, 평가 소요시간은 약 20분 정도 소요된다. 그러나 이 도구는 캐나다에서 개발된 도구로 국내의 학령기 아동에게 바로 적용하기에는 문화적 차이로 인해 일부 활동은 적용이 제한적일 수 있다. 이러한 문화적 차이에 의한 활동의 차이를 극복하기 위해 김세연 등(2013)이 개발한 한국형 학령기 아동의 활동평가 도구인 Activity Participation Assessment (APA)를 적절하게 사용할 수 있다. APA는 총 83개의 국내 학령기 아동의 일상횔동, 놀이, 학교활동 등으로 구성되어 있고, 각 활동의 수행여부 및 빈도를 측정할 수 있어 아동이 원하는 활동을 선택하는데 도움을 줄 수 있다.

캐나다 작업수행 측정(Canadian Occupational Performance Measure)은 아동 및 성인에게 사용하는 대표적인 작업수행 평가 도구로 CO-OP중재법에서는 일과표, PACS, APA 등에서 선택한 목표활동의 중요도, 수행도, 만족도를 평가하는데 사용한다. 7~12세 아동은 직접 평가하며, 7세 미만 아동은 부모님이 대신 평가한다.

수행의 질 평가척도(Performance Quality Rating Scale: PQRS)는 선택한 목표과제의 수행의 질을 평가하는 도구로 Part A와 Part B로 구성되어 있다. Part A는 10점 척도(1점: 전혀 수행하지 못함, 10점: 모든 활동기준에 매우 적절함)로 아동의 작업수행 정도를 직접 관찰 혹은 비디오 촬영 영상자료를 통하여 평가한다. Part B는 11점 척도(-5점 ~ +5점, -5점: 5배 정도 수행능력이 감소함, 0점: 수행능력에 변화가 없음, +5점: 5배정도 수행기능이 향상됨)로 목표활동의 수행변화 폭(magnitude)을 중재 전후로 평가할 수 있다. CO-OP 중재법에서 PQRS의 사용목적은 중재의 효과에 대한 근거확보와 역동적 수행분석(dynamic performance analysis)을 시작하기 위한 정보를 제공하기 위함이다.

2) 역동적 수행분석(dynamic performance analysis : DPA) 실시하기

역동적 수행분석(DPA)은 관찰에 기초하여 아동이 선택한 수행과제의 문제와 취약점을 파악하고, 잠재력을 확인하는 역동적이고, 상호작용이 필요한 개별화된 과정이다. DPA를 실시할 때는 아동의 수준은 물론 아동의 속한 환경과 작업활동과 연관성을 고려해야 한다. DPA 실시과정은 의사결정 흐름도(그림 7-2)에 따라 아동이 과제를 수행하는 모습을 관찰하여, 선택한 과제의 문제점을 확인하는데, 우선 아동의 목표과제를 성취하고자 하는 **동기**(motivation)와 본인이 선택한 과제에 대한 **사전지식**(task knowledge)을 확인한다. 대상자의 작업수행에 대한 동기는 CO-OP 중재법을 시행할 때 매우 중요한 요소이다. 목표과제에 대한 아동의 동기가 충분하면, 다음으로 목표하는 과제의 성취 잠재력을 파악하기 위해 아동의 과제에 대한 사전지식을 확인한다. 목표과제에 대한 아동의 지식이 완벽할 필요는 없지만 전혀 수행경험도 없고, 어떻게 실시하는지 사전지식이 없다면 CO-OP 중재법에 적용할 과제로 선택하는 것은 적절하지 않다. 마지막으로 치료사는 선택한 과제에 대한 아동의 **수행능력**을 관찰하여 목표과제의 어떤 부분이 문제이고 아동의 주요 취약점이 어디에 있는지 확인한다.

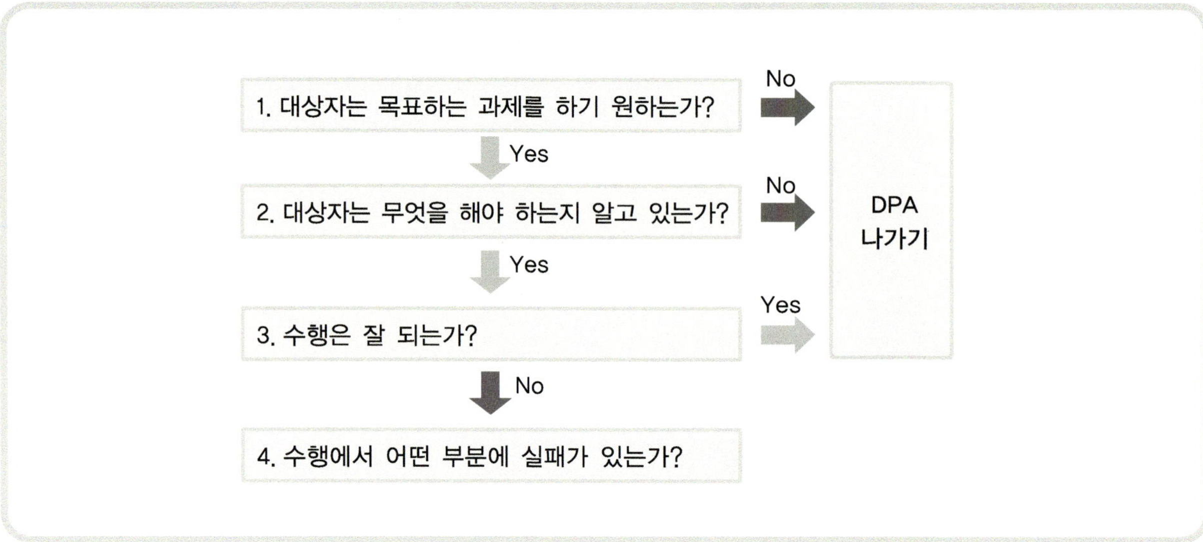

그림 7-2. **역동적 활동분석(DPA) 의사결정 흐름도**

3) 인지전략의 사용(cognitive strategy use)

CO-OP 중재법에 사용되는 인지전략은 크게 두 가지로 하나는 전반적 문제해결 전략(global problem solving strategy)과 영역특화전략(domain specific strategy)이 있다.

(1) **전반적 문제해결 전략**(global problem solving strategy)

전반적 문제해결 전략은 Camp 등(1976)이 개발한 GOAL-PLAN-DO-CHECK이 사용되는데, 이 전략은 목표하는 과제를 성취하기 위한 실행전략으로 다른 전략들을 통제하고, 조절하는 역할을 하며 CO-OP 중재법의 전 과정동안 과제가 종료될 때까지 반복적으로 사용된다(그림 7-3). GOAL은 원하는 것을 파악하기, PLAN은 어떻게 실행할지 방법을 계획하기, DO는 방법을 직접 실행하기, CHECK은 실행결과를 평가하는 것이다. 이 전략을 사용하기 위해서 아동은 치료사로부터 각 단계의 의미를 이해하도록 놀이 혹은 장난감 등을 이용하여 충분히 설명을 듣는 과정이 중재초기에 이루어져야 한다.

(2) **영역특화전략**(domain specific strategy : DSS)

영역특화 전략(DSS)은 특정 과제 혹은 과제의 일부를 수행하는데 도움을 주는 영역별 구체화된 전략이다. 다음의 7가지가 대표적이며, 이들 전략은 과제를 수행하는 동안 혼합하여 사용될 수 있다.

① **신체자세**(body position) : 과제 수행의 효율성과 관련된 신체자세의 전체 혹은 일부분을 인식하여 과제 성공을 높이는 전략이다. 과제 수행과 관련된 예로 "엉덩이를 의자 등받이에 붙여요", "다른

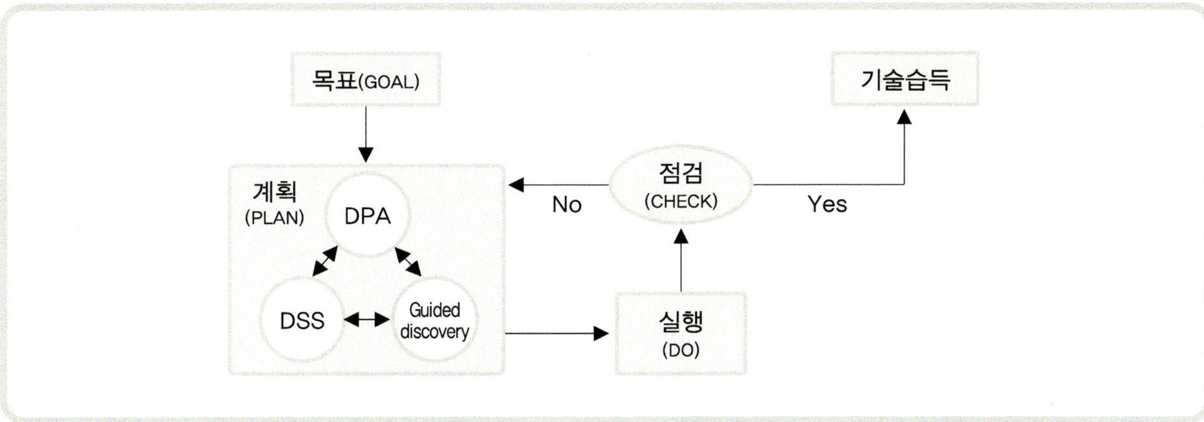

그림 7-3. 인지전략의 사용 절차(Polatjoko & Mandich, 2004)

한 손으로는 종이 잘 잡고 있어요" 등을 들 수 있다.

② **과제 집중**(attention to doing) : 과제에 집중을 유도하는 행동이나 언어로 예를 들면 스스로에게 "집중하자", "잘하자" "눈을 공에서 떼지 않는다" 등의 언어 사용과 집중을 유도하는 행동이 이에 해당한다.

③ **과제 구체화 혹은 수정**(task specification/modification) : 과제의 일부를 변형 혹은 수정하는 전략을 의미하며, 그 예로 줄넘기를 할 때 줄의 길이를 아동의 키에 맞도록 적절하게 조절하거나 필요한 보조도구를 사용하도록 유도하는 경우가 이에 해당한다.

④ **과제지식 보완**(supplementing task knowledge) : 아동이 과제 수행중에 과제수행을 위한 주요 문제를 발견하지 못할 때 보다 구체적으로 만들어 주거나 기본지식을 보완해주는 전략이다. 예를 들면 네모를 그릴 때는 왼쪽부터 시작하게 하거나 게임의 규칙을 미리 알려주는 예가 해당된다.

⑤ **움직임의 느낌**(feeling the movement) : 과제 수행 시 움직임의 느낌을 말로 표현하도록 하여 이해를 돕는 전략이다. 그 예로 "연필을 쥘 때는 마쉬멜로를 잡는 것처럼 부드럽게 쥐어요", "머리를 감을 때 샴푸를 머리에 바를 때는 부드럽게 문질러요" 등이 있다.

⑥ **언어적 운동연상**(verbal motor mnemonic) : 움직임이나 과제를 연상 혹은 상상하여 언어로 표현하는 전략으로 심상기법이 이에 해당한다. 예를 들면 운동화 끈을 맬 때 리본을 토끼귀처럼 만들면 되도록 연상하게 하는 방법이 있다.

⑦ **언어적 암기 스크립트**(verbal rote script) : 주로 순서가 있는 운동 과제를 수행할 때 순서를 안내하는 단어들을 연속적으로 사용하여 과제 성공률을 높이는 전략이다. 예를 들면 농구공을 골대에 넣기 과제를 할 경우 "드리볼, 드리볼, 슛"이라는 단어를 과제시 사용하는 예가 있다. 또한 네모그리기 과제를 할 때 "아래로, 옆으로, 아래로, 옆으로" 등의 연속적인 단어를 이용하여 과제의 순서에 이해를 돕는 전략이다.

그 외의 영역별 구체화 전략에는 자기코칭(self-coaching), 목록작성하기(listing), 조직화(organization), 리허설(rehearsal), 지적하기(finger pointing), 자문하기(self-questioning) 등의 다양한 기법이 사용될 수 있다.

4) 전략의 발견 안내하기(guided discovery)

CO-OP 중재법에서 치료사는 아동이 문제에 직면하였을 때 직접 답을 알려주지 않고, 아동 스스로 자신의 수행 문제를 해결하기 위한 전략을 발견하도록 안내한다. 문제해결 전략을 스스로 발견하도록 안내하는 것은 학습의 중요한 개념으로 문제의 정답을 아동이 스스로 찾아가도록 유도하는 방법이다. 문제해결 전략 발견을 안내하기 위한 이 단계에서는 4가지 원칙을 사용하는데, 첫째는 **한 번에 하나씩 유도하라(one thing at a time)**, 둘째는 **답을 주지 말고 질문하라(ask, don't tell)**, 셋째는 **교정해주지 말고, 코칭하라(coaching, don't adjust)**, 마지막으로 **명료하게 만들어 줘라(make it obvious)**이다. 문제해결 전략 발견을 유도하는 예로, 단체줄넘기를 어려워하는 아동의 경우 치료사는 "줄이 땅에 닿은 쪽이 가운데 일까? 아니면 끝부분일까? 어디로 뛰어넘으면 줄에 걸리지 않을까?"와 같이 아동이 집중하거나 해결할 부분을 명확하게 찾아가도록 유도해주고, 직접적인 정답을 알려주기 보다는 아동이 스스로 찾도록 질문으로 안내한다.

5) 실행원칙(enabling principles)

CO-OP 중재법에 실행원칙은 아동이 원하는 과제를 성공적으로 성취할 수 있도록 하는 방법으로 중재의 모든 과정에서 다른 주요 특성과 결합하여 사용된다. 실행원칙은 4가지로 아동의 과제 성공률 높이기 위함으로 다음과 같다.

(1) 재미있게 하라(make it fun)

아동이 원하는 과제를 보다 효과적으로 수행하기 위해서는 무엇보다 중재과정이 즐거워야 한다. 그러므로 즐거움을 유지하기 위해서는 아동이 선택한 목표를 치료사와 즐거운 상호작용을 통하여 성취해 간다. 또한 아동의 흥미를 위해 다양한 도구, 장난감 혹은 게임을 적절하게 활용한다.

(2) 학습을 촉진하라(promote learning)

CO-OP 중재법은 학습 패러다임을 사용하기 때문에 중재의 전과정 동안 학습을 촉진하는 것이 매우 중요하다. 학습을 촉진하기 위해서는 다양한 기법들이 사용가능한데 그 예로 행동이론에서 사용되는 강화(reinforcement), 교육(direct teaching), 모델링(modeling), 행동형성(shaping), 촉진(prompting), 용암법(fading), 연쇄(chaining) 등의 방법을 함께 사용할 수 있다.

(3) 독립적으로 하도록 하라(work toward independence)

독립적인 수행은 CO-OP 중재법의 최종목표로 언제, 어디서나 스스로 기술을 수행하고, 전략을 사용할 수 있도록 한다.

(4) 일반화와 전이를 촉진하라(promote generalization and transfer)

아동이 습득된 기술과 전략은 부모님과 가족들의 도움으로 다양한 과제 혹은 환경으로 일반화 혹은 전이가 되도록 촉진한다. CO-OP 중재법에서 부모님의 참여는 이와 같은 목표를 성취하기 위해 매우 중요하다.

6) 부모 및 가족의 참여

부모 및 가족의 참여는 CO-OP 중재 과정에서 필수적이다. 부모와 가족은 아동의 작업수행 학습을 도울 수 있을 뿐만 아니라 습득한 기술 및 전략을 학교, 가정, 지역사회로 일반화 및 전이를 하는데 큰 도움이 된다. 중재의 전과정 동안 치료사는 CO-OP 중재법에 관한 내용과 아동에 관련된 정보를 부모와 공유하며, 치료 장면의 참관을 허락하거나 혹은 중재과정에 부모님을 함께 참여시킨다.

7) 중재 형태(intervention format)

CO-OP 중재법의 마지막 특징은 중재형태로 기본적으로 대상자와 개별적인 중재방법으로 진행하지만 최근에는 그룹중재 형태도 효과가 있는 것으로 일부 보고되고 있다. 일반적으로 CO-OP 중재 프로그램의 구조는 중재전 회기(pre-intervention session), 중재 회기(intervention session), 중재 후 회기(post-intervention sessions) 등으로 구분할 수 있다. 중재전 회기에서는 아동 및 부모님과의 사전 만남을 통해 3개 정도의 목표설정과 목표에 관련된 기초 수행수준을 COPM, PQRS 등을 이용하여 파악한다.

중재회기는 약 10회기 정도로 구성되는데, 아동의 상황에 따라 회기는 일부 달라질 수 있다. 일반적으로 첫 회기에는 인지전략을 소개하고, GOAL-PLAN-DO-CHECK 개념을 아동에게 설명한다. 이후 선택한 목표 1-2개 정도를 중재 몇 회기 동안 진행한다. 3번째 선택한 목표는 시작한 1~2개의 과제가 성공적으로 진행이 되면 그 이후에 시작하도록 한다. 중재 후 회기는 일반적으로 1회기 정도로 진행하며, 아동이 목표한 과제의 달성정도를 COPM, PQRS 등을 활용하여 반복 측정한다. 또한 아동이 습득한 기술과 전략을 점검하고, 전이 및 일반화하도록 격려한다.

CO-OP 중재의 1회기는 보통 60분 정도로 운영하고, 일주일 1~2회 정도 중재를 진행하는 것이 적절하다. 각 회기 내에서는 매번 목표와 계획을 같이 의논하고, 가정과 연계한 숙제를 점검하는 과정을 갖는다. 사용되는 도구들은 목표와 관련된 도구 혹은 가정프로그램으로 진행되는 숙제를 점검하는 기록지 등을 준비한다. 중재과정 동안 CO-OP의 기본 중재원칙, 대상중심, 작업중심의 원칙을 충실하게 이행하는 것이 중재의 성공을 위해 무엇보다 중요하다.

Dawson 등(2017)은 CO-OP 중재와 관련된 저술을 통해 CO-OP의 중재 충실도 점검표(CO-OP fidelity checklist) 사용을 권고하고 있다. 이와 같은 점검표를 이용하면 중재과정 동안 CO-OP 중재법의 원칙을 잘 지키고, 충실하게 수행하였는지 자가 점검이 가능하다.

5 CO-OP를 적용한 국내 문헌 소개

최근 국내에서도 아동 및 성인분야에서 CO-OP를 중재법을 사용한 연구가 지속적으로 증가하고 있으나 현재까지는 제한적이다. 국내에서 발표된 자폐범주성장애(ASD), 발달성협응장애(DCD), 뇌성마비아동(CP)을 대상으로 한 CO-OP를 중재법과 관련된 연구결과를 다음과 같이 소개하고자 한다.

표 7-1 국내 CO-OP 중재적용 문헌 소개

연구자	연구대상	연구목적	연구설계	CO-OP중재법	연구결과
Cho(2015)	자폐범주성장애아동(ASD) 13명	운동과제의 향상여부를 검증함	무작위 실험-대조군 연구	주 1회, 10회기의 개별 중재를 실험군에게 실시함	운동과제의 향상이 실험군에서 나타남
Shin & Cho(2015)	ADHD 아동 1명	작업수행의 향상여부를 검증함	단일대상연구	주 2회, 10회기의 중재를 실시함	목표과제의 수행도와 만족도가 향상됨
Lee et al.(2016)	지적장애 청소년 1명	수단적 일상생활의 향상여부를 검증함	단일대상연구	주 2회, 10회기의 중재를 실시함	목표과제의 수행도가 향상됨
Kim(2018)	ASD 아동 3명	작업수행, 실행기능의 향상여부를 검증함	단일대상연구	주 2회, 10회기의 개별 중재를 실시함	중재과제 및 일반화 과제 모두에서 COPM, PQRS 점수, 실행기능이 향상됨
Kim(2019)	DCD 아동 3명	작업수행, 운동협응, 사회적 상호작용의 여부를 검증함	단일대상연구	주 2회, 그룹을 이용한 10회기 중재를 실시함	작업수행(COPM, PQRS), 운동협응(BOT-2), 사회적 상호작용의 향상이 관찰됨
Choi(2017)	뇌성마비 아동 1명	작업수행 및 운동 및 처리기술 향상, 일반화 여부를 검증함	단일대상연구	주 2회, 10회기의 개별 중재를 실시함	작업수행. 운동 및 처리기술(AMPS)의 향상, 일반화가 관찰됨

또한 국외 2000년~2014년의 CO-OP 중재 적용 결과를 분석한 고찰연구(조은미와 유은영, 2015)에 의하면, 아동을 위한 CO-OP 중재에서는 작업수행 능력을 평가하가 위해 COPM, PQRS를 가장 많이 사용하는 것으로 나타났다. 또한 중재과제로 선택된 과제는 일상생활 영역에서는 식사하기, 옷입기, 개인위생 활동의 빈도가 높았고, 교육영역에서는 글쓰기와 관련된 과제의 선호도가 높았다. 놀이 등의 영역에서는 공놀이, 스포츠관련 활동, 놀이기구 타기 등의 빈도가 높았다. 그리고 CO-OP 중재 적용회기는 분석대상 14편 중 13편이 10회기로 진행되었고, 각 회기당 대부분의 연구에서 40분~1시간의 중재를 실시하는 것으로 나타났다.

6 요 약

CO-OP 중재법은 환자중심, 작업기반, 문제해결 전략을 활용한 인지중재법으로 최근 다양한 대상과 문화권에서 활발하게 연구와 임상적용이 이루어지고 있다. 최근 작업치료와 ICF의 목표는 사회참여 및 작업기능 향상으로 CO-OP는 이러한 목표를 이룰 수 있는 작업치료 중재법으로 사료된다.

제 8 장

시지각

시지각은 눈으로 유입되는 주위 시각 자극을 받아들이고(감각) 자신의 과거 경험에 비추어 적절히 본 것을 해석해(인지) 내는 능력을 의미한다. 단순히 본 것을 인식하는 것 뿐만 아니라 시지각은 문제 해결 시 필요한 시각 정보의 조작 능력과 자극에 대한 행동적 반응을 포함하고 있다(예를 들면, 정원에 꽃을 보고 꽃을 더 자세히 보기 위해서 꽃을 향해 걸어가는 운동 반응). 시각은 다른 감각 기관에 비해 주변 환경을 지각하는데 중요한 기능을 하며 뇌(brain) 역시 시각 자극에 많은 영역을 할애한다. 또한 시각은 주변에서 발생하는 사건들을 감지하는 것 뿐만 아니라 일상생활과 작업 수행에도 직접적인 영향을 미친다. 만약에 시지각에 문제가 발생한다면 우리들은 먹기, 옷 입기, 식사하기 등의 일상생활과 학교생활 및 직업 능력 수행, 사회생활에서 어려움을 겪게 될 것이고 때로는 심각한 안전상의 문제를 경험하게 될 수도 있다. 예를 들어 계단을 오르내리거나, 낯선 길을 운전할 때 잘못된 시공간 능력으로 인해 계단에서 떨어지거나 충돌 등의 사고가 발생할 수 있다. 어린이의 경우 시각은 인지, 소 근육, 사회적 기술의 발달을 돕는데 중요한 역할을 하는데, 시각기능에 문제가 있을 경우 학업, 언어 발달, 사회적 기능 지연 등에도 영향을 받게 된다. 특히, 학교 수업의 75% 이상이 시각 자료에 의존하기 때문에 시지각 문제가 있는 경우 아동은 학교생활에 적응하기 어렵게 된다. 최근에는 시각의 구조적·기능적인 문제를 갖는 아동 뿐만 아니라 주의력결핍 과잉행동장애, 학습장애, 정서장애 아동들이 증가되면서 아동의 시지각 특성에 대한 파악과 적절한 중재방법의 필요성이 강조되고 있다. 따라서 작업치료사들은 아동의 시지각 문제에 대한 정확한 평가와 더불어 기능 수준에 따른 적절한 중재방법의 가이드라인을 제시해야 할 것이다.

1 시지각이란?

시지각은 시각 수용기를 통해 본 자극을 인식하고 기억하여 적절히 행동 반응을 만들어 내는 일련의 과정이라 할 수 있다. 그러나 시지각은 그 내용이 복잡하고 명확하지 않아 한 마디로 정의 하는데 한계가 있다. 이에 전문가들은 다양한 전문 용어를 사용하여 시지각을 정의하고 있다. 일부 이론가들은 지각(perception)이란 "알고 있다(know)" 또는 "이해하다(understand)"로 해석하는 반면, "감각(sensation)"과 "지각(perception)"으로 설명하기도 한다. 그 외에도 "감각"과 "인지" 그리고 "인지"의 하부구조로 "지각"을 구조화하기도 한다. Strauss와 Lehtinen(1947)과 Witt, Elliott, Gresham과 Kramer(1988)는 지각을 "감각과 인지의 정보처리과정에서의 중간단계"로 정의하고 있는데 아마도 대부분의 작업치료사들은 이 이론적 정의에 동의할 것이다. 이러한 견해에 맞춰 자극을 받아들이는 수용 과정은(receptive process) 감각, 지각, 인지의 세 수준으로 나눠지게 된다. 인지는 생각하고, 문제 해결하는 과정으로 인식될 수 있으며, 지각은 크기, 색깔, 모양 재질 등으로 감각에 대한 종합적 평가로 정의할 수 있다. 삼각형, 사각형과 같은 단순한 형태 인식은 감각으로 설명된다. 즉, "지각"이란 단순한 감각 자극 보다는 자극의 물리적 요소를 조직화하고 해석하는 뇌의 조작기능으로 설명될 수 있다. 지각 과제(perceptual tasks)는 단순한 감각(시력과 청력)과제와 듣고 읽고 이해하는 인지적 과제(cognitive processing tasks)와도 차별화 된다.

2 시지각의 이론적 기초

1) 시각정보처리모델(Visual information processing model)

시각정보처리모델이란 아동이 정보에 대해 어떻게 주의 집중을 하고 인식하고 이것을 변환하며 저장하는지, 그리고 정보의 인출과정에 대해 중점을 둔 이론이다. 감각 처리 과정은 환경 자극과 시각 수용기를 통해 입력된 자극이 인지 분석 과정을 통해 정보를 인식, 매칭, 범주화하며 사물들의 관련성을 찾는 것을 의미한다(그림 8-1).

(1) 시각 정보 입력

시각 정보 입력은 환경 자극과 자극을 받아들이는 수용기를 통해 이루어진다. Gibsen은 환경 자극을 5가지의 형태로 분류하였다.

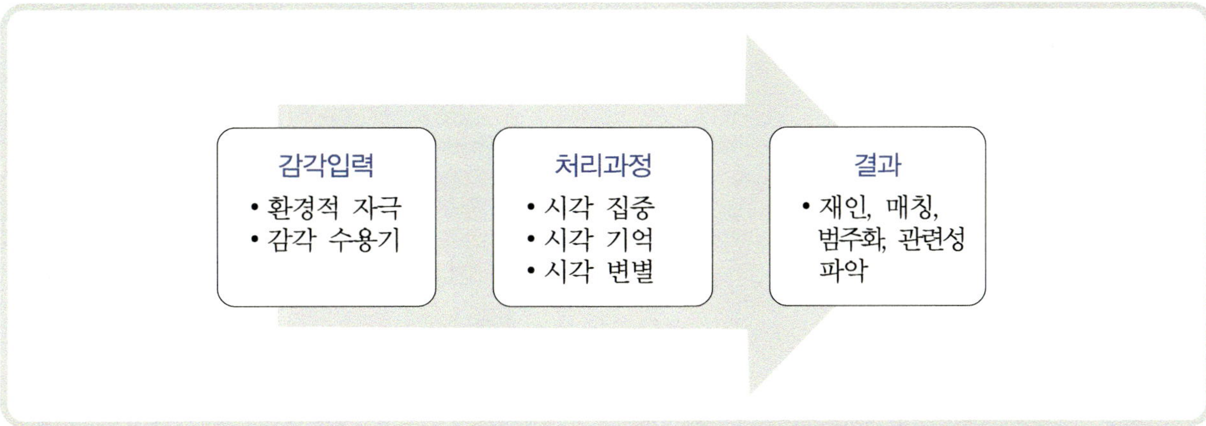

그림 8-1. 시각 정보 분석

- 사물들(objects): 환경에 존재하는 3차원의 형태들
- 공간(space): 3차원 공간으로 사물의 깊이와 거리의 기본 단계
- 사건들(events): 일정 공간이나 시간을 통해 발생하는 것들
- 표상들(representations): 사물이나 공간 또는 사건을 통해 나타난 2차원적인 그림이나 사진
- 상징들(symbols): 부호화된 자극으로 언어, 모스부호, 문자, 숫자 등

시각자극에 대한 인식은 눈을 통해 이루어지고 시각피질로 전달되어 입력된 자극을 해석하게 된다.

① 눈의 해부학적 기초

시각계는 시각자극에서 해석까지의 과정을 세 부분으로 나누어 설명하고 있는데, 첫째는 감각기관으로서 자극을 받아들이는 두 눈이고, 두 번째는 눈으로 부터 유입된 자극을 시신경을 통해 뇌로 전달하는 과정이다. 세 번째는 시각피질로 시신경을 통해서 받은 정보를 해석하는 뇌의 역할이다. 이러한 세 부분은 서로 독립적이기 보다는 상호 의존 기능을 갖고 있기 때문에 눈에 문제가 생기거나, 전달에 문제가 생기게 되면 다른 부분에도 영향을 미치게 된다.

눈은 각막과 수정체, 망막으로 구성된다(그림 8-2). 눈의 앞쪽에 위치한 각막과 수정체는 초점을 형성하며, 눈의 뒤쪽 내부 막을 형성하는 망막에는 자극을 받아들이는 수용기들이 위치하고 있다. 동공을 통해 눈으로 들어오는 빛은 투명한 각막과 수정체를 통과한다. 초점형성 기제인 각막과 수정체의 작용에 의해 들어오는 빛의 초점은 망막(retina) 위에 맺히게 되고 그 결과 망막 위에는 선명한 상이 만들어진다. 물체의 상이 망막 위에 선명하게 맺히도록 조절(accommodation)을 통해 눈의 초점력(focusing power)을 증가시킨다. 눈의 초점조절은 다양한 거리에 있는 물체의 상을 망막에 선명하게 초점을 맞추기 위한 과정이다. 수정체에는 모양체근으로 불리는 근육들이 붙어 있고 이 근육들은 수정체의 모양을 변화시켜서 가까운 물체를 클로즈업하거나 멀리 초점을 잡도록 해 준다. 이렇게 만들어진 상을 구성하는 빛은 다

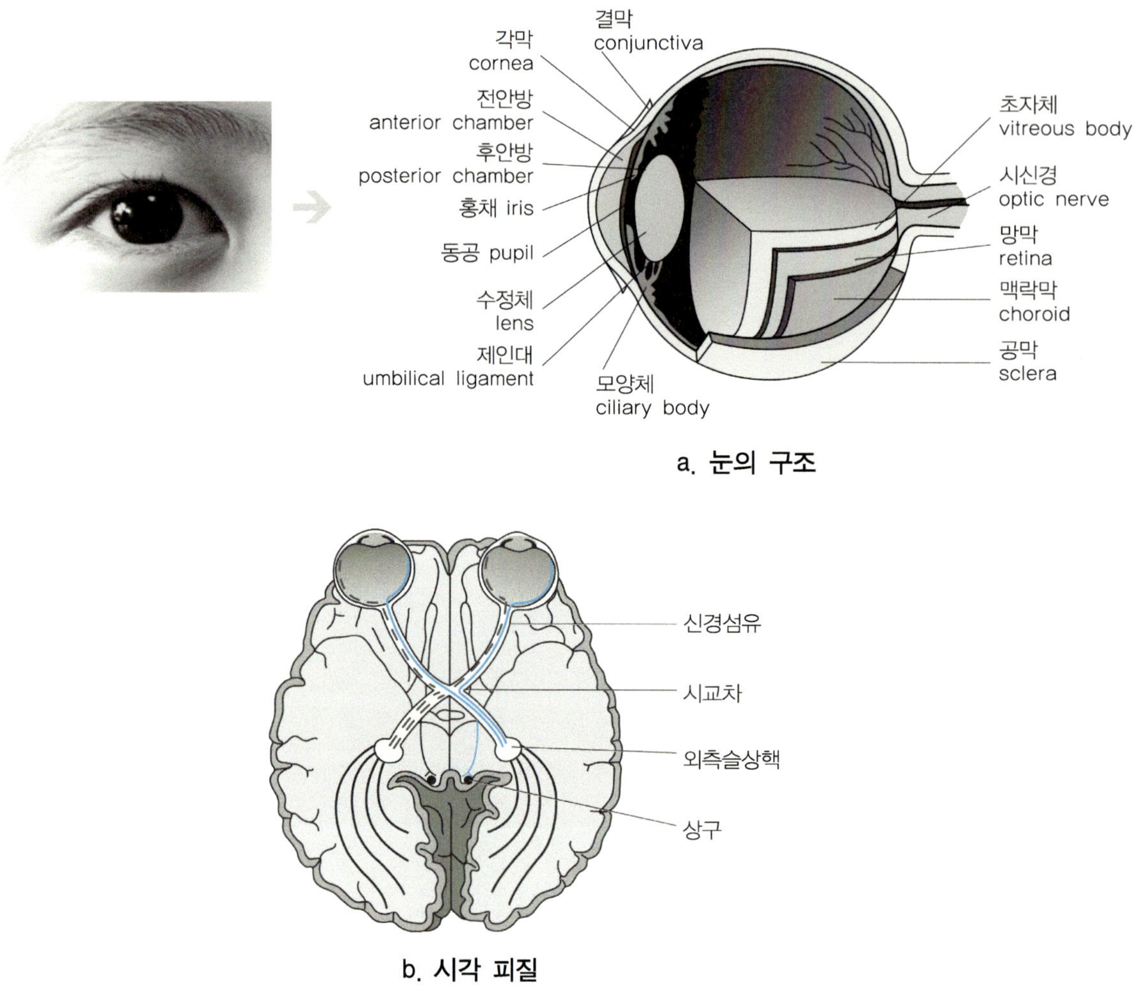

그림 8-2. 눈의 구조와 시각 피질

시 수용기를 자극한다.

시각 수용기에는 간상체(rods)와 추상체(cones)라는 화학물질과 시각 색소(visual pigments)가 있는데 빛에 민감한 이 화학물질은 빛에 대한 반응으로 전기적 신호를 내놓는다. 간상체는 빛에 대해 아주 예민하게 반응하여 물체의 밝고 어두운 것을 구별하는 반면 추상체는 빛에 덜 예민하나 더 정확한 모양과 색을 구별하는 수용체이다. 간상체와 추상체는 겉모양 뿐 만 아니라 망막에 분포된 상태 또한 다르다. 망막에는 중심와(fovea)라고 하는 작은 영역이 있는데 이 영역에는 추상체만 존재한다. 중심와 이외의 모든 망막을 주변 망막(peripheral retina)이라고 하는데 여기에는 간상체와 추상체 모두 존재한다. 외안근(extraocular muscle)으로 불리는 여섯 개의 근육은 양쪽 눈 각각에 부착되어 있는데 움직이는 표적 뿐만 아니라 넓게 펼쳐진 곳에서 시각 정보를 얻기 위해 모든 방향으로 눈이 움직일 수 있도록 한다.

전기적 신호는 시신경(optic nerve: 뇌신경 2번)을 따라 다시 뇌로 전달된다. 양쪽의 시신경은 뇌의 기저부에서 만나 시신경 교차(optic chiasma)를 이루고 다시 시삭으로 분리되어 뇌로 들어간다. 각 망막의 중심 쪽 2분의 1에서 오는 시신경섬유들은 시야의 외측 2분의 1에서 오는 상을 전달하고 시신경 교차를 하여 반대쪽 시삭으로 들어간다. 반대로 망막의 외측에서 오는 시신경섬유들은 시야의 내측 2분의 1에서 오는 상들을 전달하며 시신경교차를 하지 않고 동측의 시삭으로 들어간다. 각 시삭의 시신경 섬유들은 뇌간으로 들어가 시상에 있는 감각중계 신경핵인 외측슬상체 신경핵에서 제4차 신경원과 연접을 이룬다, 4차 신경원은 동측 대뇌반구의 후두엽으로 올라가 1차 시각 피질에서 끝난다. 이 같은 방법으로 각각의 눈은 뇌의 양쪽 면으로 정보를 전달할 수 있다.

② 시각 수용에 영향을 미치는 기능

시각 수용 요소 중 감각 요소는 빛과 움직임이 망막에 등록되는 것으로 시력, 시야 등을 의미하며 시각 정보에 대한 운동 요소에는 시각 고정, 시각 추적과 빠른 안구 운동, 안구의 수렴과 확산, 안뜰 안구 반사가 있다.

㉠ 시력

시력은 거리가 멀어도 작은 물체를 분별할 수 있는 능력이다. 시력 1.0(20/20)은 보통 사람이 20피트(6m) 거리에서 작은 사물을 알아볼 수 있는 능력을 의미한다.

㉡ 시야

시야란 머리를 움직이지 않고도 눈으로 볼 수 있는 시각적 범위를 의미한다. 안구의 움직임을 통해 환경을 훑어 볼 수 있게 된다.

㉢ 안구운동

사물을 보기 위해서는 물체를 보고 집중할 수 있는 시각 고정(visual fixiation)과 다양한 거리에 위치한 물체에 초점을 맞추는 수정체의 원근 조절(accommodation)이 필요하다. 두 안구를 안쪽(수렴)과 바깥쪽(확산)으로 움직이는 수렴과 확산 능력과 두 눈으로 바라본 물체를 하나의 지각으로 인식하는 양안시(binocular fusion)가 요구된다. 안구의 움직임 또는 추적(pursuit)과 빠른 안구 운동 혹은 훑어보기(saccadic)는 주위 환경으로부터 정보를 모으기 위해 사용된다. 시각적 추적은 중심와에 맺힌 상을 계속 유지하기 위해 움직이는 사물에 시선을 계속 고정하는 것으로 주로 움직이는 물체를 추적할 때 발생한다. 안구추적운동은 후두엽에서 시작되며 빠른 안구 운동은 한 지점에서 다른 지점으로 고정의 사물을 훑어볼 때 생긴다. 입체시(stereognosis)는 깊이 지각 또는 3차원적 시각을 의미한다.

(2) 시각 정보 처리

시각 정보의 처리과정은 개인의 인지능력에 해당하는 것으로 이는 아동의 정상발달 과정 중에 발달하게 된다. 인지 분석 기술에는 시각 집중, 시각 기억, 시각 구별이 포함된다.

① **시각 집중**(visual attention)

시각 집중은 학습을 위한 준비상태로 보는 것에 집중하기 위해서는 안 근육을 사용하고자 하는 의식적인 노력이 필요하다. 또한 과제 수행 시 과제에 필요한 자극을 선택할 것인지 무시할 것인지를 결정한다. 이러한 시각 집중에 문제가 생길 경우 학습 또는 행동을 유지하지 어렵고 필요한 정보를 못 찾기 때문에 아동들은 과제 수행에 문제를 겪게 된다.

시각 집중은 **주의**(alertness), **지속 집중**(sustain attention), **선택 집중**(selective attention), **교대 집중**(alternated attention), **분리 집중**(divided attention)을 포함한다.

㉠ **주의**: 주변 자극에 대해 자연스럽게 인식하는 각성 상태로 능동적인 학습을 위한 준비 단계이다.

㉡ **지속 집중**: 지속 집중은 긴 대화나 수업 시간, 영화 보기, 카드 게임과 같이 과제에 오랜 시간 집중하는 능력을 의미한다. 주로 과제 완성에 소요되는 시간으로 측정된다.

㉢ **선택 집중**: 여러 다양한 자극 중에서 개인이 필요한 자극을 선별할 수 있는 능력이다. 연령이 증가하면서 선택 집중은 향상되게 되며 이로 인해 주변 자극에 쉽게 산만해지지 않게 된다. 선택 집중은 아동의 연령과 과제의 난이도에 따라서 그 수행 능력이 달라질 수 있다. 또한 선택 집중은 중추 신경계의 발달에 영향을 받기 때문에 중추 신경계에 문제가 생길 경우(뇌성마비, 척추이분증, 다운증후군 등) 필요한 과제 수행에 집중하지 못하게 된다.

㉣ **교대 집중**: 교대 집중은 한 자극에서 다른 자극에 집중을 전환할 수 있는 능력이다. 예를 들면 요리하다가 아이를 돌보다가 다시 요리에 집중하는 것이다.

㉤ **분리 집중**: 요리를 하면서 동시에 전화 통화하는 것과 같이 한 가지 과제 이상에 동시에 집중하는 능력이다. 예를 들면 토스트를 만들면서 동시에 커피를 타는 것, 쇼핑하면서 전화통화를 하는 것을 의미한다.

② **시각 기억**(visual memory)

시각 기억은 본 것을 회상하는 능력으로 즉각적인 정보를 인출하거나 순차적 회상 능력을 통해 사물의 형태나 특성을 파악하게 된다. 시각 기억은 시각자극을 보유하고 회상하는 능력으로 시각 집중력에 많이 의존하게 된다. 기억의 길이에 따라서 단기기억, 장기기억으로 감각 유형에 따라 시각, 청각, 운동 기억으로 나뉘며 과제에 따라 절차기억, 의미기억으로 분류된다. 시각 기억은 등록(registration), 부호화와 저장(coding & storage), 인출(retrieve)의 과정을 거치게 된다.

㉠ **등록**: 시각 경험을 저장하기 위해서는 자극인지에 대한 주의를 집중하는 능력이 필요하다.

㉡ **부호화와 저장**: 저장된 정보를 활용하기 위해서는 자극을 부호화하여 저장해야 한다. 정보를 부호화하는 능력은 아동이 자극을 이해하고 구조화하는 능력에 따라 달라진다. 정보의 부호화는 방법에는 연상(association), 분류화(categorization), 순차적 배열(seriation)의 방법이 있다. 연상은 새로운 정보를 이미 저장되어 있는 정보와 관련하여 정보를 분석하는 것이다. 분류화는 정보들을 세부적인 특성 기준에 따라 그룹화 하는 것이며 순차적 배열은 기억하기 쉽게 사건을 순서적으로 배열하여 기억하는 것이다.

㉢ **인출**: 정보를 기억에서 회상하는 것은 기억된 많은 정보들 중에서 필요한 정보를 찾아내는 것이다. 정보의 인출은 단서(cue)와 재인식(recognition)에 의해 촉진될 수 있다. 또한 자신이 갖고 있는 지식수준에 따라 새로운 정보를 저장하고 연상하는 노력을 통해 기억능력은 향상될 수 있다. 암송, 심상법(imagery), 언어적 변환을 통해서도 기억 회상 능력은 발달하게 된다.

③ **시각 구별**(visual discrimination)

시각 구별은 사물의 모양, 크기, 지남력, 색깔과 같은 자극의 기본적인 특성을 인지하는 능력으로 사물을 특성에 따라 분류화 하는 것이다. 또한 시각 구별을 통해 사물의 변하지 않는 특성도 파악하게 된다. 시각 구별은 뇌 속에서 일어나는 정보처리인 동시에 밖으로 표현되는 출력기술이기도 하다.

시각 구별은 뇌의 부위에 따라서 인식하는 능력에 차이가 있는데 관자엽에서는 물체의 색깔, 재질, 모양, 크기의 일반적 특성을 파악하게 된다. 마루엽에서는 물체가 어디에 있는지를 인식하게 된다(그림 8-3).

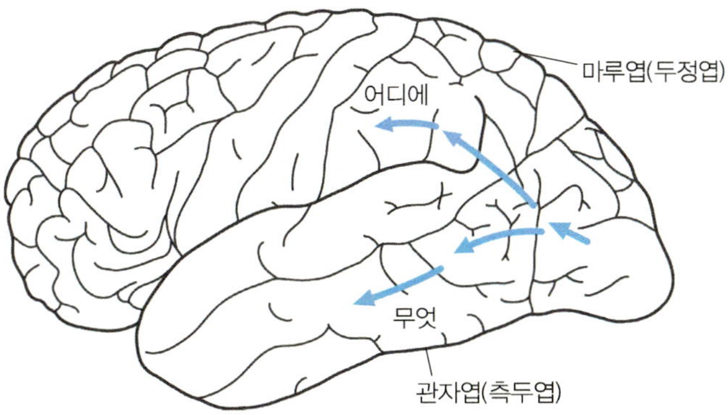

그림 8-3. 무엇과 어디의 경로

㉠ **형태지각**

- **형태 항상성**(visual form constancy): 형태 또는 사물의 위치가 변화여도 사물의 형태가 일정함을 인식하는 능력이다(그림 8-4). 크기의 항상성은 어떤 물체가 밖으로 보이는 크기는 다르다 해도 물체의 실제 크기로 그것을 인식하는 능력이다. 밝기의 항상성은 물체에 의해 반사되는 빛의 양에 관계없이 같은 밝기로 판단하는 능력이다. 색의 항상성은 배경이나 불빛 상태에 관계없이 동일한 색으로 인지하는 능력을 의미한다. 형태 항상성 훈련은 아동의 다양한 시각적 자료를 일반화하는 능력을 개발시키는데 도움이 된다.
- **시각 완성**(visual closure): 시각 완성은 한 부분을 보고 전체적 윤곽을 파악하는 능력을 의미한다.

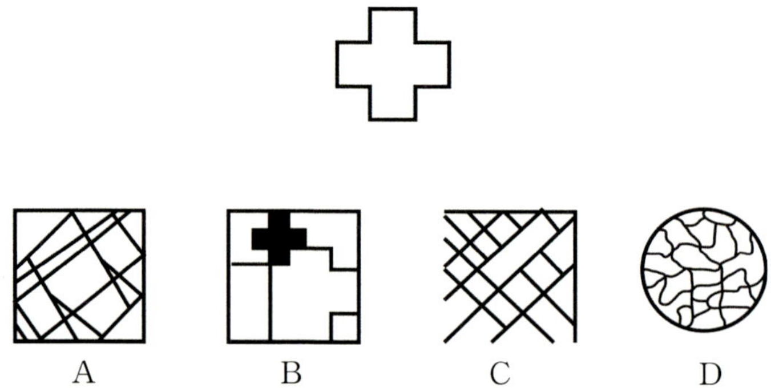

그림 8-4. 형태 항상성

이러한 기능을 통해 시각적 이미지를 정신적으로 완성하거나 이전 정보를 통해 사물을 빠르게 인지하게 된다(그림 8-5). 시각 완성에 문제가 있는 아동들은 읽거나 쓰기 과제 수행을 어려워하게 된다.

- 시각 전경-배경 식별(visual figure-ground discrimination) : 아이들이 배경의 시각정보로 부터 전경을 분리하는 능력으로 전체 이미지에서 일부 이미지를 파악하는 것이다(그림 8-6). 이 기능에 문제가 있으면 아동은 책에서 자신이 읽고 있는 글자나 모양을 선별하기 어렵게 된다.

㉡ 공간 지각

- 공간에서의 위치(position in space) : 사물의 공간적 관계를 이해하는 능력이다. 변화된 방향에 대해 관찰자의 위치에서 사물의 위치를 지각하는 것으로 안, 밖, 위, 아래, 오른쪽, 왼쪽 등의 방향을 파악하게 된다(그림 8-7).
- 깊이 지각(depth perception) : 물체가 관찰자와 얼마나 멀리 떨어져 있는 가를 이해하는 능력으로 계단을 오르고 내리는데 영향을 미친다.
- 지리적 지남력(topographical orientation) : 길 찾기와 같은 물체의 이동 경로를 인식하는 능력으로 예상 경로에 대한 정보를 포함하고 있어 사람의 움직임을 예측하는데 도움이 된다.

㉢ 시각 이미지(visual imagery)

시각 이미지는 물체를 보지 않아도 마음으로 사물이나 사람의 특성을 그림화 할 수 있는 능력을 의미한다. 초기 유아기에는 맛이나 냄새 자극으로 사물의 특성을 인식할 수 있지만 발달하면서는 단어만 듣고도 그 특성을 형상화 할 수 있게 된다.

(3) 시각정보 처리 결과

시각정보 처리 분석과정을 통해 아동은 자료를 재인(recognition), 매칭(matching), 범주화(categorization),

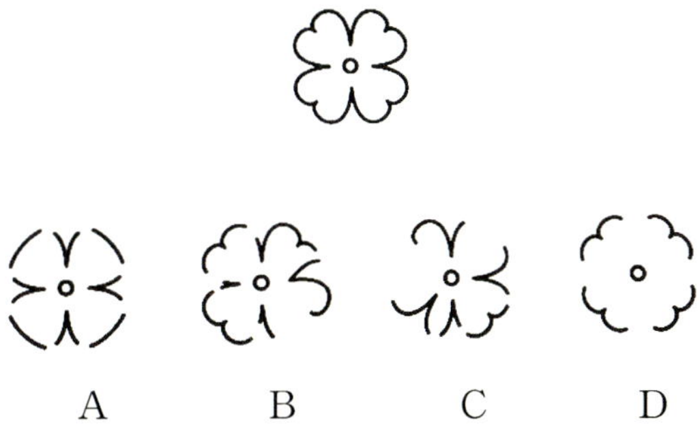

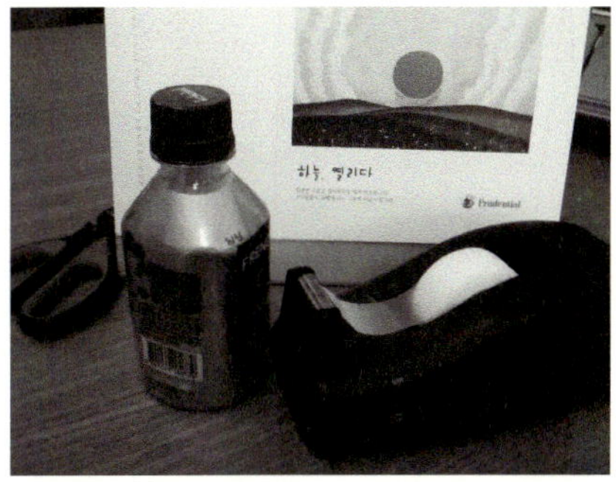

그림 8-5. 시각 완성(좌), 가위가 전체적으로 보이지 않아도 가위임을 확인할 수 있음(우)

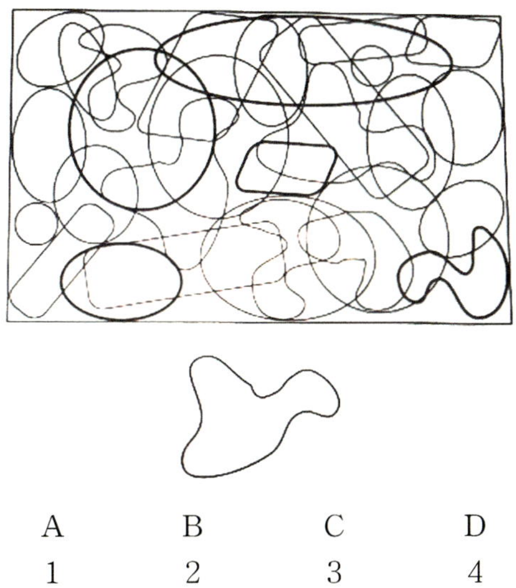

그림 8-6. 시각 전경 – 배경 식별

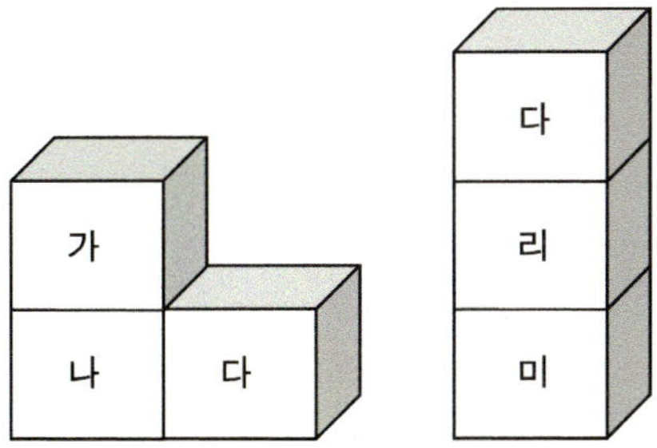

그림 8-7. 공간 지각 능력이 요구되는 과제

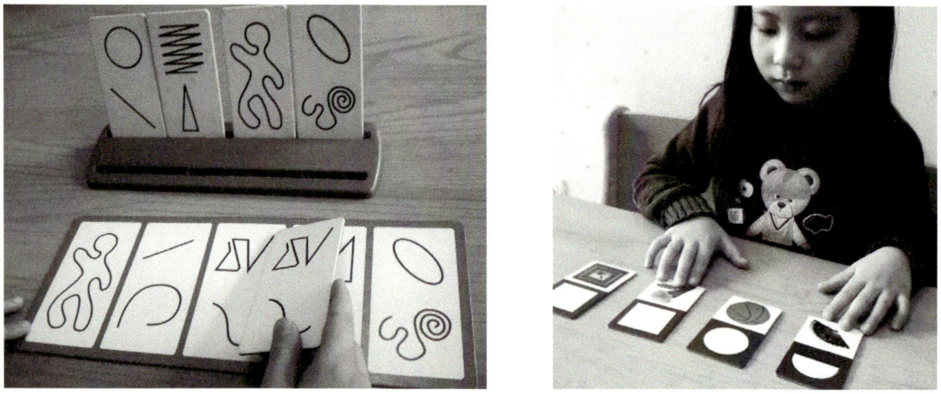

그림 8-8. 모양의 특성에 따라 매칭하기

그리고 **사물들의 관계 파악**(detection of relationship)을 할 수 있게 된다. 재인은 기억속에서 자극에 대한 관계를 짓고 자극의 특별한 양상을 알아내는 능력이다. 정보를 인식하기 위해서는 자극에 선택적으로 집중해서 저장된 이미지와 자극을 비교해야 한다. 매칭은 자극의 정확성을 파악하는 것으로 유사성과 차이점을 감별하는 것이다(그림 8-8). 범주화는 시각 자극을 분류하는 것으로 공통되는 특성에 따라 자극을 그룹화 하는 것이다. 매칭은 자극의 동일한 특징을 구별해내는 능력인 반면 분류는 동일하지는 않지만 시각 자극 사이의 고유한 특징을 찾는 것으로 추상적 사고능력이 필요하다. 사물들의 관계 파악은 자극들 사이의 연관성 또는 연결성을 추론하는 것이다. 여러 가지 물체를(예: 페그) 크기와 순서대로 배열하는 것, 그림 카드를 순서대로 배열하는 활동 시 그룹 간의 관계성을 파악할 수 있다.

3 시지각의 발달

초기 아이는 시지각에 대해 반응하긴 하지만 눈은 약 20~30cm(즉 아기를 품에 안았을 때 엄마와 아기의 눈 사이 거리) 정도에서만 관심을 갖게 된다. 신생아는 사람의 얼굴에 관심이 많고 시간이 흐르면서 분명한 경계가 있는 흑백 디자인에 흥미를 보인다. 약 3~4개월이 되면 유아는 점차 모든 형태에 관심을 보이고 사물의 위아래, 옆으로 눈을 따라 볼 수 있게 된다. 또한 운동성이 조금씩 발달하면서 이시기의 유아는 자신의 의도에 따라 사물을 향해 움직이기 시작한다. 4개월이 되면서 유아는 다양한 색깔을 볼 수 있게 된다. 5~7개월이 되면 두 눈으로 들어온 정보를 하나의 상으로 만들 수 있는 양안시가 매우 발달한다. 이로 인해 공간 내 사물의 위치를 보다 잘 판단하게 되고 주변에 대한 사물을 만지고 싶어하게 된다.

6개월이 된 유아는 물체를 볼 때 항상 양쪽 눈을 주로 사용하며 2차원 보다는 3차원 사물에 더 많은 관심을 보인다. 또한 형태 항상성과 시각적 형태, 형태 배경 식별능력이 발달하게 된다. 약 12개월이 되면 간단한 움직임에 대한 모방 능력이 발달하게 된다. 18개월이 되면 유아는 신체 운동 발달이 발달하면서 자신의 몸을 조절하게 된다. 운동 범위가 확대되면서 깊이 지각도 동시에 발달한다. 취학 전 아동들은 소동작 활동에 흥미와 참여가 높아 손 기술과 동시에 시지각 발달이 동시에 발달하게 된다. 이시기의 시지각의 발달과 성숙은 사회 기술의 발달에도 중요한 영향을 미친다. 아이들은 비언어적 의사소통(표정, 제스처, 신체 언어)으로 타인과 사회적 상호작용을 할 수 있게 된다. 표정과 같은 시각적 단서들은 아이들이 타인의 의도와 감정을 파악하는데 도움이 되기 때문에 사회적 관계를 촉진하게 된다. 3~5세가 되면 형태 배경 식별이 발달하게 되어 6~7세에 안정화된다. 형태 항상성 또한 6~7세 사이에 급격히 변화하게 된다. 공간관계 능력은 7~9세 정도에 완성된다.

4 시지각 문제

1) 시각 수용기의 문제

(1) 구조적 시각 문제

시각의 구조적 문제가 있는 아동은 학교생활에 적응하기 힘들어한다. 특히, 학교생활의 대부분은 시각 자극에 의존해서 이루어지므로 시각 장애가 있는 아동들은 앉아 있거나, 집중하기, 과제를 완수하기 등에서 어려움을 겪는다. 이러한 아동들은 책 읽기를 거부하거나 피로를 호소하는 등의 보상 기술을 통해 과제를 회피하려고 한다. 특히, 안구 운동에 문제가 있을 경우 칠판이나 선생님을 집중해서 쳐다보기 힘들 수 있다.

① **조산아 망막병증**(Retinopathy of prematurity)

저체중아나 조산아들 중 눈의 일부 혈관의 발달 문제로 인해 망막조직이 과도하게 성장해서 발생되는 시각장애의 한 유형이다. 망막조직의 과도한 생성은 망막을 분리시키는 결과를 초래하게 된다.

② **황반 변성**(Macular degeneration)

눈의 안쪽 망막의 중심부에 위치한 신경조직을 황반이라고 하는데, 이 황반의 변성으로 인해 중심시가 손상되는 질환이다. 황반부는 중심 시력을 담당하는 곳이므로, 이곳에 변성이 생기면 시력감소, 중심암점, 변시증(사물이 찌그러져 보이는 증상) 등이 나타난다. 일상생활에서는 정상적인 주변 시야로 인해 크게 어려움이 없지만 읽기와 쓰기와 같은 학습에서는 어려움을 나타낸다.

③ 레베르 선천성 흑암시(Leber congenital Amaurosis)

주로 남아에서 많이 발생하는 선천성 장애로 유아 초기부터 중심시야를 중심으로 시력을 잃게 되는 질환이다.

④ 무안구증(Anophthalmia)

태어날 때부터 안구가 없어서 시각 능력이 전혀 없는 상태를 말한다.

⑤ 반맹(Hemianopsia)

시야의 반쪽 영역에 문제가 있는 것으로 한쪽 눈 또는 양쪽 눈에 생길 수 있다. 시각 경로의 한 개 또는 그 이상의 부분에 일어난 손상이 원인이다.

⑥ 백색증(Albinism)

피부, 눈의 색소가 일부 혹은 전부가 없는 유전적 질환으로 홍채의 기능 부진으로 인해 밝은 빛에 지나치게 예민하게 반응하게 된다.

⑦ 시신경 위축(Optic nerve atrophy)

시신경 섬유의 일부 또는 전부가 상해, 감염, 종양, 산소결핍, 신경계의 잘못으로 인해 발생된다.

⑧ 시신경 형성 부전(Optic nerve hypoplasia)

시신경의 발달 저하로 인해 시신경이 정상인에 비해 부족해서 유발되는 질환이다.

⑨ 피질맹(Cortical blindness)

뇌의 시각정보 처리영역에 선천적이거나 후천적인 감염, 상해, 뇌수종으로 인해 발생한다.

(2) 기능적 시각장애

기능적 시각장애는 눈의 비효율적 기능으로 인해 발생하는 것으로 굴절 문제와 시각 효율성 장애가 있다.

① 굴절문제

근시는 근거리에 있는 사물만 볼 수 있는 것으로 눈에 들어오는 광선이 망막 앞에서 초점이 맺힐 때 일어나는 현상이다. 이는 안구의 모양이 길어지거나 눈의 굴절이 너무 강해서 발생하는 것으로 가까운 사물은 잘 보이지만 먼 거리의 물체는 잘 보지 못하게 된다. 이를 보상하기 위해 아이들은 눈을 찡그려 사물을 보려고 한다. 근시 아동들은 야구나 농구와 같이 먼 곳을 보면서 하는 활동보다는 읽기, 그리기와 같은 근거리의 활동을 선호한다.

원시는 광선이 망막뒤에서 초점이 맺힐 때 생기며, 가까이 있는 물체에 초점을 맞추지 못한다. 안구의 모양이 너무 둥글거나 굴절이 약할 때 발생하는데 원시가 심할 경우, 시각 초점을 유지하기 위해 필요한 근육이 지속적으로 운동하기 때문에 시야가 흐려지고 눈이 피로해지거나 눈물이 생기게 된다. 눈을 많이 사용하는 활동(독서 등) 시 눈의 사용을 힘들어하게 된다. 원시 또는 난시인 아이들은 독서를 하거나 가까운 거리에서 사물을 자세히 봐야 하는 경우 두통, 눈물, 불편함 등으로 인해 눈을 사용하는 활동을 회피하려 한다.

② 시각 효율성 장애

안구 근육의 조절문제로 인해 발생하는 것으로 원근조절, 양안시, 안구 운동부분으로 분류된다.

원근조절은 다양한 거리의 물체를 보기 위해 모양체 근육을 수축시키는 능력으로 눈의 초점을 변화시키는 것이다. 원근조절은 연령과 관련이 있는데 신생아는 조절능력이 떨어져 가까운 사물만 초점을 맞출 수 있지만 생후 6개월이 지나면 젊은 성인만큼 원근조절을 할 수 있다. 반면 나이가 들면 조절 근육의 탄력성이 떨어져 노안이 나타나게 된다.

양안시는 각 눈의 정보를 한 개의 이미지로 통합하는 시각 능력이다. 양안시가 일어나기 위해서는 양쪽 눈에 입력된 정보의 선명도와 눈의 정렬(alignment) 문제 또는 굴절의 문제는 양안시의 문제를 일으키게 된다. 눈 정렬의 문제로는 사시(strabismus) 등이 있다.

안구 운동 장애에는 시각 고정, 시각 추적 또는 훑어보기 그리고 안구의 빠른 운동에서 생기는 문제 등이 있다. 읽기 과제에서는 안구 운동 기능이 매우 중요하다. 아동은 책을 읽는 동안 자신이 읽고 있는 문장에 집중하기 위해 안구를 신속하고 자연스럽게 움직이게 된다. 그러나 안구 운동 장애를 가지고 있는 아이들은 독서를 하는 동안 자신이 읽었던 줄을 자주 놓쳐 반복해서 읽거나 줄을 건너뛰어 책의 내용을 파악하지 못하는 경우가 있다. 또는 안구 보다는 머리를 과도하게 움직이기도 한다. 이러한 아이들은 또한 색칠하기, 그림 그리기 또는 쓰기 능력에서도 발달의 지연을 보이기도 한다.

(3) 시지각 문제

시지각에 영향을 미치는 문제를 가진 아이들은 학습에 사용되는 글자와 그림 기호 들을 이해하고 인식, 기억, 조직화 하는데 어려움이 있다. 글을 읽거나 도형, 지표, 표 또는 그래프를 학습하는데도 문제가 생긴다. 시지각 문제는 구조적 또는 기능적 시각장애를 가진 아이들에게서 자주 나타나지만 이와 같은 장애가 없는 아이들에게서도 흔히 발생한다. 시력이 좋지만 발달지연, 학습장애 또는 신경학적 문제를 갖고 있는 아이들에게서 시지각 문제가 나타난다.

① 시각 집중

시각 집중은 각성상태가 명료하고 자신의 수행 과제에 골고루 에너지를 분산시키는 것을 의미한다. 만약에 아동이 각성이 너무 높거나 낮으면 과제 집중이 어렵게 된다. 과도하게 각성이 높으면 주어진 과제보다는 환경에 지나치게 민감하게 반응하게 되며 각성이 너무 낮으면 지속적으로 과제를 유지하는데 많은 에너지가 쓰여서 다른 아동들에 비해 피곤하게 된다. 선택 집중에 문제가 있는 아동들은 자신이 찾고자 하는 사물을 찾지 못하거나 중요한 정보 선택에 어려움을 겪게 된다. 또한 선택이 쉽게 이루어지지 않기 때문에 쉽게 혼란스러워지거나 특정 정보 획득 실패에 좌절을 겪을 수 있다.

② 시각 기억력

시각 기억력에 문제가 있는 아동은 시각 정보를 인지하거나 회복하는 능력과 시각적 정보를 단기, 장기 기억 속에 저장하는 능력이 좋지 않거나 떨어진다. 아동은 적절한 때에 과제 참여가 어렵고 시각 정보를 기억하기 어렵기 때문에 또래 아동보다도 동일 과제에 늦게 반응한다. 아동은 일상생활에서의 기억력은 비교적 좋으나 지식이나 꼭 필요한 정보를 회상시키는데는 어려움이 있다. 일관되지 않는 회상능력을 보이며 자신이 기억한 내용을 서술하는데도 어려움이 있을 수 있다.

③ 시각 구별

시각 구별이 떨어지는 아동은 사물들에서 서로 어울리는 것을 연관시키고, 분류하는 능력에 어려움을 겪는다. 특히 사물의 짝 맞추기가 어려운 아동은 다른 공간적 방향에서 제시된 것과 같은 형태를 매칭하는데 어려움이 있다. 형태 항상성에 문제가 있는 아동은 서로 다른 형태의 크기를 구별하거나 분류, 조직화 능력이 떨어지게 된다. 시각 완성이 어려운 아동은 완성되지 않거나 사물이 부분적으로 가려지면 그 형태를 인식하는 능력이 떨어진다. 시각 형태 배경 식별에 문제가 있는 아동은 배경에서 사물을 구별하기 어려워 물건을 찾기 어려우며 특히, 종이 위에 적힌 단어들 찾는데 많은 시간이 걸린다. 깊이 지각이 떨어지는 아동은 보행능력과 공을 잡는 등 동작이 요구되는 활동을 어려워하고 방향을 바꾸거나 칠판에 적힌 내용을 공책에 옮겨 적는데도 어려움을 느낀다. 지형적 지남력에 문제가 있는 아동은 자신이 원하는 장소를 못 찾아 자주 길을 잃어버리기도 한다.

5 지각 능력 평가

시지각 능력의 문제들로 인해 아동은 연필이나 가위를 사용할 때 서툰 동작성(motor clumsy)과 많은 에너지 소모로 인해 피로를 호소하거나 과제를 회피하는 등의 문제를 나타낸다. 시지각에 대한 평가는

표 8-1 시각 기능 관찰기록지

	빈도		
	자주 나타남	가끔 나타남	나타나지 않음
행동(behaviors)			
머리를 돌리거나, 기울이거나, 앞으로 내밀고 있음			
한쪽 눈을 가림			
눈을 문지름			
머리를 자주 움직임			
눈을 지나치게 깜박거림			
지나치게 산만함			
지나치게 눈을 찌푸리거나 가늘게 뜸			
시지각 과제 후 예민해짐			
시지각 과제 후 피곤해짐			
시지각 과제 시 집중시간이 짧음			
물체를 눈 가까이에 댐			
선을 자르거나 구슬을 끼울 때 목표점을 벗어남			
먼 거리 물체를 선명하게 보지 못함			
글 읽을 때 줄을 놓침			
독서 시 줄이나 단어를 놓치거나 반복하여 읽음			
글씨를 복사할 때 줄이나 단어를 놓치거나 반복하여 씀			
양상(appearances)			
사시			
눈에 염증이 있거나 눈물이 과다 분비됨			
눈이 충혈되어 있고 눈곱이 많으며 부어 있음			
안구진탕			
불만(complaints)			
흐리게 보임			
두 개로 보임			
작업을 마친 후 두통, 오심, 어지럼증이 있음			
눈이 가렵고 따끔거림			

과제 수행에 잠재적 영향을 미치므로 전반적인 시지각 능력에 대한 평가가 이루어져야 한다. 작업치료사들은 시지각 처리 능력에 대한 평가 이전에 아동의 시력과 안구 운동능력에 대한 분석이 우선되어야 한다. 또한 객관적인 평가 이전에 인터뷰와 관찰을 통해 아동의 시지각의 문제를 파악할 수 있어야 한다(표 8-1).

1) 시지각 능력에 대한 평가

(1) 시각 집중력에 대한 평가

시각 집중력은 아동의 일반적인 집중능력과 관련이 있다. 주의 집중에 있는 아동은 평가 시 과제에 대한 어려움을 호소하게 된다. 평가기간 동안 선택적 주의 집중력에 대한 관찰은 지속적으로 이루어져야 한다. 그 이외에 다른 전문가나 보호자로 부터 아동에 관한 정보를 취합하는 것이 필요하며 질문지나 인터뷰와 같은 비공식적인 방법에 의해서도 평가가 이루어져야 한다. 아래의 질문들은 선택 집중력을 평가하는데 도움을 줄 수 있다.

① 아동이 과제 수행 시 충동적이고 산만하지 않은가?
② 아동이 주변 환경을 끊임없이 두리번거리는가?
③ 아동이 중요한 정보보다 불필요한 정보에 더 집중하는가?
④ 자신이 수행하고 있는 시각 과제에서 집중이 벗어났을 때 얼마나 빨리 과제에 다시 주의를 돌리는가?
⑤ 연령에 적합한 시각 과제에 어느 정도 오래 집중하는가?
⑥ 시각 집중을 위해 아동이 얼마나 많은 노력을 하는가?

(2) 시각 기억력

시각 기억력은 부모와 교사로부터의 보고가 유용하다. 다음은 아동의 시각 기억력을 평가하기 위한 몇 가지 질문들이다.

① 아동이 기억하는 정보의 유형은?
② 아동이 사물이나 그림들의 이름을 얼마나 일관적으로 대답하는가?
③ 아동이 기억하기 위해 얼마나 많이 반복하는가?
④ 아동의 기억력이 불안정한가?

(3) 시각 구별

시각 구별능력은 능동적인 시각 탐색, 구별 모양에 대한 사고 그리고 시각 자극들 사이에서의 차이점을 통하여 얻어지게 된다. 구별능력은 세상을 이해하는 기초가 될 수 있다. 다음은 아동의 시각 구별 능력을 파악하기 위한 몇 가지 기본 질문들이다.

- 사물의 특성을 잘 구별하는가?
- 아동이 사물의 특성에 따라 그룹화 할 수 있는가?
- 아동이 사물의 특성 중 유사점과 차이점을 분류할 수 있는가?

① **시지각 능력을 평가하기 위한 표준화된 평가도구**

㉠ **벤더 도형 검사**(Bender visual motor gestalt test : BGT)

만 3세 부터 성인을 대상으로 시각과 운동 협응 능력을 평가하는 것으로 대략 5~10분 정도가 소요된다(그림 8-9).

㉡ **벤튼 시각 기억 검사**(Benton visual retention test : BVRT)

아동에서 성인까지 사용이 가능하며 기본적인 시지각 기능 및 시각 기억력 등을 평가할 수 있다. 소요시간은 5분 정도로 짧은 시간 안에 검사가 가능하다.

㉢ **베어리 시각, 운동 협응 능력 검사**(Beery VMI)

만 2세 부터 18세 11개월까지 검사가 가능하며, 제시된 형태의 복사 능력을 통해 시각 운동 능력을 평가할 수 있다. 검사는 대략 10~15분 정도 소요된다.

㉣ **시지각 발달 검사**(Developmental test of visual perception : DTVP)

만 4세 부터 10세 아동의 눈-손 협응 능력, 모방 능력, 공간 관계, 공간에서의 위치, 형태-배경, 시각 완성, 시각 운동 능력을 평가할 수 있다. 대략 30~60분이 소요된다(그림 8-10).

㉤ **카푸만 아동용 진단 검사**(Kaufman assessment battery for children : K-ABC)

만 3세부터 8세 아동의 글씨와 숫자쓰기를 통해 시지각 능력을 검사하는 도구로 대략 20분 정도가 소요된다.

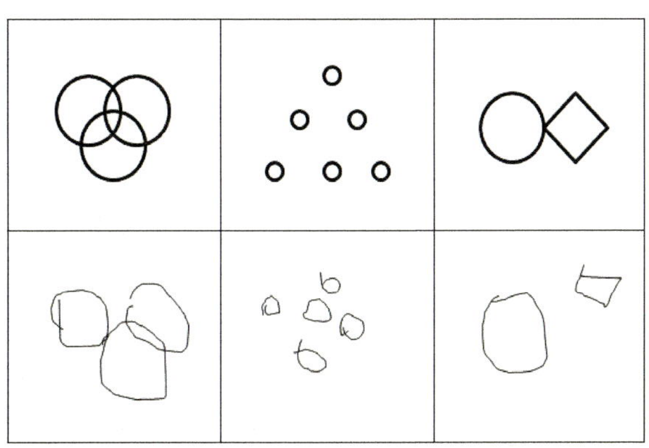

그림 8-9. **벤더 시각 운동 협응 검사**

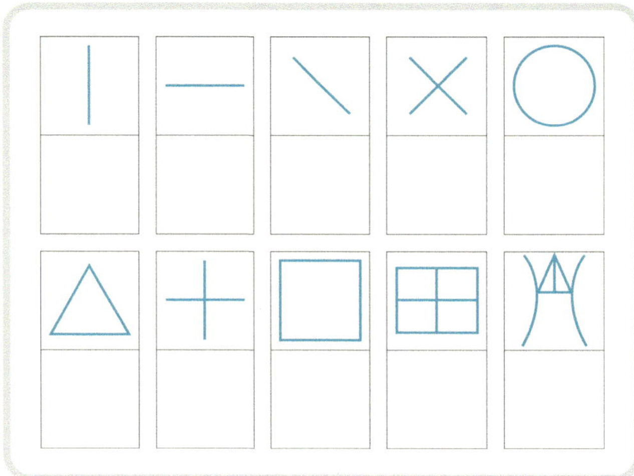

그림 8-10. DTVP 검사에서의 형태 모방 항목

ⓑ **운동 능력이 제외된 시지각 평가** Ⅲ(Motor free visual perception test Ⅲ: MVPT Ⅲ)

만 4세부터 85세 까지를 대상으로 시지각 능력을 검사하기 위해 개발된 도구로 쓰기와 같은 운동 능력을 필요로 하지 않는다. 검사는 대략 20분 정도 소요된다(그림 8-11).

ⓢ **취학 전 아동 시각, 운동 협응 능력 평가**(Preschool visual motor integration assessment)

만 3.5세 부터 5.5 세 아동의 그리기와 블록 패턴, 공간 위치 지각, 공간 관련성 지각, 색깔과 모양 식별, 2개의 유사한 특성 매치, 보이는 대로 재구성하는 능력을 평가하는 것으로 대략 20분 정도가 소요된다.

ⓞ **감각통합과 실행 검사**(Sensory integration and praxis test: SIPT)

만 4세부터 8세 11개월까지 아동의 운동 실행 능력뿐 아니라 시각, 촉각, 운동 감각 능력을 평가하는 도구이다. 검사는 대략 2시간 정도가 소요된다.

ⓙ **시지각 기능 검사**(Test of visual perceptual skills: TVPS-R)

만 4세 부터 13세 까지(그 이상 버전은 12세 부터 18세 까지) 아동의 시각 구별, 시각기억, 시공간 관계, 형태 항상성, 시각적 순차 기억, 시각적 형태-배경 식별, 시각 통합 능력을 검사하는 도구이다. 10~20분 정도가 소요된다.

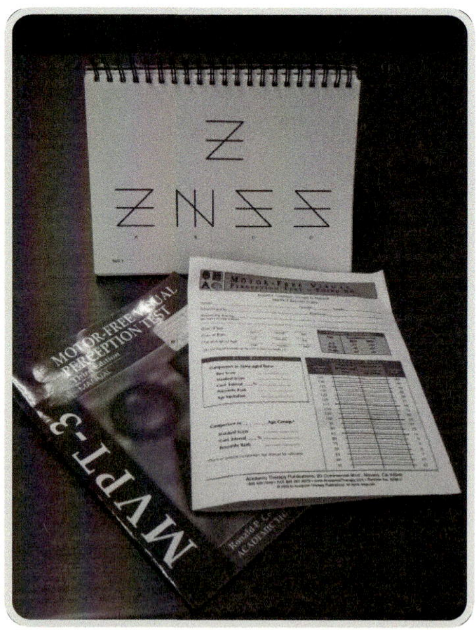

그림 8-11. MVPT-III 검사 도구

6 작업치료 중재의 일반적 접근

1) 발달적 접근

웨렌의 시지각 발달 수준에 따르면 하위 기술의 발달을 기초로 상위 기술이 발달하기 때문에 아동의 시지각 문제시 발달적 부분이 고려되어야 한다(그림 8-12). 그림과 같이 안구 운동 조절, 훑어보기, 집중하기 등을 기초로 시각 인지가 발달하게 된다. 이 모델에 따라 작업치료사는 시각 계층의 결손이 어느 부분에 있는지를 정확히 파악하고 손상 수준에 따라 적절한 평가와 치료가 이루어져야 한다.

2) 신경생리학적 접근

이 이론은 신경계 성숙에 중점을 둔 이론으로 감각 과민과 시각적 산만함을 환경적으로 변화시켜 주고 움직임에 대한 감각 피드백을 강화시키며 움직임을 조직화하는데 있다.

3) 보상적 접근

교실의 환경이나 교육 방법의 조절을 통해 아동의 시지각 기능을 향상시키는 접근방법이다. 보상기술은 교실에서의 시각적으로 산만한 요소들을 감소시키거나 아동이 주의나 집중을 향상시킬 수 있는 시각자극 등을 제공하는 방법 등이 포함된다. 최근에는 컴퓨터가 교육 환경에서 많이 사용되면서 시지각문제

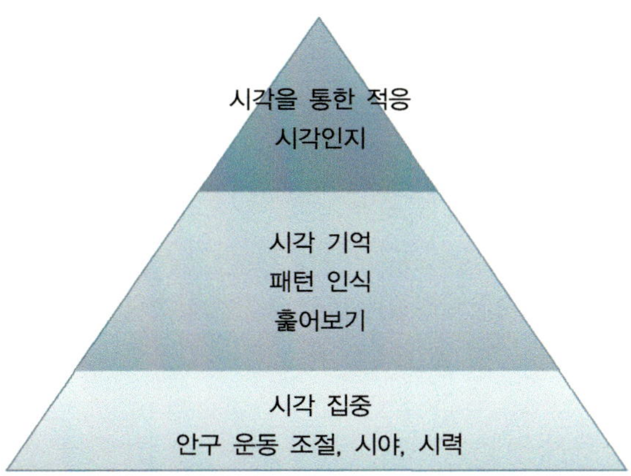

그림 8-12. Warren(1993)의 시지각 발달 모델

가 있는 아동들을 위해 컴퓨터를 이용한 치료방법들이 개발되어 사용되고 있다.

7 시지각 기능 향상을 위한 활동들

1) 신체상, 신체개념, 신체도식

신체에 대한 적절한 지식은 신체상(body image), 신체개념(body concept), 신체도식(body scheme)의 세 요소로 구성된다. 이 세 가지 요소 중 일부에 문제가 생기면 눈과 손의 협응 뿐만 아니라 공간에서의 위치 그리고 공간 관계를 인식하는 능력에도 혼란이 생긴다. 자신의 신체에 대한 주관적인 개념으로 개인의 신체상은 행동에서 나타나는 것이 아니고 주로 사람의 형태를 그릴 때 추론된다. 신체상에는 자기 자신의 생각이 반영될 수 있으며 좋은 신체상을 갖게 하기 위해서는 자신의 신체에 대한 만족감을 높이는 것이 필요하다.

(1) **거울 활동**(mirror activities)

거울을 통해 활동하는 동안의 자신의 모습을 눈으로 확인시키는 놀이들이다. 거울을 보면서 자신의 움직임이 어떻게, 어느 방향으로 움직이는지를 통해 자신의 신체상을 향상시킬 수 있다.

(2) **놀이, 게임**

아동이 자신의 신체 부위를 직접 만지면서 자연스럽게 신체이미지를 확립하도록 하는 것이다. 더군다나 여러 아이들과 하는 놀이 활동(예를 들면 둥글게 둥글게, 꼬리잡기) 등은 아동들로 하여금 자신의 신체뿐만 아니라 인지적 능력도 향상시킬 수 있게 된다.

(3) **자기 그리기**

아동에게 자신의 모습을 그리게 함으로써 자신의 신체 구조와 기능에 대해 다시 한 번 인식시킬 수 있게 할 수 있다. 또래와 그룹 활동을 통해 자신의 신체가 갖는 장점과 단점을 파악할 수 있게 할 수 있다.

(4) **대 근육 활동**

아동이 자신의 신체를 움직이면서 자연스럽게 자신의 움직임을 느끼고 인식할 수 있게 한다. 아동들에게 자연스럽고 즐겁게 움직임을 유도하면서 신체의 효율적인 움직임을 느끼도록 한다.

2) 안구 운동, 양안시 운동, 눈-손협응 능력 향상을 위한 놀이 활동
(그림 8-13, 그림 8-14)

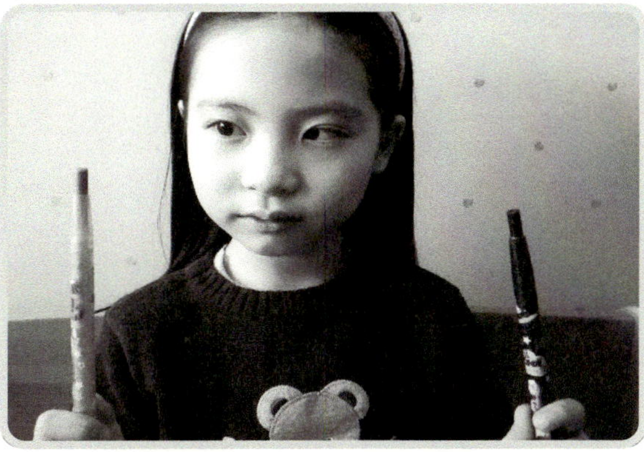

그림 8-13. 안구 운동

훑어보기

12 22 33 26 15 2 4 6

q 14 y 25 34 e u 35

17 19 21 6 24 13

a p

15 12 21 87

찾기: 14, 6, a, 33 분: 초:

그림 8-14. 시각 훑어보기 과제

(1) 좌우로 안구 돌리기

똑바른 자세에서 머리는 고정한 채 1.5m 정도 떨어진 거리에서 왼쪽에서 오른쪽으로 굴러가는 구슬을 보게 함으로써 자연스럽게 안구의 움직임을 유발하도록 한다.

(2) 규칙적인 안구 움직임

아동의 눈앞에서 실에 달린 단추를 일정하게 움직이게 한 후 움직이는 단추를 주시하도록 한다. 또는 단추의 움직임에 맞추어 눈을 움직이도록 하게 한다.

(3) 막대와 공을 이용한 놀이 활동

줄이 달린 공을 아동 앞에 제시하고 아동이 막대를 이용하여 공의 움직임에 맞춰 공을 치도록 하게 한다.

(4) 손전등 놀이

어두운 방에서 치료사가 손전등의 불빛을 이용하여 글씨를 쓰거나 모양을 만들면 아동이 맞추는 놀이이다. 그림자 놀이도 병행할 수 있다.

(5) 눈으로 숨바꼭질하기

치료사가 아동이 좋아하는 물건을 아동 주변에 숨기면 아동이 눈을 이용하여 물건을 찾는 놀이이다. 또는 눈을 이용하여 주변 사물들을 찾아보도록 하게도 할 수 있다(예를 들어 눈으로 시계나 달력 찾아보기).

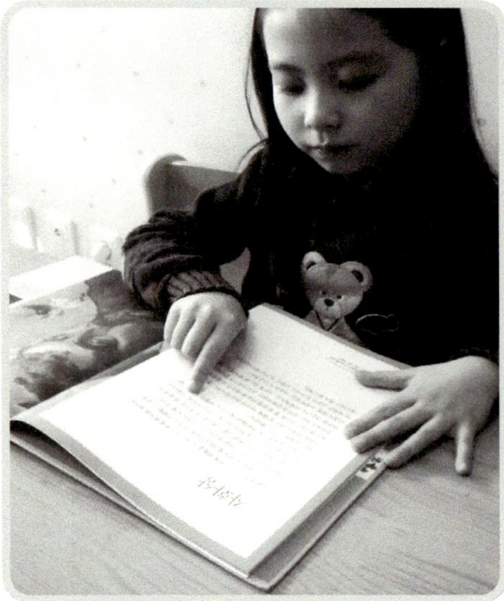

그림 8-15. 손가락으로 짚어가면서 책 읽기

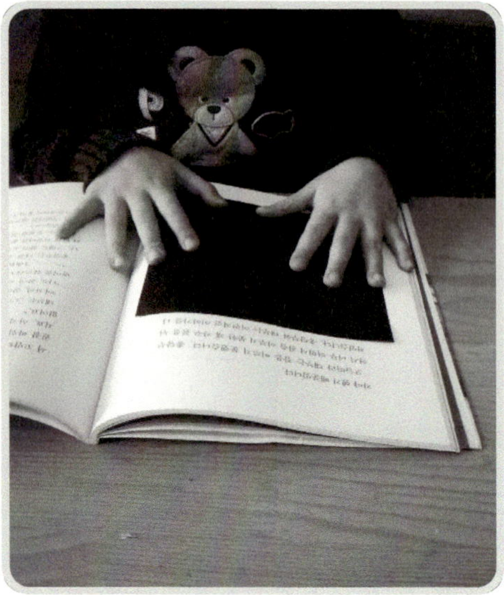

그림 8-16. 시각 대비를 이용하여 책 읽기

(6) 도미노 따라가기

차례로 넘어가는 도미노의 형태를 보는 놀이이다. 또는 움직이는 시계바늘 초의 움직임을 눈으로 따라 보게 할 수도 있다.

(7) 미로 연결하기

미로나 선을 연결하기 과제는 아동의 손과 눈의 협응 능력을 향상시킬 수 있다.

3) 시각 집중

(1) 지속 집중

① 아동에게 처음부터 많은 양을 제시하기 보다는 아동이 할 수 있는 작은 범위로 나누어 과제를 수행하도록 한다.
② 아동이 좋아하는 과제를 선택하여 제시한다.
③ 아동이 과제를 마치면 정리를 통해 활동의 조직화를 익히도록 한다.
④ 초시계를 통해 단위 시간에 아동이 과제를 마치도록 유도한다. 더불어 아동에게 "……는 아마 이 시간 안에 과제를 끝낼 수 있을 거야. 파이팅!"과 같은 언어적 외적 동기를 부여하는 것이 좋다.

(2) 선택 집중

① 책의 중요한 부분을 아동에게 형광펜을 이용하여 밑줄을 긋도록 하게 한다.

② 아동이 읽고 있는 부분에 집중하기 위해 자신의 손가락을 사용하여 글씨를 짚어가면서 책을 읽어나가게 한다(그림 8-15).
③ 글씨가 많은 책보다는 여백이 많은 책을 사용하는 것이 좋다.
④ 책에서 불필요한 정보를 가리면서 책을 읽도록 한다. 특히, 검정색은 흰색과 대비를 이루어 읽는 부분에 집중을 유발할 수 있다(그림 8-16).
⑤ 스탠드와 같은 부분 조명을 사용하도록 한다.
⑥ 아동에게 보는 것 뿐 만 아니라 물체를 만지고, 신체를 움직이고 물건을 기능적으로 사용하도록 하여 시각 탐색을 증진시키도록 한다.

4) 시각 구별

① 아동에게 사물의 모양, 색깔, 크기, 기타 특성에 따라 다양한 방법으로 물건을 분류하게 한다.
② 컵이나 인형을 이용하여 자연스럽게 아동이 사물을 크기 순서대로 배열할 수 있게 한다.
③ 색상 또는 모양 순서대로 구슬을 실에 꿰도록 한다.
④ 특정 모양(예를 들면 네모, 세모)으로 생긴 사물을 방안에서 찾도록 한다.
⑤ 다양한 크기와 모양의 퍼즐을 맞추도록 한다.
⑥ 아동의 등에 치료사가 손가락으로 이름이나 모양을 그려 아동이 맞추도록 한다.

5) 시각 형태, 배경 식별

① 숨은 그림 찾기(예: 월리를 찾아서)와 같은 다양한 시각 정보 중에서 특정 사물을 찾도록 한다.
② 복잡한 방에서 치료사가 제시하는 물건을 찾도록 한다(그림 8-17).

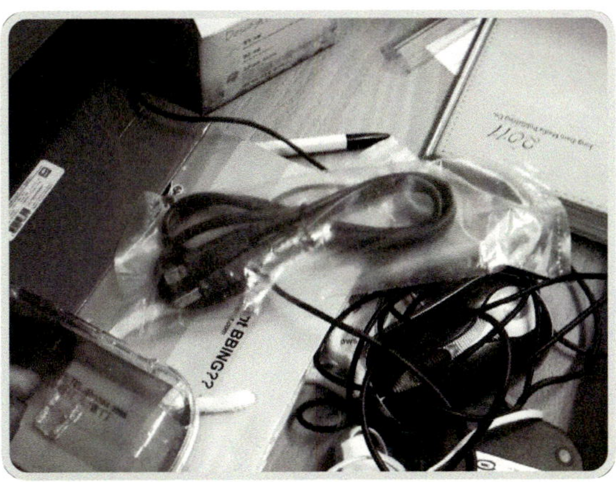

그림 8-17. 복잡한 책상에서 볼펜 찾기

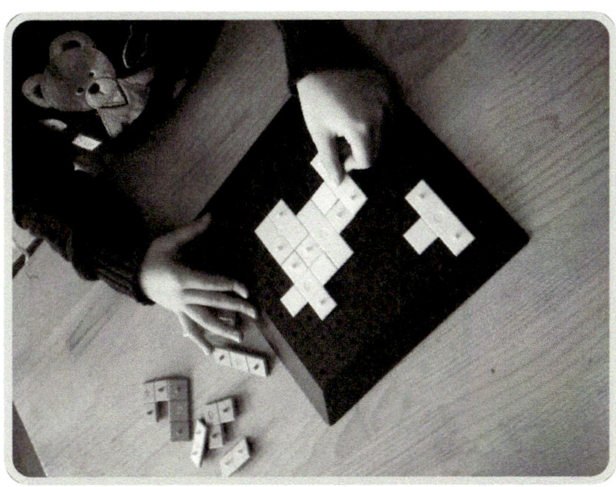

그림 8-18. 조각 맞추기

③ 다양한 형태의 퍼즐이나 조각 그림을 맞추게 한다(그림 8-18).

6) 공간 관계 지각

① 조각 무늬의 패턴을 따라 그리도록 한다.
② 페그보드 끼우기
③ 집안 구조에 대해 방향을 제시하면서 설명하도록 한다(예를 들어 아동의 방을 사진으로 찍어오게 한 후 침대는 문의 어느 쪽에 위치하고 있는지 물어본다).
④ 이야기가 있는 그림 카드를 아동에게 제시하고 순서대로 배치하여 이야기해 보도록 한다.
⑤ 점 잇기 그림과 미로 탈출하기 등의 과제를 제시한다.
⑥ 장애물 코스를 만들고 코스를 설명하는 간단한 지도를 그린 다음, 플라스틱 투명 책받침 안에 그림을 놓고 아이에게 수성 마커로 지나갈 길을 따라 그려 보게 한다.
⑦ 식탁 차리는 방법에 대해 알려 준 후 그릇, 냅킨, 컵 등의 위치를 제대로 기억하도록 한다.
⑧ 문장이 시작되는 첫 번째 단어 밑에 초록색 선을 긋고 문장이 끝나는 단어 밑에 빨간 선을 그어서 쓰기가 시작되고 끝나는 곳을 아이에게 상기시키도록 한다.
⑨ 수학 계산을 할 때 아이가 숫자를 세로로 연결 짓도록 도움을 주기 위해 그래프 종이를 사용한다.

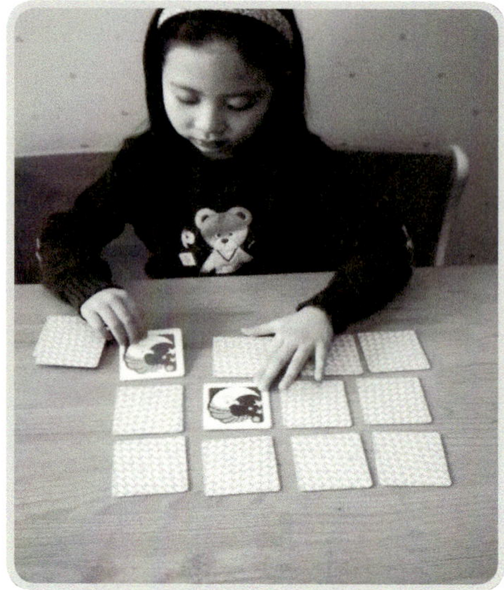

그림 8-19. 기억력 게임

7) 시각 기억

(1) 등록

① 등록을 향상시키기 위해서 시각적 자극을 선정하고 선택적 집중을 향상시키도록 한다.
② 등록을 위해 시각 외에 다양한 감각자극을 제공하는 것이 좋다.
③ 기억력 게임과 같이 아동이 흥미를 유도할 수 있는 놀이를 통해 아동의 주의를 각성시키는 것이 좋다(그림 8-19).

(2) 기호화와 저장

① 기억하기 쉽도록 재미있는 노래나 유머를 이용하는 것이 좋다.
② 기억해야 할 내용이나 사물들을 소그룹으로 나누어 관계성을 파악하게 한다.
③ 숫자의 순서, 글자의 낱자, 영어의 철자를 기억하게 한다.

(3) 인출

① 머리글자를 이용하여 단어를 암기한다.

② 칠판이나 책을 보고 쓸 때 글자를 한 덩어리로 기억하여 적도록 한다.

8 시지각 기능을 위한 보상 전략

① 시각 집중이 어려운 아동들은 교실 가장 앞쪽이나 좋은 자리에 앉게 하는 것이 좋다. 그러나 전체적으로 훑어보는데 어려움이 있는 아동들은 오히려 앞자리가 과제 수행에 방해가 될 수 있음을 고려해야 한다.

② 다양한 감각자극을 제공하여 시지각의 어려움을 보완할 수 있도록 한다.

③ 책상 위에 칸막이나 장식이 없는 벽을 통해 시각의 혼란 요소를 최소화시킨다.

④ 조절 장애를 가진 아이들을 위해 직접적인 빛을 증가시킨다.

⑤ 아동이 독서나 따라 그리기에 대한 스트레스 받지 않게 하는 것이 좋다.

⑥ 책을 읽을 때 대조와 대비를 증가시키기 위해 검은색 종이를 이용하는 것이 좋다.

⑦ 쓰기를 할 때 종이가 움직이지 않도록 테이프나 손으로 고정시킨다.

⑧ 아동에게 아동이 좋아하는 분야나 사진이 많은 책을 제공하는 것이 좋다.

⑨ 아동의 각성 수준에 맞춰 시각 과제를 제공하는 것이 좋다.

제 9 장

손 기술

인간은 출생 이후 시간의 흐름에 따라 신체적, 정신적으로 성숙해가면서 환경과의 상호작용을 하기 시작한다. 여러 가지 신체적 기술 중에서 손 기술(hand skills)의 습득은 다른 사람과의 교류과정에서 필수적으로 요구되어지고 물체와 접촉할 수 있도록 허락하게 된다. 손은 일상생활동작, 놀이, 일을 수행하는 데 있어서 항상 사용되는 즉, 세상과 인간을 연결해주는 필수적인 도구라고 할 수 있다. 손 기술 발달에 문제가 있는 아동의 경우 앞으로의 삶에 있어서 영향력을 줄 수 있는 다양한 경험을 막는 방어력이 되고 환경으로부터 피드백을 받을 기회를 잃어버리게 되는 것이다.

1 손 기술의 발달

임신 2개월이 되면 태아의 머리는 몸길이의 절반을 차지하게 되고 손과 발이 발달하기 시작한다. 4개월 무렵이 되면 팔과 다리의 움직임을 관찰할 수 있다. 생후 100일이 되면 몸의 중앙에 놓인 사물을 손에 쥐어주면 짧은 시간동안 꽉 잡을 수 있다. 생후 5개월이 되면 중심선으로 손을 모아 물체를 조작하기 시작한다. 이는 원시 반사인 ATNR이 약해지는 시기이기 때문이다. 생후 6개월이 되면 다양한 위치에 놓인 사물들을 쳐다볼 수 있게 되면서 천천히 움직이는 장난감을 따라 응시할 수 있게 된다. 생후 10개월이 되면 잡고 있던 물체를 자발적으로 놓기가 가능하게 되고 12개월이 되면 원하는 물체나 장난감을 잡고 놓는 속도가 빨라지게 된다. 생후 15개월에는 통 속에 작은 물체를 집어넣을 수 있게 되고 섬세한 소 근육의 발달로 엄지와 검지를 포함하여 손가락 집기 자세가 발달하기 시작하면서 집어먹기가 가능하게 되는 것이다. 유아의 운동발달은 감각기관의 발달과 인지발달을 동시에 포함하게 되는데 만 2~3세가 되면서 밥이 올려진 숟가락을 입으로 가져가서 먹는 것이 가능해지기 시작하고 가위로 종이 자르기를 하게 된다. 이와 같이 신체 성장과 함께 손의 크기도 커지게 되고 손가락으로 다양한 움직임이 가능하게 되면서 손으로 할 수 있는 다양한 기능들이 생겨나기 시작한다.

2 손 기술을 위한 요소

손의 효율적인 사용을 위해서는 시각운동기술, 체성감각과 감각통합, 시지각과 인지, 자세긴장도와 자세조절, 그리고 근육의 기능이 상호작용해야 한다.

1) 시각운동기술

시각운동기술에는 고정된 물체에 시선을 고정하고 지속적으로 바라볼 수 있는 고정(fixation), 움직이는 물체를 눈에서 놓치지 않도록 하기 위한 부드럽고 정확한 추적(pursuit)이 이루어져야 하는데 이러한 시각운동의 발달은 정상 발달이 이루어지는 아이들의 경우, 대략 6개월경에 눈과 손의 협응 운동의 기초가 된다. 생후 9개월경에 통합된 시각-체성 감각을 이용하여 자신의 손 운동을 시작하게 된다. 시각 기억은 아동의 새로운 손 기술의 학습과 정확한 움직임을 위한 활동을 할 때 중요하게 사용되어 진다.

2) 체성감각과 감각통합

손 기술 발달에 있어서 체성감각 기술과 피드백은 매우 중요하다. 촉각구별에 어려움이 있거나 촉각방어가 있는 아이들은 자신의 손이 어떻게 움직이고, 함께 움직이는지 혹은 분리되어 움직이는지를 알지 못한다. 또한 손가락 끝으로 잡기, 손에서 물체를 유지하기, 물체를 잡고 옮기는 등의 과제를 수행하는데 어려움을 갖게 된다. 감각 입력의 문제, 민감한 촉각, 서투른 촉각 식별, 통합 운동장애 등의 감각통합에 문제가 있는 경우 손의 사용에 큰 영향을 미치게 된다. 감각 입력이 부족할 경우, 손 기술과 관련된 활동을 안 하게 되고, 촉각방어를 가진 경우 손으로 다양한 물체를 탐색하는 기회를 회피하게 된다. 그 밖에 운동계획의 문제는 신체도식, 즉, 손가락에 대한 인식과 촉각구별에 어려움을 갖게 된다.

3) 시지각과 인지

시지각 발달과 인지발달은 매우 밀접한 관계가 있다. 손 기술이 점점 발달하면서 사물들과 복잡한 상호반응들을 할 수 있게 되고, 시지각과 인지 발달로 인하여 다양한 도구들을 사용하게 되며 도구들 간의 상호작용도 파악할 수 있게 된다.

생후 6개월이 되면 시각과 촉각자극을 사용하여 점차적으로 소 근육 운동발달이 빨라지게 되고 손으로 사물을 탐색함으로써 환경 안에서 시각-공간기술과 환경과의 관계를 알 수 있게 된다. 생후 6~12개월이 되면, 사물의 표면특성, 형태, 크기를 파악 할 만큼 손 기술이 발달하게 된다. 생후 2년 동안은 목적이 있고 좀 더 복잡하고 정확한 사물들 간의 관계를 학습하기 시작한다. 양손사용의 예로, 두 개 혹은 그 이상의 물체를 조작하려 할 때 한 개의 사물은 고정하여야 나머지 사물을 조작할 수 있다는 것을 알기 위해서는 양손사용의 손 기술 발달과 함께 인지발달에 동시에 일어나야 한다.

4) 자세 긴장도와 자세 조절

손을 사용하기 위해서는 정상적인 자세 긴장도와 올바른 자세 조절이 되어야만 한다. 다채로운 움직임을 하고 두 손을 사용하여 사물을 조작하는 동안의 상지 안정성을 위해서는 정상적인 자세 긴장도가 필수적이고, 좌우 대칭의 자세 조절이 가능해야 일상생활활동을 위한 준비와 과제수행이 가능하다.

5) 근육의 기능

정상적으로 손 기술이 발달하기 위해서는 근육의 힘, 근 긴장도, 근 지구력이 갖추어져 있어야 한다. 여러가지 패턴의 잡기를 하고 사물을 옮기는 동안 사물을 유지하고 있기 위해서는 충분한 근력이 요구되고 사물을 쥘 때의 근력은 아동의 나이, 학년이 올라갈수록 증가하게 된다. 사물을 조작하는 동안 팔과 손의 가능한 형태의 움직임들을 위해서는 정상 범위로 근육이 긴장되어 있어야 한다. 근 긴장도가 높으면 관절 가동범위에 제한이 있게 되고 반대로 근 긴장도가 낮으면 과도한 관절가동범위를 초래하게 된다.

3 손기능의 발달

손기능이 발달은 대동작이나 기본적인 운동패턴들의 발달과 함께 연관되어 이루어지는데 다음과 같은 원칙에 따라 일반적으로 발달하게 된다.

① 머리에서 꼬리(caudal)방향으로
② 몸쪽(proximal)에서 먼쪽(distal)로
③ 자뼈(ulna)-중간(medial)-노쪽(radial) 방향으로
④ 집단(mass)에서 분리된 움직임(isolated movement)으로
⑤ 대 근육에서 소 근육으로 발달이 진행된다.

표 9-1 연령별 손 기술 발달

연령	연령별로 할 수 있는 과제
3개월	• 작은 사물을 손으로 움켜잡을 수 있음
5개월	• 사물을 향하여 팔을 뻗을 수 있음 • 잠시 동안 사물을 잡고 있을 수 있음
6개월	• 사물이 움직이는 방향을 따라서 눈으로 따라 볼 수 있음
7개월	• 사물을 쥐고 있는 손에서 다른 손으로 옮길 수 있음
8개월	• 자발적으로 손의 근육을 이완하여 손을 벌릴 수 있음
10개월	• 스스로 쥐고 있었던 사물을 놓을 수 있음
14개월	• 관심사를 따라 돌아다니는 것을 좋아함 • 책장을 넘길 수 있음
15개월	• 정리함에 사물을 담을 수 있음
16개월	• 양손을 사용하여 놀 수 있음 • 검지로 사물을 가리킬 수 있음
17개월	• 3~4개의 적목을 쌓을 수 있음
2~3세	• 손가락으로 크레용을 집을 수 있음 • 크레용으로 그림그리기를 좋아함 • 적목을 이용하여 탑을 쌓을 수 있음 • 구슬 목걸이를 만들 수 있음 • 가위질하기를 시작함
4세	• 가위질을 하여 단순한 도형을 자를 수 있음 • 6~10개 조각의 간단한 퍼즐을 할 수 있음
5세	• 사람을 그릴 수 있음 • 그림을 그리고 색칠하기를 할 수 있음 • 곡선을 그릴 수 있음 • 작은 사물(콩, 구슬)을 작은 통 안에 담을 수 있음 • 지점토 만들기, 종이접기와 같은 활동을 하기위한 시도를 함 • 비디오 게임과 컴퓨터 활동을 좋아함

일반적으로 운동패턴의 발달은 머리에서 시작하여 먼쪽으로 발달이 이어진다. 즉 머리, 어깨, 체간이 조절된 후에 앉은 자세가 발달하게 되는데, 걷기 위해 골반과 발이 조절되기 전에 팔의 뻗기가 먼저 발달하게 된다. 머리나 체간과 같은 몸쪽에서 먼저 발달이 시작되고 점차적으로 신체의 먼쪽인 손과 발의 발달이 진행된다. 또한 자뼈-중간-노뼈쪽 순으로의 발달은 손의 발달과정 중 잡는 순서와 연관되게 되는데 아동들이 처음으로 잡기를 시작할 때 엄지손가락 보다는 손 전체를 사용하여 물건을 잡기 시작하고 점차적으로 약지와 새끼손가락을 이용하여 물건을 잡고 마지막으로 엄지, 검지, 중지를 이용하여 정확하게 물건을 잡게 된다. 집단에서 분리된 움직임으로의 손의 발달은 아이들의 움직임이 처음에 관찰될 때에는 세부적으로 분화되지 않은 집단적인 움직임이 관찰되다가 점차적으로 분리되고 분화된 움직임을 사용한다는 의미이다. 태어나서 6개월까지는 주로 대 근육 운동패턴을 사용하고 이어서 소 근육 운동패턴이 나오게 되는데 그 후 1년 동안은 대 근육, 소 근육이 함께 지속적으로 발달, 통합하게 되어 책상에 앉아 글씨쓰기, 쪼그리고 앉아 신발 끈 묶기와 같은 섬세하고도 복잡한 과제들을 수행할 수 있게 되는 것이다. 손 기술 발달을 위한 요소들이 정상적으로 발달되었을 때 생후 5세까지 손의 발달을 연령별로 열거하였다(표 9-1).

4 다양한 손 기술

아동은 출생 후 연령이 증가함에 따라 다양한 손 기술을 필요로 한다. 다양한 크기, 무게, 질감의 사물들로 인하여 손의 크기, 쥐는 악력, 반응속도와 이동거리로 인하여 다양한 손 기술이 가능해지게 된다. 작업치료사들은 다양한 손 기술을 숙지하고 일상생활에 미치는 영향을 파악하고 있는 것은 매우 중요하다.

1) 기본적인 손 기술

(1) 뻗기(Reach)

신생아 때에는 반사적 패턴과 함께 굽힘 패턴을 우세하게 사용하여 손바닥 안에 엄지를 꽉 쥐고 팔을 체간에 붙여서 사용한다. 점차적으로 유아기 초기가 되면서 비대칭적인 패턴으로 팔의 움직임을 시작하지만 곧 사물을 향하여 손을 뻗어서 가져가게 된다. 뻗기의 구체적인 발달과정은 다음과 같다(표 9-2).

(2) 옮기기(Carry)

옮기기는 손 안에 잡은 사물을 한 장소에서 다른 장소로 옮길 때 사용되는 손 기능으로 이를 위해서는 조화로운 신체 움직임이 요구되어 진다. 손목과 손의 가장 먼 쪽에 있는 관절들의 협력 수축으로 옮기기를 하는 동안 아동은 안정감있게 고정되어진 아래팔을 유지하고 옮기는 사물을 유지하기 위해 아래팔과

표 9-2 뻗기의 발달과정

연령	내 용
~2개월	• 비대칭적인 팔의 움직임을 갖음 • 목적이 없는 움직임이 나타남
3~4개월	• 팔의 움직임이 한 쪽 방향으로만 나타남 • 3개월이 되면 신체의 가운데 방향으로 팔을 가져오기 시작함
5개월	• 양손을 이용하여 사물을 쳐다보며 팔을 뻗음
6개월	• 반듯이 누운 자세(supine)자세에서 크게 원을 그리면서 사물에 팔을 뻗어 사물을 잡을 수 있게 됨 • 엎드려 누운 자세(prone)자세에서 한쪽으로 체중을 이동하고 한손을 이용해서 원하는 사물을 잡을 수 있게 됨
7개월	• 손을 사물의 위치에 맞게 조절하여 뻗음
8~9개월	• 앉은 자세에서 몸의 중앙을 가로질러 뻗기가 가능함
10~11개월	• 아래팔을 뒤침(supination)하여 물체를 잡고 앉은 자세에 따라서 머리와 체간으로부터 상지를 분리시킴

손목의 위치를 조절해야 한다. 또한 이와 함께 어깨의 굽힘과 벌림이 함께 나타나야 한다.

(3) 잡기(Grasp)

잡기 패턴은 아동이 하고자 하는 활동과 사물의 특징에 의하여 결정되어 진다. 잡기 패턴에는 갈고리 잡기(hook grasp), 힘 있게 잡기(power grasp), 외측 잡기(lateral grasp), 연필모양 잡기(three-jaw chuck), 핀셋모양 잡기(pincer grasp), 손끝 집기(tip pinch), 공 모양 잡기(spherical grasp), 원기둥 잡기(cylindrical grasp)와 원반모양 잡기(disc grasp)로 구성되어 있다.

① 엄지의 맞섬(opposition)이 없는 **갈고리 잡기(Hook grasp)**는 서류가방이나 이와 유사한 장바구니 양동이와 같은 사물을 운반할 때 사용된다. 엄지는 다른 손가락들의 밖에 남아있게 되고 상대적으로 수동적인 역할을 하게 된다. 이 잡기 패턴에서 손목은 해부학적 자세(neutral position)에 있게 되고 중수지 관절의 가로활(transverse arch)은 편평해지고, 손가락뼈사이관절(IP joint)이 내전되면서 근력과 안정성을 요구한다(그림 9-1).

② **힘 있게 잡기(power grasp)**는 빵을 자르는 동안 칼을 잡거나 망치질을 하기 위해 도구를 잡는 과정에서 사용되는데 물건을 비스듬하게 들어서 옮기거나, 자뼈측 손가락을 굽힘해야 하는 경우에 좀 더 섬세한 조작 능력을 요구하게 된다(그림 9-2).

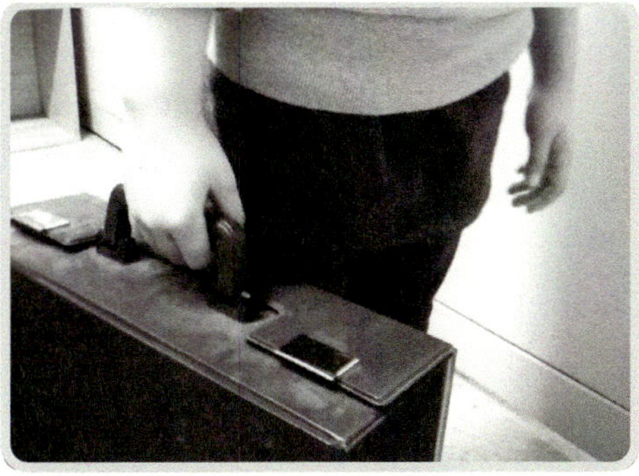

그림 9-1. 갈고리 잡기(Hook grasp)

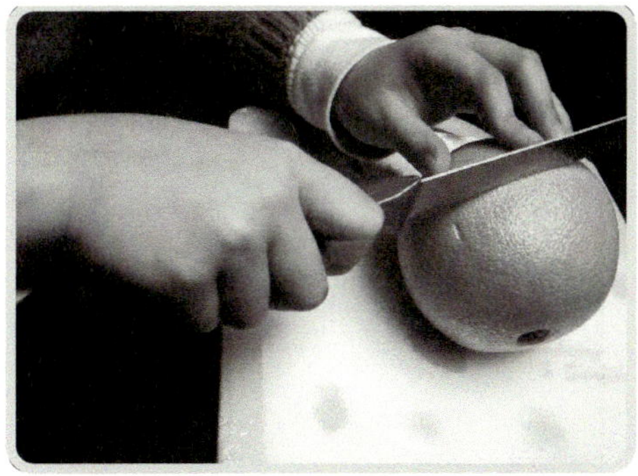

그림 9-2. 힘 있게 잡기(Power grasp)

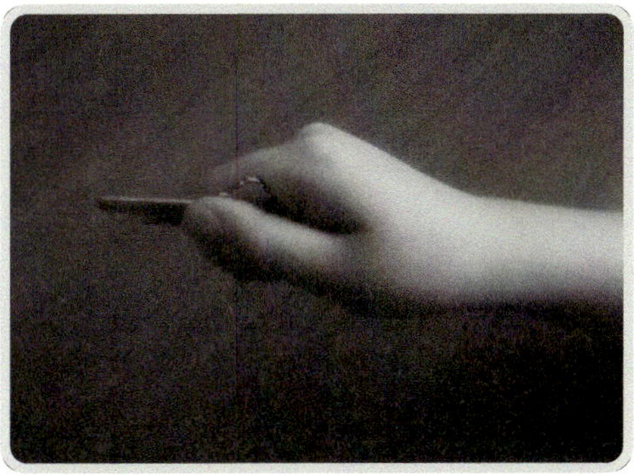

그림 9-3. 외측 잡기(Lateral grasp)

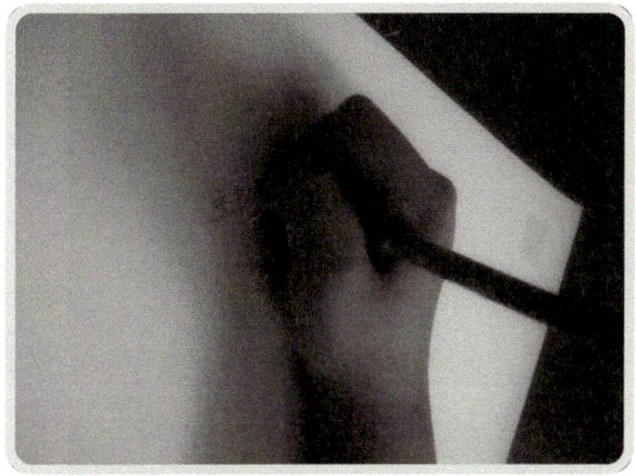

그림 9-4. 연필모양 잡기(Three-jaw chuck)

③ **외측 잡기(Lateral grasp)**는 문을 열기 위해 열쇠를 잡는 패턴으로 엄지의 손바닥 면과 검지의 측면을 이용하여 잡을 때 사용된다. 주로 작은 물체를 힘주어 사용할 때 쓰이게 되는데 엄지의 부분적인 내전, 손허리손가락관절(MCP joint)의 굽힘과 손가락뼈사이관절(IP joint)의 약간의 굽힘이 이 패턴의 특징이다(그림 9-3).

④ **연필모양 잡기(Three-jaw chuck)**는 엄지, 검지와 가운데 손가락을 접촉하여 사물을 잡을 때 사용되고 이 잡기 패턴은 잡기(prehension)의 안정성을 보여주는 것으로 three-point pinch 이라고도 불린다(그림 9-4).

⑤ **핀셋모양 잡기(Pincer grasp)**는 엄지와 검지를 이용하여 핀셋모양으로 사물을 잡을 때 사용되고 pad-to-pad, two-point grasp이라고 불린다(그림 9-5).

⑥ **손끝 집기(Tip pinch)**는 엄지와 검지의 끝을 이용하여 사물을 집을 때 사용하는 것으로 핀, 바늘과 같은 작은 사물을 집을 때 사용된다. 이 잡기 패턴의 관찰을 통해 손의 분리된 방향과 엄지와 검지

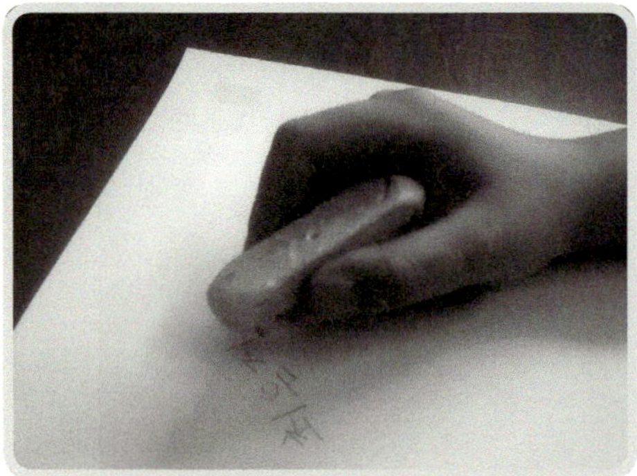

그림 9-5. 핀셋모양 잡기(Pincer grasp)

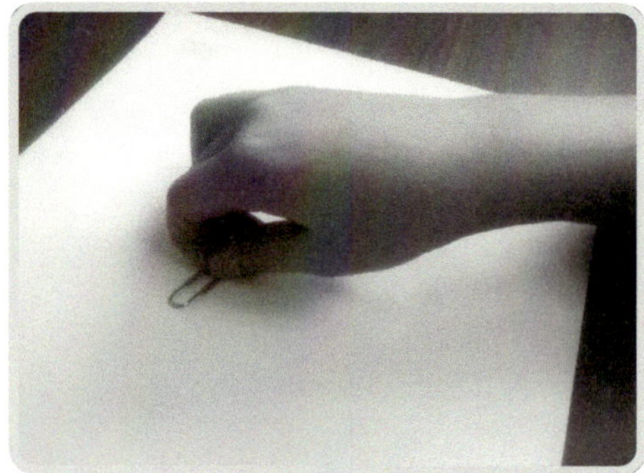

그림 9-6. 손끝 집기(Tip pinch)

끝을 사용하는 아동의 능력에 대한 정보를 얻을 수 있다(그림 9-6).

⑦ 공 모양 잡기(Spherical grasp)는 ball grasp 이라고도 하는데, 공과 같은 구형의 사물을 잡을 때 사용되고 손목의 신전 손가락의 벌림, 손허리손가락관절(MCP joint)과 손가락뼈사이관절(IP joint)의 굽힘으로 만들어 지는 패턴으로 손가락을 모두 구부려서 사물을 감싸듯이 손바닥으로 잡는다. 이 패턴에서는 세로활(longitudinal arch)의 안정성이 크게 요구되어지고 이 패턴의 관찰로 내재근과 외재근의 균형있는 손 발달을 관찰할 수 있다(그림 9-7).

⑧ 원기둥 잡기(Cylindrical grasp)는 깡통이나 병과 같은 원기둥 모양을 잡을 때 사용된다. 이 패턴은 손의 가로활(transverse arch)은 편평해지고 잡는 물체의 크기에 따라 모든 손가락의 손허리손가락관절(MCP joint)과 손가락뼈사이관절(IP joint)을 굽혀서 사용한다(그림 9-8).

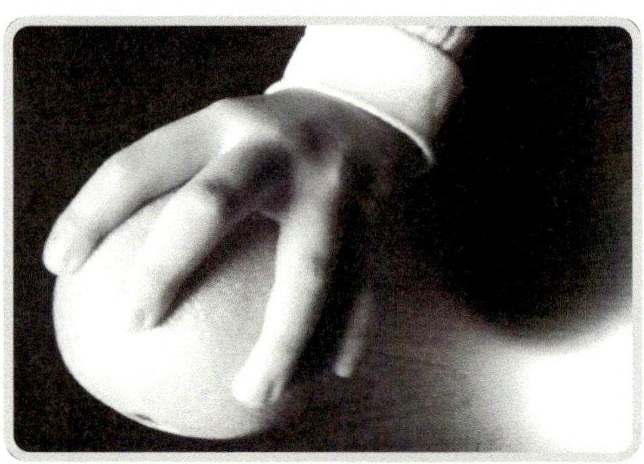

그림 9-7. 공 모양 잡기(Spherical grasp)

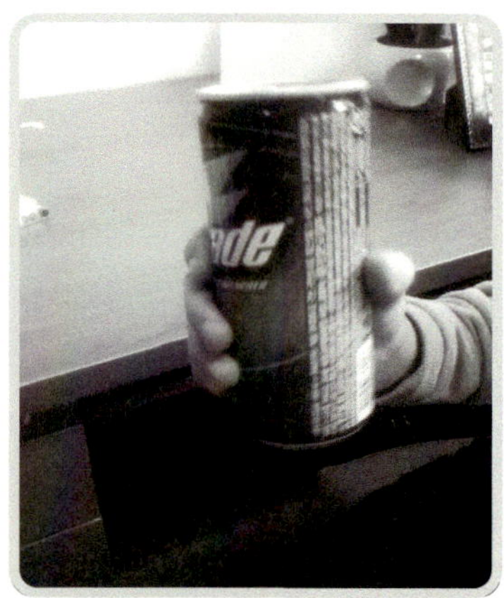

그림 9-8. 원기둥 잡기 (Cylindrical grasp)

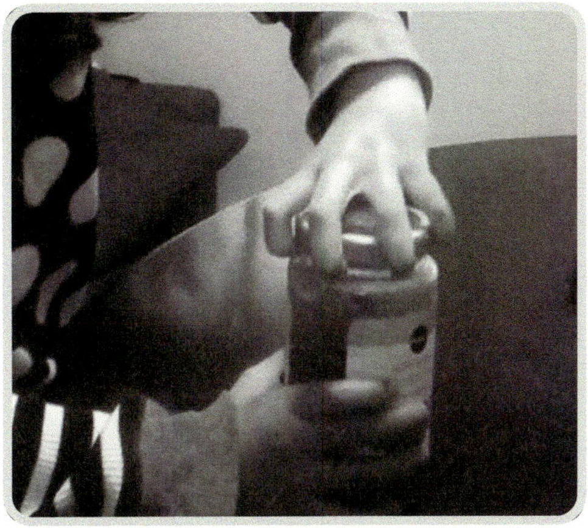

그림 9-9. 원반모양 잡기
(Disc grasp)

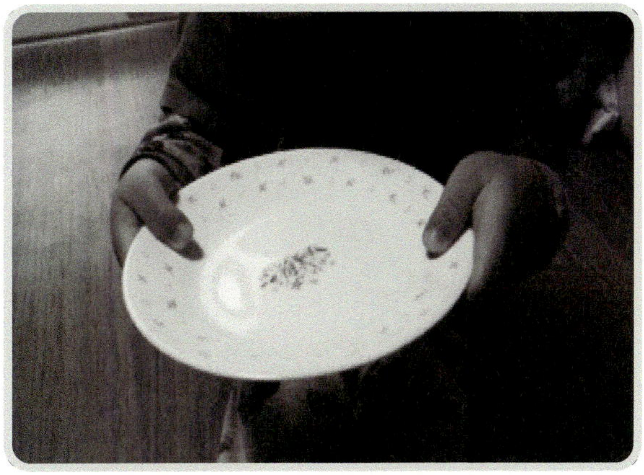

그림 9-10. 접시잡기
(Plate grasp)

⑨ **원반모양 잡기**(Disc grasp)는 병뚜껑과 같은 원형의 납작한 사물을 잡을 때 사용된다. 이 패턴은 물체의 크기에 따라 손가락이 벌려지는 정도가 달라지고 손허리손가락관절(MCP joint)과 손가락뼈사이관절(IP joint)의 굽힘을 관찰할 수 있다. 잡는 물체가 커질수록 가로활(transverse arch)은 편평해진다(그림 9-9).

⑩ **접시잡기**(Plate grasp)는 접시를 잡을 때 사용된다. 이 패턴에서는 손허리손가락관절(MCP joint)과 손가락(finger)의 굽힘을 관찰할 수 있다(그림 9-10).

아동의 잡기 발달은 물체에 대한 호기심, 물체를 잡으려는 동기, 탐색하려는 욕구에 따라 잡기 패턴의 순차적인 발달에 영향을 미치게 된다. 유아들은 자뼈 측 쥐기를 시작으로 손바닥 쥐기, 노뼈 측 잡기로 점차적으로 손과 손가락 부분을 이용하여 잡기패턴을 학습해 나간다. 또한 손바닥에 물체를 접촉하여 손가락 표면으로 접촉하기 시작하고 추후 손가락 패드에 접촉한다. 이런 과정동안 내재근과 외재근의 사용을 조절해 나가면서 긴손가락굽힘근(flexor longus muscle)을 사용하게 된다. 잡기의 발달과정은 다음과 같다(표 9-3).

(4) **놓기**(Release)

놓기는 손 안에 잡은 사물을 원하는 장소에 내려놓는 손 기능으로 잡기와 마찬가지로 팔과 손가락 움직임의 조절이 요구된다. 잡고 있던 물체를 원하는 위치에 팔을 이동시켜 손가락과 엄지의 폄으로 안정적으로 물체를 바닥에 내려놓는 것을 의미한다. 영아 초기의 놓기는 의식적으로 물체를 원하는 위치에 내려놓는 것이 아니라 무의식적으로 내려놓거나 떨어뜨리는 것이다. 영아의 촉각, 고유수용성 자극반응에 대한 구별능력, 시각조절과 인지발달이 증가하면서 자발적인 놓기가 가능해지게 된다. 또한 물체를 입

표 9-3 잡기의 발달과정

연령	내 용
~2개월	• 잡기 반사가 우세함
3개월	• 물건을 주시하고 칠 수도 있음 • 새끼 손가락 쪽에 물건이 손에 닿았을 경우에만 엄지손가락 움직임 없이 자발적으로 잡아 움직임 • 3,4,5번 째 손가락 쪽으로 잡는데 세 번째 손가락이 가장 강하게 작용함 • 손목을 구부리고 있음
4개월	• 물건에 주목하고 1인치 이내에 있으면 팔을 가져감(approach) • 손이 물건에 닿으면 손목 쪽으로 당겨서 엄지손가락 움직임 없이 다른 손이나 몸에 기대어 불안정하게 움켜잡음
5개월	• 자뼈(ulna)측의 손바닥으로 잡음 • 손바닥 쥐기(palmar grasp) : 엄지를 붙이고(thumb adducted) 손가락으로 물건을 잡고 있음
7개월	• Radial-palmar grasp : 물건을 엄지와 손가락이 마주보게 하여 물건을 잡고 있음(opposed thumb and fingers) • 손목을 또바로 폄(wrist straight)
8개월	• Radial-digital grasp : 물건과 손 사이에 공간을 볼 수 있음. • 엄지와 손가락 끝이 마주보게 하여 물건을 잡고 있음(opposed thumb and fingertips)
9개월	• Radial-digital grasp : 손목을 손등 쪽으로 젖힘(wrist extend)
10개월	• 연필모양잡기(three-jaw chuck)를 시작함
12개월	• 양손 협응이 발달하기 시작함

으로 가져가거나 양손을 중앙으로 모으고 사물탐색을 하면서 유아는 자발적으로 한손에서 다른 손으로 물체 옮기기를 시작한다. 점차적으로 자발적인 놓기를 하는 동안 어깨관절, 팔꿈치관절과 손목관절의 안정화를 관찰할 수 있게 된다. 이 패턴은 손가락의 내재근의 통합 조절이 일어남과 동시에 작은 사물을 놓을 수 있게 된다. 또한 학령기 전 아동들은 가벼운 물건을 잡는데 효과적으로 힘을 사용하고 무거운 물건들을 자발적으로 놓기 위해 적절한 타이밍을 사용하게 된다. 놓기의 발달과정은 다음과 같다(표 9-4).

(5) 손 안에서 조작하기(In-hand manipulation)

손 안에서 조작하기 손 기술은 손 안에서 사물을 다양하게 조작할 수 있는 손 기술을 의미한다. 이를 위해서는 손바닥의 궁(arch)을 조절하기 위한 능력이 요구된다. 손 안에서 조작하기에는 손가락에서 손바닥으로 옮기기(finger to palm translation), 손바닥에서 손가락으로 옮기기(palm to finger translation), 이동하기(shift), 단순회전하기(simple rotation)와 복잡하게 회전하기(complex rotation)으로 구성되어 있다.

표 9-4 놓기의 발달과정

연령	내 용
신생아	• 의지적으로 놓지 못해 물건을 강제로 잡아 당겨야 함
1개월	• 즉시 불수의적으로 놓음 • 의식하지 못함
2개월	• 잠시 잡고 유지하다 불수의적으로 놓음(involuntary release)
3개월	• 잡고 유지하다 불수의적으로 놓음(떨어뜨림)
4개월	• 몸의 중심선에서 손가락을 모음
5개월	• 다른 사람이 잡아당기면 의지적으로 잡고 있던 것을 의지적으로 놓음 • 한손에 잡고 있는 것을 다른 손이 와서 잡은 후 현재 잡고 있었던 손을 놓음(서툼)
6개월	• 한손에 잡고 있는 것을 다른 손이 와서 잡은 후 현재 잡고 있었던 손을 놓음(부드러움)
7개월	• 한손에서 다른 손으로 능숙하게 사물을 옮길 수 있음 • 바닥에 의지하여 물체를 놓음 • 큰 그릇이나 바닥위에 물체를 놓으려 하지만 성공하지 못함
8개월	• 큰 그릇이나 바닥위에 물체를 서툴게 놓음 • 작은 그릇안에 물체를 놓으려 하지만 성공하지 못함 • 손목을 구부리고 있음(wrist flexed)
9개월	• 큰 그릇안에 조절하여 놓음 • 손목을 똑바로 폄(wrist straight)
10개월	• 모서리에 손을 대고 작은 그릇 안에 물체를 넣을 수 있음
12개월	• 작은 그릇 안에 물체를 넣을 수 있음

① **손가락에서 손바닥으로 옮기기(Finger to palm translation)**는 손가락으로 잡은 사물을 손바닥으로 이동시킬 때 사용된다. 손가락에서 손바닥으로 물체가 옮겨지는 동안 물체는 손가락과 엄지의 패드에 끊임없이 접촉하게 된다. 이 패턴이 사용질 때 엄지와 나머지 손가락들의 손허리손가락관절(MCP joint)과 손가락뼈사이관절(IP joint)의 굽힘과 폄이 동시에 일어나게 된다. 또한 손가락에서 복잡한 패턴으로 손바닥에 물체가 옮겨졌을 때 손바닥잡기를 통해 물체가 안정적으로 놓이게 된다. 예를 들어 엄지와 검지의 패드를 이용하여 동전을 잡은 후 손바닥으로 옮긴 상태에서 다른 동전을 집어 올릴 때 손가락 잡기와 손바닥 잡기가 동시에 일어나게 되는 것이다. 이 패턴의 가장 대표적인 예는 책상위에 있는 여러 개의 동전을 집어 손바닥으로 이동시키는 행동을 들 수 있다(그림 9-11).

② **손바닥에서 손가락으로 옮기기(Palm to finger translation)**는 손가락에서 손바닥으로 사물 옮기기 패턴의 반대이다. 이 패턴은 손가락의 신전이 요구되는 방향으로 물체가 움직여지게 손가락 굽힘을

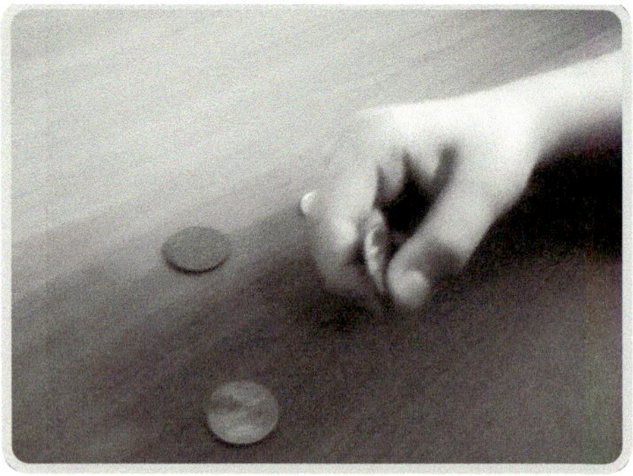

그림 9-11. **손가락에서 손바닥으로 옮기기**
(finger to palm translation)

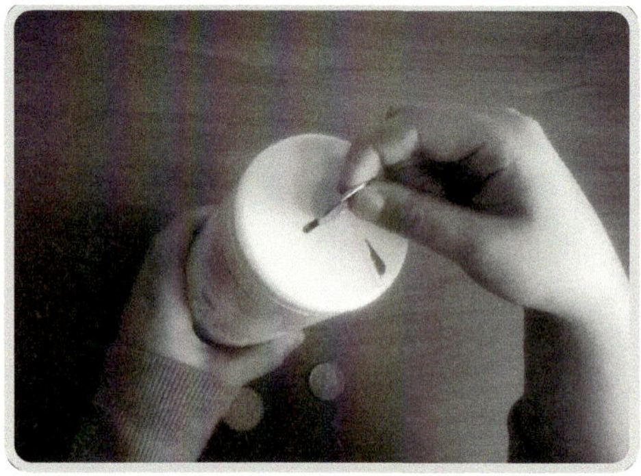

그림 9-12. **손바닥에서 손가락으로 옮기기**
(palm to finger translation)

시작으로 엄지의 분리된 조절이 필수적으로 필요하다. 아동들은 이 패턴을 손가락에서 손바닥으로 옮기기 보다 어려워하게 된다. 이 패턴의 가장 대표적인 예는 자동판매기에 동전을 넣기 위해 손바닥에 있는 여러 개의 동전을 손가락 면으로 이동시키는 행동을 들 수 있다(그림 9-12).

③ 이동하기(Shift)는 손가락 패드부분을 이용하여 사물의 위치를 변경시킬 때 사용되는 손 기술 패턴이다. 이 패턴을 사용할 때 손가락의 손허리손가락관절(MCP joint)과 손가락뼈사이관절(IP joint)에서 약간의 움

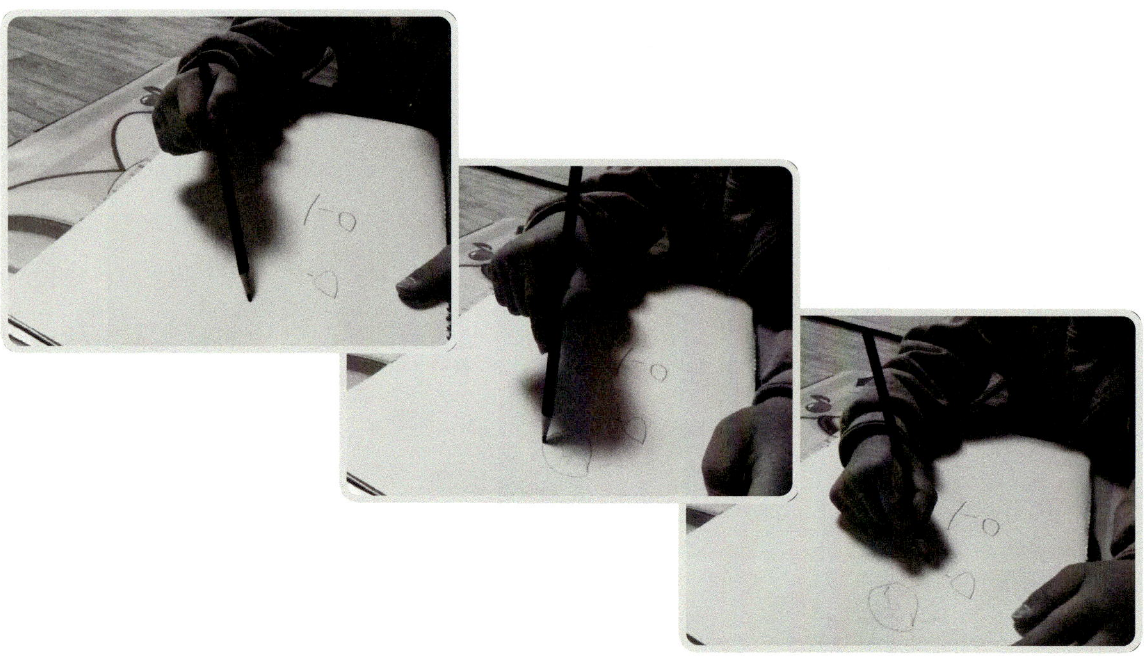

그림 9-13. **이동하기(shift)**

직임이 요구되고 엄지의 손허리손가락관절(MCP joint)과 손가락뼈사이관절(IP joint)의 폄을 통해 물체가 이동되면서 대립과 내전을 하게 된다. 이 패턴의 예로는 책을 넘길 때 붙어있는 종이 두 장을 분리하거나 엄지와 검지로 잡은 동전을 자판기 동전 구멍에 쉽게 들어가게 하기 위해 손가락 패드 사이에서 앞으로 이동해야 하는 경우나 젓가락이나 연필을 집은 후 끝 쪽으로 이동하기 위해 손가락을 이용하여 연필을 이동하는 경우이다. 일상생활에서는 단추를 끼우거나 풀 때, 똑딱단추를 끼울 때, 신발구멍에 끈을 끼울 때, 벨트구멍에 고리를 끼울 때 자주 사용되어 진다(그림 9-13).

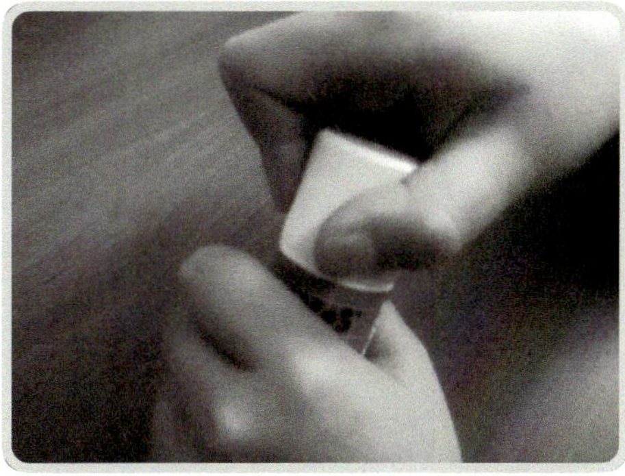

그림 9-14. 복잡하게 회전하기 (complex rotation)

④ **단순하게 회전하기**(Simple rotation)는 손가락을 이용하여 사물을 90° 미만으로 돌릴 때 사용된다. 이 패턴을 사용할 때 엄지는 대립자세를 취하게 된다. 이 패턴의 예로는 작은 병뚜껑을 열거나, 퍼즐 조각을 퍼즐에 맞추기 직전에 조각을 90° 미만으로 회전시킬 때, 페그보드를 사용하기 전에 작은 페그를 잡고 가로위치에서 세로 위치로 돌리는 활동들이 단순회전하기의 예가 된다.

⑤ **복잡하게 회전하기**(Complex rotation)는 손가락을 이용하여 사물을 90°에서 360°까지 돌릴 때 사용된다. 복잡하게 회전하기 활동을 하는 동안 엄지와 나머지 손가락들은 개별적으로 복잡하게 움직이게 된다. 이 패턴의 예로는 동전이나 페그보드를 거꾸로 돌리거나 지우개가 달린 지우개를 쓰기 위해 연필을 180° 돌리는 경우이다(그림 9-14).

손 안에서 조작하기 기술을 위해서는 다양한 각도에서 일어나는 뒤침(supination)과 손목의 안정적인 움직임, 엄지와 다른 손가락의 대립으로 인한 물체와의 접촉, 엄지와 노뼈, 자뼈측면과의 분리, 손바닥 횡단궁의 조절, 손가락 끝 힘의 조절이 필수적으로 필요하다. 손 안에서 조작하기의 발달과정은 다음과 같다(표 9-5).

(6) **양손사용**(Bilateral hand use)

양손을 사용하여 사물을 조작하는 손 기술을 의미한다. 영아들의 양측 손 사용은 약 3개월까지는 비대칭 패턴으로 보이다가 3~10개월 사이에 손을 양측으로 뻗고, 잡고, 입으로 가져가는 활동들을 관찰할 수 있게 된다. 양측 손의 사용을 위해서는 어깨의 근위부 근육의 통합조절에 의해 시작되어 9~10개월의 유아는 두 손으로 각각 잡은 물체들을 서로 부딪혀서 소리를 낼 수 있게 된다. 점차적으로 한손으로 물체를 고정하고 있는 상태에서 다른 손으로 물체를 조작하기 시작한다. 이를 위해서는 유아의 몸이 분리적으로

표 9-5 손 안에서 조작하기의 발달과정

연령	발달과정
~2개월	• 반사적임 움직임이 나타남 • 손에 의류나 신체의 일부분이 닿으면 잡거나 끌어당기고 빨려고 함
3~4개월	• 얼굴이나 옷 등을 잡아 당기거나 긁음
6개월	• 손가락을 전체적으로 굽힘, 펴서 사물을 조작할 수 있음
7~8개월	• 자발적으로 손을 조작하여 사물을 만질 수 있음 • 손목의 움직임이 많아져서 사물을 흔들고, 두드리고, 뒤엎고, 휘젓기를 함
9개월	• 의도적으로 손가락을 사용하기 시작함
10~11개월	• 사물의 형태, 크기, 방향, 재질에 맞게 잡고 조작학수 있게 됨 • 점차적으로 손가락의 분리 움직임이 가능하게 됨
12~15개월	• 손가락에서 손바닥으로 이동(finger to palm translation)
2~2.5세	• 손바닥에서 손가락으로 이동(palm to finger translation) • 단순회전(simple rotation)
2.5~3세	• 복잡회전(complex rotation)
3~3.5세	• 이동시키기(shift)
3.5~5.5세	• 연필을 적절하게 이동하거나 회전하여 색칠하기와 글씨쓰기가 가능해 짐
6~7세	• 안정적인 손으로 조작하기를 통해 일상생활활동이 가능해짐

사용되어야 하고 동시에 두 손을 함께 사용하는 것이 가능해져야 한다. 1세 경에는 잡고 있는 물체들을 안정되게 조작하기 위해서는 어깨, 팔꿈치관절과 손의 안정화를 할 수 있으나 손허리손가락관절(MCP joint)이 불안정하기 때문에 지속적으로 과도한 손가락 폄(finger extention) 양상을 보인다. 18개월 이후는 물체를 향해 손을 뻗고, 잡고, 놓고, 조작과 같은 손의 섬세한 사용이 발달하기 시작하는 중요한 시기이다. 이 시기에 시지각, 인지, 운동영역의 통합 발달이 이루어지게 된다. 2~3세에는 양손을 동시에 대립시키고 자르기와 같이 활동이 가능하게 되면서 유치원에서 할 수 있는 여러 가지 활동들을 하도록 섬세하게 변화되어 진다. 양손사용하기 기술의 발달과정은 다음과 같다.

(7) 공 던지기 기술(Ball throwing skills)

공 던지기 기술은 아동의 의식적인 놓기 패턴의 활동 능력이다. 아동이 작은 공을 앞으로 던진다고 가정하였을 때 어깨뼈위(scapular humeral)관절과 체간을 함께 움직이면서 공을 던질 준비를 하고 어깨관절은 고정하고 팔꿈치관절의 폄과 손목의 폄을 이용하면서 순간적으로 손가락과 엄지를 펴는 상지(upper extremity)활동을 무의식적이고 순차적으로 움직이게 된다. 공 던지기 기술의 숙련은 아동이 나이를 먹

표 9-6 공 던지기 기술의 발달

연령	발달과정
2세	• 앞으로 던지기
2세 6개월~3세	• 타겟 맞추기
3세 6개월	• 일직선상으로 거의 벗어나지 않게 5-7feet 던지기(1feet = 30.48cm)
5세	• 5feet 거리 타겟 맞추기
6~7세	• 12feet 거리 타겟 맞추기

어감에 따라 거리와 정확도가 좋아지게 된다. 이는 어깨위팔뼈의 세밀한 조절과 상완을 유지하는 능력, 팔꿈치관절, 손목, 손가락 폄의 능력이 증대되면서 얻어지게 된다. 공 던지기 기술의 발달과정은 다음과 같다(표 9-6).

(8) 도구의 사용(Tool use)

도구의 사용 기술은 직전에 제시한 손 기술들과 비교하여 더 복잡하고 정교한 움직임이 요구된다. 도구의 사용 기술은 아동에게 있어서 다양한 자조활동, 놀이, 여가, 학교과제 수행에 있어서 매우 중요하다. 이러한 활동들은 단순한 잡기, 놓기와 같은 손 기술보다 고차원적인 활동으로 기술과 인지 발달의 상호

표 9-7 도구 사용 기술의 발달

가위 사용	
연령	내 용
2세	• 종이 자르기
2세 6개월	• 6 inch 정도 길이의 종이를 자르기
3세~3세 6개월	• 선 따라 자르기
3세 6개월~4세	• 동그라미 자르기
4세 6개월~5세	• 사각형 자르기
6세~7세	• 복잡한 모양 자르기
식기 사용	
연령	내 용
18개월	• spoon 사용 가능
2세 6개월	• fork 사용 가능
6세	• knife 사용 가능

작용과 함께 높은 단계를 요구하게 된다. 도구 사용 기술을 습득하는데 반복적인 실패는 기술 획득 과정에서 꼭 필요한 중간 단계이다. 반복적인 실패 경험과 연습은 숙달되고 정확한 부드러운 움직임을 가능하게 한다. 도구 사용 기술의 발달과정은 다음과 같다(표 9-7).

(9) 선호 손의 발달(Hand preference)

선호 손이란 손 사용의 효율을 최대화시키기 위해서 한손으로 사물을 고정하는 동안 섬세한 조작활동을 위해 한손만을 지속적으로 사용하는 것을 의미 한다. 선호 손은 다른 운동 기능의 발달과 마찬가지로 긴 기간 동안에 점진적으로 발달하게 된다. 이 패턴은 아동들의 손 뻗기 연구에서 아동들이 몸 중앙을 넘어 다양한 위치에서 물건을 잡으러 가는 데 선호하는 손을 주로 사용하게 된다는 관찰로 알게 되었다. 선호 손의 구체적인 발달은 다음과 같다(표 9-8).

표 9-8 선호 손의 발달

연령	내 용
~3개월	• 비대칭성 움직임이 우세하기 때문에 편측이 활성화 됨
4개월	• 물건을 잡기 위해 양손이 같이 모아 사용함
5개월	• 양손이 같이 접근에서 물체를 잡고 옮겨 잡기가 시작됨
6개월	• 한쪽성(unilateral), 한손이 우선화, 두 단계로 물체를 옮겨 잡음
7개월	• 한쪽성, 한 단계로 물체를 옮겨 잡음 • 먼저 잡은 물건을 떨어뜨리거나 유지하면서 다른 물건에 손을 뻗음
8~9개월	• 한쪽성, 양손이 모두 우세함
10~11개월	• 한쪽성, 일시적인 선호 손, 한손을 뻗어 북을 칠 때 다른 손도 같이 움직임
12~13개월	• 한쪽성, 선호손이 적극적으로 조작하고 다른 손은 수동적임
12~18개월	• 신체의 좌우가 분리되고, 다른 기능을 위해 양손을 동시에 사용하기 시작함
15개월	• 한쪽성, 선호 손으로 조작하고 다른 손은 사물을 잡고 있음
18개월	• 한쪽성과 양측성, 다양성
18~20개월	• 기술(skills)의 발달이 관찰됨 • 양손 기술의 정교함을 위해 뻗기, 잡기, 놓기, 조작하기가 섬세해짐 • 시지각, 인지, 운동기술의 통합으로 과제 수행을 위한 운동계획이 향상됨
2~3세	• 양손으로 물체를 조작함
2.5~3.5세	• 양손을 동시에 내밀어 조작하거나 양손을 교대로 사용함
4~6세	• 점차적으로 선호 손이 발달하게 되고 다른 손은 수동적으로 보조함

5 아동의 작업과 손 기술과의 관계

아동의 대부분의 작업 활동에는 물체를 조작하는 행동이 필수적으로 요구되므로 손 기술의 정상발달은 아동이 환경과 상호작용하는 필수조건이다.

1) 일상생활동작

일상생활동작은 앞에서 제시된 대부분의 손 기술의 사용을 요구한다. 예를 들어 손가락 조작, 물체를 향해 손을 뻗고 잡는 능력, 양손을 사용하여 물체를 조작하는 능력, 다양한 자세에서 손 사용을 보지 않아도 손을 사용할 수 있는 능력과 점차적으로 복잡한 활동을 하는데 있어서 자동적인 발달이 요구되어진다. 먹기 기술은 다양한 잡기 형태를 통해서 먹는데 필요한 도구를 조작하는 손 기술과 아래팔과 어깨의 안정성 능력이 필요하다. 양손사용 기술은 칼로 빵 자르기, 잼 바르기, 뚜껑 열기, 우유 따르기, 음식 준비하는데 필요하다. 또한 옷 입고 벗기 기술에는 섬세한 잡기 기술과 손 안의 조작하기 기술, 양측사용 능력이 필요하다. 다양한 종류의 옷 집어 입기와 벗기, 신발과 양말신기, 그리고 벗기에 유용하게 사용되어 진다. 또한 지퍼, 끈 열기와 잠그기를 위해서는 섬세한 잡기 형태와 숙련된 조작하기 능력이 요구된다. 목욕하기와 샤워하기 활동은 서있는 대 근육 활동과 함께 이 활동을 위해 필요한 도구들(비누, 수건, 치약, 칫솔)을 사용하기 위한 소 근육 능력이 필요하다. 면도하기, 화장하기, 손톱 깎기, 머리 묶기와 같은 높은 수준의 활동을 위해서는 높은 수준의 도구 사용 기술과 손 기술이 필요하게 된다.

2) 놀이

영아들은 태어나서 단순한 시각, 청각, 촉각 감각을 통해서 환경을 탐색한다. 점차적으로 손을 사용하여 환경을 탐색해 나가기 시작하는데 아동은 환경을 탐색해 나가는 과정동안 동기와 활동수행에 즐거움을 느끼기 때문에 이를 '놀이'라고 부른다. 점차적으로 아동들은 손 기술을 사용한 섬세한 활동들을 하게 되는데 예를 들어 인형 옷 만들기, 딱지 접기, 퍼즐 맞추기, 모래성 쌓기, 종이접기와 같은 활동을 통해 즐거움을 만끽하게 된다.

3) 학교생활

유치원을 시작으로 초, 중, 고등학교로 진학하면서 점차적으로 효율적인 소 근육 운동 기술이 요구되어진다. 유치원에서는 물감, 크레파스, 가위, 지점토와 같은 도구들을 이용하여 다양한 활동들을 아이들에게 제공한다. 유치원부터 저학년 초등학교 학생들 생활의 45~55%는 소 근육 운동 활동에 참여하게 되고 고학년으로 올라감에 따라 30% 정도를 소비하게 된다. 이 과정동안 학습을 위해 공부할 준비하기, 연필, 공책, 지우개와 같은 학용품 꺼내서 이용하기, 종이를 자르고 붙이고 꾸미기, 자신의 책상정리하기와 같은 활동이 포함되게 된다. 고학년으로 올라갈수록, 빠른 속도와 정교함으로 필기하기, 책상 나르기, 무거운 책가방 들기 등 더 큰 힘이 요구되어 진다.

6 손 기술의 문제점

정상적인 손 기술의 발달을 위해서는 적절한 감각 입력, 계획적으로 실행되는 움직임과 이를 적절하게 조절하기 위한 인지·지각 능력이 필요하게 된다. 아동의 손 기술은 아동의 장애 특성, 협응 능력의 저하, 힘 조절과 운동문제, 환경적인 문제에 따라 달라진다. 이러한 부분은 손 기술 발달에 밀접한 영향을 주게 된다.

감각이 매우 예민할 경우, 일상생활에서 사용되는 사물들이나 장난감을 쉽게 조작할 수 없고 잡기를 시도하더라고 그 종류가 다양하지 못할 것이다. 반면, 감각이 매우 둔할 경우, 사물을 쥐는 강도를 조절하지 못하고 너무 세게 쥐어 사물을 망가뜨리거나, 가볍게 잡아 사물을 쉽게 떨어뜨릴 수 있으며 손의 어느 부위에 자극이 들어왔는지를 인식 못하게 된다. 이와 같은 비정상적인 감각 입력은 손 기술 발달 지연을 야기하게 된다.

인지-지각 능력에 문제가 있는 아동은 본인이 조작하고 있는 사물들의 형태, 크기, 재질 등을 인지하지 못하게 된다. 주변 환경과 사물의 관계를 이해하고, 아동의 움직임을 조절하기 위해서는 인지-지각의 밀접한 상호작용이 필요하다. 예를 들어, 인지적인 문제를 가지고 있는 정신지체 아동들은 물리적인 손 기능의 문제보다는 주변 환경인식이 어렵고 다른 사람들이 사물을 조작하는 방법을 모방하거나 사용방법을 숙지하는 것이 어려워서 손 기술 발달이 지연될 것이다.

운동장애가 있는 뇌성마비의 경우, 원하는 사물에 손을 뻗어 잡고, 조작하는 것이 어렵다. 뇌성마비아 중 강직형 아동은 외부 자극에 의한 과도한 근 수축으로 인해 손 발달이 이루어지지 않고 이로 인하여 장난감이나 사물을 잡기 위해 손을 벌리기, 원하는 위치에 내려놓기가 어렵게 된다. 운동실조형의 아동은 움직임의 가동범위는 매우 다양하나 조절능력의 저하로 인하여 양손활동(예, 구슬 끼우기, 단추 끼우기)이나 세밀한 손 활동(예, 글씨쓰기, 색칠하기)을 하는 것이 쉽지 않다. 무정위형 아동의 경우, 근 긴장도의 변화가 크기 때문에 사물을 잡으려고 할 때 시간이 오래 걸리고, 잡은 사물을 잡고 유지하는 것이 어렵다.

장애와 문제가 없는 아동이라도 손 기능의 손상이 있을 수 있다. 이는 유아의 기초적인 손 기능의 발달(뻗기, 잡기, 놓기 등)의 향상과 양손 사용 발달을 방해할 것이다. 이런 경우 대부분 분리적인 움직임에 어려움을 가지게 된다. 이는 손 기능의 초기 과정인 뻗기와 잡기 기능발달에 큰 영향을 미치게 된다. 대부분의 경우 손목과 손가락 운동의 분리가 어려운 아동들에게서 이러한 문제점이 쉽게 발견되어 진다. 이 경우 팔 전체를 한번에 펴거나 굽히려고 하는 경향이 있고 팔과 손을 함께 동작하는(손가락을 굽히면서 손목 펴기, 손가락을 피면서 팔목 굽히기) 활동에 어려움을 느낀다. 다른 문제점은 팔의 몸쪽의 문제로 정상범주의 근력과 관절가동범위가 관찰되지 않는다. 이 경우 다양한 물체의 특성에 따라 손의 모양을 만들 수 없게 된다.

7 손 기술의 평가

작업치료사는 아동의 손 기술 상태를 파악하기 위해 치료 전에 손 기술 활동의 평가를 필수적으로 해야 한다. 평가는 아동의 놀이와 일상생활활동을 관찰하는 비 표준화된 평가와 표준화되어 있는 도구를 사용하는 방법 이 두 가지로 나누어 진다.

1) 비표준화된 평가

관찰 및 비표준화된 평가는 주변 환경을 통제하지 않은 자유로운 환경에서 실시할 수 있는 장점이 있다. 이 평가는 크게 다섯 가지로 나누어지게 되는데, 첫째는 감각에 대한 평가이다. 손으로 장난감을 비롯해 다름 물건을 잡을 때 질감에 따라 잡기를 꺼리는 물체가 있는지 관찰하여야 한다. 둘째는 촉지각, 시지각에 관은 지각의 평가이다. 촉지각은 어느 손가락으로 물체를 만졌는지, 어떤 모양과 느낌이 어떠한가 알게 해주고, 시지각은 눈에서 받아들인 정보를 뇌에서 잘 인식하고 있는지를 평가하게 된다. 셋째는 자세 조절과 관련된 몸통의 안정성 평가이다. 손 기술을 충분히 발휘하기 위해서는 몸통의 안정성은 매우 중요하다. 앉기, 서기와 같은 다양한 자세 변경은 손 기술에 영향을 주기 때문에 자세조절 평가는 필수적으로 요구되어 진다. 넷째는 미세한 손 기술 기능과 관련된 선호 손의 위치, 근 긴장도, 어깨와 상지 관절의 움직임, 손의 아치 조절, 손가락의 분리적 운동, 눈-손협응, 양손 협응, 다양한 잡기와 집기, 손 안에서의 조작활동에 대한 평가가 포함된다. 다섯째, 위의 평가가 통합되어 나타나는 일상생활동작에 대한 평가이다. 이 평가는 위의 네 가지 영역의 평가에 의해 2차적으로 일상생활동작을 독립적으로 수행하는지와 어떤 활동에서 어느 정도의 도움과 환경 변화를 요구하는지 알 수 있게 한다. 다음은 앞서 설명한 평가 내용을 요약한 것이다(표 9-9).

표 9-9 손 기술의 비표준화된 평가 내용

감각	• 촉각(모양, 재질, 크기) • 시각(시력, 원근, 눈동자 움직임)
자세	• 앉기(바닥에 앉기, 의자에 앉기; 등받이 유무, 유지시간) • 서기(유지시간, 바닥에서 일어서기, 의자에서 일어서기) • 그 외 자세 변경(엎드리기, 눕기, 무릎으로 서기, 쪼그려 앉기 등)
운동	• 우세손(위치) • 관절가동범위(어깨, 팔꿈치, 손목, 손가락) • 장악력 • 근 긴장도(강직, 저긴장도, 변이정도) • 손의 가로활(transverse arch) 조절 • 손가락 분리운동 • 눈-손 협응 • 양손 협응 • 다양한 잡기와 집기 • 손 안에서의 조작활동
일상생활동작	• 씻기(손, 얼굴, 발 등) • 먹기(손가락, 숟가락, 포크, 젓가락) • 양치질하기(치약짜기, 칫솔질하기) • 옷 벗기/입기(양말, 신발. T-셔츠, 바지, 난방-단추 끼우기/풀기, 점퍼-지퍼내리기/올리기)

2) 표준화된 평가

표준화된 평가도구들은 검사에 필요한 환경, 점수화과정, 시간제한과 검사 실시 요령들이 자세히 포함되어 있기 때문에 작업치료사는 아동의 연령과 발달 상황에 적절한 평가도구를 선택할 수 있다. 손 기술을 평가하기 위한 평가도구는 표 9-10에 제시하였다.

표 9-10 아동 및 청소년을 위한 손 기술 평가도구

	평가대상	평가방법	평가영역	평가내용
DDST II (Denver developmental screening test II)	생후 1개월 ~6세	인터뷰 및 직접관찰	소근육 영역 (fine motor)	4개의 영역: 개인사회적 영역, 소근육영역, 언어영역, 대근육영역

	평가대상	평가방법	평가영역	평가내용
Quality of upper extremity skills test (QUEST)	18개월~8세	직접관찰	소근육 영역 (fine motor)	4개의 영역 (dissociated movement, grasp, protective extension, weight bearing)
E-LAP (The early learning accomplishment assessment)	생후 1개월 ~36개월	인터뷰 및 직접관찰	소근육 영역 (fine motor)	6개 영역, 416항목 (gross motor, fine motor, cognitive, language, self-help, social-emotional)
Jebson Taylor hand function test	아동~성인	직접관찰	소근육 영역 (fine motor)	7개 영역(writing, carding, small objects, simulate feeding, checkers, light/heavy object)
EDPA (Erhardt developmental prehension assessment)	생후~6세	직접관찰	primarily involuntary arm-hand patterns, primarily voluntary movements	3개의 영역 (primarily involuntary arm-hand patterns, primarily voluntary movements, pre-writing skills)
(BOTMP) Bruinink-Oseretsky Test of Motor proficiency(BOT-2)	4~21세	직접관찰	소근육 영역 (fine motor)	4개의 영역 (fine motor precision, fine motor integration, manual dexterity, upper-limb coordination)

8 손 기술의 치료

평가를 통해 아동의 손 기술의 문제점을 파악한 후, 문제점 해결을 위한 중재계획을 세워야 한다. 중재계획을 세우는 단계에서는 첫 번째, 손 기술을 사용하기 위한 아동의 상태, 욕구, 중요도를 인식하고 의미있는 활동 수행을 위하여 사회적 참여와 역할을 고려해야 한다. 두 번째, 아동의 손 기술의 발달을 고려하여 아동의 안정성과 운동성을 증가시킬 수 있는 방법을 강구해야 하고, 감각과 운동 조절을 부합한 과제로 인지-지각 기능을 함께 고려해야 한다. 이를 통하여 아동이 좋아할만한 과제를 선택하여 다양하게 손 기술을 발달시킬 기회를 제공해야 한다. 손 기술 치료 단계는 아동의 자세를 올바르게 함 → 적절한 근 긴장도를 가지도록 함 → 정상 감각을 인식하도록 함 → 독립적으로 팔과 손, 손목의 움직임을 만들도록 함 → 자발적으로 잡기, 놓기, 운반하기 기술을 연습함 → 손 안에서의 조작활동 기술을 연습함 → 양손 협응 발달활동 기술을 연습함 → 일상생활동작으로의 활동전이를 야기하는 순서로 진행된다.

1) 손 기술 발달을 위한 준비

(1) 아동의 자세 만들기

작업치료사는 아동이 올바른 손 기능을 사용하기 위해 최적의 자세를 만들어야 한다. 다양한 손 기능 습득을 위해서는 모든 자세를 사용할 수 있다. 예를 들어 테이블에 바른 자세로 앉은 상태에서는 두 손사용하기가 수월하고 미세한 손 기술을 사용할 가능성이 높다. 이때 가장 효율적인 손 사용을 위해서는 발은 지면을 지지하고 아동의 다리길이에 맞는 의자와 허리높이와 팔 길이에 맞는 테이블이 요구되어 진다. 옆으로 누운 자세에서는 팔꿈치를 쫙 펴서 물체를 향해 뻗기를 하기 쉽다. 또한 반듯이 누운 자세에서는 아동인 본인의 팔과 손을 움직이는 동안 시각적 주의를 요구하는 과제를 수행하는데 사용된다. 엎드린 자세에서는 팔꿈치와 어깨의 안정화와 함께 손으로 시각적 주의집중을 끌어낼 수 있다. 치료사는 우선적으로 기능적인 앉은 자세에서 점차적으로 기술을 일반화하는데 돕는 자세로 변경해 나갈 수 있도록 도와야 한다.

(2) 자세 유지와 조절의 향상

몸 전체에 근 긴장도가 증가되어 있는 아동은 손 기술 활동을 시작하기 전에 긴장도를 전체적으로 통제할 필요가 있다. 어깨의 관절가동범위 안에서 천천히 회전운동을 하면 긴장도를 낮출 수 있고 상지로의 체중부하를 다른 곳으로 천천히 체중 이동하여 손목의 폄과 팔꿈치 협응 수축을 유도할 수 있다. 치료사는 아동에게 전체적인 안정감을 증가시키기 위해 다음 부분으로의 체중부하를 시키면서 고유감각을 제공할 수 있다. 아동의 엄지가 손바닥 안으로 내전하고 굽혀있다면 체중부하를 주기 전에 천천히 회전 굽힘 - 폄 핸들링 기술을 사용하여 아동의 손을 이완시켜야 한다. 경증인 아이의 경우에는 체중 부하하는 동안 유지된 손가락의 신전으로 긴장도가 감소되기도 한다.

(3) 근력의 향상

손 근력의 향상은 숙련된 손의 사용을 기대해 볼 수 있다. 그러나 근 긴장도에 문제를 가지고 있는 아동들에게는 근력향상 중재를 신중하게 고려해 보아야 한다. 그 이유는 손 근력의 향상으로 치우친 중재로 인하여 중요한 협응 기술의 중재가 무시되어 질수 있기 때문이다.

2) 손 기술의 발달

손 기술 발달의 중재를 위해서는 신경 발달적 치료, 발달적, 운동학습 및 생체역학 중재 모델이 사용되어 질수 있다. 신경 발달적 접근은 아동의 근 긴장도와 자세조절, 안정성과 운동성의 향상에 초점을 두게 되고 중재는 손을 사용한 활동참여시 적절한 지지와 분리되고 협응된 움직임 패턴을 향상시키는데 초점이 맞추어져 있다. 발달적 이론은 아동의 손 기술 발달 순서를 고려하여 점차적으로 어려운 손 기술을 획득하게 된다. 운동학습 이론의 틀을 사용할 때에는 아동이 특정 운동기술을 학습하는지를 중점적으로 본다. 작업치료사들은 피드백을 통해 운동 기술을 획득하도록 하고 실행의 종류와 중재에 대한 반응, 수행수준이 기초한 피드백을 선택하게 된다. 마지막으로 생체역학적 중재는 아동의 관절가동범위, 근력, 인내력을 향상시키는 활동들을 제공하기 위해 사용되어 진다. 즉, 자세의 정렬, 관절의 안정성과 관련성, 근골격계 문제에 초점을 든다.

(1) 뻗기와 옮기기 기술의 증진

아동이 물체를 향해 손을 뻗거나 물체를 옮기려고 할 때 제한된 움직임이 있거나 팔을 움직이면서 손을 펴는 것이 어려울 때에는 팔의 움직임을 조절하는 것부터 중재해야 한다. 이는 손이 물체와 접촉하는 동안 팔을 유지해서 물건을 놓고 잡는 것을 포함한다. 이를 위해서는 제한적인 조절 운동과 힘이 필요하다. 작업치료사들은 다른 물체로의 손 뻗기를 하기 위해 몸통의 안정성과 시각적인 주의를 증진시키는 환경을 미리 만들어 주어야 한다. 일반적으로 지면에 발을 붙이고 다리 길이에 맞는 의자에 깊숙이 앉은 자세는 머리와 몸통 조절 및 시각적 집중이 놓아 지게 된다. 처음에는 팔을 움직이고, 그다음으로는 손과 팔의 의치를 적절하게 이동시키고 물체를 잡기 위해 팔을 뻗으면서 손가락을 신전하게 유도한다. 이때 작업치료사는 물체의 배치를 다양하게 제시하여 뻗기 및 옮기기 기술을 점차적으로 증진해 나갈 수 있다. 어깨와 팔꿈치를 신전 시킨 상태에서 어깨의 굽힘, 벌림을 촉진하면서 점차적으로 난이도를 높여간다. 뻗기 및 놓기 기술을 향상시키기 위한 단기적 목표는 팔을 지지면에 대고 사물 놓기 → 가벼운 사물 놓기를 시작으로 점차적으로 무거운 사물 놓기 → 작은 사물 놓기를 시작으로 점차적으로 큰 사물 놓기 → 큰 통안에 사물 놓기를 시작으로 점차적으로 작은 통 안에 놓기 → 중심선을 가로질러 사물 놓기 순으로 단계적으로 높여 나갈 수 있다.

(2) 잡기 기술의 증진

잡기 기술에 어려움을 가지는 아동을 위한 중재를 고려하는 작업치료사들은 사전에 준비되어야 하는 올바른 자세와 적절한 근력을 준비시켜야 한다. 촉각이 매우 예민하거나, 반대로 촉각의 구별이 안 되는 경우 물체를 잡기 위한 시도와 동기부여가 안 된다. 치료사들은 감각 입력을 등급화하여 제시하고 주의력을 시작으로 감각 구별까지 잡기 기술의 중재를 위한 준비를 시켜야 한다. 또한 중재를 행하는 동안 잡는 물체의 크기, 모양, 표면들을 심도 깊게 탐색할 기회를 주어야 하고 아동의 정도의 차이를 고려하여 물체의 크기, 모양, 색, 무게를 고려해서 제시해야 한다. 잡기 기술을 향상시키기 위한 단기적 목표는 사물을 잡기 위해 손 뻗기 → 손가락을 모아 사물을 잡는 형태를 취해 보기 → 여러 가지 형태, 크기 재질의 사물(적목, 공, 종이, 원통형 물체 등)을 잡아 보기 → 사물의 특징에 맞게 힘 조절하기 → 사물을 잡고 옮겨 보기 순으로 단계적으로 높여 나갈 수 있다.

(3) 자발적인 놓기 기술의 증진

치료사들은 아동의 자발적인 놓기 기술을 향상시키기 위해 '손 펴기, 물체를 놓을 때의 팔의 위치와 안정성, 정확한 위치에 물체를 놓는 능력'들을 고려해야 한다. 놓기 패턴은 잡기 패턴과 유사한 양상을 보이게 된다. 예를 들어 손바닥을 모두 이용하여 물체를 잡는 아동은 물체를 놓을 때 모든 손가락의 폄을 이용할 것이고, 손가락 패드를 주로 사용하는 아동은 손의 외재근과 내재근을 모두 사용하여 자발적인 놓기가 가능하게 된다. 손가락을 과도하게 굽혀서 물체를 잡는 아동들에게는 손가락의 폄을 약간만 유지한 상태에서 팔을 움직이는 능력을 우선적으로 중재한다. 그 다음단계는 큰 입구를 가진 용기에 작은 물체를 넣기를 시도하다가 점차적으로 작은 입구를 가진 용기에 좀 더 큰 물체를 넣기를 중재하게 된다. 본인의 한쪽 손에서 다른 손으로 물체를 이동하는 것에 대한 자신감이 붙으면 물체를 놓는 것에 대한 흥미와 동기가 생길 수 있다. 자발적으로 손을 펴서 놓기를 하지만 힘줄고정술(tenodesis) 패턴을 사용하는 아동들은 손목을 중립상태로 유지하고 손가락을 펴서 물체를 놓는 연습을 반복해야 한다. 아동의 특성에 따라서 치료사가 설정한 구조화된 활동과 치료적 핸들이이 효과적일 수 있다. 예를 들어 손의 긴장도가 높은 아동의 경우 놓기 손 기술을 증진시키기 전에 핸들링을 통해 긴장도를 낮출 필요가 있다. 또한 자발적인 놓기를 할 때 손목을 굽히는 경우에는 용기를 아동의 중심선에서 외측에 있고 아동의 손을 뻗었을 때 바로 놓을 수 있는 위치에 놓은 활동을 이용할 수 있다. 추가적으로, 스플린트는 때때로 아동의 손목을 지지하거나 손목과 손가락 폄을 촉진하는 역할을 한다.

(4) 손 안에서의 조작 기술의 증진

손 안에서의 조작 기술의 문제점에 대한 치료사의 평가는 매우 세밀하게 이루어져야 한다. 그 이유는 기본적인 손 기술이 발달되어 있지 않는 중등도 이상의 장애를 가진 아동들은 손 안에서의 조작 기술이 발달 할 수 없다. 손 안에서의 조작 기술이 없는 아동들의 중재를 위한 구체적인 활동 예시들이 있다. 일반적인 촉각지각을 중재하기 위해 거품, 쉐이빙 폼이 사용되어 지고, 손으로 그림 그리기 과제를 할 수 있다. 고유감각 입력을 중재하기 위해 무거운 물건 옮기기, 고무줄 잡아당기기, 손바닥으로 점토를 눌러 납작하게 만들기, 포장을 뜯거나 열기와 같은 과제를 할 수 있다. 압력 조절을 중재하기 위해 점토로 구 만들기, 젖은 수건의 물 짜기, 손뼉을 서로 맞대고 밀기와 같은 과제를 할 수 있다. 반면, 손 안에서의 조작 기술을 시작하는 아동들에게는 다음과 같은 다양한 활동 예시들을 이용하여 중재할 수 있다. 주머니에서 동전 꺼내기, 사탕을 여러 개 집어 손바닥으로 옮기기, 흩어져 있는 장난감 모아 정리통에 옮겨 담기, 작은 음식물을 여러 개 집어 먹기, 동전을 집어 저금하기, 책 넘기기, 돈세기와 같은 과제를 할 수 있다. 단순하게 혹은 복잡하게 회전하기를 중재하기 위해 손가락 여러 개를 이용하여 펜 돌리기, 연필 끝에 달린 지우개 사용하기, 펜 뚜껑을 닫거나 열기 위해 펜 돌리기, 작은 퍼즐들을 돌려가며 다양한 방향에서 퍼즐 맞추기, 칫솔을 이용하여 다양한 방향으로 이 닦기와 같은 과제를 할 수 있다.

(5) 양손 사용하기 기술의 증진

근육의 긴장도가 과도하게 증가해 있거나 비대칭적인 아이들은 대칭적으로 양손 사용하기 활동을 하기 전에 물체를 잡는 동안 안정성이 요구되는 활동이 우선시 되어야 한다. 대칭적으로 양손 사용하기 과제를 통해서 상대적으로 사용이 적었던 반대편 손에 대한 지각을 증가시킬 수 있다. 치료사는 아동의 뒤쪽에서 감싸 안는 자세로 아동의 두 손을 중앙으로 모으고 더 나아가 정중선을 교차시킬 수 있도록 체간의 회전 운동을 유도할 수 있다. 이 때 양손 사용 활동을 위해 사용된 물체들은 두 손으로 사용되어져야 한다. 간단한 예시로, 책받침을 두 손으로 잡고 풍선치기, 한손은 저금통을 잡고 한손으로 동전 넣기, 고리를 두 손으로 잡고 있기 등이 있다. 양손 사용하기 기술을 향상시키기 위한 단기적 목표는 양손을 사용하여 가벼운 사물을 시작으로 점차적으로 무거운 사물을 나르기 → 양손을 사용하여 장난감을 가지고 놀거나 공던기지 등 놀이하기 → 한손은 지지하고 다른 한손으로 사물 조작하기 순으로 단계적으로 높여 나갈 수 있다.

제 10 장

글씨쓰기

1 개념 및 이론

아동분야의 작업치료사는 아동의 일상생활활동(ADL), 교육(education), 놀이(play), 사회 참여(social participation) 등의 다양한 작업에 관심을 갖는다. 이 중 학령기(school-aged) 아동의 작업에 중요한 부분인 교육은 읽기, 쓰기, 계산하기, 문제해결하기 등과 같은 학업적 과제(academic task)를 포함한다. 이러한 교육적 기술, 기능적 능력과 적응행동들은 학교생활을 통해서 발전되고 강화되며, 가장 일반적인 교육적 활동 중에 하나가 글씨쓰기(handwriting)이다.

글씨쓰기(handwriting)는 초등학교 학생들이 모든 학업적 과제에서 지식 획득과 이를 증명하는 중요한 수단이 되며, 쓰기를 통해 그들의 생각이나 느낌 등을 전달할 수 있는 의사소통 수단이 된다(Chu, 1997). 또한, 쓰기는 이야기 구성하기, 필기시험 풀기, 계산을 위해 숫자쓰기, 집에 메시지와 번호 남기기, 친구와 가족들에게 메시지를 적기 등을 위해 필요하다. 글자를 완성하기 위해서는 운동 기능과 더불어 글자를 기억하고, 시각적 그림으로 회상하고 재구성하는 능력이 필요하다.

하지만 학령기 아동의 12%~21%가 쓰기 과제에 어려움을 보이고 있다(Alston, 1985). 그리고 초등학교 학생들은 학교생활의 31%~60%를 미세한 운동과제(fine motor task)를 하며, 이 중의 85%는 종이와 연필을 이용한 과제(paper-and-pencil tasks)를 한다. 이러한 미세한 운동과제 기술은 학교생활을 하는 아동에게 학습의 질과 양적인 면에서 학급에서의 학업성취, 학습계획에서 평가의 타당성, 교육적 배치, 서비스에 대한 적합성, 아동의 자기 존중과 동기 유발 등에 영향을 준다. 미세한 운동에 어려움을 나타내는 아동들에 대한 수치는 표준화된 것이 없으나 학습장애, 미세 뇌기능 장애와 같은 신경학적 장애를 가진 아동이나 발달장애를 가진 경우, 글씨쓰기에 많은 시간을 소비하며 어려움을 경험하기 쉽다. 특히 학습장애를 가진 아동의 90~98%가 미세한 운동에 어려움을 경험하고, 문자형성의 어려움과 글씨쓰기의 자동성이 부족하기 때문에 읽기 어려움, 문자로 된 숙제를 해결하는 능력 저하, 글씨쓰기 회피 등의 전형적인 문제를 보인다(MsHale & Cermak, 1992). 만약 아동이 글씨쓰기에 미숙하여 쓰여진 글씨가 읽기 어렵 다면, 교사는 아동이 쓴 글을 틀린 것으로 해석한다. 또한, 글씨쓰기에 어려움이 있는 아동은 문자를 바르게 형성하는 데 보다 집중해야 하고 쉽게 피로해져 글씨쓰기를 회피한다. 이러한 학업적 결핍은 서투른 글씨쓰기와 관련된 문제들의 결과이다(Tseng & Cermark, 1993).

이와 같은 글씨쓰기 수행의 문제는 학령기 아동이 작업치료에 의뢰되는 가장 흔한 이유 중 하나이다. 학교작업치료의 의뢰사유 중 80~85%가 학업수행을 어렵게 하는 미세한 운동(fine motor)과 글씨쓰기(handwriting)에 대한 것이다. 이러한 경우 작업치료사는 학생, 학교 환경, 그리고 학교에서 요구되는 작업들의 상호작용에 초점을 두고 학생의 수행을 본다(Alston, 1995). 그래서 학교 환경(school-based)에서 일하는 작업치료사는 아이들의 글씨쓰기 평가와 조정 및 중재에 참여하며, 평가와 중재 과정동안 다음에 초점을 맞춘다.

① 학생에게 있어 글씨쓰기의 범위(예: near-point copying or 받아쓰기)와 문제가 되는 요소 (예: 간격 또는 문자 형성)
② 아동의 수행에 영향을 주는 학교 배경(school context)(예: 교과과정 또는 교실배치)
③ 문화적, 시간적, 영적, 신체적 특징과 관계되는 학생의 개인적 배경(personal context)
④ 글씨쓰기의 기능적인 수행을 방해하는 학생의 능력, 경험과 수행 기술

1) 쓰기과정(Writing process)

(1) 유아(Young children)의 문식이전(Preliteracy) 쓰기발달

많은 아동들은 필기도구를 쥘 수 있게 된 후에는 종이에 그리기와 낙서하기를 시작하며, 발달함에 따라 낙서와 그림은 문화에 맞는 글자 같은 형태나 문자로 발전한다. 또한, 전형적으로 아동들의 쓰기와 읽기 기술은 유사한 과정 안에서 발달한다. 따라서, 아동이 글자형태를 인식하는 것이나 글자에 대한 이해가 어렵다면 글씨 쓰는 것도 기대하기 어렵다.

앞서 말한 바와 같이 아동이 발달함에 따라, 낙서하기와 그리기는 자신들의 문화에 맞는 글씨쓰기(예: 언어적 상징)로 점차 발전한다(MaGee & Richgels, 2002). Tan-Lin(1981)은 3~5세 아동 110명을 대상으로 숫자, 문자, 단어, 문장을 모사하는 것을 관찰하여 문자 습득의 순서적 단계를 연구한 결과 글씨쓰기의 순서적 단계가 있음을 확인하였다. 유아의 쓰기 전 기술 및 쓰기 기술을 관찰한 결과, 10개월 경

표 10-1 유아의 쓰기 전 기술 및 쓰기발달 순서

수행 과제	연령 수준
종이에 낙서하기	10~12개월
수직선, 수평선, 원형 따라 그리기	24개월
수직선, 수평선, 원형 그리기(ㅣ, —, ○)	3세
십자형, 오른쪽 대각선, 사각형, 왼쪽 대각선과 약간의 글자, 숫자와 자신의 이름 따라 쓰기(+, ／, ㅁ, ＼, ㄱ, 1,)	4~5세
삼각형, 자신의 이름 쓰기(△, 이름)	5~6세

낙서를 시작해서 2세 경에 직선과 원형을 모방해서 그리고, 3세 경에 보지 않고 직선과 원을 그리며, 4~5세 경에 사선과 글자 및 숫자 등을 쓰며, 5~6세 경에 삼각형을 그리고 자기 이름을 쓰는 것으로 나타났다(표 10-1).

(2) 학령기 아동의 쓰기발달

대부분의 아동들이 학교에 입학하기 전에 쓰기를 배우기 시작하지만, 초등학교 저학년때는 쓰기 기술이 능숙하지 않고 고학년이 되기 전까지는 성인의 쓰기 속도보다 느리다. 쓰기는 지각운동 기술(시각 운동 통합기술)과 더불어 인지 과정(실행계획과 기억능력)이 통합되어 이루어지기 때문이다.

처음에 글씨쓰기를 배울 때는 시각에 의존해서 손 동작을 하는 반면, 성숙됨에 따라 운동감각에 의지해서 글씨를 쓰게 된다. 점차 쓰기는 자동적으로 실행되어 능숙한 쓰기가 가능해 지며, 쓰기의 다른 부분들(예 : 철자, 문법, 구성 등)에 더 집중할 수 있게 된다.

2) 글씨쓰기 준비(Handwriting readiness)

아동에게 글씨쓰기를 가르칠 때는 여러 가지 요소를 검토하고 준비하는 것이 필요하다. 성숙 비율의 차이, 환경경험, 관심 수준은 글자를 모방하는 아동의 초기 시도와 성공에 영향을 주는 요소들이다. 아동에 따라 4살에 쓰기를 준비하는 아동도 있고, 6살까지 쓰기 준비를 하지 않는 아동도 있다(Laszlo & Bairstow, 1984). 쓰기 준비의 숙련은 글씨쓰기 교육을 시작하기 전에 중요한 요소이다. 쓰기 준비 없이 글씨쓰기를 배우는 아동은 쉽게 좌절하거나, 옳지 않은 쓰기 습관이 발달할 수 있다.

쓰기에 필요한 준비 요소들은 많은 감각 운동 체계의 통합성을 요구한다. 정확한 글자형성은 손 기능 외에도 시각, 운동, 감각, 지각 체계의 통합과 섬세한 운동 협응과 같은 많은 기술이 요구된다.

Haskell과 Bwrett(1993)는 아동이 글씨를 쓰기 위해 필요한 하위기술들을 다음과 같이 제시하였다. 이러한 하위기술 중 어떤 한 가지 기술이라도 제대로 발휘되지 못하게 되면 쓰기에 어려움을 갖게 된다.

① 글자의 모양, 형태, 방향을 보고 지각할 수 있는 능력
② 글자를 상대방이 읽기 쉽도록 쓰기 위해 적당한 리듬과 미세한 압력변화, 필기도구를 잡고 옮길 수 있는 충분한 운동 조절 능력
③ 글자를 쓰기 위해 필기도구를 조절할 수 있는 손과 눈의 협응 능력
④ 낱자 및 단어에 대한 운동패턴을 학습하고 회상해 낼 수 있는 충분한 기억력
⑤ 쓰기에 필요한 운동 동작을 계획할 수 있는 능력

그리고, Donoghue와 Lamme는 글씨쓰기 교육을 시작하기 전에 필요한 6가지 기능을 다음과 같이 설명하였다.

① 소근육의 발달(Small muscle development)
② 눈-손 협응(Eye-hand coordination)
③ 쓰기 도구(utensils or writing tool)를 유지할 수 있는 능력
④ 원과 선 같은 기본적인 필치를 부드럽게 형성할 수 있는 능력
⑤ 문자 개념(Letter perception) : 형태를 인식, 유사점과 차이점 인지, 형태 형성을 위해 필요한 움직임 추측하며 보여지는 것을 상세히 언어로 서술할 수 있는 능력을 포함
⑥ 인쇄된 언어에 대한 바른 인지(Orinentation to printed language): 좌-우 구별과 함께 문자와 단어의 시각적 분석

표 10-2 글씨쓰기 준비 향상을 위한 활동

준비영역	준비 활동
미세한 움직임 조절과 분리된 손가락의 움직임 향상	• 엄지, 검지와 중지의 끝부분으로 치료용 찰흙(putty)을 이용한 활동 • 작은 물체(예: 건포도) 집어올리기 • 엄지와 다른 손가락의 맞섬(opposition)을 이용해서 봉투 밀봉하기 • 엄지와 검지를 이용해 치약과 같은 작은 튜브 열기 • 손바닥에 있는 열쇠를 손 내 조작을 통해 손가락 끝으로 옮기기
그래픽 기술 향상	• 면도크림이나 모래, 물감 등을 이용해서 선을 그리거나 모양 따라 그리기 • 칠판에 선과 모양을 그려서 글자 완성하기 • 사람, 동물, 집, 나무 등 그림을 그리거나 색칠하기 • 점선으로 된 그림과 미로 완성하기
오른쪽/왼쪽 구별 증진	• "hokeypokey"놀이(오른손, 왼손을 번갈아 가며 물건을 숨기는 마술놀이) • 칠판이나 종이에 오른쪽과 왼쪽을 지나는 점선 연결하기 • 물체를 오른쪽과 왼쪽으로 이동시키거나 돌리는 활동
인쇄된 글자에 대한 인지 증진	• 아동이 흥미를 가지는 주제로 구성된 책으로 촉진하기 • 교실에 있는 일반적인 물건에 라벨 붙이기

또한, 글씨쓰기 준비는 기하학적인 형태를 모방할 수 있는 능력에 기초한다고 정의하기도 한다. Beery는 시각-운동 통합 발달평가(the developmental test of visual-motor integration)에서 아홉 개의 기하학적인 형태를 숙달한 후에 쓰기교육을 해야 한다고 제안하였다. 아홉 개의 배경은 수직선(│), 수평선(－), 원형(○), 십자형(＋), 오른쪽 사선(╱), 정사각형(□), 왼쪽 사선(╲), 사선교차(×), 세모(△)이다.

작업치료사는 아동의 글씨쓰기 준비 기술들을 발달시키기 위해서 치료시간은 물론 교실 안에서의 활동에도 참여하고 통합되어야 한다. 선택된 활동은 미세한 운동 조절, 분리된 손가락의 움직임 증진, 글씨쓰기 전 기술 촉진, 오른쪽-왼쪽 구별 향상과 인쇄된 글자에 대한 증진을 목표로 한다.

글씨쓰기 발달을 위한 일정한 움직임을 경험하고 지각을 촉진하기 위해 아동들에게 여러 가지 활동들이 제공되고, 이러한 글씨쓰기 발달을 위한 움직임과 과제들은 아동에게 의미 있고 목적 있는 환경에서 사용되어야 한다(표 10-2).

(1) 연필 잡기 과정(Pencil grip progression)

아동들의 연필 잡기 발달은 전형적으로 예측할 수 있는 과정이다. 일반적으로 원시적인 잡기(primitive grips)로 연필을 유지하기 시작한다. 이것은 손 전체로 도구를 잡고 아래팔 엎침(forearm pronation)상태에서 어깨를 이용해 연필을 움직이는 것이다. 성숙해짐에 따라 엄지, 검지, 중지 그리고 약지의 손끝으로 연필을 안정화하고 아래팔은 뒤침(supination)하는 과도기적인 잡기(transitional grip)를 한다. 최종적으로

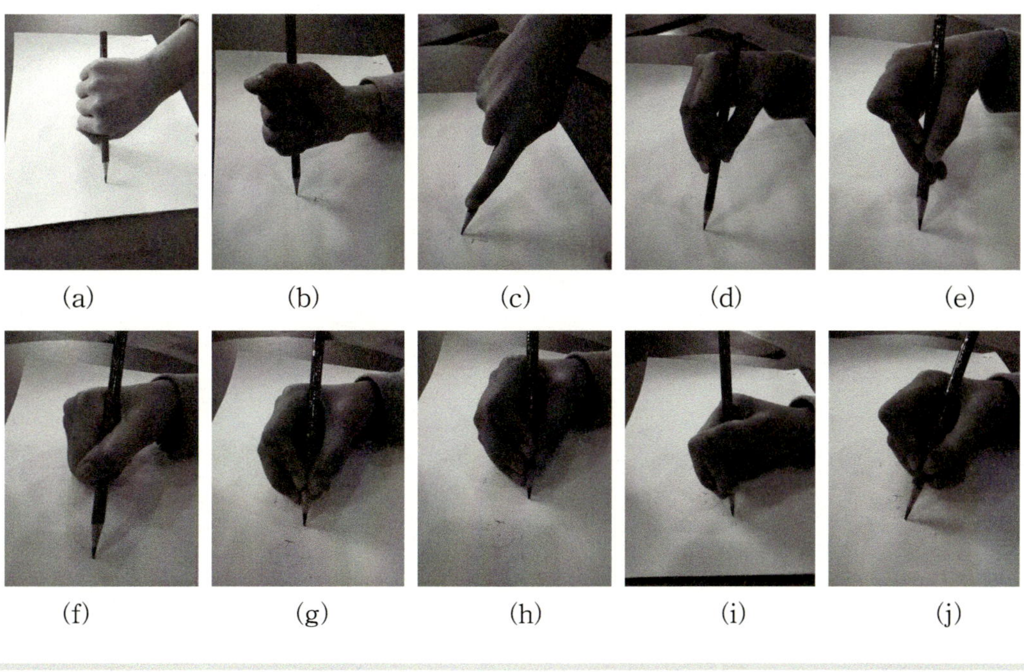

그림 10-1. Schneck과 Henderson의 연필잡기 패턴

표 10-3 연필잡기 패턴의 종류와 설명

잡 기	설 명
원시적 잡기(whole-hand primitive grips)	
a. 손바닥을 이용하여 노뼈측으로 잡기(radial cross palmar)	손바닥 전체를 이용하여 주먹을 쥐고, 아래팔을 완전히 엎침하고, 팔의 운동을 최대로 하여 노뼈측으로 잡는다.
b. 손바닥을 뒤침하여 잡기(palmar supinate)	연필을 자뼈측으로 하여 손바닥으로 잡고, 주먹을 쥐고, 손목 관절은 약간 굽히고, 뒤침하며, 팔의 운동이 최대로 이루어지도록 한다.
c. 검지만을 이용하고, 엎침하여 잡기(digital pronate, only index)	연필의 끝을 따라 검지를 펴서 손바닥으로 잡고, 팔은 테이블에 지지함이 없이 운동이 가능하도록 잡는다.
d. 솔 잡기(brush)	연필의 끝을 손가락으로 쥐고 엎침하여 아래팔이 공중에 위치하도록 하여 팔 전체가 움직이지 않도록 잡는다.
e. 편 손가락으로 잡기(grasp with extended finger)	손목을 세우고 약간 자뼈쪽 편위(ulnar deviation)하여 엎침하고, 아래팔을 일정하게 움직이며, 손가락을 이용하여 잡는다.
과도기적 잡기(transitional grips)	
f. 엄지로 잡기(cross thumb)	네 손가락은 주먹을 쥐고, 검지 위에 연필을 놓아 엄지로 잡고, 아래팔을 테이블에 받쳐 손가락과 손목을 움직이도록 한다.
g. 정적 3점 잡기(static tripod)	연필을 중지의 노쪽면에 고정하고, 연필체에 검지를 세우고, 완전히 대립하여 엄지를 고정하며, 손목은 약간 펴고, 아래팔은 테이블에 놓는다.
h. 네 손가락을 이용하여 잡기(four fingers)	대립하여 네 손가락으로 연필을 잡고 아래팔은 테이블에 놓는다.
성숙한 잡기(mature grips)	
i. 외측 3점 잡기(lateral tripod)	연필을 검지 끝으로 중지의 노쪽면에 고정, 엄지는 내전하고 검지의 외측에 고정한다. 손목은 약간 펴고 약지와 소지는 아취를 고정하기 위해 굽히고 아래팔은 테이블에 놓는다.
j. 동적 3점 잡기(dynamic tripod)	연필을 검지와 엄지 끝으로 잡고 중지의 노쪽면에 고정, 엄지는 완전히 대립하며 손목은 약간 펴고 약지와 소지는 아취를 고정하기 위해 굽히고 아래팔은 테이블에 놓는다.

엄지와 검지의 끝으로 중지의 노쪽면(radial side)에 지지하고 손목은 약간 펴서 기능적이며, 내재근을 이용하여 연필을 움직이는 성숙한 잡기를 한다. 이것이 동적 3점 연필 잡기(dynamic tripod pencil grasp)이다. 전형적으로 교사와 작업치료사는 연필 잡기자세의 중요성을 강조해 왔다.

Schneck와 Henderson은 글씨쓰기를 잘하는 아동이 더 성숙한 잡기 패턴을 보이며 쓰기에 어려움이 있는 아동은 성숙하지 못한 잡기 유형을 나타낸다고 하였으며, 아동의 다양한 연필잡기 패턴을 설명하였다(그림 10-1, 표 10-3).

2 글씨쓰기의 평가(Handwriting evaluation)

아동이 서투른 글씨쓰기(poor handwriting)로 인해 작업치료에 의뢰되는 경우, 작업치료사는 각 아동의 저하된 기능에 맞는 평가방법을 주의 깊게 선택하여야 하며 아동의 쓰기 기능을 측정할 수 있는 평가도구들을 실시한다. 포괄적인 평가에는 작업 프로파일, 부모님이나 교사와 같은 팀원들과 아동의 수행에 대한 인터뷰, 작업수행 분석이 있다. 작업수행을 분석하기 위한 방법은 문자로 된 견본(work sample) 검사, 아동의 교육이나 치료관련 기록 살펴보기, 편안한 환경(학교나 집)에서 글씨쓰기 수행 관찰, 쓰기의 실제적 평가, 쓰기와 관계되는 수행 요소들 평가 등이 있다.

1) 작업 프로파일(Occupational profile)

아동의 과거 생활 패턴, 흥미, 가치와 요구, 치료경험 등을 확인한다. 아동의 전반적인 배경을 확인하는 과정으로, 이에 대한 정보는 아동, 아동의 부모님과 교사, 다른 치료 팀을 통해 얻을 수 있다.

2) 인터뷰(Interviews)

작업치료사는 아동의 부모, 교사, 다른 팀원과의 인터뷰를 통해 관계 형성뿐만 아니라 아동에 대한 중요한 정보를 모을 수 있다. 부모는 아동의 발달, 신체 상태, 가족력과 관련된 정보를 제공할 수 있으며, 가정에서 쓰기 숙제에 대한 아동의 반응이나 수행방식과 가정환경에서 요구되는 다른 쓰기과제(전화 메시지 적기 등)나 학습과 관련된 활동, 일상생활에 대한 정보를 제공할 수 있다.

교사는 학급에서 아동의 수행에 관계하기 때문에 능력과 성취도, 교육과정, 흥미도에 대한 정보를 공유할 수 있다. 또한, 교사와 작업치료사는 아동의 강점과 관심사, 또래와 비교되는 쓰기 수행에서의 문제점과 원인, 학업수행도, 잘 쓸 때와 실패할 때는 언제인지, 일상과제에서 다른 문제점들에 대해 토의할 수 있다.

이러한 인터뷰와 토의를 통해 아동의 교육적 강점과 관심, 또래와 비교되는 부분과 현재 글씨 쓰기의 방법, 글씨를 잘 쓸 때와 실패할 때, 짐작되는 이유가 무엇인지, 명확성을 향상하기 위해 시도했던 전략에는 무엇이 있었으며, 아동의 쓰기 발달과 과정을 정리하고 다른 일상 과제는 어떠한지에 대한 정보를 모을 수 있다.

3) 작업수행 분석

(1) 견본(Work sample)

쓰기 견본에는 철자 훈련, 수리적 문제나 하나의 이야기가 포함되며 이론적으로 말하자면, 이런 견본들은 아동의 전형적인 쓰기 수행을 대표한다. 아동이 완성한 견본은 또래아동의 견본과 비교한다.

(2) 정보 재검토(File review)

일반적으로 아동의 과거 학업 수행, 특별한 검사나 특별한 서비스 처방과 관련된 정보는 교육적으로 축적된 기록에서 얻을 수 있으며, 아동의 교육과 관련된 의학적・치료적 기록 또한 교육적 정보에 포함되어 있다.

(3) 직접 관찰(Direct observation)

아동이 쓰기활동을 하는 동안 관찰하는 것은 평가과정 중 필수적인 단계이다. 아동의 교실에서 과제수행, 집중력, 문제해결능력과 같은 행동에 초점을 맞추고 관찰한다. 또한 아동의 조직적 능력(organizational abilities), 교실에서의 움직임, 교사나 친구들과의 상호관계 그리고 그 외의 여러 과제 수행을 전반적으로 관찰한다.

이때 직접적인 관찰을 위한 구조화된 프로토콜 외에도 쓰기 과제 중 가장 문제가 되는 것, 쓰기 과제 제시 때 아동의 행동, 독립적인 쓰기가 가능한지 아니면 교사의 힌트가 필요한지, 쓰는 동안 시각적이고 청각적인 자극에 쉽게 영향을 받는지, 앉는 자리는 어디인지 등에 대해 관찰한다.

① 글씨쓰기 수행의 측정(Measuring handwriting performance)

아동의 실제적인 쓰기 과제를 평가할 때에는 다음 4가지 요소를 확인해야 한다: ㉠ 글씨쓰기 범위(domains of handwriting), ㉡ 명료성(legibility), ㉢ 글씨쓰기 속도(writing speed), ㉣ 인간공학적 요소들(ergonomic factors).

㉠ 글씨쓰기 범위(domains of handwriting)

쓰기 과제는 언어, 인지, 조직화, 감각운동 기술의 복잡한 통합이 필요하다. 아동에게 필요하고 중재계획에 도움이 되는 글씨쓰기 과제는 다음과 같다.

- **쓰기(writing)**: 글자나 숫자를 기억하고 순서에 맞게 적는 능력
- **모방(copying)**: 비슷하게 쓰여진 모델에서 숫자, 글자와 단어를 재생산해 내는 능력
- near-point copying
  - 가까운 모델(같은 쪽이나 같은 수평면)로부터 글자나 단어를 생산하는 것
  - 초등학생이 가까운 사전에서 단어의 뜻을 옮겨 적을 때와 같은 것
- far-point copying: 칠판에 적혀진 단어를 종이에 옮겨 적는 것처럼 쓰는 면과 거리가 먼 수직 모델로부터 옮겨 적는 것
- 단어, 이름, 주소, 전화번호 받아쓰기는 학교나 집에서 아동에게 필요한 기술이다.
- **작문(composition)**
  - 아이가 시를 쓰거나 이야기를 쓰거나 친구에게 쪽지를 쓰거나 하여 문장 또는 문단을 만들어 내는 것
  - 작문과정은 계획 세우기, 문장 생성, 그리고 교정의 인지기능을 사용

㉡ **명료성(legibility)**

아동이 쓴 글자를 아동, 부모 또는 교사가 알아볼 수 있느냐가 중요하며, 중재계획을 세우기 위해서 이 요소를 신중히 평가하고 고려하여야 한다.

읽을 수 있는 명료한 글씨를 쓰는 데 영향을 주는 요소는 글자모양(letter formation), 배열(alignment), 간격(spacing), 기울기(slant or angle) 4가지로 정리할 수 있다.

- **글자모양**: 글자모양에 부정적 영향을 미치는 다섯 가지 특성은 다음과 같다.
  a) 불규칙한 글자모양, b) 잘못된 글자 개시와 마침, c) 글자의 미완성, d) 부정확한 올림(ascenders) 과 내림(descenders), e) 글자의 미숙한 라운딩(rounding)
- **배열 또는 방향**: 글씨쓰기 줄 안에 있는 글자의 위치를 의미한다.
- **간격**: 문장 안에 단어와 단어, 단어 안에 글자와 글자의 분배를 말하며, 글자와 글자 사이뿐만 아니라 줄과 글자 사이의 비율도 포함한다.
- 글자들의 기울기도 한 가지 형태로 지속되어야 한다.
  글자의 이해가 가능한 %를 결정하는 기준은 아동이 쓴 총 글자 수 중에서 이해가 가능한 글자 수를 나누어 백분율로 산출한다. 예를 들어 아동이 쓴 글자가 총 10개이고, 이 중에서 5개만 읽을 수 있었다면 글자의 명료성은 50%가 되는 것이다.

㉢ **쓰기 속도(writing speed)**

명료하게 쓰는 것과 함께 아동의 쓰기 속도는 기능적인 쓰기의 두 가지 기초 중 하나이다. 일반적

으로 쓰기 속도는 쓰기 양이나 과제의 복잡성이 증가할 때 감소한다. 아동들의 글씨쓰기 속도의 기초정보를 결정하는 연구조사는 방법론, 대상, 표본 집단의 차이로 상이성을 보인다. 대부분의 연구는 아동의 쓰기 속도가 점차적으로 발달하나, 공부방법과 쓰는 환경에 따라 달라진다고 하였다.

㉣ **인간공학적 요소**(ergonomic factors)

글씨쓰기 자세, 상지 안정성과 운동성, 연필 잡기는 아동이 쓰는 동안 분석되어야 하는 인간공학적 요인들이다.

교실에서 아동이 어떻게 앉아 있는지, 어떤 자세로 글을 쓰는지 관찰해야 한다. 쓰는 동안 자세가 안정적인가? 의자에서 떨어지는가? 책상 옆에 서거나 의자에 무릎 꿇고 있는가? 책상과 의자의 높이는 적절하게 배합되어 있는가? 등을 살펴보아야 한다.

필기도구를 조작하기 위한 민첩한 손의 움직임은 상지－어깨띠(shoulder girdle), 팔꿈치와 손목의 안정성과 운동성에 의해 성취된다. 그러므로 글씨를 쓰는 동안 상지의 움직임을 관찰하여야 한다. 즉, 팔 전체를 움직여서 글씨를 쓰는가? 몸통과 쓰는 팔의 자세는 어떠한가? 글을 쓰지 않는 팔은 종이를 고정하는가? 필기도구에 과도한 힘을 주고 있는가? 등을 살펴보아야 한다.

마지막으로 연필 잡기가 있다. 대부분의 작업치료사들의 인간공학적 초점은 아동이 연필을 어떻게 쥐고 있는지, 연필의 종류는 어떤 것인가이다. 서투르게 쓰는 사람은 명확하게 쓰는 사람보다 잡기 자세가 불규칙하고 범위가 다양하다. 하지만 비전형적인 연필 잡기가 속도와 명료성을 반드시 저하시키는 것은 아니다.

② **글씨쓰기 평가도구**

아동의 쓰기 수행 평가에 있어 표준화된 평가는 중요하다. 이는 객관적인 수치와 점수를 제공하고, 경과를 모니터 하는데 도움이 되며, 전문가의 보다 명확한 의사소통을 돕고, 연구를 통해서 활동분야를 발전시킬 수 있는 장점이 있다.

미국에서 작업치료사에 의해 흔하게 사용되는 아동의 글씨쓰기 평가도구는 다음과 같다.

- The children's handwriting evaluation scale : 글씨쓰기가 가능한 학습 장애를 평가하기 위한 진단적 도구이다. 모방, 필기, 생각쓰기 능력은 교육적 발달을 위해 결정적인 것이다.
- The evaluation tool of Children's handwriting(ETCH) : 글자 크기, 글자 형성, 선에 대한 인식, 공간과 순서를 평가한다. 글자와 숫자 받아쓰기, 근점과 원점 복사하기, 문장 구성하기 등이 포함된다(그림 10-2).
- The test of handwriting skills : 쓰기에 있어 아동의 강점과 장점, 심리 운동속도를 결정하기 위해 신경감각 통합 능력을 평가한다. 기억해서 쓰기, 받아쓰기, 글자와 문장 복사 등 평가에 포함된다(그림 10-3).
- Minnesota handwriting assessment : 글씨쓰기의 명료성에 영향을 주는 수행요소들을 평가하는 것

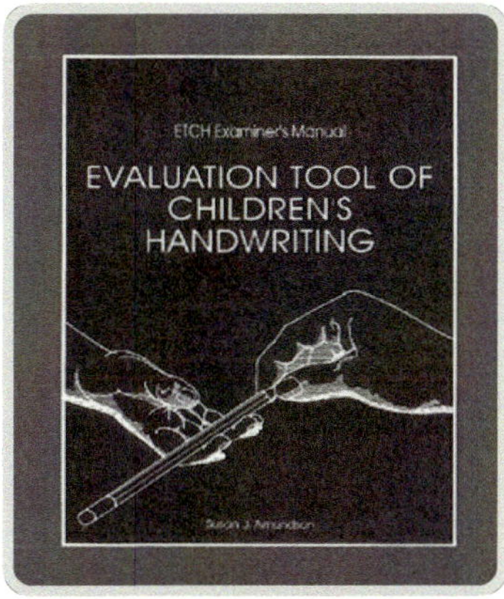

그림 10-2.

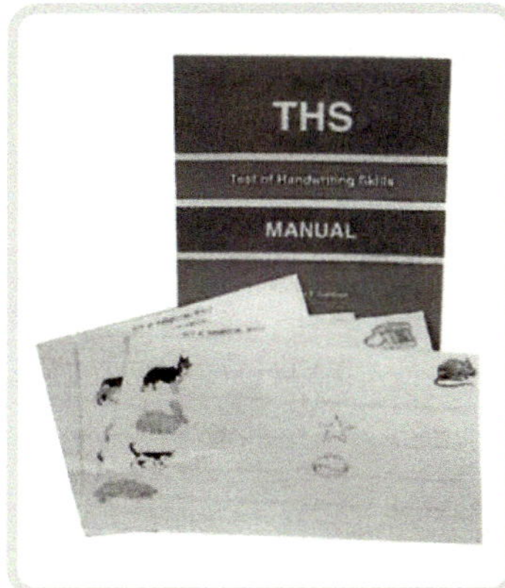

그림 10-3.

으로 눈-손 협응(eye-hand coordination), 시각-운동 통합(visuomotor integration), 손 조작(in-hand manipulation)평가를 포함한다.

- **Erhardt developmental prehension assessment(EDPA)** : Rhoda P. Erhardt(M.S., ORT)에 의해 개발되어 손 기능장애(hand dysfunction), 관절가동범위, 근력, 협응능력, ADL 수행능력을 평가하고자 한다. 평가대상은 15세 이하의 아동 혹은 발달이 지연이 있는 아동으로, 검사영역은 초기 불수의적인 팔과 손의 패턴, 초기 수의적 운동, 쓰기 전 기술로 구성되어 있다. 검사를 위한 도구는 지름 1~2.5cm 정도의 작은 막대 3개, 넓이 3~6cm 정도의 육면체 3개, 지름 5mm~1.5cm의 삼켜도 인체에 무해한 작은 콩, 넓이 5cm~8cm 의 각기크기가 다른 상자 3개, 지름 1cm~3cm의 작은 병 3개, 지름 7mm의 연필, 지름 1.5cm의 크레용, 까만 실과 하얀 실을 꼬아놓은 털실 조각이 필요하다. 발달 수준을 통해 기초 수준을 측정할 수 있고, 특별히 발달 지연된 부분을 확인하여 다시 재평가할 수 있다.

그 외 The children's handwriting evaluation scale-manuscript, The denver handwriting analysis 등이 있다. 또한 Jebson-Taylor hand function의 소항목으로 문장 옮겨쓰기가 포함되어 있다.

그리고 최근 국내에서 한글의 특성에 맞추어 학령기 아동의 글씨쓰기 평가도구가 작업치료분야에서 개발되었다(임경민 등, 2018). 이 글씨쓰기 평가도구는 학령기 아동의 글씨쓰기 수행을 통하여 글씨쓰기 수준을 알아보기 위해 난이도가 다른 두 개의 검사 문장('소리가 큰 라디오 때문에 귀가 아프다.' 와 '물고기가 든 어항을 깨지 않도록 조심해라.')이 쓰여 있는 카드를 보고 검사용지에 연필로 쓰도록 지시한다. 그 다음 아동이 쓴 글자를 보고 16가지 평가항목(속도, 필압, 생략, 첨가, 역전, 오타, 불완전한 폐쇄성, 연장, 선 변형, 직각 변형, 글자의 배열, 글자크기의 일관성, 글자 간격, 띄어쓰기 간격, 글자 형성 배열)에 대한 채점을 하며, 속도 항목은 카드의 글씨가 보이도록 뒤집어 놓고 이때부터 마지막 글자를 쓰고 연필을 종이에서 뗄 때까지의 시간을 측정한다. 각 평가항목은 오류가 있으면 0점, 오류가 없으면 1점으로 채점한다(임경민, 2017).

③ 글씨쓰기와 관련된 수행요소

작업치료사들은 아동의 글씨쓰기 속도와 명확성에 영향을 주는 감각운동, 인지 그리고 심리사회적 수행 요소(performance component)에 대해 연구하였다. 글씨쓰기 명확성과 시각-운동의 통합의 중요성에 대한 연구에서 서투르고 명확하지 않은 글씨쓰기는 지각-운동 측정에서 낮은 점수를 기록하였으며 글씨쓰기가 서투르고 명확하지 않은 아동들이 글씨를 잘 쓰는 아동보다 섬세한 운동 측정에서도 낮은 점수를 보였다. 또한 글씨쓰기와 손 안에서의 조작(in-hand manipulation)과 미세한 운동 과제는 강한 연관성을 가지고 있다고 보고하였다.

글씨쓰기에 영향을 주는 감각운동 요소를 표 10-4에 정리하였으며, 다음과 같이 감각운동 요소들은 글씨쓰기에 많은 영향을 준다.

표 10-4 글씨쓰기에 영향을 주는 감각운동 수행요소

감각운동 요소	글씨쓰기에 주는 영향
감각(sensory)	
촉각과 고유감각	• 필기도구 잡기, 지우개, 지지면에 관한 정보를 줌
시각	• 인쇄된 선 훑어보기, 시각적 요소, 문장, 글자의 형성에 집중하기 등에 관여함
운동감각	• 적절한 필기도구의 방향과 누르는 힘을 허락하는 움직임의 방향, 강도, 범위와 관련된 되먹임을 제공함
형태 항상성 (form constancy)	• 비슷한 숫자, 문자, 단어 사이에 구별이 가능하게 함
공간에서 위치감각 (position in space)	• 글자와 문자 사이에 간격두기, 선에 글자 위치시키기, 여백을 적절히 사용하는 데 영향을 줌
시각적 완성 (visual closure)	• 글자가 완전히 형성될 것을 확인할 수 있게 함
신경 근육(neuromuscular)	
근긴장도	• 올바른 자세와 상지의 안정성과 운동성의 유지를 가능하게 함
근력	• 장시간 견고한 잡기와 필기도구의 유지하는데 영향을 줌
자세 조절	• 다양한 자세에서 쓰기를 하는 동안 자세적 적응하는 데 영향을 줌

감각운동 요소	글씨쓰기에 주는 영향
운동(motor)	
중심선 교차	• 신체의 중심선을 교차해 있는 수평면에 글씨쓰기 하는데 도움 줌
양측 통합	• 필기도구와 종이를 고정하는 대칭적, 비대칭적인 손 움직임을 사용하는 데 도움 줌
편측성	• 쓰기 동안 한 손의 조화되고 보다 뛰어난 사용을 가능하게 함
실행	• 글자형성과 배열을 계획, 순서, 실행하는 능력에 영향을 줌
섬세한 운동 협응	• 손가락과 손끝으로 연필을 움직이고(translation), 쓰기 동안 손가락에 적절히 연필을 변화시키기(vertical shift), 지우개 사용을 위해 연필 끝에서 끝으로 돌리기(complex rotation)를 제공함
시각-운동 통합	• 숫자와 글자를 정확하게 모사하고, 선안에 색칠하고 선을 긋는 능력에 영향을 줌

3 글씨쓰기 중재(Handwriting intervention)

학령기 아동의 글씨쓰기와 손 안에서의 조작을 증진하기 위한 이론, 원리와 전략은 작업치료의 다양한 문헌에서 충분히 소개되었다. 아동의 평가 결과들을 종합하여 주요 문제를 파악하고, 아동에 적합한 중재를 계획하고 실행한다.

1) 중재계획(Plan)

우선 글씨쓰기 중재에 있어서 작업치료사는 치료적 기술과 더불어 사용되고 있는 환경 요소들을 연결시키고, 최소의 제한적 환경에서 도움을 제공하기 위해 교사나 주변 사람들과 협력하며, 문제점을 중재하기 위한 치료적 전략을 적용하고, 장애를 가진 아동과 같이 활동하는 사람들을 교육 및 모니터할 수 있어야 한다.

아동, 부모, 교육팀은 아동에게 가장 유익한 글씨쓰기 교육의 방법에 대해 합의해야 하며, 도움을 제공하는 기간, 형태, 횟수뿐만 아니라 도움을 주는 사람을 계획모임에서 결정할 수 있으며, 이 모임을 통해 아동의 중재에 대한 계속적인 의사소통이 이루어져야 할 것이다.

또한, 글씨쓰기 중재 프로그램을 만드는 데 적용되는 이론적 틀에는 신경발달적 접근(neuro-developmental approach), 획득적 접근(acquisitional approach), 감각통합적 접근(sensory integration approach), 생체역학적 접근(biomechanical approach), 심리사회적 접근(psychosocial approach) 등이

있으므로 치료를 계획할 때에는 이러한 이론의 틀 사이에 상호작용, 중복, 각 이론의 틀의 제한요인에 대해 고려해야 한다.

2) 중재 실행(Practice)

(1) 신경발달적 접근(Neurodevelopmental approach)

신경성숙 원칙과 신경운동발달의 전형적인 순서에 기초하는 접근법으로 운동 조절 능력에 문제를 가진 아동을 위한 것으로, 바람직하지 않은 반사 및 반응의 억제와 바람직한 반사 및 반응의 촉진을 치료원칙으로 한다.

즉, 좋지 못한 자세의 조절, 자율 반응, 팔 조절에 의해 나타나는 부적절한 신경발달적 기관을 가진 아동의 무게를 중점적으로 다루기 위한 생각의 방향을 제공한다. 비정상적으로 감소, 증가하거나 변화하는 근 긴장도, 부적절한 정위 평형 반응, 빈약한 근위부 안정성은 미세동작 활동을 성공적으로 수행하는 것을 방해한다.

자세와 상체의 준비활동은 글씨쓰기 프로그램의 중요한 요소로서 프로그램 시작 전 대략 5~10분 실시한다. 준비활동과 활동에 대한 아동의 반응을 주의 깊게 분석하는 것 또한 치료 프로그램의 준비 단계에서 중요하다.

① 근 긴장도의 조절

감소되어 있는 근 긴장도를 증가시키는 활동에는 공 위에 앉아 있는 동안 스핀위에서 돌기(hippity-hop)를 하거나 트램펄린(mini-trampoline) 위에서 뛰기(그림 10-4), 의자의 끝 쪽에 손 짚기, 뛰어 오르기, 손을 머리에 대고 아래로 누르기 같은 간단한 체조 등이 있다.

반대로, 증가된 근 긴장도를 감소시키는 활동은 느리게 흔들기와 구르기, 느리고 리듬적인 지시 또는 박자에 따라 흔들의자에서 흔들기, 빈백(beanbag)의자 끌어안기 등이 있으며 완화운동 등에 참여하는 방법도 있다(그림 10-5).

또한 의자에 앉아 오른쪽·왼쪽으로 흔들기, 반 무릎자세(half-kneeing)로 무게 이동하기, 엉덩이에 손을 대고 옆으로 앉은 자세(side-sitting)에서 무릎자세(kneeling)로 이동하기와 같이 무게 이동을 요구하는

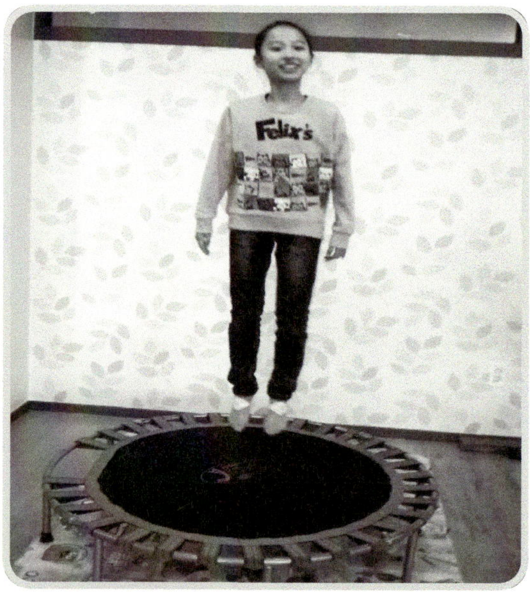

그림 10-4. 트램펄린(mini-trampoline)

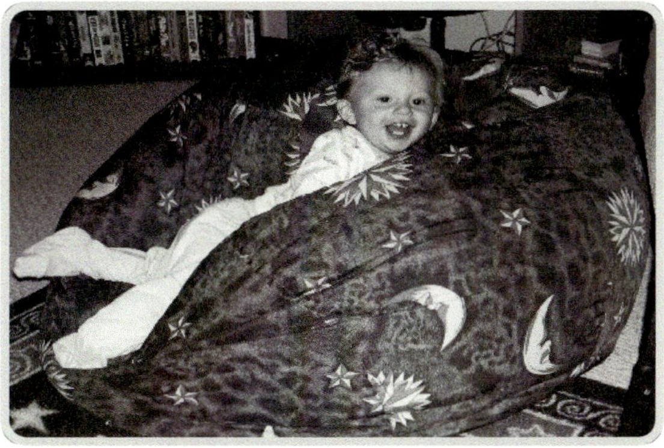

그림 10-5. 빈백(beanbag)의자를 끌어안기

부드럽고, 반복적이고, 대체적인 움직임 활동을 통해 근 긴장도의 균형과 조절이 이루어질 수 있다.

② 몸쪽(proximal)관절의 안정성 증진

어린아동에게 몸쪽관절인 목, 어깨, 팔꿈치, 손목의 협력적 수축을 돕기 위해 동물걸음(네발기기)(그림 10-6)에 참여시키거나 나이 많은 아동에게 바닥이나 벽에 대고 밀어 일어나기(push-up) 같은 체조, 탄력 고무 밴드(elastic tubing, theraband)를 가지고 하는 저항운동(그림 10-7), 상체위에 무게 지탱을 요구하는 요가자세들이 몸쪽관절의 안정성을 증진할 수 있으며 학교환경 안에서 칠판과 탁자 위 닦기, 무거운 바깥문 열기, 교실 가구나 교육장비 밀고 이동하기와 같은 활동들 또한 필요하다.

③ 손 기능의 향상

전반적인 손 기능을 향상시키기 위해서 손의 내재근과 외재근의 조화된 협력 작용을 좀 더 발달시키는 것이 유리할 수 있다. 수직면 위에서 하는 손 기능 활동들은 아동의 손목 폄에서의 안정성을 발달시키는

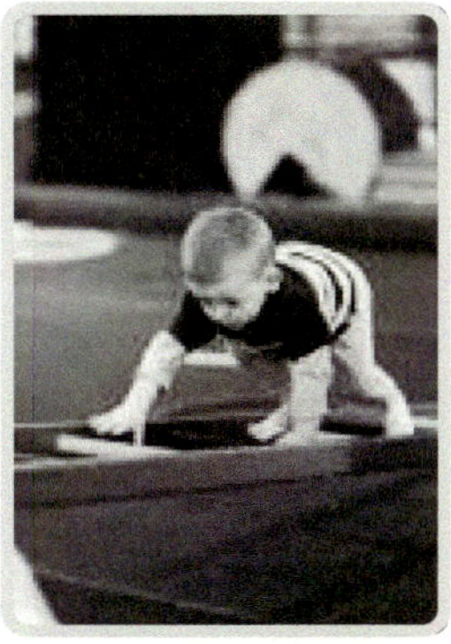

그림 10-6. 몸쪽관절 안정성 증진 활동

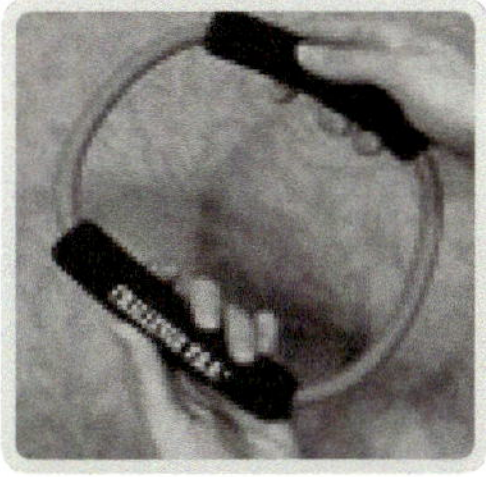

그림 10-7. 저항운동을 위한 탄력밴드

데 도움이 된다. 또한 손목의 폄 자세는 손의 내재근육조직의 균형적 사용을 촉진한다. 위와 같이 손에서의 조작을 요구하는 활동들은 글씨쓰기 영역에 결함을 가진 아동에게 적합하다. 필기도구를 다루기 위해 요구되는 조작 기술들은 손가락의 굽힘과 폄움직임에 의해 생산되는 수직이동(vertical excursion)과 바깥쪽의 손목 운동으로부터 시작되는 수평이동(horizontal excursion)이 있다. 그러므로 손의 내재근과 외재근의 균형 잡힌 상호작용은 글씨쓰기를 위해 요구되는 역동적, 능률적, 유동적인 움직임에 있어 중요하다. 그리고 교실 내에서 할 수 있는 악력 증진활동은 두꺼운 손잡이가 있는 무거운 상자 나르기, 두꺼운 줄 매듭 만들기 등이 있다.

(2) **획득적 접근**(Acquisitional approach)

글씨쓰기는 다른 획득적 기술들과 같이 복잡한 운동기술로 볼 수 있고 연습, 반복, 피드백, 강화를 통해 향상될 수 있다. 그리고 새로운 운동기술의 학습은 3단계를 통해 점진적으로 이루어지며 다음과 같이 설명된다.

① 인지단계

손의 움직임을 시각적으로 조절하는 것이 중요한 단계로, 이 단계에서의 학습은 쉬운 문자들을 쓰는 것은 발달시키지만 복잡한 문자를 쓰는 데는 좀 더 어려움이 있다.

② 연합단계

글씨쓰기 수행의 기초들을 배우고, 기술을 다듬고 조정해 나가는 단계로서 고유수용성 피드백이 더 중요해지고, 시각적 피드백에 대한 의존은 감소한다. 단어의 간격을 정확하게 띄우고 선 안에 글자를 쓰고 글자의 기울기를 일정하게 유지하는 것을 배울 수 있게 된다. 아동은 연습, 교육적 지도, 쓰기 수행을 스스로 모니터하는 전략들이 계속 필요하다.

③ 자율적 단계

아동은 최소한의 의식적인 주의를 가지고 자동적으로 글씨쓰기를 수행할 수 있으며 쓰는 동안 일어날 수 있는 작은 실수도 감지하고 조정할 수 있다. 이 수준에 도달하면 아동의 주의력은 쓰기의 다른 높은 요소로 확장되어질 수 있거나 피로를 완화해 줄 수 있다.

즉, 글씨쓰기 교육과 치료를 위한 전략들은 운동 학습이론으로부터 발전할 수 있으며, 공통적인 형태적 특징을 가지는 문자들은 그룹으로 소개되고, 문자 형태를 숙달한 후에 즉시 단어들을 쓰도록 한다. 이미 숙달된 문자들과 새로 배운 문자들을 결합하는 것은 학습을 강화하고 문자의 반복에서 단어와 문장의 형성으로 쓰기 연습을 확장한다. 단어쓰기의 직접적 강화는 문자를 반복적으로 쓰는 것보다 아동에게 더 영향력 있고 의미 있다. 아동 각각의 프로그램은 숙달된 글자를 구성하고 사용하기 위해서 개별화되어야 한다.

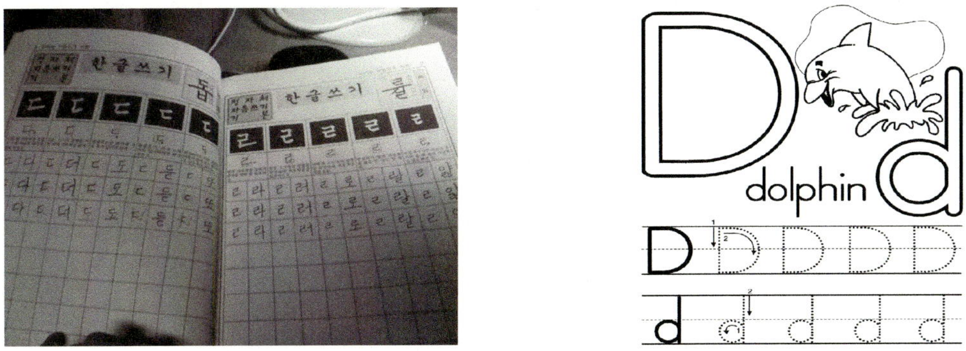

그림 10-8. 시각적 힌트에 따른 쉬운 문자쓰기

아동이 새로운 문자를 획득할 때, 처음에는 시각적이거나 청각적인 힌트들을 필요로 할 수 있다(그림 10-8). 하지만 아동이 힌트 없이 문자를 성공적으로 만들고 난 후에는 처음에 제공되었던 힌트들은 제거한다. 다음으로 아동은 모델을 보고 문자와 단어를 모방하게 되고, 받아썼던 기억으로 문자와 단어를 쓰게 된다. 마지막으로 아동은 글씨쓰기 연습 그룹에서 단어와 문장을 만드는 것으로 발전한다. 각각의 단계에서 아동이 그들 자신의 작업을 스스로 모니터하고 수정하는 것이 필요하다. 아동은 자신의 글씨를 스스로 평가하는 동안 글자의 간격, 크기, 배열, 형태, 기울기를 기록한 표를 참고한다.

(3) 감각통합적 접근(Sensory integration approach)

감각통합적 접근은 피질 하 수준(subcortical level)에서 감각계의 통합을 위해 선택된 활동을 통해서 감각 수용을 조절하는 것이다. 아이들의 신경계는 다양한 감각 기회를 제공받음으로써 만족할 만한 운동 결과를 만들기 위해 좀 더 효과적으로 정보를 통합할 것이다. Cermarnak은 촉각이나 안뜰감각의 입력을 강조하였으며, 이러한 감각의 입력이 학습에 중요한 요소인 아동의 집중력을 향상시킬 뿐만 아니라 아동의 운동계획이 저하된 경우에도 이롭다고 하였다. 즉, 글씨쓰기 치료에서 감각통합의 접근은 곧 다양한 감각경험, 매개체, 도구적 재료를 사용하는 것이다. 쓰는 도구, 쓰는 면, 쓰기위한 자세가 모두 글씨쓰기 중재에 있어서 감각통합 접근의 통합 부분이 된다.

쓰기도구에는 유성펜, 펜, 크레파스, 붓, 무거운 펜, 연필, 분필 등이 있으며, 분필, 유성펜, 무거운 도구 등은 고유감각 입력(proprioceptive input)을 제공할 수 있다.

다음으로 글씨쓰기 지면(writing surface)은 3가지 종류가 있다. 예를 들면, 칠판, 포스터보드, 벽과 같은 수직면(vertical surface)(그림 10-9), 경사진 탁상과 같은 경사면(vertical angled plane)(그림 10-10), 바닥 또는 테이블은 수평면(horizontal surface)이다. 학교에서 책상과 의자에서 앉기 자세 대신

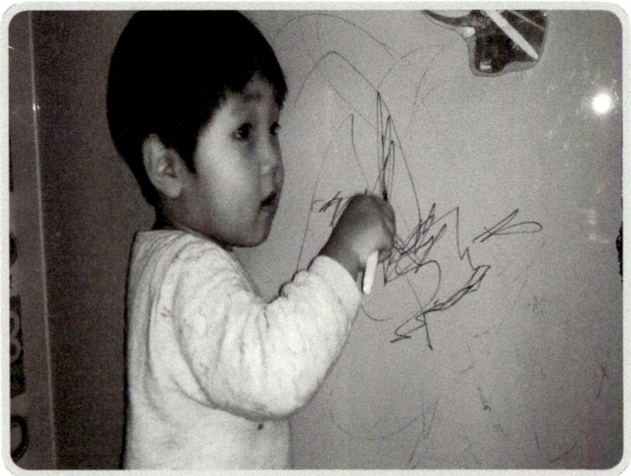

그림 10-9. 칠판에 쓰기

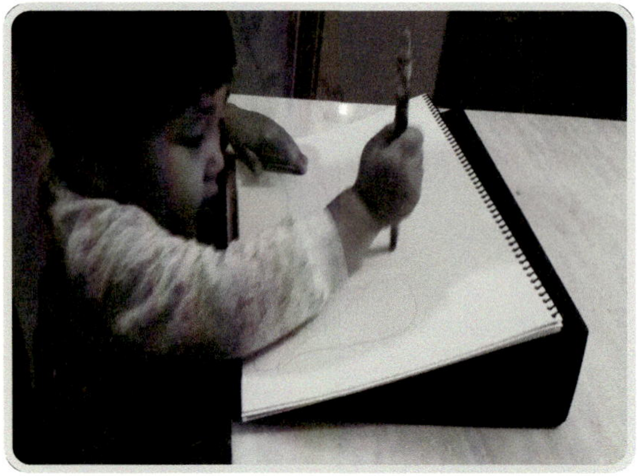

그림 10-10. 경사면 쓰기

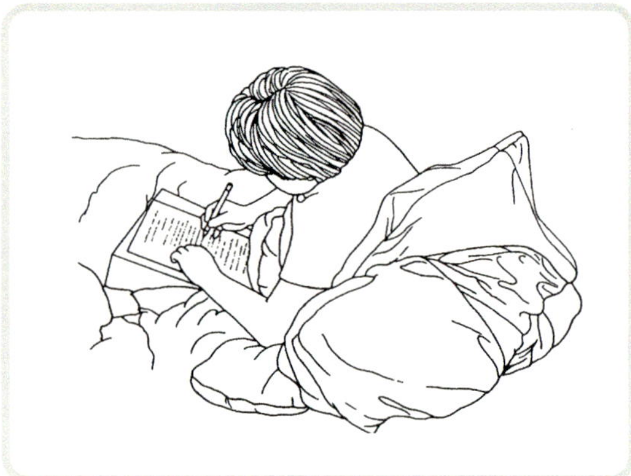

그림 10-11. 옆으로 누워서 글씨쓰기

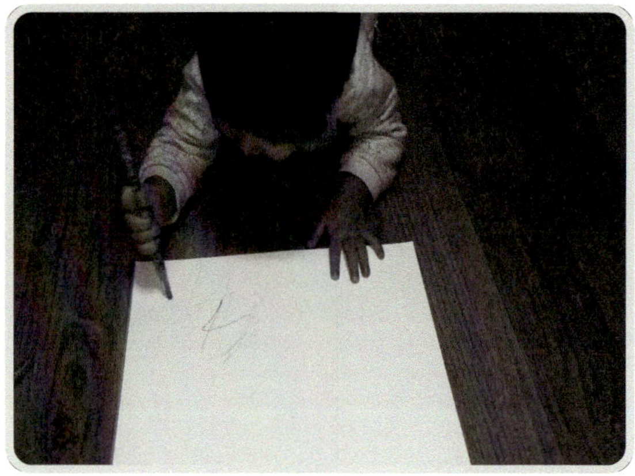

그림 10-12. 엎드려 쓰기

에 칠판과 같은 수직면에 글씨를 쓰는 경우 상지의 근력과 안정성 향상에 도움을 줄 수 있으며, 엎드리거나 옆으로 눕기 자세도 유용하다(그림 10-11). 엎드리기 자세는 쓰기를 하기 위해 아래팔로 체중지지를 하게 되기 때문에 몸쪽 관절(proximal joint)에 고유감각 입력(proprioceptive input)을 주어 안정성을 증가시키고 아래팔로부터 손과 손가락을 분리시켜 준다(그림 10-12). 또한 서서쓰기를 하는 경우 체간 내 안정성과 아동의 각성수준을 증가시키고 더 많은 고유감각 입력을 제공할 수 있다.

(4) 생체역학적 접근(Biomechanical approach)

"운동감각적(kinesthetic)" 접근이라고 하며 글씨쓰기 향상을 위한 방법으로 Benbow에 의해 제시되었다. 글씨쓰기는 일차적으로 손이 운동적, 생체역학적, 지각적으로 도구를 유지할 수 있을 때 향상되는 운동감각적 기술(kinesthetic skill)이다. 그러므로 관절가동범위, 근력, 지구력과 관련된 작업적 수행을 제

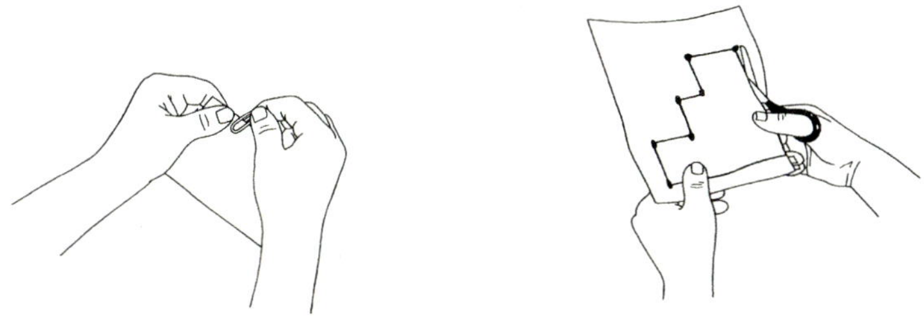

그림 10-13. 손가락 움직임을 위한 활동

안한다. 치료목적은 관절가동범위, 근력, 지구력 향상을 통해 작업적 기능을 향상시키는 것이다. 치료적 방법은 직접적인 원인이 되는 문제 요인을 감소시키기 위해 목적 있는 활동과 운동을 사용한다. 이를 통하여 연부조직을 신장시키고 관절가동범위를 회복 유지시키며 저항을 사용하여 근력 강화를 이루고 유산소운동을 통하여 지구력을 향상시킨다(그림 10-13).

또한 앉기 자세, 종이위치, 잡기, 필기도구와 종이 종류에 대한 인간 환경 공학에 초점을 맞춘다. 아동은 대부분은 글씨를 쓸 때 책상에 앉아서 실시하게 되는데 뇌성마비 아동의 경우 쓰기 자세에서 몸이 한쪽으로 기울어지거나, 팔목이 책상에 고정되지 않고 들려져 있거나, 상체를 심하게 책상에 구부리는 경향이 있다. 이러한 자세에서는 올바른 글씨쓰기가 나오기 어렵기 때문에 자세를 바르게 하는 것이 글씨쓰기에 중요하다. 글씨를 쓸 때 바른 자세는 종이의 위치를 쓰는 손의 아래팔과 평행하게 하고 책상의 윗모서리와 기울어져야 한다. 오른손잡이 아동은 종이가 몸의 정중선의 오른쪽에서 왼쪽으로 25~30° 정도 기울어져야 한다(그림 10-14).

좋은 자세를 유지하는 데 어려움이 있다면, 환경적인 개선이나 도구를 통해 바른 자세를 유지할 수 있도록 도울 수 있다. 몸통의 바른 배열을 위해 고정벨트로 자세를 잡아주거나, 휠체어를 사용하는 아동은

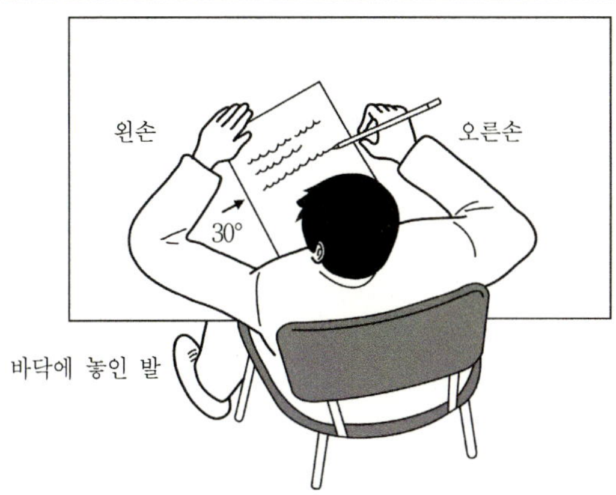

그림 10-14. 오른손잡이의 글씨쓰기 바른 자세

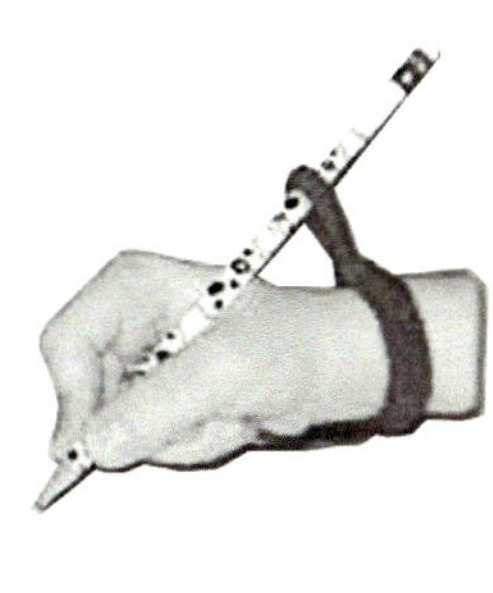

그림 10-15. 손목 테이프로 연필을 고정하기

휠체어에 책상(lap tray)을 이용하여 상지를 지지해 주고 한 손만 사용 가능하여 종이나 필기도구의 조작이 어려운 경우에는 종이를 clipboard 고정하거나 필기도구를 tape 등으로 고정해 줄 수 있다(그림 10-15).

또한 연필을 잡는 손 자세를 수정하거나 보조할 도구를 제공할 수 있다. 엄지와 검지 사이 공간(webspace)은 노뼈측 손가락과 협력하여 쓰기를 하는 동안 펜을 가지고 엄지와 둘째, 셋째 손가락이 굽힘·폄·회전운동을 할 수 있게 해 주므로 중요하다.

일반적으로 연필잡기는 다음과 같은 경우에 수정을 고려할 수 있다.

① 쓰기를 하는 동안 근육의 긴장(muscular tension)이 피로를 유발할 때
② 잡기가 글자형성 또는 속도 같이 쓰기를 숙달하는 데 부정적으로 영향을 줄 때
③ 단단하게 닫힌 엄지와 검지 사이 공간(webspace) 때문에 연필에 대한 조절되고 정밀한 손가락과 엄지의 움직임을 사용할 수 없을 때
④ 아동이 너무 꽉 연필을 잡거나 연필심으로 종이를 너무 꽉 눌러서 연필심을 부러뜨리고 종이에 구멍을 내거나 반복적으로 손이 흔들릴 때

이와 같은 경우 수정된 잡기 자세를 시도할 때 아동의 특성을 고려해야 하며, 다양한 보조도구(그림 10-16, 그림 10-17, 그림 10-18)와 치료전략은 아동이 쓰기 도구를 더 잘 다루기 위해 손가락을 위치시키는 것을 도울 수 있어야 한다.

(5) 심리사회적 접근(Psychosocial approach)

정서적, 사회적, 행동장애를 동반하는 아동에게 주로 사용되는 전략으로 아동과 사회적 환경을 모두 고려하여 접근하는 방법이다. 아동에게는 자신감, 자아존중감, 문제해결능력, 사회화 기술을 향상시키고, 사회적 환경면에서는 가정, 학교, 지역사회의 환경을 아동이 적응하도록 고려한다.

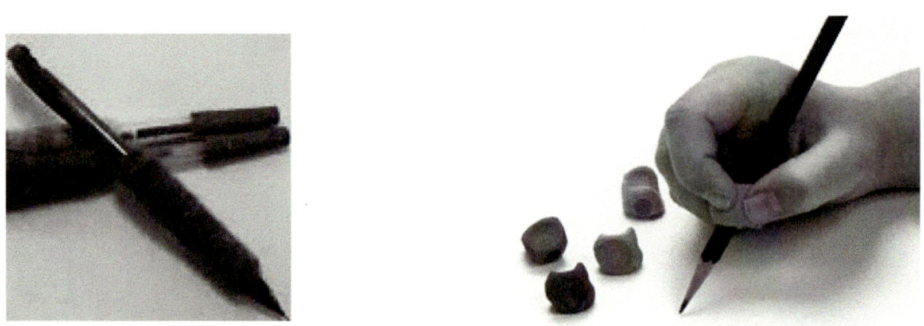

그림 10-16. 손가락 힘이나 관절가동범위 약간 저하된 경우 연필두께(built-up) 조절하여 쉽게 쥘 수 있도록 함

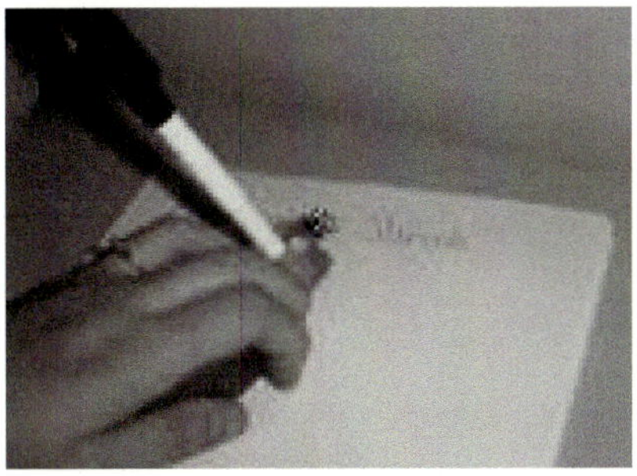
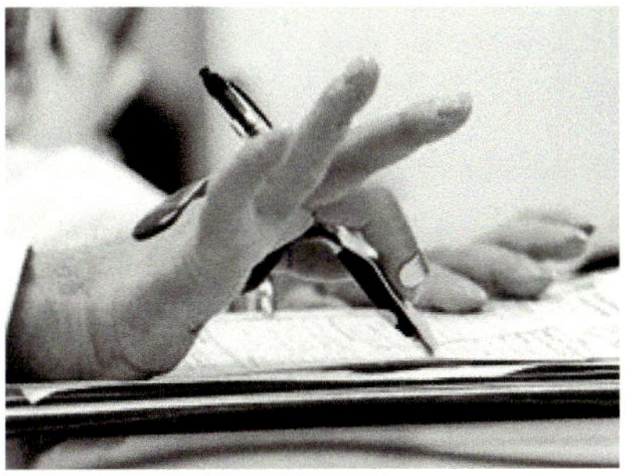

그림 10-17. 연필잡기가 안 되는 경우 연필 유지시켜 주는 보조도구

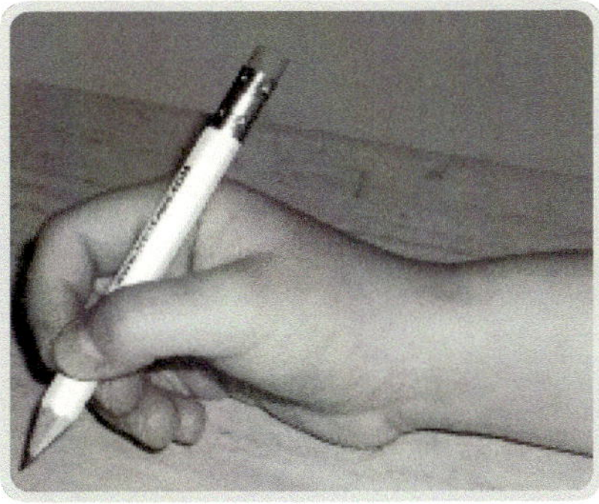

그림 10-18. 작은 손에 맞는 중간 길이의 굵은 연필(지우개 있음)

글자를 이용한 게임이나 크리스마스 카드보내기 등의 놀이를 통해 쓰기 기술, 사회적 기술을 증진시키고 자신의 행위를 자연스럽게 모니터할 수 있도록 한다(그림 10-19).

아동이 정확하게 글씨쓰기를 하였을 때 치료사는 아동에게 즐겁고 사회적인 강화제를 제공한다(예: bookmarker, 칭찬). 또한 집 안에서나 교육환경에서 부모나 선생님에게도 아동이 읽을 수 있게 정확한 글씨쓰기를 하였을 경우 강화제를 제공하는 것을 교육하고 모니터해야 한다.

글씨쓰기 향상에 제한이 있다면 그 후에는 보상적인 방법(compensatory methods)들이 더 이로우며, 최근에 불명확한 글씨쓰기를 보이는 아동은 컴퓨터나 워드프로세서로 쓰기 작업을 수행할 수 있다. 가벼운 워드프로세서는 교실에서도 쉽게 이동 및 설치가 가능하다. 이는 공립학교자원(public school resource)의 사용이 더 효과적이다(그림 10-20).

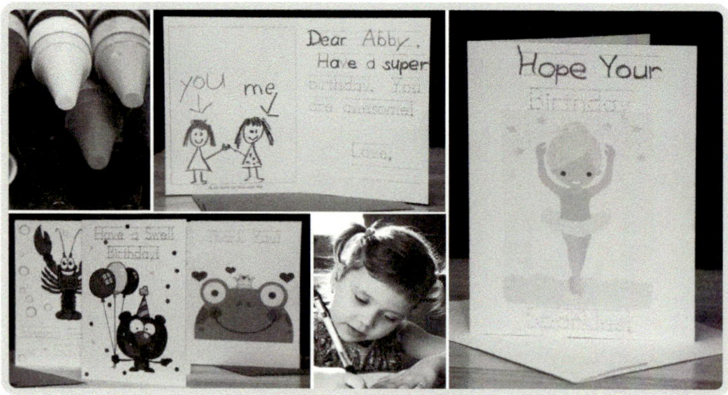

그림 10-19. 친구나 부모에게 카드 쓰기를 통한 교류와 쓰기 강화

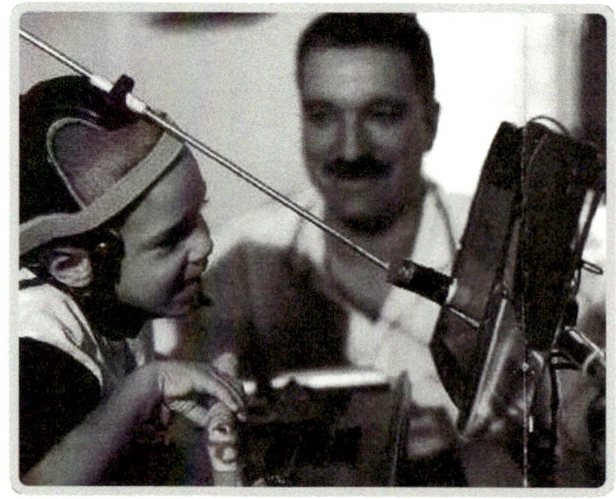

그림 10-20. 컴퓨터를 이용한 글씨쓰기

제 11 장

인지

아동의 인지기능은 성장과 발달의 연속체에서 이해되어야 하며 신체 발달, 인지발달, 사회 정서발달 과정의 상호작용 맥락 내에서 통합적인 접근을 해야 할 필요가 있다. 이 단원에서는 그 중 인지 영역에 국한해 인지발달에 대한 이론과 인지기능 장애의 평가, 인지기능 장애의 치료에 대해 알아보고자 한다. 아동의 경우에는 인지기능이 적용되고 발현되는 일상생활 환경으로써 학교와 학업, 학습도 작업 치료적 접근에서 초점을 두어야 할 부분이다. 또한 인지기능에서는 행동을 유발하고 방향을 제시하며 유지시키는 내적 상태인 동기와 정서적인 측면도 간과해서는 안 될 요소이다.

1 개념 및 이론

1) 개념

인지는 환경과 상호작용하면서 자신의 내부와 외부에서 받아들인 정보를 처리하고 해석하여 반응하는 것이다. 인지에 대한 개념적 정의는 쉽지 않다. 이장에서는 Domain & Process(AOTA, 2008년)를 기준으로 인지의 개념을 언급하고자 한다. 인간의 내부에 존재하며 작업수행영역에 영향을 미치는 요소의 하나인 인지는 지각 및 정서와 함께 정신기능을 형성한다. 인지는 의식, 지남력, 기질 및 성격, 에너지와 욕구에 기초가 된다. 특정 정신기능인 집중력, 기억력, 지각지능(감각에 대한 지각, 시공간 지각), 사고력(재인, 분류 능력, 일반화, 현실에 대한 인식, 논리적 사고, 적절한 사고내용), 고차원적 인지기능(판단력, 개념형성, 시간 관리, 문제해결 능력, 의사결정능력), 언어기능(언어 이해 능력, 말, 글 또는 몸짓으로 자신을 표현할 수 있는 능력), 계산능력, 복잡한 움직임의 순서에 대한 정신 기능인 운동계획, 심리 운동기능, 감정조절과 자기통제, 시간 기능과 자신에 대한 경험으로 구성하는 주요 기능 중 하나가 인지이다.

2) 이론

아동의 인지기능을 이해하기 위한 틀로써 Piaget의 인지 발달이론, 정보처리이론, 학습이론, Vygotsky의 사회문화적 이론을 살펴보고자 한다.

(1) Piaget의 인지 발달이론

피아제는 인지발달을 유기체와 환경과의 상호작용으로 이루어지는 적응과정으로 정의하였으며 적응과정에는 질적으로 다른 네 개의 단계가 있다고 하였다. 주요 개념으로는 도식, 적응, 동화, 조절, 평형이 있다. 도식은 사물이나 사건에 대한 전체적인 윤곽을 의미하며 사람이 가지고 태어나는 많은 도식은 적응과정을 통해 도식을 개발하거나 수정한다. 동화는 새로운 환경 자극이 주어졌을 때 기존의 도식을 사용하여 새로운 자극을 이해하는 것이다. 조절은 새로운 환경 자극이 주어졌지만, 기존의 도식으로는 이해할 수 없을 때 기존의 도식을 변경하는 것을 의미한다. 평형은 동화와 조절의 균형을 뜻하며 도식 변경을 통해 자극 간의 차이를 알게 되는 상태이다.

피아제가 말한 인지발달의 네 단계는 질적으로 다르며 정해진 순서대로 진행되고, 단계가 높아질수록 복잡성이 증가한다고 한다. 네 단계는 감각운동기(sensorimotor stage), 전조작기(preoperational stage), 구체적 조작기(concrete operational stage), 형식적 조작기(formal operational stage)로 나뉜다.

감각 운동을 통한 지각 경험을 근거로 주변 환경에 대한 정보를 얻는 시기인 감각운동기(sensorimotor stage: 0~2세)는 감각기관을 통해 받아들인 정보가 인지발달의 중요한 내용이 된다. 피아제는 감각운동기를 6개의 하위단계로 세분화하였다. 감각운동기의 가장 첫 단계는 반사 운동기(출생~1개월)로 반사적 행동을 통해 세상에 대한 지식을 습득한다. 이 시기에는 다양한 반사도식을 사용하며 자신과 외부세계 간의 구분이 없다. 일차 순환반응기(1~4개월)는 자신의 신체에 대한 관심이 많은 시기이고 감각 운동의 반복을 통해 기존의 도식을 수정해 나가며 반사도식간에 서로 협응을 한다. 이차 순환반응기(4~8개월)는 외부세계에 있는 대상과 사건에 관심을 가지며 의도성이 나타난다. 이차순환반응의 협응기(8~12개월)는 인과 개념과 대상영속성의 개념을 갖기 시작하는 때이다. 삼차순환반응기(12~18개월)는 실험적 사고로 인해 시행착오를 경험하면서 탐색하는 특징이 있다. 운동기술이 향상함에 따라 새로운 경험을 할 수 있는 가능성 또한 증가한다. 정신적 표상(18~24개월)은 인지능력이 비약적으로 발달하는 시기로 시행착오적 과정을 통하기보다는 행동하기 전에 상황에 관한 사고를 하여 문제해결을 하며 지연 모방이 가능하게 된다.

전조작기(preoperational stage: 2~7세)는 언어가 폭발적으로 발달하고 상징적으로 사고하는 능력도 향상한다. 전개념적 사고기(symbolic function substage)와 직관적사고기(intuitive thought substage)로 나뉜다. 전개념적사고기(2~4세)의 특성은 상징적 사고, 자기중심적 사고, 물활론적 사고, 인공론적 사고, 전환적 추론이다. 상징적 사고는 그림, 언어와 같은 기호적 기능을 통해 나타나며 상징 놀이가 상징적 사고의 특성을 보여준다. 상징놀이는 가상적인 상황을 실제 사물로 상징화하는 놀이로 예를 들면, 소꿉놀이, 병원 놀이와 같은 놀이가 있다. 그러나 이 단계의 아동은 다른 사람의 관점은 이해하지 못하며 자기중심적 언어를 보이고 생명이 없는 대상에게 생명과 감정을 부여하는 물활론적 사고(예: 장난감 인형에게 말을 걸고 우유를 먹이는 행동)를 보인다. 이 시기에는 또한 사물이나 자연현상이 사람의 필요 때문에 자신을 위해 존재하고 만들어진 것이라 여기는 인공론적 사고(예: 해와 달은 우리를 밝게 비춰주기 위해 사람들이 만들었다고 생각)와 인과관계를 특정 사건으로부터 다른 특정사건을 추론하거나 시간적 근접성으로 파악하는 전환적 추론(예: 언니가 아픈 것과 언니를 미워한다는 것을 연결시켜 언니를 미워해서 언니가 아프다고 생각)을 보인다. 직관적사고기(4~7세)는 사물의 특정 속성을 바탕으로 사고하고 판단하는 것으로 사고처리방식은 직관에 의해 좌우되기가 용이하다.

구체적조작기(concrete operational stage: 7~12세)는 보존개념, 조망 수용, 유목 포함, 서열화 등의 특성을 갖는다. 보존개념을 획득하기 위해서는 가역성, 보상성, 동일성의 획득이 선행되어야 한다. 보존개념은 어떤 대상의 외양이 바뀌어도 그 속성이 바뀌지는 않는다는 것을 이해하는 능력으로 수, 길이, 무게, 부피, 무게, 질량, 면적 등의 보존개념이 있다. 조망 수용은 자기중심성에서 벗어나 타인의 입장, 감정, 인지 등을 추론하고 이해할 수 있는 능력이다. 유목 포함은 전체와 부분의 관계를 이해하는 능력이고 서열화는 사물을 영역별로 순서대로 배열하는 능력이다.

형식적조작기(formal operational stage: 12세 이상)는 과거, 현재, 미래를 고려하여 문제를 다루고 체계적인 사고, 추상적인 사고, 이상주의적인 사고가 특징이다.

(2) 정보처리이론

정보처리이론은 기억이론 중 가장 보편적인 모델로 받아들여지고 있는데, 인간의 인지과정을 컴퓨터의 처리 과정으로 설명한다. 즉 인지과정은 세 단계를 통해 체계화된다. 외부환경으로부터 감각기관을 통해 들어온 자극은 감각기억에서 지각을 거쳐 작업기억과 장기기억으로 부호화하고 저장되었다가 인출되며 정보처리의 전 과정은 집행통제과정(executive control process)이 관장한다. 감각기관의 수용기에서 들어온 정보가 기억되기 위해서는 주의집중이 선행되어야 한다.

주의집중력은 정보를 받아들이고 선택하여 효율적인 반응행동을 보이는 것이다. 주의집중력은 활동에 집중해서 유지하는 지속적 집중력, 필요한 자극에는 집중하고 관련 없는 자극은 억제하면서 집중을 유지하는 능력인 선택적 집중력, 상황이나 맥락에 따라서 집중하고 있는 자극에서 다른 자극으로 이동하여 정보를 유연성 있게 처리하는 변환적 집중력, 두 개 이상의 서로 다른 요소로 구성된 자극을 동시에 처리하면서 집중하는 동시적 집중력으로 나눌 수 있다.

기억력은 정보를 받아들이고 저장하여 인출하는 일련의 과정을 의미한다. 기억은 대개 정보량과 기억이 머무는 시간에 따라 크게 감각기억, 단기기억, 장기기억으로 분류한다. 감각기억은 감각수용기에 들어오는 정보의 양은 가장 많지만 머무는 시간은 1초에서 30초 이하로 정보의 흔적이 남는다. 단기기억은 감각기억으로부터 넘어온 정보가 1분 정도 저장되는 기억으로, 조직화 과정을 거쳐 장기기억으로 저장되거나 망각되는 기억이다. 장기기억은 1분에서 수년 동안 또는 영구적으로 저장되는 기억으로 용량은 무한대이며 회상과 재인을 통해 인출된다.

집행통제과정은 상위인지기술(metacognitive skills)로도 불린다. 상위인지기술은 자신의 사고 상태와 능력에 대해 알고 있는 지식으로 서술적 지식, 절차적 지식, 조건적 지식이 있다. 감각기억은 용량은 매우 크지만, 정보의 지속시간은 매우 짧다. 지각은 외부자극에 주의를 기울이고 탐색하여 의미화시키는 과정으로 상향정보처리와 하향 정보처리 방식이 있다. 작업기억은 정보가 일시적으로 머무르면서 장기기억의 지식과 연합되는 기억이다. 작업기억 내의 정보는 망각되기 쉬우므로 활성화된 상태를 유지하기 위한 전략이 필요하다. 정보를 반복하는 유지암송(maintenance rehearsal)이나 정보를 이미 알고 있는 정보와 연결시키는 정교화암송(elaborative rehearsal)을 사용한다. 장기기억의 용량은 무제한적이며 장기기억에 저장되면 영구적으로 남을 수 있으나 인출시에 시간과 노력이 필요하다. 장기기억은 크게 서술기억과 절차기억으로 나눌 수 있다.

영아의 대상영속성 개념이나 지연 모방 능력을 통해 영아가 회상 기억 능력을 갖고 있음을 보여준다(정옥분, 2002). 유아기는 영아기와 비교해 기억용량, 기억전략, 상위기억, 배경지식이 증가함으로써 기억능력이 크게 발달한다. 아동기는 중추신경계의 성숙과 효율적인 전략의 사용으로 인해 주의 집중력과 기억력이 유아기보다 더 발달하게 된다.

(3) 학습이론

학습이론에서는 학습에서 환경적 자극의 역할을 강조하고, 직접 관찰하고 측정할 수 있는 행동을 연구하는 데 초점을 둔다. 여기에는 조건적 조건형성, 조작적 조건형성, 응용 행동 분석, 사회학습이론이 포함된다. 조건적 조건형성, 조작적 조건형성, 응용 행동 분석은 행동을 이해하고 변화시키기 위해 행동주의 학습 원리를 적용하며 보상과 처벌, 강화 등이 주요한 개념이다. Bandura의 인지적 사회학습이론은 사회적 환경과 아동의 인지능력이 학습과 발달에 미치는 중요성을 강조한다. 즉, 타인의 행동을 관찰함으로써 사고, 행동, 감정을 습득하게 되고 아동과 환경 간의 계속된 상호작용에 의해 발달이 이루어진다. 관찰학습은 주의, 기억, 운동 재생, 동기유발의 네 가지 요소로 구성된다. 자신이 어떤 일을 잘 해낼 수 있다는 개인적 신념인 자기효능감(self-efficacy)은 행동 모방을 결정하는 데 영향을 미치는 요인들이다.

(4) Vygotsky의 사회문화적 이론

아동발달에서 사회문화적 요인의 중요성을 강조한 Vygotsky의 이론은 근접발달영역(zone of proximal development), 비계(scaffolding), 언어와 사고로 설명할 수 있다. 근접발달영역은 아동이 스스로의 힘으로 문제를 해결할 수 있는 수준인 실제적 발달 수준과 성인이나 유능한 또래로부터 도움을 받아 문제를 해결할 수 있는 수준인 잠재적 발달 수준 간의 영역을 의미한다. 비계는 아동이 스스로의 힘으로 문제를 해결할 수 있도록 성인이나 유능한 또래가 도움을 제공하는 것이다. 자기중심적 언어 또는 사적 언어, 혼잣말에 대해 Vygotsky는 외면화된 사고를 나타내며 자신과 의사소통을 하는 기능을 가지고 타인과의 상호작용을 통해 발달한다고 하였다. 또한 사적 언어는 인지적 노력이 더 많이 요구되는 문제해결 상황에서 자기 자신을 인도해가는 기능이 있으며 궁극적으로는 내적언어로 내면화된다고 보았다.

2 인지장애와 평가

아동은 인지장애만을 갖는 경우보다는 신체나 정서 사회적인 문제가 동반된 또는 이차적으로 발생한 인지장애를 갖는 경우가 좀 더 많다. 또는 일반아동 중에서 잠재적인 인지장애를 가진 아동이나 전형적인 인지발달을 한다고 보기에는 의심이 되는 경계선에 있는 인지장애를 보이는 아동도 있으며 이들도 작업치료의 인지평가와 인지치료 영역으로 포함해야 한다. 시지각장애를 가진 경우는 성장과 발달함에 따라 인지장애로 연결되거나 인지기능에 부정적인 영향을 줄 수 있다. 시지각기능과 제한점은 시지각 단원에서 다루어 질 것이므로 여기서는 인지장애에 주로 초점을 두려고 한다. 인지장애는 손상부위, 문제의 원인과 특성, 연령, 발병 시기, 발달 수준, 전형적인 발달단계에 대한 경험, 약물, 환경, 아동과 가족의 욕구와 우선순위 등에 따라 정도와 증상이 다양하게 나타날 수 있다. 그러므로 이에 따른 평가와 치료는 개별적인 또는 집단적인 접근이 필요하다. 작업치료사는 발달평가, 심리평가, 일상생활동작 평가라는 큰 틀 안에서 인지 평가를 시행하고 일상생활 안에서의 작업수행과 연계시켜 인지치료 접근을 해야 할 것이다.

특히 아동의 나이가 어리거나 발병 초기에는 특정 영역의 발달 – 지연되거나 손상된 영역이 보일 때 더욱 그러하다 – 만을 촉진하거나 보상할 수 있는 경향이 있으므로 작업치료사는 전반적이고 통합적인 발달을 고려하여 일상생활이라는 맥락 안에서 균형적인 작업치료를 제공할 수 있도록 주의해야 한다.

인지장애를 동반할 수 있는 진단명은 다양하지만 같은 진단명이라도 개인 내적 외적인 차이로 인해 인지장애 정도와 양상은 다를 수 있고 인지장애를 동반하지 않을 수도 있다. 예를 들어, 뇌손상에 기인한 뇌성마비를 가진 아동인 경우 신체적인 장애가 좀 더 심한 아동이 신체장애가 덜한 아동에 비해 인지기능이 더 좋을 수도 있다. 또한 전형적인 발달을 하던 중에 뇌혈관 기형이나 사고로 인해 외상성 뇌손상을 입은 아동의 경우 손상 부위에 따라 회복 정도가 다르며 특정한 영역에서만 인지장애를 갖거나 전반적인 영역에서 인지장애를 가질 수도 있다. 다운증후군과 같은 선천적인 지적장애를 가진 아동이더라도 가족이 주는 환경적인 자극에 따라 인지기능의 발달 수준은 달라질 수도 있다. 주의력결핍과잉행동장애를 가진 아동의 경우 정확한 진단에 의한 약물복용을 할 때 인지장애 정도가 감소하기도 한다.

학령기 아동일 경우 교육과정과 학교 환경을 고려한 인지적 접근이 필요하며 요소적인 접근과 기능적인 접근의 비중을 그 전 시기와 비교하여 수정 및 보완해 나가야 한다. 또한 인지기능에 대해 아동과 가족, 작업치료사가 서로 다르게 정의할 수 있으므로 평가와 치료 전에 이 부분에 대한 논의와 합의도 중요하다.

인지 평가는 의무기록이나 가능한 유관 분야 - 예를 들면, 언어평가나 심리평가 - 의 평가 결과를 참조하여 아동의 상태에 대한 정보를 미리 얻는다. 그 후, 아동과 가족을 직접 대면하게 되면 캐나다작업수행평가(Canadian Occupational Performance Measure: COPM)와 같은 평가도구를 사용하여 아동과 가족의 우선순위를 평가한다. 그 다음에 아동과 가족에게 맞는 표준화된 평가도구, 비표준화된 평가도구, 행동 관찰, 기능적인 활동을 사용한 검사, 점검표 등을 통해 인지기능을 파악한다.

작업치료사가 아동의 인지기능을 평가해낼 수 있는 검사로서 다음과 같은 도구들을 추천한다. 임상 현장에서는 시간적인 제한과 수가, 사용법의 미숙이나 도구를 갖추기 어려운 상황 등으로 인해 추천하는 평가도구를 사용하는데 어려움이 예상된다. 또한 작업치료사가 처한 임상 현장의 특수성에 따라 인지기능을 측정할 적합한 도구를 새롭게 찾아야 하는 경우도 발생할 수 있을 것이다. 마지막으로 작업치료사가 직접 평가할 수 있거나 해야 하는 평가도구도 있고 유관 분야에서 미리 해놓은 것을 참고로 추가적인 평가와 관찰이 진행되어야 하는 경우도 있을 것이다. 작업치료의 다양한 임상 현장과 제한점으로 인해 인지 기능평가 여건과 도구가 제한될 수 있으나 평가를 통한 객관적인 근거 마련과 효과성 입증의 중요성은 점점 더 커지고 있다.

BSID-III	1~42개월 사이의 영유아의 발달적 위치를 평가하고 전형적인 발달에서 이탈 여부와 정도를 파악해 낼 수 있다. 인지, 언어, 운동, 사회-정서 및 적응행동 측정 영역으로 구성되어 있다.
Gesell preschool behavior test (Gesell)	아동의 운동 능력과 인지능력의 지연 정도를 알아보기 위해 고안된 도구로 발달 정도에 대한 진단 및 추적조사에 사용된다. 대상은 2세 6개월~ 6세 사이의 영유아이며 평가영역은 네 가지로 운동, 적응, 언어, 개인-사회영역이다.
KPPS-R (Revised knox preschool play scale)	0~6세까지의 전형적인 놀이 행동의 발달적인 기술을 평가하기 위해 4가지 영역(공간 운용, 놀이감관리, 가장-상징, 참여)에 대해 자연스러운 환경에서 관찰평가를 시행한다.
Allen cognitive level test (ACL)	과제수행을 통해 인지기능을 6단계로 판별해 낸다. 좀 더 세분된 평가를 위해 Allen diagnostic module(ADM)을 실시할 수도 있다. ADM은 과제를 수행하는 과정에서 관찰해야 하는 인지적 요소들을 제시해준다.

Lowenstein occupational therapy cognitive assessment(LOCTA)	평가는 20개의 하위항목과 4가지 영역(지남력, 시공간지각, 시각운동조직화, 사고력)으로 구성되어 있다. 일상생활 과제를 수행하기 위한 기초적인 인지기능을 측정하는 것이 목적이다.
Dynamic occupational therapy cognitive assessment for children (DOTCA-Ch)	Katz, Parush & Bar-llan이 2004년에 개발한 준거참조평가 도구로써 LOTCA를 기반으로 하여 6~12세 아동을 대상으로 수정 및 보완한 도구이다. 학습잠재력과 사고전략을 파악해낼 수 있다.
Assessment of motor and process skills(AMPS)	Fisher에 의해 개발되었고 표준화된 일상생활 과제를 수행하는 행동을 직접 관찰하여 운동기술과 처리기술로 측정한다.
Assessment of awareness of disability(AAD)	Anders Kottorp에 의해 개발된 도구로써 AMPS를 수행한 후, 클라이언트에게 11개의 반구조화된 인터뷰를 시행하여 AMPS를 수행하면서 장애에 인식한 점에 대해 알아보는 검사이다.
School assessment of motor and process skills(School AMPS)	교육환경 내에서 학업과 관련된 기능적인 과제를 수행하는 행동을 직접 관찰하여 운동기술과 처리기술로 평가한다.
Evaluation of social interaction(ESI)	Fisher와 Griswold가 개발한 도구로 사회적 작업중에 사회적 상호작용의 질을 평가하기 위한 것이다. 상호작용의 목적을 정한 후 의사소통 의도에 맞는 과제를 수행하는 동안 직접 관찰을 통하여 의사소통 기술을 평가한다.
학교기능평가 (School function assessment : SFA)	1998년 Coster, Deeney, Haltiwanger & Haley에 의해 개발된 도구로 학교 기능을 평가할 수 있다. 준거 참조 검사로 참여, 과제지원, 활동 수행을 측정한다.
전산화 신경인지 기능검사 (Seoul computerized neuro cognitive function test)	뇌기능장애 검사에 있어 가장 정확하고 국소적 진단능력이 뛰어나 17개의 신경인지 기능검사를 전산화하였다. 17개의 소검사는 주의집중력검사, 기억력 검사, 고위인지 기능검사, 시운동협응, 지능검사로 범주화할 수 있다.
ADHD diagnostic system (ADS : 1999년)	홍강의, 신민섭, 조성준에 의해 개발되었으며 주의력을 평가하는 객관적이고 표준화된 연속 수행검사이다. 시각버전과 청각버전으로 구성되어 있으며 언어능력과 좌우 변별능력을 요구하지 않으며, 연습효과가 없는 비언어적으로 전산화된 검사이다.
교육진단검사(PEP)	생활연령이 1세~12세이면서, 정신연령이 1세~5세인 아동, 자폐성아동, 발달장애아동을 대상으로 학습에 문제를 가진 아동들의 행동과 능력을 평가한다. 6개의 기능영역과 병리 척도로 구성되어 있다.

• 지능검사

한국 유아용 웩슬러 지능검사(K-WPPSI)	만 3세~7세 3개월 아동을 대상으로 지능을 측정하기 위해 개발된 도구로 교육, 치료, 연구를 위해 사용되며, 특수교육이 필요한 영재아동이나 지체아동을 발견하는데 사용될 수 있다. 12개의 소검사로 구성되어 있으며 동작성 검사와 언어성 검사로 나눌 수 있다.
한국 웩슬러 아동지능검사(K-WISC-III)	만 6세~16세 11개월 된 아동까지의 지능을 임상적으로 평가할 수 있는 개인용 지능검사이다. 13개의 소검사로 구성되어 있으며 동작성 검사와 언어성 검사로 나눌 수 있다.
카프만 아동용 진단 검사 (Kaufman assessment battery for children: K-ABC)	만 2세 6개월부터 만 12세 6개월까지의 아동을 대상으로 실시하는 개인 지능검사로 인지심리학과 신경심리학의 지능이론에 근거하여 문항을 개발하였다. 16개의 하위검사로 구성되어 있는데 아동의 인지 처리 능력과 습득도를 측정한다.

• 교육과정

장애 유아를 위한 교육과정 (The Carolina curriculum for preschoolers with special needs: CCPSN-3~6세)	5개의 발달영역(대근육, 소근육, 인지, 언어, 사회성/자조)이 24개의 소영역이나 단계로 나누어져 있는데, 이는 정상아동이 어떤 기술을 배우는 평균 나이에 의해 단계를 결정한 것이 아니라, 어떻게 기술을 가르쳐야 하는가에 의해서 단계가 결정된다.
AEPS(Assessment, evaluation, and programming system for infants & children-0~6세)	사정, 목적개발, 중재 및 계속적인 모니터링과 평가를 함께 묶는 종합적인 체계이다. 6개의 발달영역(대근육, 소근육, 적응영역, 인지, 사회-의사소통, 사회성)으로 구성되어 있다.
교육과정평가원	http://www.kice.re.kr에서 교육과정에 대한 많은 정보를 얻을 수 있다.

3 인지장애와 치료

아동의 인지기능은 아동이 속해 있는 사회와 문화 안에서 아동 개인과 과제, 환경 간의 상호작용 맥락 안에서 이해되고 평가하여 접근해야만 한다. 또 아동의 발달 수준과 연령, 장애로 인한 제한과 지원, 참여 정도에 따라 아동에게 적합한 작업(occupation)을 아동과 가족, 치료사가 함께 찾아내어 치료모델을 결정해야 한다. 아동과 가족의 다양한 욕구와 개별성을 반영하여 습득모델, 회복모델, 교육/학습모델, 보상모델을 조합하여 사용할 필요가 있다. 치료모델을 선택한 후에는 인지기능을 촉진 또는 유지하기 위해 아동과 가족에게 적합한 작업(occupation)을 적용한다. 적합한 작업은 준비(preparation), 반복연습(rot practice), 모의 훈련하는 작업(simulated occupation), 회복적인 작업(restorative occupation), 습득적인 작업(acquisitional occupation), 적응적인 작업(adaptive occupation)을 들 수 있으며 한 가지 작업만을 사용하기보다는 필요한 작업을 조합하여 사용할 수 있다.

좀 더 구체적으로 작업치료에서 아동에 대한 인지적 접근에 대해 알아보고자 한다. 약물을 이용한 인지치료는 다루지 않을 것이다. 비약물적인 방법에 따라 접근하는 인지치료를 살펴볼 것이다. 먼저 연령에 따른 인지적 접근에 관해 서술하고 컴퓨터와 같은 기기를 사용한 인지적 접근에 관해 기술하고자 한다. 치료구성은 일대일로 진행하거나 두 명이 짝을 짓는 방법 또는 세 명 이상의 그룹 형태로 할 수 있다. 일대일 치료는 직접적인 개별적 접근에 용이하고 그룹 치료는 관찰학습이나 협동학습의 기회를 가질 수 있다. 여기서 제시하는 인지프로그램이나 인지적 전략을 참고하되, 아동과 가족의 욕구와 필요 및 발달단계, 생애주기, 가족생활주기, 교육과정을 고려하여 작업을 근거로 한 활동분석(activity analysis)을 통하여 작업치료에 적용해 나가는 것은 치료사 개인의 역량일 것이다.

1) 연령에 따른 인지적 접근

(1) 영아기(0~2세)

비약적인 신체 발달을 하는 시기로 인지발달은 애착과 기질 같은 사회정서 발달을 고려해야만 하고 감각과 지각발달이 기초가 된다. 구체적인 인지 영역에서는 감각자극에 대한 지향과 반응, 대상영속성(예: 물건을 추적하고 찾기), 인과관계(예: 간단한 장난감을 조작하기), 모방(예: 자주 사용하는 단어 모방하기), 문제해결(예: 장애물 주위를 돌아서 이동하기), 주의집중과 기억(예: 친숙한 게임이나 일과에서 변화에 반응하기), 개념(예: 크다, 작다를 분류한다), 자신의 신체나 주변 사람, 실물을 이용한 감각운동놀이를 할 수 있다. 체성감각, 청각, 시각, 안뜰감각과 같이 감각에 근거한 놀이 활동을 통해 인지발달에 접근한다. 청각과 시각 자극을 인식하고 위치를 찾아 따라가며 탐색하는 놀이, 자신의 신체의 움직임과 주변 환경과의 관계성(예: 모빌을 향해 손을 뻗어보기) 놀이, 부분적으로 숨겨진 물건 찾기, 상자 안에 물건 넣기와 빼기를 통해 안, 밖을 알기, 필요할 때 장애물을 피해서 가기, 기억해서 활동과 말을 흉내 내기 등의 놀이가 있다.

(2) 유아기(2~6세)

언어발달이 비약적으로 일어나는 시기로 훈육이 이루어지며 성역할과 사회화를 배워나가기 시작하는 때이다. 활동 중심적이며 일상생활 안에서 접근이 쉽고 실제적인 경험을 할 수 있는 반복적인 활동을 통해 인지발달을 도모해줄 수 있고 언어화 및 이미지화시켜준다. 인지적 접근을 구체적인 인지 영역에서는 시지각(예: 블록구성, 퍼즐구성 및 짝짓기), 주의집중과 기억(예: 단어나 문장을 따라 말하거나 설명한다). 개념(예: 범주에 따라 물건을 구분하거나 크기와 수를 알기), 추론(예: 미래의 사건에 대해 추론하기), 상징적 놀이(예: 소꿉놀이, 인형놀이 등)를 촉진해줄 수 있다.

구체적인 실물과 시각적인 자료를 사용한 활동을 제공하고 지시는 짧게 하되 언어적인 설명과 행동을 통한 시연을 병행해서 알려준다. 이 시기에 아동은 다른 사람의 관점을 파악하는 데 어려움이 있을 수 있으므로 같은 단어를 다른 의미로 받아들이거나 다른 단어를 같은 의미로 받아들일 수 있다는 것을 이해해야 한다. 독해력 같은 복잡한 기술, 개념형성, 언어의 기초기술을 다양한 실제 경험을 통해 배울 수 있도록 아동에게 활동의 기회를 마련해준다.

이 시기에 인지적 활동으로는 공간 관계, 크기, 양, 유사성과 차이점, 분류, 부분과 전체, 순서, 비교하기, 유목개념, 원인과 결과, 간단한 수개념, 간단한 지시 이해하고 따르기, 역할과 흉내 내기를 이해하도록 아이의 일상생활 맥락 안에서 놀이를 통해 언어와 실물로 연결해준다. 예를 들면, 선반 위의 물건 꺼내기, 과자를 잘라 많은 쪽 먹기, 가족의 옷을 분류하여 정리하기, 동화 장면 부분 완성하기, 카드 순서대로 집어주기, 그릇과 숟가락 짝짓기, 사과, 배, 귤 등과 과일 짝짓기, 냉장고에는 무엇이 있을까 생각해보기, 계단을 세면서 올라가기, 심부름시키기, 시장놀이 등을 들 수 있다.

(3) 아동기(6~11세)

초등학교에 입학하며 인지 및 사회 정서적으로도 변화가 큰 시기이다. 자아개념, 자아존중감, 자기효능감 같은 자기 이해가 발달하고 도덕성과 친사회적 행동, 또래 관계, 학교생활과 학업이 중요한 발달과제로 주어진다. 연합놀이나 협동놀이도 가능해진다. 이 시기에 아동은 학습자라는 역할을 하게 되므로 인지적 전략, 학습기술, 동기나 시험불안 같은 정서적 측면 및 사고와 행동 간의 균형을 도모하는 인지적 접근이 필요하다. 또한 학업성취와 관련된 인지적 접근뿐만 아니라 마음읽기와 같은 사회인지적 접근도 중요하다.

이 시기의 아동에게 작업을 선정해 줄 때는 물체를 조작하고 검증할 기회를 제공하고 구체적인 실물과 시각적 자료를 계속 사용한다. 또한 복잡한 활동이나 개념은 친숙한 예를 들어 설명해주고 조직화, 분류화, 군집화하도록 가르친다. 또한 논리적이고 분석적인 사고를 요구하는 문제들을 게임 형식을 빌려 제시해준다. 11세 이상이 되면 가설적 질문을 통해 탐구할 기회를 제공하고 문제를 해결하고 과학적으로 추론하도록 하며 사실뿐만이 아니라 폭넓은 개념을 알려준다.

개인이 문제해결에서 사용하는 특정 접근방식을 인지유형(cognitive style)이라고 하는데 이는 아동기에 나타나기 시작하므로 아동기 인지치료에서 고려해 볼 만한 점이다. 우선 인지유형에는 수렴적 사고(convergent thinking)와 확산적 사고(divergent thinking)가 있는데 수렴적 사고는 문제에 대한 해결책으로 가장 적합한 한 가지를 추구하는 사고방식이고 확산적 사고는 다양한 해결책과 답을 찾아가는 사고방식이다. 그다음으로 장독립성-장종속성(field independence-field dependence)이 있는데 이는 지각과제에 관하여 결정할 때 환경으로부터 받는 영향 정도를 의미한다. 장독립성(field independence)은 중요하지 않은 세부 사항보다는 핵심적인 자료에 집중하는 경향을 보이는 것이고 장종속성(field dependence)은 지각대상을 전체로써 지각한다. 사려성(reflection)—충동성(impulsiveness)은 개인이 의사결정을 내리기 전에 깊이 생각하는데 들이는 시간의 정도를 의미한다. 사려성은 문제에 대해 생각을 충분히 한 후에 반응하고 충동성은 상대적으로 즉각적인 반응을 보인다.

학습전략과 학습기술은 학습전, 학습중, 학습후로 나눌 수 있다. 학습 전에는 자신의 학습유형을 파악하고 학습동기와 초인지, 환경을 조성해주는 요인이 포함된다. 학습 중에는 주의집중하기, 기억전략, 사고력, 시간 관리, 효과적인 읽기 및 필기 전략, 수학적 문제해결, 과목별 전략을 다루어준다. 학습 후에는 시험전략과 시험불안을 다루어준다.

아동기의 인지치료는 영유아기와 같은 인지적 요소 외에 기능적인 인지도 동시에 접근해주어야 한다. 기능적인 읽기, 쓰기, 듣기, 상식, 수학을 기본으로 하여 학교 수업을 따라갈 수 있게 해주되 여전히 부족한 영역으로 나타나는 인지적 요소도 보강해준다. 개념형성, 지각, 사고력은 영아기부터 발달하지만 아동기에서 구체적으로 다루어주어야 할 개념형성으로는 공통점과 차이점, 단위(길이, 넓이, 높이), 사물의 기능, 어휘를 들 수 있겠다. 지각 역시 이전의 발달이 누적되며 영향을 주지만 아동기에는 시각운동협응, 공간 위치 관계, 도형 지각, 공간 관계 지각, 항상성 지각을 다루어준다. 사고력은 계열화, 조직화, 추상화, 추론화를 통해 연습할 수 있다.

동기는 행동을 일으키고 방향을 결정하고 유지해나가는 내적인 상태로 학습 능력의 시작이 된다. 동기는 흥미나 호기심과 같은 요인들에 의해 그 자체로 보상이 되는 활동과 연계되는 내재적 동기와 보상이나 처벌같이 외적인 요인에 의해 형성되는 외재적 동기가 있다. 동기는 활동하는 원인의 위치가 사람의 외부에 있는지 또는 내부에 있는지를 결정하게 된다. 학습 전에 준비시켜 주어야 하는 동기를 다루는 데는 보상에 따른 행동주의적 접근, Maslow의 인간 욕구에 따른 인본주의적 접근, 귀인이론에 근거한 인지적 접근, 사회문화적 견해를 가진 접근이 있다. 학습동기를 촉진할 수 있는 구체적인 전략은 다음과 같다.

① **자기관리**(self-management) : 자기관리체계는 자신들이 목표에 도달하였는지를 스스로 점검해나가는 것으로 자기점검, 자기평가, 자기강화로 나누어진다.

② **자기교수**(self-instruction): 과제를 완수하는 데 있어 학생들에게 그들 자신의 행동을 안내하도록 가르친다.

③ **자기점검**(self-monitoring) : 자신이 지닌 강점과 약점을 이해하게 하려면 자신의 수행을 추적하고 감독하도록 가르친다.

④ **자기결정**(self-determination) : 문제를 해결하고 결정하기 위한 기술들을 사용하는 능력을 훈련한다.

⑤ **귀인훈련** : 자신의 수행 결과에 대한 운이나 타인의 탓으로 생각하는 대신, 노력하기, 공부하기, 전략의 사용 등을 포함하는 적절한 표현으로 돌린다.

학습은 적절한 정보에 주의하여 집중을 환경과 상호작용하면서 유연성 있게 유지하여 기억으로 조직화하고 사고하는 능력이다. 주의집중력과 기억력, 사고력은 독립적인 능력이 아닌 세 가지 기능이 서로 복합되어 산출되는 능력이다. 주의집중력, 기억전략, 사고력을 촉진해줄 수 있는 전략은 다음과 같다.

① **주의집중 전략** : 시각적 주의집중 훈련과 청각적 주의집중 훈련으로 나누어 접근할 수 있다. 시각적 주의집중 훈련의 예는 숨은그림찾기, 띄어쓰기, 교정하기, 패턴 인식하기 등이 있다. 청각적 주의집

중 훈련의 예는 듣고 따라 말하기, 잘못 읽고 있는 부분 찾기, 듣고 생각해서 대답하기 등이 있다. 인지 행동적 방법의 하나로 자기지시훈련이 있다. 이는 외적언어를 내적언어로 바꾸어 나가는 방법으로 처음에는 문제를 파악하고 아이디어를 찾고 계획을 세운 후 수행과 검토를 거치면서 자신을 칭찬해나가는 과정을 거친다.

② **기억전략**: 정보 및 개념의 저장과 장기기억에서의 인출을 도울 수 있는 전략을 가르친다. 범주화, 머리글자 활용법, 그래픽조직화 등을 사용할 수 있다. 이는 배경지식과 연합하거나 활성화하고 분산학습, 부분 학습, 시간차회상훈련을 통해 촉진될 수 있다. 기억을 위해서는 정보를 조직화해야 하는데 구체적인 방법의 예는 비교, 분류, 순서화, 표상하기이다.

③ **사고력 훈련**: 창의적, 논리적, 비판적 사고를 증진시키기 위한 전략, 언어적 추론 능력을 연습함으로써 향상될 수 있다. 창의적 사고를 향상시킬 수 있는 방법의 예는 PMI가 있다. PMI(Plus-Minus-Interesting)는 De Bono에 의해 개발된 창의력 향상 기법인데, 어떤 문제상황에 대해 긍정적인 면인 Plus와 부정적인 면인 Minus를 모두 고려하여 최상의 해결책을 도출하고 선택하는 방법이다. 언어적 추론능력을 향상시킬 수 있는 활동의 예는 속담추론하기가 있다.

아동이 가진 장애에 따라서 특정인지 영역에서만 연습이 필요할 수 있다. 예를 들면, 주의력결핍과잉행동장애를 가진 아동의 경우, 주의집중훈련 프로그램이나 자기지시훈련만이 요구될 수도 있다. 또는 전형적인 발달을 하다가 뇌손상을 입은 경우 경미한 기억장애만 있을 수도 있다. 뇌성마비를 가진 아동은 운동성 제한으로 인해 이차적으로 인지처리속도에 영향을 주거나 표현성 언어와 수용성 언어의 차이로 인해 가지고 있는 인지기능보다 낮게 평가될 수도 있다. 그러므로 아동의 인지장애를 다룰 때는 아동이 가진 진단명만을 인지장애의 원인으로 보기보다는 MRI, PET, fMRI 등의 검사 결과와 일상생활에서의 과제수행을 통해 관찰되는 능력, 다른 발달상황과 환경적 요인, 경험의 차이 등을 고려하여 인지장애의 원인을 파악하고 접근하려는 노력이 있어야 한다.

2) 전산화된 인지적 접근

컴퓨터를 이용한 인지치료는 환자가 스스로 반복적인 학습을 할 수 있고 치료자의 개입을 줄여주고 환자의 수행 결과에 대한 측정치를 정확하게 기록하고 분석할 수 있다는 장점이 언급되고 있다(권재성 외 5인 공역, 2008). 그러나 아동의 경우 발달과정에 있고 장애로 인해 자기주도학습이 어렵거나 자기주도학습 자체가 목표일 수 있으므로 치료자의 개입이 줄어들기는 어렵다. 또 하나의 장점으로는 일대일의 치료 형태가 아닌 여러 명의 환자를 한 명의 치료사가 동시에 치료할 수 있다는 점을 들기도 한다. 하지만 전산화된 프로그램이더라도 모든 아동에게 동일하게 적용되기보다는 아동의 개별적인 욕구에 따라 프로그램을 수정 및 보완하여 제공해야 하므로 일대일의 치료 형태를 취하게 된다. 전산화된 프로그램이더라도 아동에게 적합한 작업이 되기 위해서는 치료사의 작업분석과 활동분석을 통해 지필과제, 교구나 신체

활동, 실물을 이용한 활동과의 접목이 중요하다. 또한 인지적 과제와 인지기능이 치료기관에서 뿐만이 아닌 일반화가 되기 위해 가정에서의 연계된 인지프로그램의 개발과 시스템구축이 전산화된 인지적 접근에서는 보완되어야 할 부분이다.

(1) **ComCog**(Computer aided cognitive rehabilitation training system)

우리나라 언어와 문화에 적합하도록 컴퓨터 프로그램을 고안하였고 인지기능의 회복을 목적으로 한다. 적용대상은 뇌질환, 학습장애 등 발달성 인지장애 아동도 포함된다. 프로그램은 주의력과 기억력 훈련으로 구성되어 있다.

(2) **Rehacom**

독일 HAZOMED에서 만든 인지재활 프로그램으로 주의력 및 집중력, 기억력, 반응능력, 논리적 사고력 및 행동계획 시각적 장애, 시운동 협응력의 영역으로 구성되어 있다. 영역에 따라 세부 항목으로 나뉘며 각각은 난이도 조정이 가능하고 정답률과 반응시간으로 수행도를 측정한다.

(3) **Cotras**(Cognitive training system)

국내에서 작업치료사에 의해 개발된 컴퓨터 인지훈련 시스템으로써 기존 프로그램인 ComCog, Rehacom에 대한 임상가들의 피드백을 바탕으로 제작되었다. 주요한 대상은 치매 및 인지장애를 가진 성인이며 내용은 시지각, 집중력, 기억력, 지남력, 기타 훈련으로 구성되었다. 자극방향, 지시문, 자극속도 등을 통해 난이도를 조절할 수 있다. 아동용 Cotras도 개발되어 임상 현장에서 적용되고 있다.

(4) **뉴로피드백훈련**

뇌파조절을 통해 뇌기능의 정상화를 향상시킴으로써 일상생활에서 인지기능 및 정서기능의 수행 능력을 증진시키는 것이 목적이다. 평가는 학습 과정에 관여하는 고도의 인지기능들을 신경생리학적 뇌파 지표들에 의해 객관적으로 실시한다. 평가항목은 인지능력, 집중력, 정서 상태, 문제해결 성향이다. 치료는 평가 결과에 따라 집중력 강화 바이오피드백, 두뇌이완 바이오피드백, 좌/우뇌 균형-바이오 피드백 훈련을 시행한다. 대상자는 주로 주의력결핍장애, 우울증, 학습장애, 불안장애, 피로, 자폐, 반응성 애착장애를 가진 사람이다.

(5) **가상현실**

가상현실(Virtual Reality)은 1990년대 초부터 최근까지 항공, 전자상거래뿐만이 아니라 정신신경학분야와 재활치료 분야까지 활용되고 있다. 시각적인 피드백을 이용하여 특정 움직임을 반복적으로 유도하고 실시간으로 상호작용이 이루어지는 과제 지향적 치료이다. 닌텐도 Wii, 키넥트(KINECT), 아이패드

(iPad) App과 같은 상업적인 장비와 프로그램을 이용하여 치료적 적용을 할 수 있다. 그러나 이러한 매체를 인지기능을 향상시키기 위한 작업치료 중재 영역으로 끌어오기 위해서는 아동의 요구를 맞는 '작업분석'이 선행되어야 한다. 일부에서는 잘못된 적용으로 인해 치료가 아닌 '노는 것'으로 오인될 수도 있다. 물론 작업치료사는 '놀이'를 작업치료를 위한 하나의 도구로 사용하기도 한다. 그러나 재미와 즐거움이라는 긍정적인 정서기능 외에 일상생활에서의 작업수행과 연계된 인지기능으로 설명할 수 있어야 하고 치료 효과성에 대한 근거를 마련해 나가야 한다.

제 12 장

놀이

1 놀이의 기본 개념

놀이는 아동기에 있어서 가장 중요하고 기초적인 작업 활동이다. 다시 말해 놀이는 아동의 삶 그 자체라고 볼 수도 있으며 그들의 다양한 영역에서의 성장과 발달에도 큰 영향을 미친다. 놀이에 대해서는 예로부터 여러 가지 의견이 분분하여 좀 더 과학적인 것을 지향하는 이들로 인해 놀이가 하찮은 작업으로 평가받기도 하였다. 하지만 점차적으로 놀이의 중요성이 널리 인식되면서 놀이가 발달기 아동의 삶에 있어서 가치있는 활동이며 필수적인 활동이라는 것에는 많은 사람들이 동의하고 있다. 특히, 작업치료 분야에서는 놀이가 인간의 주요 작업수행영역의 하나로 인정받고 있다.

1) 놀이의 정의

놀이의 정의를 내리는 것은 쉬운 일이 아니다. 놀이가 어떠한 구체적인 물질적인 존재가 아니라 추상적인 개념을 가지고 있으며 그 경계가 모호하기 때문이다. 이에 많은 학자들이 다양한 관점의 정의를 내리고 있다.

18세기의 독일의 시인이며 극작가인 Shiller와 19세기의 대표적인 철학자인 Spencer는 잉여에너지의 맹목적인 소비가 곧 놀이라고 주장하였다. 생존을 위해 소비하게 되는 에너지 외에 남아있게 되는 에너지를 사용하는 것이 놀이라는 것이다. Guilick은 어린이가 원하기 때문에 하는 활동을 놀이라고 정의하였다. 또한, Froebel은 놀이는 인간의 가장 대표적인 순수한 활동이라고 하며 놀이가 아동의 내적 세계를 스스로 표현한 것이라고 하였다. Issacs은 어린이의 삶 자체인 동시에 이 세상을 이해하는 수단이 놀이라고 하였으며 Lazarus는 놀이는 자유롭고 목적이 없으며 즐겁고 재미있는 활동이라고 정의했다.

브리태니커 사전에서는 놀이를 다음과 같이 정의하고 있다.

"인간의 모든 신체적·정신적 활동 가운데 생존과 관련된 활동을 제외한 것으로 보통 '일'과 대립되는 개념으로 쓰인다. 놀이와 일은 자기실현의 기회를 주는 인간의 의식적인 활동이라는 점에서는 같으나, 놀이는 '재미' 또는 '즐거움'을 전제로 하지만 일은 그렇지 않다는 차이점이 있다. 일 또한 '즐거움'을 주기도 하지만 그것이 필수적인 것은 아니며, 놀이와는 달리 강제성을 지니고 때때로 고통을 수반하기도 한다. 반면 놀이는 강제성이 없는 자발적 참여를 특징으로 하고 '보상'을 전제로 하지 않으며 '재미'나 '만족' 그 자체를 목적으로 한다. 원시농경사회에서 일과 놀이가 일치했던 것과는 달리, 현대 산업사회에서는 놀이를 '노동'이나 '일'과 다른 별개의 유희로 보는 경향이 강하다. 그러나 현대사회에서도 아이들의 놀이에서는 일과 노동이 구분되지 않는데, 아이들에게는 일이 곧 놀이이고 놀이가 곧 일이다. 반면 성인에게 있어서 놀이는 피로를 풀며 일상생활이나 일에서 생기는 스트레스를 해소하고 기분을 전환(레저, 레크리에이션)하는 데 중요한 것으로 평가되는데, 생활의욕을 높이기 위한 것으로 효용이 높다."

2) 놀이의 특성 및 주요 요소

어떠한 활동을 놀이라고 할 것인가에 대한 질문에 Neumann(1971)과 Levy(1978)는 놀이를 정의한 여러 문헌들을 통해 공통적인 견해를 발견하여 놀이와 놀이가 아닌 것(비놀이)의 특성에 대해 세 가지 기준(criteria) 및 요소를 제시하였다. 이 세 가지는 **내적 동기**(intrinsic motivation), **내적 현실**(internal reality) 그리고 **내적 통제**(internal locus of control)이다. 이들은 아동이 놀이를 할 때, 이 세 가지 기준이 존재해야 아동이 놀이에 참여하고 있는 것이라고 하였다. Bundy 또한, 작업치료사들이 놀이를 이해하고 정의를 내리는데 도움을 주기 위해 이들의 세 가지 기준에 기초하여 내적 동기, 현실성의 중지 또는 현실의 유보(suspension of reality) 그리고 내적 통제를 제시하였다. 그녀는 이 세 가지 기준을 사용하여 놀이다움을 평가하는 ToP(test of playfulness)를 개발하였다. 놀이의 세 가지 기준은 다음과 같다.

첫째, **내적 동기**란 자신 스스로의 동기에서 시작하여 놀이에 진정으로 몰두하는 것을 말한다. 외적인 보상보다는 놀이 그 자체에서 만족을 얻으며 결과보다는 그 과정을 즐기는 것이다.

둘째, **현실성의 중지**(suspension of reality)는 아동이 놀이하는 동안 현실에서의 자신과는 잠시 단절이 되는 것으로 Levy(1978)는 현실적인 자아를 떠나 상상속의 자아, 환상적 자아로 변화할 수 있다고 하였다. 놀이를 하는 동안 현실에 얽매이지 않고 아동은 누구라도 될 수 있고, 무엇이든 되어도 되고, 좋고 싫은 것을 표현하며 자유롭게 탐색하고 경험할 수 있다는 것이다. 어떤 특별한 장난감이나 사물이 없이도 자신이 원하는 놀이상황을 만들 수 있고 자신만의 방법으로 가지고 놀 수 있는 자유가 있을 때 놀이라고 할 수 있는 것이다. 예를 들면, 장난감 차를 차로서만 가지고 노는 것이 아니라 바다 위의 보트로 상상하여 사용할 수 있는 것이다. 이때 아동의 놀이를 보고 장난감 차를 차라는 사물로서만 가지고 놀기를 요구한다면 이것은 현실성의 중지에 대한 아동의 자유를 침해하는 것이며 이러한 것은 엄밀히 놀이라고 할 수 없다고 본다.

셋째, **내적 통제**는 놀이자의 행동과 결과에 대해 그 자신이 책임과 통제권을 가지고 있는 것을 말한다. 이때 외부요인 즉, 교사나 부모가 영향력을 발휘하여 통제하게 되면 이것은 진정한 놀이라고 하기 어려우며 외부 통제보다는 자신이 스스로 통제력을 가지고 세상과 상호작용하는 이들이 더 만족스런 삶을 산다고 한다. 비놀이는 놀이 행동이 외부에 의해 통제될 때를 말한다.

놀이의 중요한 세 가지 기준의 특성이외에도 다양한 특성들이 있다. 심리학자들이 놀이의 이해에 기여하여 왔는데 놀이행동이 아닌 것과 놀이를 구별하는데 있어서 제시한 놀이의 6가지 특성을 제시하였다. 첫째, 놀이는 내적으로 동기화된 자연스런 행동이다. 둘째, 놀이에서 놀이자는 결과보다는 그 의미에, 과정에 더 집중을 한다. 셋째, 아동 자신이 놀이를 가이드한다. 예를 들면 이 장난감은 무엇을 하는 것이지?가 아니라 이 장난감으로 나는 무엇을 할 수 있을까? 라는 생각을 하는 것이다. 넷째, 놀이는 심각한 것이 아니라 즐겁고 유쾌한 활동이다. 다섯째, 놀이자는 외부적인 규칙에서 자유롭다. 마지막 여섯째는 놀이를 할 때 놀이자는 수동적인 참여를 하는 것이 아니라 놀이 활동에 적극적이고 능동적으로 참여를 한다는 것이다.

이 외 몇 가지를 더 제시하면 놀이는 참여자가 자유롭게 선택해야 하는 것이며 타인이 정해주는 것은 놀이라는 개념보다는 일에 더 가깝다는 것이다. 또, 지루한 것은 놀이라고 할 수 없으며 놀이는 즐겁고 재미있어야 하고, 놀이는 비사실적인 요소를 많이 포함한다는 것들이다.

3) 놀이 이론

놀이에 대한 연구는 19세기 중반에 시작되었으며 우리나라는 아이들의 의미없는 장난에 불과하다는 견해로 터부시되다가 1960년대 말 이후 연구가 증가하였다. 놀이에 대한 여러 가지 이론을 고전적 이론과 20세기 들어서면서 제시된 현대 이론으로 나누어 소개하고자 한다.

(1) 고전적 이론

① 잉여에너지 이론

Spenser와 Shiller는 잉여에너지 이론의 대표적인 연구자이다. 이들은 인간이 생존을 위해 필요한 에너지를 소비하고 남은 에너지를 사용하기 위해 놀이를 하는 것이라고 하였다. 그러나 이 이론은 아동이

에너지를 다 소비하고 지쳐있을 때에도 새롭고 흥미로운 놀이에 관심을 가지고 집중을 하는 것을 설명하지 못하는 제한점을 가지고 있다.

② 연습이론

이 이론은 준비설 또는 본능이론으로도 알려져 있는데 네덜란드의 철학자 Groos의 이론이다. 아동기 동안 놀이를 통해 미래의 삶에 대한 여러 가지 행동을 연습한다는 것이다. 이 이론은 이 후 성인기의 삶에 아동기의 놀이가 유용한 행동이라는 근거를 제시하였으나 필요한 기술을 어느 정도 획득한 성인이 되어서도 놀이나 레져에 참여하는 것에 대해서는 설명하지 못하는 한계를 가지고 있다.

③ 반복이론

미국의 심리학자인 Hall은 놀이가 인류의 진화과정에서 선조가 경험하는 다양한 활동이나 문화를 반복하는 것이라고 하였다. 수렵활동 등은 아이들의 칼싸움이나 숨바꼭질과 같은 형태로 나타나는 것이라고 설명하며 한편, 이러한 원시적 본능을 놀이를 통해 발산하면서 정화를 경험한다고 하였다. 이는 이후의 프로이드가 말하는 아동기에서의 놀이의 정화작용과도 밀접한 관계가 있다. 그러나 현재의 과학적으로 발전된 양상의 놀이형태에 대해서는 설명하기 어렵다.

④ 휴식이론

독일의 Lazarus는 소모된 에너지를 다시 회복하기 위해 놀이를 하는 것이라고 하였다. 인간이 일을 통해 에너지를 소모하여 에너지가 부족하게 되면 재충전하기 위해 놀이를 하는 것이다. 정신노동을 많이 하거나 힘든 일들로 인해 피로와 스트레스가 쌓이면 놀이를 한다는 것인데 이는 성인보다 덜 힘들고 덜 스트레스를 받는 아동이 성인보다 더 많은 시간과 에너지를 놀이를 하는데 쏟는 것에 대해서는 설명하기 어렵다는 한계를 보인다.

(2) 현대의 놀이 이론

① 정신분석 이론

정신분석 이론에서는 놀이를 통하여 아동이 현실적으로 표출하기 어려운 여러 가지 정서나 감정, 심리적인 갈등을 발산하고 해소하는 정화작용을 한다고 하였다. 심리적으로 충격을 받았던 일들을 놀이를 통해 재현하고 다른 대체물을 통해 자신의 감정을 표현하는 놀이를 통해 아동은 심리적인 문제를 해결할 수도 있고 다른 사람과의 관계도 개선할 수 있다. 즉, 무의식적 갈등을 해결하고 자아를 만족시키는 이러한 놀이는 치료적 힘을 함께 가지고 있다고 보면서 놀이치료를 발전시켰다.

② 인지발달 이론

인지발달 이론의 관점에서 놀이를 살펴보면 놀이는 인지적인 과정이며 문제해결이나 창의력을 발달시켜 인지발달에 도움을 주며 잠재적 성장 가능성을 최대화한다. Sutton - Smith와 Bruner는 놀이가 아동의 창의성과 사고의 융통성을 촉진시킨다고 하였는데 특히, 역할놀이에서 빗자루를 말(horse)로 사용하는 상징적 전환(symbolic transformation)은 아동의 정신적 융통성에 영향력을 미치는데 이러한 상징적 전환은 아동이 나름대로의 독특한 방법으로 아이디어를 만들고 이를 통해 창의적 사고가 확대된다. Piaget는 놀이 경험이 인지발달과 밀접한 관계가 있다고 말하면서 아동은 자신의 인지발달 수준에 따라 놀이 행동을 하게 되는데 이러한 놀이행동은 세단계로 발달한다고 하였다. 이것에는 연습놀이(practice play), 상징놀이(symbolic play), 그리고 규칙이 있는 게임(game with rule)이 있다.

㉠ **연습놀이** : 2세 미만의 어린 아동들에게서 보이는 언어 사용 이전의 놀이형태로서 순수한 즐거움과 기능적 쾌감을 위해 경험한 행동을 반복하는 행동이다. 예를 들어 물웅덩이에서 첨벙거리고 노는 것 자체가 즐거워서 반복하는 것이나 바구니에 담긴 장난감들을 쏟고 담는 행동을 반복하는 것 등이 이에 속한다. 이러한 놀이행동은 2세 이후의 아동기에도 나타나기도 하며 새로운 놀이 기술이 나타날 때마다 습득을 위해 행동을 하게 되며 감각운동놀이도 이에 속한다고 본다. Smilansky가 말하는 기능놀이도 연습놀이와 같은 인지단계에 있다고 본다.

㉡ **상징놀이** : 상징놀이는 상상을 통하여 무엇이 된 체 하는 놀이, 또는 존재하지 않는 물건이나 사물이 존재하는 듯이 행동하거나 어떤 사물이 다른 물건인 양 상징적인 전환을 사용하여 놀이하는 것을 말한다. 이는 2세에 이르러 나타나며 전조작기 발달 시기를 통하여 더욱 복잡하게 발달하게 되는데 상징놀이는 사회적 연극놀이로까지 발달한다. 상징놀이는 손에 마치 컵이 있는 듯이 행동하며 인형에게 물을 먹인다거나 막대기로 총놀이를 한다거나 하는 것인데 사회적 연극놀이는 상상이나 가상상황을 만들어 친구들과 함께 연극을 하는 식으로 노는 것으로 역할을 나누어 병원놀이를 하거나 소꿉놀이를 하는 것을 말한다. 이러한 사회적 연극놀이는 상징놀이를 포함하게 되는데 예를 들어 장난감 그릇에 흙을 담아서 밥이라고 한다면 이것은 상징적 놀이행동에 속하는 것이다.

㉢ **규칙이 있는 게임** : 7세 이상이 되면 인지발달 단계에 비춰 보았을 때 구체적 조작기에 해당되는 것으로서 이 시기에는 전조작기에서 보이는 자기중심적 사고에서 벗어나 집단이라는 개념을 이해하고 개인보다는 집단에서 정하는 규칙을 따르는 행동을 하게 된다. 이전단계인 상징놀이에서 보이는 단계보다 더욱 확장된 사회화 개념을 가지며 또래와 활동하며 규칙을 정하고 지키는 활동을 한다.

Smilansky는 인지발달에 따른 놀이 유형을 기능놀이(functional play), 구성놀이(constructional play), 사회극놀이(sociodramatic play), 규칙있는 게임으로 나누었다. 기능놀이는 아동의 감각운동기에 나타나는 놀이로서 신체적 기능의 즐거움을 우연히 알게 되어 단순하고 반복적으로 되풀이 하는 단순한 놀이행

표 12-1 피아제의 인지발달 단계와 인지놀이 단계

연령	인지발달 단계	Piaget의 인지놀이 단계	Smilansky의 놀이단계
0~2세	감각운동기	연습놀이	기능놀이
2~7세	전조작기	상징놀이	구성놀이와 사회극놀이
7~12세	구체적 조작기	규칙이 있는 게임	규칙이 있는 게임

동을 말하거나 또는 신체적 발달에 따라 사물을 사용하게 되는 놀이를 말한다. 딸랑이 흔들기, 자동차 굴리기, 컵으로 마시기, 숟가락질하기 등이 해당된다. 구성놀이는 간단하게는 큰 블록들을 쌓거나 나열하는 것, 레고블럭 쌓기와 같은 놀이를 말한다. Piaget의 인지발달 단계와 인지발달 놀이단계, 그리고 Smilansky가 말하는 인지발달 놀이단계를 표로 비교해보았다(표 12-1).

③ 각성조절이론

각성조절이론은 Berlyne과 Ellis 등이 설명하는 이론으로서 인간의 각성수준을 최적 상태로 유지하려고 하는 중추신경계의 욕구에 따르는 활동을 놀이라고 하였다. 어떤 새로운 자극정보를 통해 각성 수준이 지나치게 높아지면 불안감을 가지게 되어 자극을 감소시키는 활동을 하게 되고 반대로 각성을 위한 자극이 충분하지 않아 지루하고 재미없는 상황에서는 다양한 탐색을 통해 각성수준을 적정수준으로 높이려고 한다는 것이다. 특히 Ellis는 자극을 찾는 행동과 자극을 피하는 행동으로 놀이행동을 설명하였는데 이때 자극을 찾는 행동 즉, 자극추구행동을 놀이라고 하였다. 자극추구행동은 뭔가 새롭고 특이한 활동을 통해 낮은 각성수준을 높이게 하며 인간은 피로하지 않은 상태에서 기본적인 욕구가 충족되면 자극을 찾는 행동을 보인다고 하였다. Ellis는 각성수준을 적정수준으로 올리고자 하는 필요성에서 비롯된 행동을 놀이라고 정의했다.

4) 놀이와 발달

많은 이론가들은 놀이를 통해 아동의 운동기술, 인지, 정서, 사회성, 언어가 발달하며 아동은 놀이를 하면서 자신에게 필요한 기술을 발달시킨다고 하였다. 앞서 설명한 다양한 놀이의 정의와 이론들을 통해 충분히 이해할 수 있으리라 생각된다. 아동이 성장하고 발달하면서 사회적 상호작용도 발달하고 그에 따라 놀이형태도 달라지는데 여기서는 놀이를 통해 사회적 수준이 발달하는 것을 설명한 Parten의 사회적 놀이발달 유형을 소개하고자 한다. Parten은 사회적 놀이 발달을 6가지 유형으로 설명하였다.

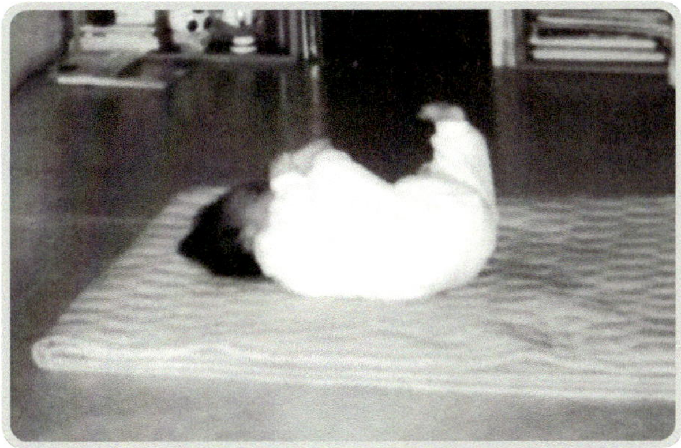

그림 12-1. 몰입되지 않은 행동

(1) 몰입되지 않은 행동(Unoccupied behavior)

이는 비참여 행동이라고도 하는데 특별한 놀이행동이라고 하기보다는 0~1.5세에 해당되는 아동에게서 보여지는 순간적인 흥미에 따라 어떤 것을 바라보거나 하는 행동을 말한다. 예를 들면 누워서 모빌을 바라보거나 자신의 손을 들여다 보는 것, 그저 장난감을 만지작거리는 것 등이 해당된다(그림 12-1). 커서도 가만히 앉아 그저 주변을 둘러보는 것 등도 이에 해당된다.

(2) 방관자적 행동(Onlooker behavior)

1.5세에서 2세의 아동들에서 흔히 보는 행동으로 다른 친구들이 노는 것을 관찰하는 행동을 말한다. 놀이에 직접 참여하지 않으면서 그들이 하는 놀이 행동을 지켜보며 집중하는데 이러한 행동을 통해 배우는 것이라고도 볼 수 있다. 그저 지켜보기만 하다가 자신이 같은 활동을 시도하거나 수행하는 것이 관찰되기도 한다.

(3) 혼자놀이(Solitary play)

2~2.5세 아동에게서 보여지는 놀이로서 다른 아동과 함께 같은 공간에 있지만 서로 다른 놀이감을 가지고 놀고 사회적 상호작용을 거의 하지 않는 놀이이다. 옆에서 놀고 있는 친구와 그 놀이에 관심을 가지지 않고 대화도 없이 자신의 놀이에 몰두한다.

(4) 평행놀이(Parallel play)

같은 공간에서 서로 비슷한 놀이를 하지만 서로간의 상호작용은 없이 자신의 놀이를 하는 것이다(그림 12-2). 2.5세에서 3.5세에 해당하는 놀이로서 함께 같은 공간에 있는 것을 의식하고 좋아하지만 놀이를 통한 교류는 하지 않는다. 다양한 블록을 방안에 쏟아놓고 두 아동이 블록놀이를 하지만 각자 자신의 놀이에 몰두하여 자신이 원하는 것을 만드는 놀이행동이 이에 해당한다.

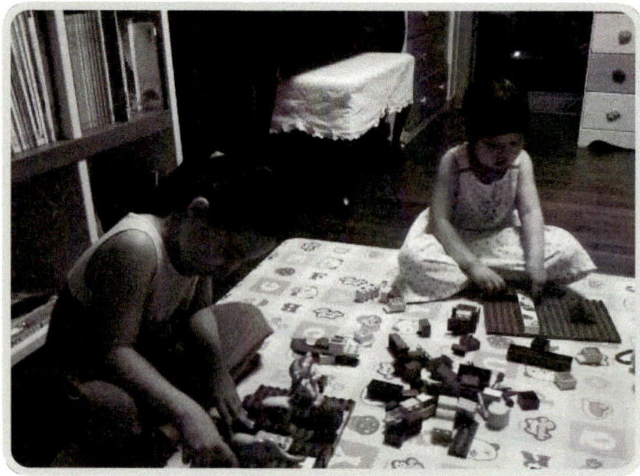

그림 12-2. 평행놀이

(5) 연합놀이(Associative play)

3.5세에서 4.5세에 해당하는 아동들에서 많이 관찰되는 놀이로서 친구들과 함께 같이 놀면서 대화하고 장난감을 빌려주거나 공유하며 친구의 놀이에 참여하는 놀이이다. 예를 들어 위에서 설명하는 블록놀이의 경우 함께 집을 만든다거나 놀이동산을 함께 꾸민다거나 하는 것이 연합놀이에 해당되는 것으로 사회성이 발달된 놀이유형이라고 볼 수 있다. 그러나 집단에서의 리더, 목표, 역할분담을 설정하는 것보다는 함께 어울려 논다는 것에 의미가 있는 놀이이다(그림 12-3).

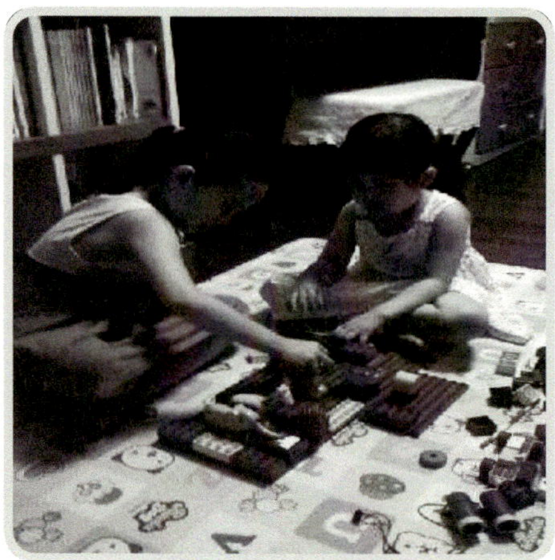

그림 12-3. 연합놀이

(6) 협동놀이(Cooperative play)

4.5세 이후의 아동들이 흔히 보이는 놀이로서 함께 어울려 조직화된 놀이를 하며 공통된 관심사로 역할 분담, 목표 또는 리더가 있다. 어떠한 활동을 목표를 정하여 각자 역할분담을 하며 조직적으로 놀이가 진행되는 것을 협동놀이라고 한다. 규칙있는 게임 속에서 다른 팀과 경쟁하거나 무엇을 만들기 위해 각자의 역할을 분담하거나 연극활동 같은 것을 하는 것이 이에 해당된다.

2 작업치료에서의 놀이

작업치료에서는 놀이를 아동기의 가장 일차적이고 기본적인 작업(primary occupation)으로 본다. 놀이는 아동을 평가하는데 쓰이는 것 뿐 아니라 치료하는데 중요한 매개체로 사용된다. 세계대전 이후 작업치료의 패러다임이 과학적 환원주의에 치우치면서 인간중심 또는 인본주의 사상이 줄어들어 놀이의 관심 또한 감소되었지만 1970년대 이후 과학적 환원주의의 한계를 깨달으면서 인본주의 접근법이 다시 관심을 받게 되었다. 이때부터 놀이가 다시 작업치료에서 주요한 관심사가 되었다.

1) 놀이에 대한 작업치료학자들의 견해

(1) Reilly

Mary Reilly는 인간작업 이론의 근간이 되는 작업행동이론을 발표하였었는데 인간의 생애에 걸친 작업자로서의 역할을 중요시하였다. 인간은 아동기에는 놀이자로서의 작업역할을 가지며 학령기에는 학생으로 성인이 되면서 직장인 또는 가정주부로 작업역할이 변화해 간다고 하였다. 작업자로서의 역할은 그 시기에 맞는 행동을 해야 하는데 아동기에는 바로 놀이를 주요 작업행동으로 보았다.

Reilly는 탐색학습으로서의 놀이를 중요시하며 3단계의 놀이발달을 제시하였다.

① 탐색 또는 탐험행동단계(Exploratory behavior)

이 단계는 영유아의 놀이에서 나타나는데 새롭고 흥미로운 환경에서 일어나며 내적 동기에서 시작된다. 'What is it?' 이라는 질문이 많이 일어난다.

② 능력행동단계(Competence behavior)

아동은 이 단계에서 환경 속에서 잘 적응하며 자신의 실력을 쌓고 자신의 유능함을 위해 활동한다. 도전적인 것, 새로운 것에 직면했을 때 발생하는 행동이며 자신 혼자서 해내려고 하고 자신만의 방법으로 하려고 한다. 한 가지 활동을 제대로 자기 것으로 해내기 위해 끊임없이 연습하고 학습하고 반복하여 자기 것으로 만들며 자기 효능감을 가지게 된다.

③ 성취행동단계(Achievement behavior)

이 단계에서는 활동을 수행하는 것 그 자체에 초점을 둔다. 어떤 활동에 대한 성공적 수행을 하며 이러한 성취경험의 축적은 미래의 자신의 수행능력에 기대를 갖게끔 한다. 다른 아동과 경쟁을 하며 더 위험한 것도 받아들이는 용기를 가지게 된다.

(2) Takata

Nancy Takata는 아동의 놀이에 대한 정보를 얻기 위해 놀이력(play history)을 만들었다. 아동의 놀이경험, 놀이 환경 등에 관한 질문을 부모나 주 보호자에게 인터뷰 형식으로 진행하도록 하였다. 또한 Takata는 6단계의 놀이의 분류학(taxonomy of play)을 통해 아동이 어떤 놀이 단계에 있는지를 알아보는데 활용했다. 이 6단계는 감각운동시기(0~2세), 상징놀이와 간단한 구성놀이시기(2~4세), 연극적 놀이와 복잡한 구성놀이시기(4~7세), 게임(7~12세), 레크리에이션(12~16세)으로 분류되었다.

(3) Knox

Susan Knox는 놀이 평가도구로 놀이 척도(play scale)를 개발하였다. 이는 학령기전 아동인 0~6세를 대상으로 평가하는데 모두 4가지 영역으로 구성되었다. 4가지 영역은 공간관리(space management), 놀이감관리 또는 교재관리(material management), 모방(imitation), 참여(participation)이다. 이 놀이척도는 신뢰도와 타당도 연구를 거치면서 학령기전 놀이척도(preschool play scale)로 재명명되었다가 다시 Knox가 KPPS(The knox preschool play scale)로 개정하였다. 이 후 놀이평가에서는 KPPS를 설명하고자 한다.

(4) Bundy

Anita Bundy는 아동이 놀이 활동을 할 때 즐겁게 하는지가 중요하다고 생각하였다. 그녀는 이런 면을 평가하기 위해 놀이다움 평가라는 ToP(test of playfulness)를 개발하였다. 이 놀이다움이라는 것은 앞서 설명한 놀이의 주요 세 가지 요소인 내재적 동기화, 내적 통제 그리고 현실의 중지라는 것이 포함되어야 한다고 보았다. 즉 놀이자 자신이 스스로 하고 싶어서 하며, 자신의 놀이상황을 자신이 통제하며 현실적인 것을 중지하고 충분히 자신이 상상하는 것을 행할 수 있는 자유가 있어야 활동이 즐거울 수 있는 것이다. 놀이는 결과보다는 과정을 중시하기에 무엇을 했는지, 무엇을 성공했는지 보다 어떻게 했는지, 그렇게 하면서 즐거웠는지가 중요하다. '즐겁게 한다'라는 것이 놀이활동 그 자체보다 중요하다고 Bundy는 주장하였다.

2) 놀이의 평가

(1) 놀이력(Play history)

Takata(1974)에 의해 개발된 놀이력은 아동의 놀이정보를 자세히 알아볼 수 있는 것으로 아동을 잘 알고 있는 부모나 주 양육자를 대상으로 인터뷰를 통하여 평가하는 것이다. 가능한 개방형 질문을 하도록 하여 놀이의 양과 질에 대한 많은 정보를 얻는 것이 중요하며 이렇게 얻어진 정보로 Takata의 놀이분류에 따라 결과를 해석한다. 인터뷰 시간은 대략 한 시간에서 한 시간 반 정도 걸린다. 놀이력은 크게

표 12-2 **놀이력**

놀이력		
(1) 일반적인 정보		
■ 이름	■ 생년월일	■ 성별
■ 날짜	■ 정보제공자	
■ 현재의 문제		
(2) 사전 놀이경험		
① 혼자놀이 ② 타인과의 놀이 엄마 아빠 여자형제 남자형제 놀이친구 다른 가족 애완동물 ③ 선호했던 장난감이나 놀이 ④ 대근육놀이 ⑤ 가장-역할 놀이 ⑥ 스포츠와 게임 : 그룹협동 그룹경쟁 ⑦ 창의적인 관심 : 예술활동 공예 ⑧ 취미, 수집, 다른 레저활동 ⑨ 레크리에이션 / 사회성 활동		
(3) 실제적인 놀이검사		
① 아동이 무엇을 가지고 놀이를 하는가? 장난감 도구 애완동물 ② 아동이 장난감이나 다른 도구를 가지고 어떻게 놀이를 하는가? ③ 싫어하거나 그다지 좋아하지는 않는 놀이의 형태는 무엇인가? ④ 아동이 누구와 함께 놀이를 하는가? 혼자 부모 남자형제들 여자형제들 또래들 타인 ⑤ 아동이 타인과 어떻게 놀이를 하는가? ⑥ 아동이 놀이하는 동안 보이는 신체 자세(body posture)는? ⑦ 아동이 물건을 가지고 놀이하는 시간은 어느 정도인가?, 사람과 함께 놀이하는 시간은? ⑧ 아동은 어디에서 놀이를 하는가? 집 : 실내 실외 지역사회 : 공원 학교 교회 다른 지역 ⑨ 아동은 언제 놀이를 하는가? 주말과 주중을 위한 매일의 계획		
(4) 놀이묘사		
(5) 놀이처방		

출처 : Parham, L. D., Fazio, L. S.(2008). Play in Occupational Therapy for Children. 2nd ed. St. Louis: Elsevier Mosby.

5부분으로 구성되어 있는데 일반적인 아동의 정보, 현재까지의 놀이경험, 놀이검사, 놀이 묘사, 놀이 처방으로 구성되어 있다. 놀이검사에서는 특히, 놀이의 재료(material : 무엇을 가지고 노는지), 놀이 활동(action : 아이들이 어떻게 노는지), 놀이 대상(people : 누구와 노는지), 놀이 환경(setting : 언제, 어디서 노는지)에 대한 정보를 얻는다. 놀이력은 표 12-2에 소개하였다.

(2) **KPPS**(The knox preschool play scale)

Knox는 기존에 개발했던 놀이척도(play scale)의 약점을 보완하여 KPPS로 재개정하였다. KPPS는 이전과 같이 네 가지 영역의 검사로 구성되어있고 검사연령도 0~6세이다. 그러나 이전 검사가 0~6세 범위를 1년 단위로 나눈 것과 달리 0~3세까지는 6개월 단위로 나누었고 3세 이후는 1년 단위로 나누었다. KPPS의 특징은 자연스럽고 자유스런 놀이상황에서 치료사가 관찰을 통하여 검사하는 것이다. 가능한 아동이 또래들과 함께 친숙한 환경에서 놀이할 때 관찰하여 평가해야 한다. 실내와 실외에서 관찰하고 대개 시간은 2시간 30분 정도 소요된다. 4개의 차원은 공간관리, 놀이감(교재)관리, 가장/상징, 참여로 구성되는데 각 차원은 다시 여러 가지의 요인으로 나뉜다. 공간관리는 아동 자신을 둘러싸고 있는 공간과 신체를 관리하는 것으로 대동작 활동과 탐색을 포함하고, 놀이감 관리는 주변 환경의 놀이감의 통제와 사용에 관한 것으로 소동작 활동을 포함하며, 가장/상징은 아동이 사회적 세계를 이해하는 학습의 방식으로 가장과 상징을 잘 사용하는지를 보는 것이며, 참여는 사회적 상호작용의 방식을 보는 것이다. KPPS 평가도구이외에 다른 평가들도 함께 진행되어야 할 것이다. KPPS의 일부분을 표 12-3에 제시하였다.

(3) **ToP**(Test of playfulness)

놀이다움 평가(ToP)는 Bundy가 개발한 것으로서 그녀는 아동들이 놀이활동에 접근하고 또 놀이를 대하는 아동의 태도가 중요하다고 생각하였다. ToP 초판은 60항목으로 개발되었지만 장애아동에게도 사

표 12-3 KPPS(The knox preschool play scale)

0 ~ 6개월	6 ~ 12개월	12 ~ 18개월
공간관리	**공간관리**	**공간관리**
• 대동작: 크게 휘둘러 치기, 뻗치기, 손과 발을 사용하여 놀기, 즐거운 느낌을 유지하기 위해 움직이기 • 흥미: 사람 얼굴을 응시하기, 움직임을 주시하기, 목소리와 음성에 주의집중하기	• 대동작: 엎드려서 뻗치기, 기기, 균형잡고 앉기, 앉아 있는 동안 장난감 가지고 놀기, 일어서기 위해 가구 등을 잡아당기기, 어슬렁거리며 걷기 • 흥미: 물체가 보이지 않을 때까지 따라가기, 움직임 예상하기 등	• 대동작: 지지없이 앉기와 서기, 구부리기와 펴기, 넓은 길에서 걷기, 대근육을 사용하는 미분화된 움직임, 공 던지기 • 흥미: 기본적인 운동패턴의 실행 움직임에 대한 시도, 다양한 운동감각과 고유감각의 탐색, 물체이동

용이 가능하도록 개정하였는데 이 개정판은 모두 68항목으로 이뤄졌다. 아동에게 약 15분간의 실내외 놀이를 하도록 한 후 관찰을 통해 평가한다. ToP는 표 12-4에 간단히 일부분을 소개하였다.

표 12-4 놀이다움 평가

<table>
<tr><td colspan="2">이름:
나이:
평가날짜:</td><td>정도
3 = 거의 항상
2 = 많은 편
1 = 적은 편
0 = 아주 드물게
NA = 불가능</td><td>강도
3 = 높게
2 = 알맞게
1 = 낮게
0 = 없는 듯
NA = 불가능</td><td>기술력
3 = 매우 높은
2 = 적절한
1 = 약간
0 = 없는 듯
NA = 불가능</td></tr>
<tr><th>항목</th><th>정도</th><th>강도</th><th>기술</th><th>설명</th></tr>
<tr><td>놀이에 활동적으로 참여하는가</td><td></td><td></td><td></td><td></td></tr>
<tr><td>자기 지시를 통해 무엇을 할지 어떻게 할지를 결정하는가</td><td></td><td></td><td></td><td></td></tr>
<tr><td>편안함을 느끼며 노는가</td><td></td><td></td><td></td><td></td></tr>
<tr><td>재미를 극대화하며 놀이에 매우 즐거워하는가</td><td></td><td></td><td></td><td></td></tr>
</table>

3) 작업치료에서의 놀이에 대한 치료

작업치료에서는 놀이에 대한 중재로 3가지 측면을 제시하고 있다. 첫째는 특별한 구성요소(예: 소동작)를 향상시키기 위해 치료수단(therapeutic modality)으로서 놀이를 이용하는 중재이고, 둘째는 놀이기술(play skills) 그 자체를 향상시키는데 초점을 둔 중재이고, 셋째는 놀이다움(playfulness) 또는 치료 시 아동을 활성화(activation)시키는데 초점을 둔 중재이다.

(1) 치료수단으로서의 놀이이용

아동의 특정 기술을 발달시키기 위한 목적을 가지고 치료적 수단으로 놀이를 사용할 때, 놀이의 세 기준을 명심해야 하는데, 내적 동기, 현실성의 중지, 내적 통제가 가능하도록 해야 한다. 또한, 세 가지 기준에 따라 놀이와 비놀이(nonplay)의 연속체(continuum)개념을 이해해야 한다. 세 기준이 충족될수록 놀이에 가까운 것이고 그렇지 않을수록 비놀이에 가까운 것으로 치료사는 아동의 비놀이 상황을 놀이상황이 되도록 해주어야 한다. 치료수단으로 놀이를 이용하는 것을 예를 들자면 뇌성마비 아동의 양손을 함께 사용하도록 하기 위해 치료사는 아동과 마주보고 공굴리기를 하거나 공을 던지고 받기를 하는 것이다.

이런 상황에서 설정된 목표를 이루기 위해 치료사는 아동의 내적 동기, 내적 통제, 현실성의 중지에 대한 충분한 고려가 있어야 한다. 의미없고 반복적인 치료사 주도적인 놀이행동보다는 아동에게 놀이감과 놀이활동을 선택할 수 있는 환경과 자유를 제공한다던가 하는 노력이 필요하다. 예를 들어 다양한 놀이감이 있는 치료실에서 아동이 스스로 탐색하고 자신의 의지로 놀이감을 고를 수 있도록 하는 것이 첫걸음이 될 수 있겠다. 이렇게 놀이를 치료에 사용하게 될 때 바로 놀이가 매우 강력한(powerful) 치료적 도구(therapeutic tool)가 될 것이다. 또한 움직임에 제한을 받는 아동들이 이러한 놀이를 사용할 때 치료사는 치료도구나 재료의 수정(adaptation), 자세 유지를 위한 의자 등의 수정에 대한 전략을 사용할 수 있어야 한다. 한편, 치료사는 아동의 발달 수준에 따른 놀이감, 교재 등에 대한 풍부한 정보가 있어야 한다.

(2) 놀이의 기술 증진을 위한 중재

놀이기술에 문제가 있어 놀이 활동을 제대로 하지 못하는 것을 놀이결손(play deficit)이 있다고 표현한다. 이러한 놀이결손은 크게 두 가지 양상이 있는데 첫째는 아동이 자신의 연령에 비해 놀이기술이 많이 떨어질 때이고 둘째는 아동이 선호하는 놀이가 있지만 이 놀이를 하는데 필요한 수행요소(performance component)기술이 떨어져 자신이 좋아하는 놀이를 하기 어려울 때거나 좋아하는 놀이가 자신이 가진 놀이 기술보다 더 복잡한 양상의 놀이일 때이다. 이러한 양상을 '선호하는 놀이와 기술 간의 불일치'(mismatch)라고 한다.

연령에 비해 미성숙한 놀이기술을 가지거나 놀이 수준이 낮을 때에는 좀 더 연령에 적합한 놀이기술을 가지도록 촉진시켜주는 것이 필요하며 이때, 놀이를 통해 환경과의 상호작용할 수 있도록 하거나 놀이 레파토리를 확장시켜주는 것도 한 방법이다. 다른 방법으로는 발달이론의 틀에 따라 아동의 놀이 수행수준이 향상되도록 수행요소를 치료하는 방법이 있다. 수행요소를 증진시키면 수행영역인 놀이기술이나 놀이 수준이 개선되어질 수 있다고 보았다.

선호하는 놀이와 놀이기술 간의 불일치의 경우에는 선호하는 놀이를 바꿔주는 것이 한 방법이다. 이때는 아동이 왜 그 놀이를 선호하는지에 대해 알아보는 것이 중요하다. 다시 말해 그 놀이를 선택하는 동기가 무엇인지를 알아보는 것이다. 예를 들어 아동이 숨바꼭질을 좋아하는데 그 아동은 달리기에 문제가 있거나 또는 숨는 것에 대한 인식이 부족하여 잘 하지 못한다. 아동이 그 놀이를 좋아하는 이유를 조사했더니 형들과 노는 것이 좋아서였다고 한다. 그렇다면 이 놀이를 하는 아동은 형들과 노는 것을 원하는 것이므로 치료사는 이것을 파악하여 형들과 함께 놀 수 있는 아동의 놀이기술과 맞는 것을 제안해주는 것, 다시 말해 아동의 놀이 레파토리를 확장시켜주는 것이 필요하다.

다른 방법으로는 놀이기술과 선호도와의 매치를 촉진시켜주도록 환경을 변화하는 것이다. 아동의 놀이환경에 대해 물리적 측면과 인적 측면을 평가한 후 아동에게 맞는 놀이환경을 만들어 주고, 이러한 지지적인 환경 속에서 놀이기술을 촉진시켜 다른 환경 속에서도 잘 놀이할 수 있도록 일반화시키는 것이 바람직한 치료접근이다(표 12-5).

표 12-5 놀이기술을 위한 중재

놀이결손(play deficit)	중재 접근 방법
연령에 비해 놀이기술이 떨어질 때 (Child with immature play skills)	놀이 레파토리의 확장
	놀이를 위한 수행요소 향상
선호놀이와 놀이기술과의 불일치 (Mismatch between preference and skiils)	선호놀이의 변경 (focus on alternating preference)
	선호도와 기술과의 일치를 위해 환경을 변화 (alternating environment)

(3) 놀이다움을 촉진시키는 중재

놀이다움에 대한 치료중재는 작업치료사들에게는 그동안 많이 접근해왔던 수행영역인 일이나 자기관리에 비해서는 덜 친숙한 분야이다. 그러나 이 중재는 아동이 즐겁지 않을 때 강조되어야 할 중재이며 또한 아동이 놀이기술을 향상시키기 위해서는 반드시 즐거움(놀이다움)에 기반을 두어야 한다.

놀이다움 촉진을 위해서도 앞서 말한 바와 같이 놀이의 세 가지 기준을 기억해야 하고 융통성(flexible) 있는 치료접근이 되도록 해야 한다.

제 13 장

먹기와 구강운동 기술

신생아와 영유아에게 먹기(feeding)는 의식적 노력이 필요 없는 자연스런 기능이다. 대부분의 아동은 의학적 도움 없이 성장하고 발달하지만, 발달장애의 위험 요인을 갖고 있는 영아나 아동의 경우에는 먹기 기능장애(dysfunction)가 발생할 수 있다. 대부분의 먹기 기능장애는 의학적 문제나 발달상의 문제로 인해 나타나지만, 건강한 신생아나 영아에서도 나타날 수 있다.

유아의 먹기는 가족의 기능(family functioning) 및 역동성(family dynamics)과 밀접한 관련이 있다. 먹기는 부모와의 초기 유대감 형성의 기회를 제공하는데, 초기 유대감은 모성에 대한 신뢰감을 강화시키는 역할을 한다. 반대로, 먹기 기능장애는 모성 유대감을 서서히 파괴시키고, 모자관계를 변형시키며 결합을 방해하는 스트레스의 원인이 된다. 가족 역동성의 기능장애는 먹기 어려움을 악화시킬 수 있는 가능성을 가지며, 때때로 먹기 문제의 주된 병인으로 작용하기도 한다.

작업치료사는 영아 및 유아의 먹기 기능장애의 치료 및 중재를 위한 지식과 치료 기술을 지니고 있어야 한다. 특히 신경운동조절에 대한 이론 및 질환과 장애에 대한 의학적 지식, 정상 발달에 대한 지식과 더불어 부모와 아동 간의 상호작용과 행동에 대한 지식 등을 가지고 있어야 한다.

이 장에서는 먹기의 발달적 관점 및 먹기 평가 시 고려해야 할 일반적 개념을 살펴보고, 먹기에서 나타나는 기능적 문제들과 이에 대한 치료 전략을 논의할 것이다.

1 먹기의 발달

1) 해부학적 특성

먹기(feeding), 삼키기(swallowing), 호흡하기(breathing)와 관련된 구조물들은 해부학적으로 매우 밀접하게 위치하고 있으며 기능과 역할이 서로 겹치는 경우가 많다. 음식물은 입, 인두, 식도를 통해 위(stomach)로 이동하고, 공기는 코, 입, 인두, 후두, 기도를 통해 폐로 들어오고 나간다. 음식물의 이동 경로와 공기의 이동 경로가 인두에서 겹치기 때문에 인두에서 먹기 기능장애가 종종 발생하게 된다. 도식적으로 이 영역은 구강과 비강의 두개의 별개 채널에서 시작되고, 두개의 채널들은 인두에서 다시 하나로 합쳐져 후두나 기도, 식도에서 다시 두개로 분리된다. 물렁입천장, 후두덮개와 같이 밸브 역할을 담당하는 구조물들이 적절한 타이밍에 열리고 닫히는 기능을 수행함으로써 음식물과 공기가 적절한 채널을 따라 이동할 수 있도록 한다.

2) 해부학적 성숙

아동의 성장에 따라 구강, 인두, 후두 구조물의 크기 및 기능의 변화가 발생하게 된다. 이런 변화들은 생후 12~18개월 동안에는 빠르게 변화하고, 이후에는 아동기의 남은 기간 동안 천천히 느린 속도로 진행된다. 구강, 인두, 후두 구조물의 역할 중 하나는 먹기, 삼키기, 호흡하기의 기능을 위한 안정성을 제공하는 것이다. 해부학적 발달과 함께 안정성을 얻는 방법 역시 변화하게 된다. 먹기, 삼키기, 호흡하기 기능의 안정성은 첫째, 구강, 인두, 후두 구조물들이 서로 물리적으로 근접하게 위치해 있기 때문에 가능해진다. 둘째, 구강 안의 많은 양의 지방패드 및 피하지방이 견고한 안정성을 제공한다. 이런 조직은 얼굴의 해부학적 외형을 이루는 구조들과 더불어 외골격 형태로서 구강 및 인두 기능에 자세 안정성을 제공한다. 하지만 이런 지방조직은 영아가 성숙해지면서 점차 감소하게 되고 대신에 근육이 발달하여 입술, 볼, 혀, 턱 등의 세분화된 움직임을 조절해서 마시기나 씹기를 위한 안정성을 제공해 준다.

마지막으로 구강 및 인두강의 크기 역시 성장과 함께 변화하게 되는데, 구강은 점차 넓어지고 인두 아래 방향으로 길어지게 된다. 커진 구강은 입술, 혀, 볼의 운동성을 증가시키고 구강 기술과 말하기 기술의 다양한 변화를 이끌어낸다. 인두가 길어지면서 목뿔뼈(설골)는 기도를 보호하기 위해 운동성을 더욱 발달시킨다. 인두의 길이 신장은 4~6개월 정도에 발생한다. 만일 목뿔뼈와 후두의 기능이 이런 변화된 해부학적 외형과 매치되지 않으면 삼킴장애가 갑자기 발생할 수 있다.

2 먹기 기능의 평가

1) 일반적 평가

(1) 평가 영역

먹기 평가는 두 가지 영역에 초점을 맞추어야 한다. 첫 번째는 발달 평가인데, 정상 발달의 먹기 기술과 비교하여 미성숙한 먹기 기술들을 개별적으로 평가하여야 한다. 먹기의 정상 발달 순서는 표 13-1에 제시되어 있다. 운동 기술의 성숙에 대한 평가는 표준화된 평가도구를 사용하는 것이 일반적이지만 먹기의 발달 평가는 표준화된 평가도구가 유용하지 않다. 설문지를 사용하는 것이 유용하지만 기본적으로 치료사는 미성숙한 유아를 위해 정상 먹기 과정의 발달에 대한 지식을 가지고 있어야 한다.

표 13-1 구강-운동 및 스스로 먹기 기술의 발달 순서

연령	반사	턱/볼	입술	혀	삼키기	스스로 먹기
임신 12~14주	-	-	-	-	• 삼키기 시작	-
임신 15~18주	-	-	-	• 빠는 움직임 발생	-	-
임신 27~28주	-	-	-	• 비-체계적, 무작위의 NSS 패턴	-	-
임신 32주	-	-	-	• NSS • 파열-중지 빨기 패턴 발생 • 불안정한 빨기 리듬 패턴	-	-
임신 34주	-	-	-	• NSS • 안정적인 빨리 리듬 패턴	• 빨기와 삼키기 사이에 약간의 협응력이 생김	-
임신 34~35주	-	-	-	-	• 빨기와 삼키기 사이에 적절한 협응력이 생길 수 있음	-

연령	반사	턱/볼	입술	혀	삼키기	스스로 먹기
출생 후 1개월	• 손바닥-턱 반사 • 포유 반사 • 토하기 반사 • 위상성 깨물기 반사	• 지방패드 존재 • 빠는 동안 아랫 방향의 원시적 턱 움직임 보임	• 빠는 동안 윗입술이 아랫입술보다 더 강한 압력으로 누름 • 외측 입 다물기는 없음 • 쉬는 동안 입 다물고 있음	• 혀가 구강을 가득 채우고 있음 • 빠는 동안 압박과 흡입 제공	• 먹기 시작할 때 빨고 삼키는 비율은 1 : 1 • 먹기의 끝에서는 2~3 : 1 • 공기 삼키기 발생	• 손-입 활동
1~2 개월	위와 동일	• 지방패드가 얇아짐	• 입술 외측을 젖꼭지에 맞출 수 있음	-	-	• 규칙적인 간격으로 먹기 수행
3~4 개월	• 손바닥-턱 반사와 위상성 깨물기 반사는 사라짐	• 구강이 발달하기 시작	• 입맛을 다심 • 젖꼭지 주변에 입술을 내밈	• 젖꼭지에 입술을 대는 동안 또는 음식을 보여줬을 때 혀를 내밈 • 의지적으로 음식을 내뱉음	• 젖꼭지를 시각적으로 인식함 • 젖병이나 가슴을 톡톡 침 • 보거나 듣기 위해서 빠는 동작을 의지적으로 억제할 수 있음	-
5~6 개월	• 포유 반사가 감소되기 시작함 • 토하기 반사가 입 안 뒤쪽에서 나타남	• 위-아래 방향으로 미성숙한 씹기와 깨물기가 나타남 • 먹는 동안 볼 안쪽을 오므림 • 숟가락으로 먹기 위한 자세를 취함	• 숟가락의 음식을 먹을 때 아랫입술을 당김 • 윗입술로 숟가락의 음식을 능동적으로 가져감 • 가장자리에 입술을 대고 오므림	• 혀를 위/아래로 움직여 퓌레를 먹음 • 외측으로는 혀를 움직이지 못함 • 음식을 보면 혀를 여전히 내밈 • 삼키기 전에 혀를 내밈	• 질식은 거의 나타나지 않음 • 컵으로 마실 때 한 번에 한 모금씩 마심 • 퓌레를 먹을 때 토하지 않음	• 손가락으로 먹기 시작 • 숟가락을 갖고 놀기 시작
7~8 개월	• 토하기 반사가 성숙해짐	• 미성숙한 깨물기 지속됨 • 고형질 음식 제공 시 턱을 다물고 그 뒤에 빨음 • 턱을 다문 채로 고형질 음식을 깨물어 조각냄	• 숟가락의 음식을 먹기 위해 윗입술을 능동적으로 아래/위 방향으로 움직임	• 음식이 입 가장자리에 있을 때 혀를 외측으로 움직이기 시작	• 부드러운 반고형식 또는 갈은 음식에 토하지 않음	• 스스로 과자를 먹기 시작 • 젖병 잡기가 가능할 수 있음
9개월	-	• 대각선 방향의 미성숙한 깨물기가 나타나 중앙에 놓인 음식을 외측으로 보냄 • 음식이나 물체를 의지적으로 깨물기 시작함	• 씹는 동안 턱과 입술을 능동적으로 움직임 • 컵 가장자리에 입술을 잠깐 붙일 수 있음	• 혀를 외측으로 움직여 입 중앙에 놓인 음식물을 입 안쪽 가장자리로 보냄	• 컵으로 마시기 가능 • 숨을 참고 1~3번 빨고 삼킨 후 숨을 쉼	• 손가락으로 먹는 것이 좀 더 섬세해짐 • 숟가락을 잡기 위해 손을 뻗칠 수 있고 서투르게 입 속에 넣을 수 있음

연령	반사	턱/볼	입술	혀	삼키기	스스로 먹기
12개월	-	• 지속적이고 조절된 턱의 움직임을 통해 부드러운 과자를 깨뭄 • 턱을 회전하며 씹는 움직임이 시작됨	• 입을 다물어 음식이나 용액을 흘리지 않고 삼킴	• 가운데서 가장자리로 혀를 움직임 • 아랫입술로 음식을 핥음 • 간헐적으로 혀끝을 올림	• 컵 속의 음료 대부분을 먹을 수 있음 • 4~5번 지속적으로 삼킴 • 갈은, 으깬, 잘게 썬 음식을 토하지 않고 먹음	• 손가락으로 먹기는 독립적으로 수행 • 컵을 잡고 올릴 수 있으나 엎지를 수 있음 • 숟가락을 입으로 가져오지만 입 속에 넣기 전에 흘림 • 숟가락 위에 음식을 올려놓는 것이 서투름
15~18개월	-	• 부드럽고 잘 협응된 턱의 회전 움직임 발생 • 외부적 안정성 제공을 위해 컵 가장자리 깨물기 시작 • 음식의 배치를 위해 볼을 안쪽으로 오므림 • 고기를 씹기 시작함	• 음식을 먹기 위해 윗입술을 안쪽으로 오므림 • 아랫입술로 윗입술을 핥음 • 입술의 외측 움직임이 유연해짐	• 혀로 아랫입술을 핥을 수 있음 • 혀끝을 독립적으로 올릴 수 있음	• 컵 마시기 동안 멈추지 않고 빨고 삼킴 • 최소 1온스의 음료를 멈추지 않고 3번 연속하여 삼킴 • 음식이나 침을 흘리지 않고 고형식을 삼킬 수 있음	• 두 손으로 컵 마시기가 가능하고 테이블에 다시 내려놓을 수 있음 • 지저분하게 수행하지만 스스로 숟가락을 사용해 먹을 수 있고 입 속에 넣을 수 있음
24개월	-	• 턱의 동시 수축을 통해 컵으로 먹을 때 내적 안정성을 제공 • 음식을 으깨서 깨물어 씹을 때 볼과 혀가 함께 움직임 • 턱의 원 모양의 회전 움직임이 나타남	• 씹는 동안 입 안에 음식과 침을 흘리지 않도록 입을 다물고 있음	• 혀를 자유롭게 움직여서 위/아랫입술을 깨끗이 핥을 수 있음 • 한쪽에서 다른 쪽으로 음식을 보낼 수 있음	• 컵 마시기 동안에 삼키는 횟수가 길어짐	• 한 손으로 컵을 잡을 수 있고 또한 의지적으로 놓을 수 있음 • 그릇 안의 음식을 중간정도로 흘리면서 스스로 먹을 수 있음 • 손가락을 사용하지 않고 숟가락 위에 음식을 올려놓을 수 있음 • 숟가락을 쏟지 않고 입으로 가져갈 수 있음

비영양적 빨기(NNS: Non-nutritional sucking)

두 번째로 고려할 영역은 수행에 대한 것으로 수행 환경에서의 다음의 수행 요소들의 정상 기능과 비정상 기능을 고려해야 한다.

① 근 긴장도 및 반사 활동을 포함한 신경운동 요소, 운동 조절, 구강-운동 기술

② 감각 반응

③ 삼킴 능력
④ 먹기 동안의 부모-아동 간의 행동 및 상호작용

치료사는 평가 시 위에서 제시한 요소들을 다양한 관찰 양식 및 설문지들을 사용하여 평가하여야 한다.

(2) 평가 과정

먹기의 일반적 평가 과정은 다음과 같다.

① **정보 수집**: 정보 수집은 아동의 담당의사 및 간호사와 함께 토의한 내용과 차트에서 확인한 내용 등을 포함한다. 또한 아동의 먹기 상태, 현재 먹는 방법, 먹는 동안 관찰되는 특정 관심사항들을 확인하기 위해 부모 및 보호자와 인터뷰를 시행한다.

② **먹기 관찰에 대한 계획**: 병력에 대한 정보를 수집하는 목적은 먹기 관찰을 하는 동안 어떻게 실행할 것인지 계획을 세우기 위해서다. 수집한 정보를 바탕으로 평가 시 사용할 먹기 도구(예, 특별한 젖꼭지, 숟가락, 컵), 음식 종류, 음식 재질 등을 결정하고 다양한 기술에 대한 관찰 순서를 계획한다.

③ **먹기 관찰**: 먹기 관찰은 다음의 세 가지 요소들로 구성되며, 이런 관찰들의 상호작용은 먹기 문제의 유형에 따라 아동마다 다양할 수 있다.

- 일반적 관찰들. 자세, 움직임, 발달 기술과 같은 특징들을 관찰한다.
- 자연스런, 사실적인 관찰. 아동이 현재 먹고 있는 환경에서 먹는 것을 관찰하는 것으로 주 양육자가 유아에게 먹이는 것을 관찰할 수 있다면 그것이 가장 효과적이다. 만일 이것이 가능하지 않다면, 치료사는 아동의 현재 먹기 상황과 같은 상태(예, 현재 먹는 음식, 도구, 자세, 위치 등을 동일하게 한 상태)에서 이를 시도하고 관찰한다.
- 이끌어낸 관찰. 치료사는 아동의 특정 기술이나 행동을 확인하기 위해 먹기 회기를 수정하여 관찰한다.

④ **치료에 대한 가설 설정**: 먹기에 대해 관찰하고 수집한 정보를 기초로 하여 관찰된 문제를 설명하기 위한 가설을 세운다.

⑤ **정보 종합**: 먹기 평가 동안 수집된 정보를 모아 논리적 계획으로 종합해야 한다. 치료사는 적절한 먹기 전략을 발달시키기 위해 다음과 같은 내용을 고려해야 한다.

- 아동의 기능 수준은 어느 정도인가? 특히 구강으로 먹기를 통해 영양 요구를 얼마나 적절하고 안전하게 얻는가?

- 먹기 기능을 방해하는 요소들은 무엇인가? 발달 요소들이나 비정상적인 기능들이 수행 영역에 영향을 주는가?
- 아동의 먹기 수행과 보호자의 관심이나 기대가 얼마나 잘 일치하는가?
- 부가적인 정보가 필요한가? 치료 및 관리 계획을 세우고 적절한 정보를 제공하기 위해 부가적으로 다른 검사나 상담이 필요한가?
- 구강으로 먹기 기능을 향상시키도록 보이는 치료 기술들은 무엇인가?

2) 먹기의 세부 요인에 대한 평가

먹기 평가에 대한 일반적 원칙을 고려하면서 다음의 먹기 영역의 수행 요소에서 발생할 수 있는 각각의 기능장애를 평가하여야 한다. 각각의 요소들은 다음과 같다.

(1) 신경운동 요소

신경운동 요소는 작업치료사가 먹기 기능장애를 평가할 때 가장 먼저 고려하는 것으로, 근 긴장도, 반사 활동, 자세와 신체의 움직임 조절을 확인한다. 일반적으로 먹기에 좋은 자세는 다음과 같다.

① 머리와 목의 자연스런 정렬(또는 약간 목을 구부림)
② 중심선 정위
③ 대칭적인 몸통 위치
④ 골반부 또는 엉덩이 구부림(각도는 아동의 나이에 따라 달라짐)
⑤ 어깨는 이완되고 앞으로 향하며, 양팔은 대칭적으로 위치

(2) 구강-운동 조절

구강-운동 조절은 얼굴의 근 긴장도, 구강 반사 활동, 기능적 구강-운동 기술을 포함한다. 먹기와 관련된 구강 기술들은 각각의 구강 구조물들(혀, 턱, 입술, 볼)의 움직임에 의해 발생하는데 정지 자세와 움직일 때 각각 기능을 평가해야 한다. 구강-운동 조절에 대한 평가 기준은 아동의 발달 연령과 먹기 활동(예, 컵 대 숟가락)에 근거하며, 먹기 활동을 수행하는 동안 가장 효과적으로 관찰된다. 그러므로 아동의 발달 수준에 적합한 먹기 활동을 관찰하여 평가하도록 한다.

(3) 감각 반응

감각 체계(예, 촉각, 압박, 움직임과 안뜰감각, 청각, 시각)는 영아가 환경과 상호작용하도록 하는 기본 수단이다. 감각 입력은 다양한 채널 - 눈, 귀, 입, 피부 - 을 통해 들어오는데, 특히 촉각은(몸 전체와 구강 모두에서) 먹기에서 매우 중요한 역할을 한다. 감각 지각이나 등록이 비정상적이면 먹기 기능장애가 발생할 수 있다. 감각에 의해 생기는 먹기 문제의 병인은 아래와 같이 다양하다.

① 미성숙 또는 만성질환

미성숙아는 미성숙한 중추신경계로 인하여 환경의 요구를 잘 처리하지 못하는 상태에서 자궁 밖의 환경을 맞게 된다. 대부분의 미성숙아들이 신생아집중치료실(neonatal intensive care unit)과 같은 자궁이 아닌 외부 환경을 맞게 되는데 미성숙한 중추신경계로 인하여 자극에 매우 예민해질 수 있고, 입력되는 자극의 억제나 여과가 불가능해질 수 있다. 또한 감각 입력에 대하여 매우 과민한 반응을 보일 수 있고, 반대로 환경의 요구를 다루기 위한 처리 전략으로 자극을 막거나 방어할 수 있다. 만성질환을 앓고 있는 영아나 아동은 자극의 반응이 모두 생존을 위한 방향으로 진행되는데, 대부분 감각을 다룰 수 있는 준비가 충분하지 않아 촉각이나 감각에 대한 지구력이 매우 낮을 수 있다.

② 불유쾌한 구강-촉각 경험

구강-촉각 자극에 비정상적인 반응을 보이는 아동 중 일부는 의학적 질환의 치료를 하는 동안 구강-얼굴 주위에 불유쾌한 경험이나 외상의 경험을 가진 경우가 있다. 이런 아동들은 기계적 환기(배관을 위해 자주 가볍게 두드리기를 반복하면서)를 위해 기관삽관과 같은 삽관법을 경험했거나, 구강 또는 비강 흡입, 또는 먹기를 위한 방법으로 경비위관이나 경구위관의 반복된 삽입 등을 경험했을 수 있다. 또는 손-입 행동과 같은 정상적인 구강-촉각의 즐거움이 제한되어졌을 수 있다. 이런 아동들은 정상적인 구강-촉각 활동 및 즐거움이 박탈된 상태에서 거부적인 구강 자극을 경험하게 되어 구강 주변과 구강 내 모든 자극을 방어하는 패턴으로 학습하게 된다. 이 회피 반응은 의학적인 치료가 종결된 후에도 계속 지속될 수 있으며 먹기 거부와 구강 과민감각을 강화시킨다.

③ 구강으로 먹기의 지연

미성숙아나 만성질환을 앓는 아동은 구강으로 먹기가 지연될 수 있다. 구강 식이의 시작 시기가 지연되면 아동은 적절한 구강-운동 기술을 습득하고 성취하는 것이 어려워지거나 구강 과민감각을 가질 수 있다. 중요하고 결정적인 시기에서 먹기가 지연되는 것은 이후의 먹기 기술 성취를 어렵게 하거나 불가능하게 만들 수 있다.

④ 신경학적 손상

신경학적 손상이 있으면 감각 처리에 문제가 생길 수 있는데, 감각 자극의 등록 및 지각이 부적절해져 과민감각이나 과소감각 반응이 나타날 수 있다.

평가는 먹기 도구와 음식물덩어리의 촉각적 특성을 고려하여 제공되는 감각에 대한 아동의 반응양식을 확인한다. 감각자극에 대한 평가를 시행할 때에는 다음 사항을 고려하여야 한다.

- 첫 번째로 자극할 얼굴이나 입 주위 영역
- 적용할 촉각 자극의 종류

• 자극의 적용 순서

일반적으로 가장 쉽거나 가장 덜 위험한 자극에서 시작하여 가장 어렵거나 거부적인 자극의 순서로 진행한다.

• 얼굴

촉각 자극을 가장 잘 견디는 부위는 얼굴에서 가장 먼 곳이다. 그러므로 점진적으로 촉각을 적용하기 위해서는 입의 원위부에서 자극을 시작한다. 만일 아동이 견디지 못한다면 팔이나 목 부위처럼 얼굴에서 먼 곳에서 시작해도 된다. 이후 점차 볼이나 바깥쪽 입술 부분에 자극을 적용하고 최종적으로 입 안쪽인 잇몸과 혀에 적용한다. 입안에 자극을 주었을 때 관찰되는 토하기 반사(gag reflex)는 아동의 반응이 발달 수준에 적절한 지를 알려주는 기준이 될 수 있다.

• 촉각 종류

촉각 종류는 점진적으로 다양하게 제공할 수 있는데 대부분의 아동들은 가벼운 접촉(light touch) 보다는 딱딱한 압박(firm pressure) 자극을 더 선호한다. 진동 자극에 대한 반응은 아동마다 다양하다. 치료사는 아동에게 다양한 재질(예, 부드러운 재질, 거친 재질, 매끄러운 재질, 따끔한 재질)을 사용하여 가장 쉽게 견디는 자극을 선택하도록 한다. 또한 치료사는 아동의 먹기에 사용하는 모든 음식 재질들을 측정해야 한다. 그리고 가능하다면 아동에게 적용하는 자극은 견디는 자극 중 가장 높은 수준의 자극을 선택하여 적용하는 것이 좋다. 용액보다는 퓌레가, 단일 형태의 덩어리보다는 더 딱딱한 씹는 음식물로 적용하는 것이 좋다. 맛의 다양성(예: 달콤한 맛, 시큼한 맛, 향긋한 맛, 담백한 맛)과 온도에 대한 반응 또한 함께 평가한다.

(4) 삼킴 능력

삼킴(swallowing), 또는 연하(deglutition)는 구강, 인두, 식도 구조물과 호흡계의 협응력을 포함하는 복잡한 운동 과정이다. 호흡과 삼킴의 두 시스템은 인두 내에서 물리적 공간을 함께 공유하고 있기 때문에 호흡과 삼키기 사이의 정확한 협응력은 필수적이다. 입과 인두의 기능의 이중성은 영아와 유아의 삼킴장애의 원인이 되기도 한다.

① 삼킴 단계

삼킴은 구강 단계, 인두 단계, 식도 단계의 3단계로 이루어져 있다.

㉠ 구강 단계

구강 단계의 가장 중요한 기능은 음식을 인두 및 식도로 통과시키기 위해 적절한 크기의 음식물덩어리(bolus)를 만드는 것이며, 삼킴 반사(swallow reflex)의 시작을 위한 준비로서 음식을 혀 중앙에서 인두로 보내는 것이다. 영아기 초기에 아동은 빨기만 수행하지만 점차 성숙해지면 숟가락으로 음식을 먹고, 깨물고, 씹고, 컵으로 마시며, 빨대를 사용하게 된다. 이 단계에서는 삼킴 반사가 유발되어 인두로 음식물덩어리가 넘어갈 때까지 음식이 입안에 남아있도록 음식을 응집력 있는 음식물덩어리로 만드는 것이 중요하다. 적절한 시간 동안 입안에 음식물덩어리를 함유함으로서 구강 단계는 삼키기 기전의 정확한 타이밍 및 협응력을 확립하게 된다.

㉡ 인두 단계

인두 단계는 1초를 넘지 않으며 음식물덩어리에 의해 구협궁(facial arches), 물렁입천장, 인두벽, 혀 뒤쪽 등이 자극되어 삼키기가 유발될 때 시작된다. 인두 단계의 기능은 첫째, 음식물덩어리가 부적절한 공간으로 세는 것을 방지하고 정확하게 흐르도록 하기 위해 비강과 후두를 닫고 구강을 개방하는 것이며 둘째, 상부식도괄약근을 개방하는 것이다. 셋째는 음식물덩어리를 식도로 밀어내기 위해 인두 안의 압력을 변화시키는 것이다. 삼킴 단계의 각각의 과정은 그림 13-1에 나와 있다.

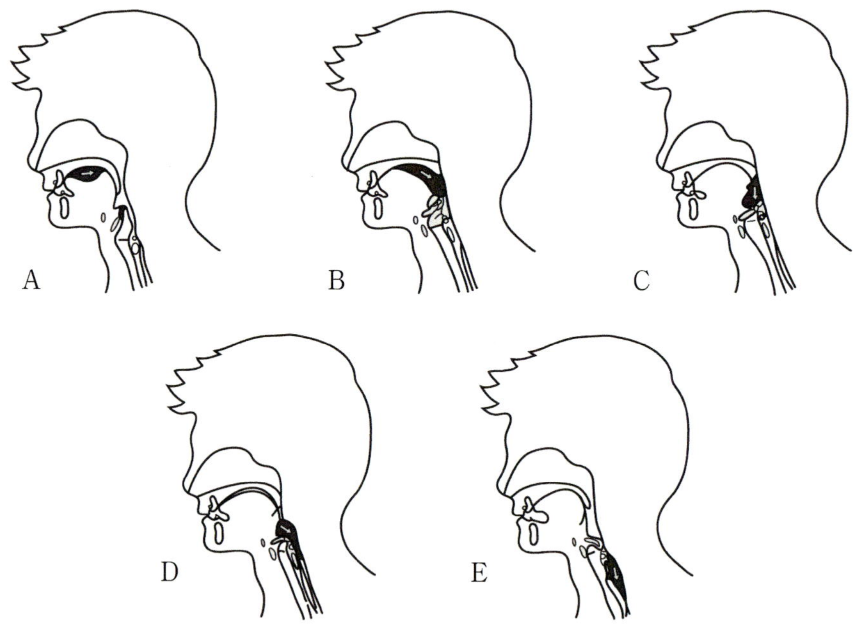

그림 13-1. 삼킴 단계의 각 과정

A. 혀에 의해 구강 뒤쪽으로 보내져 음식물덩어리를 삼키는 것이 시작됨. 혀와 물렁입천장은 삼킴이 시작되기 전에 음식물덩어리가 미리 인두로 넘어가는 것을 막음
B. 삼킴이 시작되면서 비강을 폐쇄하기 위해 물렁입천장은 위로 올라가고 인두벽 뒤쪽은 수축됨
C. 후두가 상승하고 후두덮개는 아래로 접혀져 기도를 막아줌. 성대와 거짓성대 역시 추가적으로 기도를 보호하기 위해서 수축함. 음식물덩어리는 인두의 연동 작용과 인두 내 압력 변화에 의해서 인두를 통과하게 됨
D. 음식물덩어리는 닫힌 기도를 통과함. 상부식도괄약근이 이완되고 열려져 음식물덩어리가 식도를 통과하게 됨
E. 음식물덩어리가 식도 안으로 완전하게 들어오면 식도괄약근은 인두로 역류되는 것을 방지하기 위해 수축되어 닫힘. 연동 작용을 통해 음식물덩어리를 위로 보냄

㉢ **식도 단계**

식도 단계는 상부식도괄약근의 개방에 의해 시작되며 음식물덩어리가 하부식도괄약근에 의해서 위(stomach)로 들어가면 끝난다. 이 단계는 상부 및 하부괄약근의 이완 및 연동 작용에 의해 이루어진다.

② **삼킴 기능 평가**

삼킴 평가는 임상 평가와 방사선 평가를 모두 포함해야 한다.

㉠ **임상 평가**

임상 평가는 아동의 식이에 사용되는 모든 재질을 통해 관찰해야 한다. 구강 단계는 직접적인 관찰을 통해 정확하게 평가할 수 있지만 인두 및 식도 단계는 임상 관찰만으로는 정확하게 평가할 수 없다.

관찰 내용은 다음과 같다.

- 음식물덩어리를 만들어 내는 능력, 음식물덩어리를 뒤로 보내는 능력, 삼키기 전까지 음식물덩어리를 입안에서 유지하는 능력
- 음식물덩어리를 삼킨 후에 입안을 전체적으로 깨끗하게 만드는 능력
- 삼킴을 준비하기 위해서 음식물덩어리의 크기 및 밀도를 바꾸는 능력

인두 및 식도 단계를 고려하여 다음의 내용을 함께 확인하여야 한다.

- 인두로 음식물이 넘어가는 것이 적절한가? 모든 재질의 음식물이 한 번의 삼킴으로 인두로 넘어가는가? 아니면 잔여물이 남는가?
- 음식이 적절한 시간에 식도를 통과하는가? 음식이 다시 넘어올 정도로 느리지 않는가?
- 음식이 먹기와 관련되어 위식도역류처럼 식도에서 다시 되돌아오지는 않는가?

삼킴 기능의 임상 평가 시 이런 정보는 일반적으로 아동의 기술과 행동의 시각적 관찰 및 먹는 것과 관련된 소리를 들어서 수집할 수 있다.

표 13-2 삼킴장애의 임상적 증후

- 삼키는 동안 기침 및 질식 발생
- 구강 분비물의 조절 능력 제한
- 소음, 삼킴 후 상부기도에서의 젖은 소리 발생, 또는 먹는 동안 시끄러운 소리 증가
- 하나의 음식물덩어리를 제거하기 위해 여러 번 삼킴
- 삼키는 동안 무호흡 상태
- 폐렴 또는 폐의 상부 감염의 빈번한 과거력

표 13-2에 제시된 다양한 임상 증후들을 이용하여 삼킴장애를 확인할 수 있다. 기침은 음식이 흡인되었을 때의 나타나는 성숙한 보호 기전이다. 때문에 삼킴 동안 기침이나 질식이 나타나는 것은 삼킴장애의 가장 명백한 증후가 될 수 있다. 그렇지만 삼킴장애를 갖고 있는 많은 아동에게서 무성 흡인(silent aspiration)이 나타나기 때문에 기침이 없다고 안전한 삼킴을 하고 있다고 할 수 없다. 과다한 침 흘림(drooling), 분비물과 함께 호흡하는 소리의 지속적인 상부기도 소음, 분비물을 제거하기 위한 간헐적인 상부기도 흡입의 요구 등은 삼킴장애가 있음을 의미한다.

만일 먹는 동안 시끄럽고 젖은 소리의 호흡이 발생하거나 증가되면 이는 음식물덩어리를 인두에서 제거시키는 능력이 부족하다는 것을 의미한다. 인두에 남겨진 잔여물은 흡인될 수 있다. 또한 음식물덩어리를 제거하기 위해 여러 번 삼키는 것은 인두에서 음식물 제거에 문제가 있다는 것을 의미한다. 마지막으로 만일 폐 상단의 염증이 여러 번 있었던 과거력이 있다면 먹는 동안 질식이 없더라도 삼킴 동안 흡인이 발생할 수 있음을 고려해야 한다.

임상 관찰의 결과와 과거력을 연결시켜 삼킴장애의 가능성을 예상해 보고, 이 시점에서 삼킴 기능의 윤곽을 좀 더 자세히 볼 수 있는 방사선 평가를 고려한다.

㉡ 방사선 평가

비디오투시검사 또는 modified barium swallow는 삼킴 기능을 평가하는 좀 더 정확한 방법이다. 방사선 평가에서 관찰해야 하는 매개변수는 표 13-3에 나와 있다. 방사선 검사 과정은 자세, 음식 재질, 음식 종류 등을 포함하여 아동의 일반적인 먹기 상황을 재현하도록 구성되어져 있다. 현재 아동이 먹고 있는 모든 음식의 재질을 평가해야 하며 가장 일반적이고 쉽게 관리할 수 있는 음식에서 시작하여 가장 어려운 음식으로 진행시킨다. 모든 음식에는 바륨을 섞어야 하며, 삼킴 기능은 투시검사 동안 방사선을 통해서 관찰되며 투시검사 후 추후에 검토하기 위해 비디오테이프에 기록한다. 적은 샘플로 먹기를 관찰하기 때문에 삼킴장애가 있어도 검사 동안에는 보이지 않을 수 있음을 주의해야 한다.

표 13-3 비디오투시검사에서 평가되는 기본적 매개변수

- 흡인 여부
- 삼킴 주기 동안 흡인의 타이밍
- 흡인에 반응하는 보호 반사들
- 삼킴 시작 타이밍
- 인두 단계에서의 삼킴 기간
- 인두 단계에서 삼킬 때 음식물덩어리를 제거하는 적절성
- 삼킴 동안의 물렁입천장(연구개) 기능
- 기본적인 구강 조절 기능
- 치료에 대한 반응

(5) 먹는 동안 아동과 부모의 상호작용

먹는 과정은 다원적이며 아동 발달의 모든 측면에 상당한 영향을 준다. 초기 먹기 경험은 신체적 능력뿐만 아니라 사회적, 정서적 기술의 발달을 이끈다. 때문에 작업치료사들은 먹기 과정의 행동적, 사회적 상호작용에 대해 이해할 필요가 있다.

① 아동-부모의 상호작용 시 고려사항

영아가 표현하는 명확한 행동 신호들은 욕구를 충족시키고 안정성을 강화시키기 위해 부모의 행동을 이끌어내는 효과적인 방법이다. 영아의 비조직적인 행동 신호는 보호자의 스트레스를 증가시키며 더 나아가 영아에게 비조직화를 야기시킬 수 있는 반응을 만들어 낼 수 있다. 영아와 부모 사이의 상호작용 동안 영아의 신호를 부모가 효과적으로 이해하는 것은 적응반응을 만들기 위해 영아에게 필수적이다.

때로 영아 및 부모의 기질 특성 사이에 불일치가 있거나 또는 영아의 기질과 환경 사이에 불일치가 있을 수 있다. 예를 들어 높은 적응성과 낮은 신체적 민감성을 가진 영아는 반대의 기질을 갖고 있는 아동보다 기관내삽관법(endotracheal intubation)을 시행했을 때 행동에서의 후유증이 적을 수 있다. 또한 낮은 활동수준 및 반응강도를 갖고 있는 부모는 높은 활동수준과 반응강도를 가진 영아에게 음식을 먹이는 것이 어려울 수 있다.

마지막으로 먹기는 부모와 아동 모두에서 통제(control)를 위한 수단이 될 수 있다. 식사하기(eating)는 영아가 부모로부터 독립성을 발달시키는 첫 번째 영역 중 하나로 스스로 먹기(self-feeding)와 선호하는 음식의 비언어적 표현을 통하여 독립과 분리의 과정을 시작한다. 음식 거부, 짜증, 또는 제한된 섭취 등과 같은 먹기와 관련된 아동의 문재행동들은 독립의 표현이 될 수 있다. 장애아동에서 이런 먹기와 관련된 문제행동들은 다른 영역에서 무력감을 느끼는 아동이 통제감을 얻기 위한 것일 수 있다. 발달지연 아동 중 일부는 음식 섭취에 대한 부모의 불안을 경험하고 음식의 거부나 수락을 통해 자신의 부모를 조절하려 할 수 있다. 마찬가지로 아동의 독립성에 대해 위기를 느끼는 부모나 또는 제한된 환경에서 숙련성이 떨어지는 부모는 그들 자신의 통제와 권위를 연습시키기 위한 시간으로 먹기를 이용할 수 있다. 그러므로 먹기의 상호작용의 행동적 측면은 영아의 기질적 특성, 신체적 능력, 환경적 고려사항과 부모의 기질, 가치, 스트레스, 자원, 양육 기술이 합쳐져서 나타나는 것이다.

② 아동과 부모의 상호작용 평가

행동 요소에 대한 평가는 먹기 평가를 위해 매우 중요하지만 이를 평가할 수 있는 구조화된 평가도구는 매우 부족한 편이다. 비형식적 평가를 통해 아동과 부모의 상호작용을 평가할 수 있는데 부모와 인터뷰를 시행하고 아동의 먹기를 관찰함으로서 치료사는 부모-아동 간의 상호작용의 비형식적인 관찰 양식을 만들고 아동의 행동과 기질을 기록한다. 기질의 특성을 고려하면서 먹기에 대한 부모의 목표를 확인한다. 또한 아동에 대한 부모의 상호작용과 반응 양식을 관찰하고 먹기 및 그 밖의 영역에서 부모가 겪는 스트레스 정도, 자원, 지지에 대한 정보들을 수집해야 한다.

비디오테이프는 먹기에서의 부모와 아동의 행동을 확인하는데 도움을 주며, 부모와 함께 테이프를 다시 보는 것은 치료 과정에도 도움이 될 수 있다.

3 먹기 기능장애

1) 신경운동 요소

(1) 근 긴장도 문제

① 항진된 근 긴장도

긴장항진(hypertonicity)은 굽힘근 또는 폄근의 움직임 패턴에 의해 우세해진 자세의 결과라 할 수 있으며, 일반적으로 과다한 폄이 나타나는 경우가 더 많다. 증가된 긴장도는 정지 자세에서도 나타날 수 있지만 대부분 움직일 때 우세해진다. 폄근의 긴장항진은 목의 젖힘(hyperextension)을 이끌 수 있는데, 이런 비정상적인 머리-목의 정렬은 먹는 동안 혀, 입술, 턱의 비정상적인 움직임을 만들어 구강 조절을 방해한다. 엉덩이 폄근의 긴장항진은 엉덩이 굽힘 자세의 유지를 어렵게 만들고, 식사 시 독립적으로 앉는 것을 어렵게 만든다. 심지어는 수동적으로 앉는 자세를 취하는 것도 어렵게 만든다. 긴장항진된 아동은 엉덩이의 젖힘 자세와 함께 머리-목의 적절한 정렬이 어렵고, 견갑골은 모음, 팔은 뒤로 당겨지며 손은

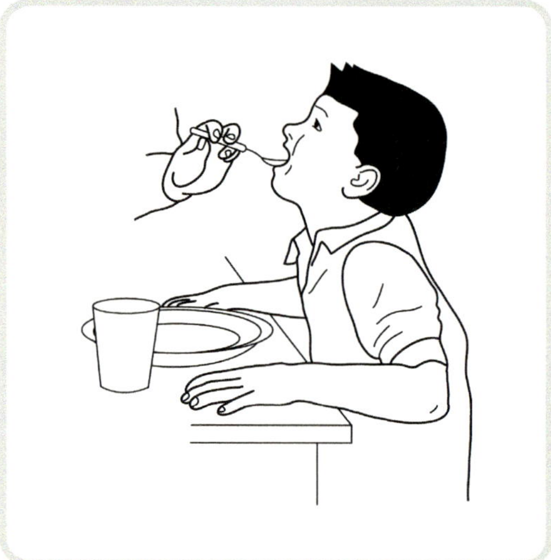

그림 13-2. 먹기 동안 목이 젖혀져 있는 자세

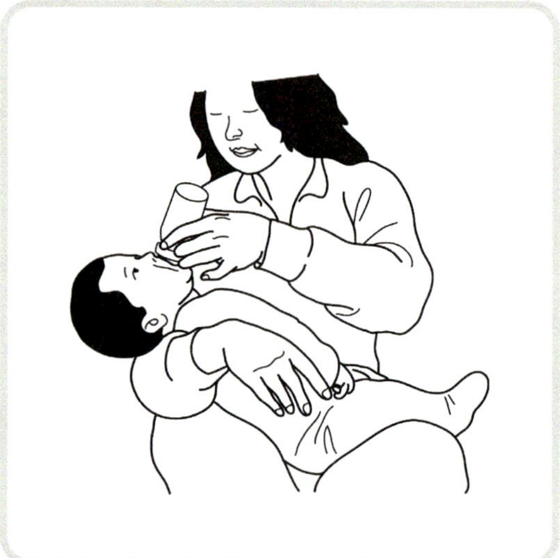

그림 13-3. 식사 동안 목이 젖혀져 있는 자세

중심선에서 멀어진 자세를 취할 수 있다. 이런 자세는 스스로 먹기를 위한 손-입 기술을 방해할 수 있다. 그림 13-2와 그림 13-3은 영아와 아동에서 먹는 동안 목이 젖혀진 것을 나타낸 것이다.

긴장항진된 아동에게서 비대칭성 긴장성 목반사(asymmetirc tonic neck reflex, ATNR)가 나타나게 되면 비대칭적인 머리, 목, 구강 움직임이 발생하며 스스로 먹기를 위한 손-입의 기술들이 손상될 수 있다. 비대칭성 긴장성 목반사로 이해 아동이 스스로 먹기를 하는 팔 쪽으로 머리를 돌리면 팔이 신전되어 입에서 멀어져 먹기가 방해된다.

② 저하된 근 긴장도

긴장저하(hypotonicity)가 나타나면 아동은 중력에 대항하여 똑바른 자세(upright posture)를 취하는 것이 어려워지게 된다. 아동이 먹기 위해 바른 자세로 앉을 때 몸통의 과다한 굽힘이 관찰될 수 있다. 머리는 수동적으로 앞으로 구부려지며 기도 개방을 방해할 가능성이 생긴다.

얼굴에서 긴장저하된 근 긴장도가 나타나면 아동은 안정성을 증가시키기 위해 보상 전략을 만들 수 있다. 특히 바른 자세를 만들고 머리 조절을 위해 목을 젖히고 어깨를 올릴 수 있다. 또한 머리와 몸통의 안정성을 얻기 위해 견갑골이 모아지고 팔은 뒤로 당겨질 수 있다. 이런 자세는 긴장항진된 아동과 유사하여 먹기에 미치는 영향은 비슷하지만 근본적인 기제는 다르다.

2) 구강-운동 조절

비정상적인 구강 움직임의 패턴은 먹기에서의 기능적 문제들을 만들어낸다. 구강-운동 조절의 어려움은 구강 구조물들의 비정상적인 근 긴장도, 부적절한 먹기 자세, 구조적 기형들과 연합될 수 있다. 구강-운동 조절의 기능장애는 한 가지 측면의 손상으로 인해 생길 수 있으나 대부분은 구강-운동 문제들이 함께 연합되어 나타나는 것이 더욱 일반적이다.

(1) **혀 뒤로 들임**(Tongue retraction)

비정상적으로 뒤로 들려진 혀는 입 안 뒤쪽에 위치해 있는데, 뒤로 들려진 혀는 매우 두껍고 주름이 잡혀져 있다. 근 긴장도 이상 또는 자세 이상과 연합되어 나타나는데 특히 증가된 폄근과 연합되어 나타나기도 한다. 구조적인 문제들(예: 소하악증)과 연합되면 혀는 기도를 폐쇄할 만큼 뒤로 들려져 호흡을 방해할 가능성이 생긴다. 뒤로 들려진 혀는 정상적인 혀의 움직임을 제한시킨다.

(2) **혀끝 상승**(Tongue tip elevation)

혀끝이 상승되어 위쪽 치조체와 맞닿아 있는 것으로, 이 자세는 구강 주위의 안정성을 유지시키기 위한 시도로 나타날 수 있다. 혀끝 상승은 젖꼭지 또는 숟가락의 삽입을 방해할 수 있고 혀의 독립적인 움직임을 제한시킨다. 이 패턴은 머리와 목의 불안정성에 대한 보상 전략으로서 나타날 수 있다.

(3) 혀 삐침(Tongue thrust)

혀 삐침은 혀가 안 - 밖으로 움직이는 리드미컬한 움직임 패턴으로 특히 혀가 밖으로 움직이는 것이 더 강한 편이다. 일반적으로 비정상적인 평근과 연합되어 나타나는데 때로는 혀 뒤로 들려짐에 대한 보상으로 발생하기도 한다. 혀 삐침은 성숙하고 다양한 혀 움직임의 발달을 방해하는 정형화된 움직임이다.

(4) 긴장성 깨물기(Tonic biting)

긴장성 깨물기는 잇몸이나 치아에 대한 접촉이나 압력에 대한 비정상적인 반응으로 매우 강력한 턱 다물기를 초래하여 입을 다시 여는 것이 매우 어렵다. 턱 악물기(jaw clenching)는 긴장성 깨물기와 비슷하며 턱의 안정성이 발달할 때 나타날 수 있으나 잇몸에 대한 촉각 자극에 의해 제거될 수 있다. 긴장성 깨물기는 비정상적인 깨물기 반사(bite reflex)로 이에 대한 설명은 표 13-4에 제시되어 있다.

표 13-4 깨물기 반사

	깨물기 반사 (tonic bite reflex or bite reflex)	위상성 깨물기 반사 (normal phasic bite reflex)
유형	• 비정상적인 반사 • 턱의 저작 관련 근육들의 경축(spasm) 때문일 것으로 추측됨	• 정상 반사로 점진적으로 3~4개월에 의지적 깨물기로 대체됨
근 긴장도	• 항진되어 있음	• 정상
자세의 영향	• 굽힘과 연합됨(손을 주먹 쥐고 팔을 굽힌 상태에서 몸을 구부린 자세와 연합되기 쉬움)	• 특정 자세와 연합되지 않음
시작	• 갑작스럽게 발생하고 더 강력하게 깨물기를 함	• 갑자기 발생하지만 빠르게 이완됨
턱의 움직임	• 심하게 깨물어댐	• 견고하게 턱을 다무는 움직임과 함께 적절하게 턱을 여는 움직임이 함께 나타남
발생	• 두 반사 모두 음식을 입 앞에 제시할 때의 반응으로 발생할 수 있지만, 깨물기 반사는 항진된 근 긴장도와 연합될 수 있음. 아동이 일반적으로 깨물기 반사를 사용하여 음식이나 음료에 반응한다면 이는 턱, 입술, 혀의 독립적인 움직임들을 방해할 수 있음	

(5) 턱 삐침(Jaw thrust)

턱 삐침은 아래턱의 강력한 아랫방향의 움직임으로, 강한 폄근과 연합되어 나타난다. 턱 삐침은 음식이 제시되거나 음식물의 구강 조작 동안 발생할 수 있으며 입술과 혀의 조절을 손상시킬 수 있다.

(6) 턱 불안정성(Jaw instability)

턱 불안정성은 조절되지 않는 과도한 턱의 움직임으로 저긴장성이나 근력 약화와 함께 나타날 수 있다. 입은 벌어져 있고 숟가락이나 컵을 사용할 때 적절하게 입을 다무는 것이 어렵다. 턱의 과도한 움직임이 발생할 수 있으며 턱의 불안정성에 대한 보상으로 턱 악물기가 나타날 수 있다.

(7) 입술 뒤로 들임(Lip retraction)

입술 뒤로 들임은 양쪽 입술이 뒤로 들려져 치아나 잇몸이 노출되는 것으로, 입 위의 타이트한 가로선 형태로 보일 수 있다. 이는 폄근의 영향으로 인한 것이며 특히 먹는 동안 머리, 목, 팔의 폄 또는 머리, 목, 팔의 뒤로 들임이 나타날 때 발생한다. 강력하게 들려지는 것을 극복하기 위해 어떤 아동은 과도하게 입술을 오므리기도 한다. 오므림과 뒤로 들임은 모두 입 안에 음식을 유지하도록 입술을 다물거나 숟가락을 입에서 꺼내기 위해 입을 벌리는 것을 어렵게 만든다.

(8) 입술과 볼의 불안정성(Lip & cheek instability)

일반적으로 저긴장성과 함께 나타나는데 입술의 긴장도가 부족하여 음식이나 침을 입안에 유지하는 것이 어렵다. 볼의 불안정성은 빨기 동안에 입속 젖꼭지의 위치를 부적절하게 만들 수 있다. 볼의 안정성이 부족하면 씹는 동안 음식을 외측에 배치시키는 것이 어렵거나 음식을 구강 내에 함유하는 것이 어렵게 된다.

(9) 입술과 볼의 움직임 제한(Lip & cheek immobility)

입술과 볼의 움직임 제한은 저긴장성으로 인해 움직임이 생성되기 어렵거나, 또는 긴장항진으로 인하여 특정 자세가 고착화되어 움직임이 제한되어 생길 수 있다.

3) 감각 반응

(1) 촉각 과민감각(Tactile hypersensitivity)

촉각 과민감각을 가진 아동은 구강-촉각 자극에 대해 과장되거나 자극의 크기에 대한 균형이 초과된 반응을 보인다. 만일 숟가락으로 음식을 넣어주려고 어머니가 시도할 때마다 매번 어머니의 손을 쳐내는 1세 유아가 있다면, 이는 자극에 대한 균형이 초과되었기 때문에 보이는 반응일 것이다. 아마도 유아는 숟가락에 대해 비정상적인 지각(과민감각)을 하고 있거나 혹은 자극에 대한 반응 조절이 서투를 것이다.

(2) **구강 거부**(Oral aversion)

거부 반응은 과민감각과 비슷하지만 과민감각보다 더 부정적이며 행동적인 반응을 보인다는 점에서 과민감각과 다르다. 울거나, 찡그리거나, 활처럼 몸을 구부리거나, 보호자가 먹여주려고 하면 입을 꼭 다문 채 열지 않는(과민감각 반응) 모습을 보일 수 있다. 만일 보호자가 먹이려는 행동을 계속 지속하면 유아는 구역질을 할 수 있다. 이에 대해 보호자가 반응을 보이지 않으면 유아는 토하는 모습까지 보일 수 있다. 맛에 대한 반응으로 짜증을 부릴 수 있으며, 심지어 음식이나 식사와 관련된 도구를 시각적으로 보기만 해도 짜증을 부릴 수 있다. 거부 반응과 과민감각 반응은 촉각에 대한 반응으로 나타날 뿐만 아니라 재질, 온도, 맛, 또는 냄새에 의해서도 나타날 수 있다.

(3) **촉각 과소감각**(Tactile hyposensitivity)

촉각 과소감각을 가진 아동은 반응을 이끌어내기 위해 많은 양의 자극이 주어짐에도 불구하고 반응이 느리거나 불완전하게 이루어진다. 2살의 다운증후군 아동이 침을 흘리는 것은 침에 대한 입술의 과소감각 때문일 수 있으며 이로 인해 입을 다물고 삼키도록 요구받아도 침을 조절하는 데 실패할 수 있다. 과소감각으로 인해 음식물덩어리 형성이 부적절하거나 삼킴 반사가 적절하게 시작되지 않으면 삼킴장애가 나타날 수 있다. 비정상적인 감각 등록이나 지각 역시 구강 과소감각의 원인이 될 수 있다.

(4) **구강 실행장애**(Oral dyspraxia)

아동은 먹기나 말하기에 요구되는 섬세한 구강 움직임의 계획과 실행에 어려움을 가질 수 있다. 구강-촉각 자극이나 고유수용성 자극의 등록이나 해석의 문제가 실행장애를 유발할 수 있다.

4) 삼킴 능력

(1) 삼킴 전 흡인

삼킴 시작 지연 혹은 부적절한 구강 조절은 음식물덩어리의 미성숙한 조각을 인두로 보내 큰 덩어리가 인두로 떨어지게 만들어 후두에서 흡인을 유발시킬 수 있다. 심지어 흡인이 비디오투시검사 동안 관찰되지 않아도 삼키기 전에 인두에 있던 음식물은 위험한 상황을 일으키기도 한다.

(2) 삼킴 동안의 흡인

삼키는 동안 발생하는 흡인은 감소된 또는 부적절한 후두 상승 및 후두 폐쇄 때문에 이차적으로 생기는 문제다. 이런 상황에서 후두는 적절하게 보호되지 못하고, 음식은 후두덮개 아래로 떨어지며 기도로 들어간다.

(3) 삼킴 후 흡인

음식이나 음료가 삼킴 후에도 인두에 남아있으면 호흡을 하는 동안 흡입이 발생할 수 있다. 이는 일반적으로 인두의 제거 기전 부족으로 생기는 문제이지만, 감소된 후두 상승이나 상부식도조임근(cricopharyngeal muscle)의 기능이상으로 생길 수 있다. 음식은 삼키는 동안 비강인두로 역류될 수 있고 이후 삼킴 후에 기도로 떨어진다. 비디오투시검사 동안 흡인이 관찰되지 않을 수 있지만 음식이 적절하게 제거되지 않으면 흡인의 위험성을 갖게 된다.

5) 먹는 동안 아동과 부모의 상호작용

(1) 아동의 문제

아동의 성격과 행동은 먹기 문제에 영향을 줄 수 있는데 그 원인은 다음과 같다.

① 제한된 적응력

② 행동적 신호와 비언어적 의사소통의 명료함 부족

(2) 부모의 문제

부모의 특정 특성이 먹기 문제의 원인이 될 수 있으며, 이런 특성들은 다음과 같다.

① 행동적 신호와 비언어적 의사소통의 이해가 어려움

② 제한된 양육 기술

③ 높은 수준의 스트레스 또는 자원이나 지지의 부족

④ 먹기에 대한 부적절한 기대

(3) 아동과 부모 사이의 문제

아동과 보호자 사이의 상호작용이 먹기 문제의 원인이 될 수 있으며 그 원인은 다음과 같다.

① 통제(control) 수단으로의 먹기를 이용하는 경우

② 아동과 부모 사이의 성격이나 기질의 불일치

4 먹기 기능장애에 대한 중재

1) 중재의 일반적 원칙

먹기 중재를 시작하기 전 다음의 내용을 고려해야 한다.

- 먹기 중재 방법은 안전해야 한다. 아동의 건강에 위협이 되어서는 안 된다.
- 먹기 중재 방법을 통해 적절한 체중을 얻어야 한다. 칼로리를 섭취하는데 소모되는 에너지 소비량이 과다하면 안 된다.
- 먹기 중재에 대한 계획은 가족의 요구를 충족시켜야 한다. 가족의 자원 및 우선순위를 반영해야 한다.

구강으로 먹는 능력을 향상시키기 위한 특정 기술과 전략은 앞의 기준 안에서 수립해야 한다. 중재는 구강 기술 치료와 관리 전략으로 나눌 수 있는데, 구강 기술 치료는 원인이 되는 문제를 변화시키기 위해 시도하는 치료 기술을 의미한다(예: 턱의 과다한 움직임을 감소시키기 위해 턱을 지지해 주는 것). 관리 전략은 적절한 영양 섭취와 성장을 위해 먹기 문제를 해결해 주는 우회적인 방법이다. 치료와 관리 전략은 함께 적용할 수 있다. 예를 들어 구강식이의 문제를 보이는 미숙아의 중재를 위한 관리 전략으로 경비위관(nasogastric tube)을 통해 영양을 공급하면서 구강 기술의 발달을 위한 치료를 시도할 수 있다.

먹기 능력을 향상시키기 위해 사용하는 치료와 관리 전략들은 수많은 자원으로부터 유용한 아이디어를 얻을 수 있기에 매우 다양하다. 치료 기술을 적용하기 위해서는 근본적인 원인을 이해하고 있을 때 가장 효과적인 결과를 만들어 낼 수 있다.

2) 각각의 기능장애에 대한 중재

(1) 신경운동 및 구강운동조절 요소

① 자세

아동의 자세는 어깨와 목의 자연스러운 자세, 중앙선 정위로 오는 팔과 머리의 자세, 엉덩이 굽힘 자세, 바른 몸통의 자세가 되어야 한다.

② 머리와 턱의 지지 제공

치료사는 자신의 손과 팔을 사용하여 아동의 턱을 안정시키고 머리를 지지해 줄 수 있다. 턱과 머리의 자세 조절을 통하여 턱, 혀, 입술의 움직임이 향상되는 결과를 가져온다. 머리와 턱의 자세 조절은 미성숙한 영아의 먹기 능력을 향상시키며, 비정상적인 머리-목 폄 자세나 턱과 혀의 삐침을 억제하는데 도움을 준다. 그림 13-4와 그림 13-5는 영아와 유아를 위한 기술의 예이다.

③ 적절한 혀 움직임 촉진

뒤로 들려진 혀는 딱딱한 압박과 아랫방향으로 쓰다듬기 자극을 혀의 뒤에서부터 시작하여 앞쪽 방향으로 가운데 부분에 제공해 주면 도움이 될 수 있다. 혀 삐침의 경우에는 손가락, 숟가락, 또는 딱딱한 젖꼭지를 사용하여 딱딱한 압박을 혀의 아랫방향과 안쪽방향으로 자극함으로서 혀가 입안의 중심에 놓이도록 해준다.

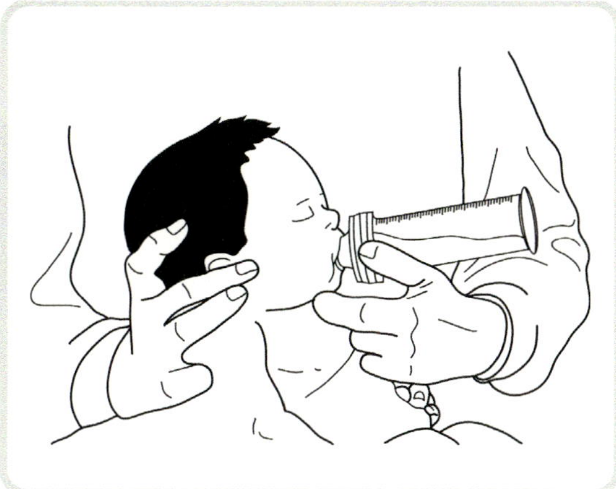

그림 13-4. 영아의 머리, 목, 턱을 지지한 모습

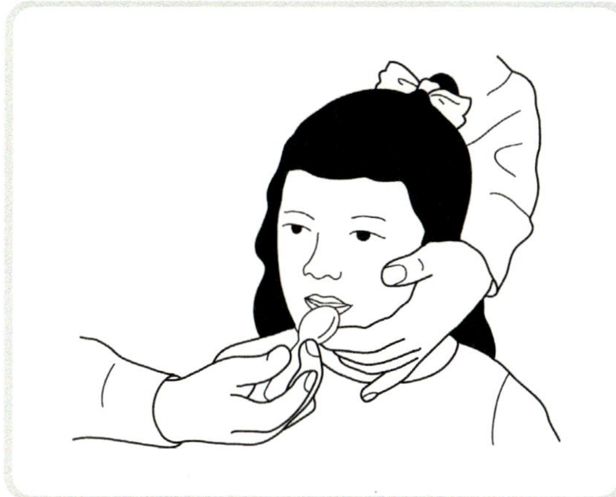

그림 13-5. 유아의 머리와 목, 턱을 지지한 모습

④ 얼굴 긴장도의 정상화

구강-얼굴의 긴장저하는 입술, 볼, 혀에 직접적으로 견고하게 두드리기(tapping) 자극을 적용하거나 또는 저작근과 볼근에 빠른 폄(quick stretch)을 적용하는 것이 얼굴의 긴장도를 증가시킬 수 있다. 근 긴장도를 증가시키고 머리, 목, 어깨의 움직임을 향상시키기 위한 준비로서 다루기 기술을 사용하여 구강 주위의 긴장저하를 향상시킬 수 있다. 아동의 볼을 치료사의 손가락 사이에 놓아 고정시키고 약간 당긴(traction)채로 빠르게 흔들거나 진동자극을 제공하여 얼굴의 긴장도를 감소시킨다.

(2) 감각 요소

다음의 원칙들은 먹기의 감각 요소 문제를 치료하기 위한 지침서로 사용될 수 있다.

- 정상 구강-감각 경험을 촉진시켜야 하고 거부적인 촉각 자극은 최소화해야 한다.
- 입력되는 촉각 자극을 조절해야 한다. 촉각 자극을 제공할 때는 자극의 종류, 압박의 양, 자극의 위치를 고려해서 점진적으로 적용해야 한다.
- 치료사는 아동과 신뢰관계를 형성해야 한다. 아동과의 신뢰감은 아동이 감각을 더 잘 받아들일 수 있도록 한다.
- 구강-촉각 감각 치료는 식사시간에만 할 필요는 없다. 놀이와 여러 활동들을 통해 구강-촉각 자극에 대한 적응을 할 수 있는 기회를 제공하도록 한다.

① 구강-촉각 거부의 최소화

얼굴에 대한 거부적인 촉각 경험의 감소를 위한 시도를 해야 한다. 만일 아동이 비구강식이를 하고 있다면 반복적으로 해로운 자극을 제공하는 간헐적 삽입 방법의 경비위관보다 완전히 삽입된 경비위관으로 교체하는 것이 바람직할 것이다. 만일 장기간 동안 비구강식이를 계속해야 한다면 위루술이 구강 및 인두에 해로운 자극을 주지 않기 때문에 좀 더 바람직할 것이다. 경비위관을 하고 있다면 부드러운 재질의 테이프를 사용하며, 가급적 테이프를 적게 사용하는 것이 좋다. 구강 흡입은 최대한 최소화시켜야 하고, 위식도역류가 있다면 먹는 동안 통증이 생기지 않도록 의학적으로 치료해야 한다.

전체 환경의 과자극을 감소시키기 위해서 환경을 변화시켜야 한다. 과다한 시각적, 청각적 자극을 차단하여 자극의 양을 줄이는 것도 도움이 될 것이다.

② 점진적인 촉각 자극

구강 과민감각 및 거부반응의 치료에서 가장 중요한 점은 점진적인 감각 입력을 제공하는 것이다. 치료는 아동이 편안함을 느끼는 수준에서 시작해야 한다. 과민하며 거부적인 반응을 제거하기 위해 역치 수준 이하에서 느리게 자극을 주어야 한다. 치료사는 아동이 견디는 부분에서부터 시작해야 한다.

③ 촉각 및 압력

촉각 및 압력은 중추신경계의 전반적인 통합효과를 이끄는 자극이다. 치료사는 자신의 손이나 인형, 고무 또는 옷 등을 이용하여 아동의 얼굴이나 입술에 자극을 제공한다. 이런 기술은 먹기 활동을 하기 전에 준비단계로 적용하거나 하루 종일 정기적으로 제공할 수 있다. 치료사는 손가락을 사용하여 혀 뒤쪽의 토하기 반사가 나타나는 위치의 바로 앞 부위에 자극을 줄 수 있다.

④ 진동

크기가 작고 손으로 잡을 수 있는 진동기를 사용하여 아동의 얼굴, 입술, 입 안쪽, 혀에 자극을 제공한다. 진동은 가벼운 접촉, 촉각, 압력 자극보다 다양한 신경 전달 경로를 따라 이동하는 경향이 있으며, 과민감각 아동에게 쉽게 적용할 수 있다.

⑤ 목욕하기와 옷 입고/벗기

목욕과 옷 입고·벗기는 구강-촉각 자극을 많이 제공하는 활동이다. 옷을 입고·벗는 동안 아동의 얼굴이나 팔·다리는 옷에 의해서 견고하게 문질러진다. 또한 목욕 후 수건으로 얼굴이나 몸을 닦는데도 약간의 시간을 사용하게 된다. 또한 목욕을 하는 동안 물이 아동의 얼굴에 닿을 수 있으며, 물로 몸을 적시거나 목욕 동안 아동에게 주스와 같은 음료를 제공하여 자극을 줄 수 있다.

(3) 삼킴 기능

다음의 원칙들은 먹기에서 삼킴 기능을 향상시키기 위해 사용될 수 있는 것이다.

- 적절한 중재에 들어가기 전에 삼킴 문제의 정확한 특성을 이해해야 한다. 삼킴장애의 치료를 위해 앞에서 언급한 많은 기술들이 효과적이지만 적절하게 적용해야 한다. 만일 아동의 삼킴장애에 대해

완전하게 이해하지 않은 상태에서 치료를 시작하면 오히려 이런 치료는 아동에게 해로울 수 있다.

- 치료 과정은 아동에게 안전해야 한다. 다시 말해 호흡계 손상 혹은 흡인의 위험이 부가적으로 생기지 않도록 해야 한다.

① 삼킴의 시작 향상

차가운 자극을 사용한 온도 자극은 삼키기의 지연이 나타날 때 시작을 향상시키기 위해 사용할 수 있다. 먹기 동안 온도 자극의 적용은 아동에게 냉장고에서 냉장 보관한 음식과 음료수를 주어서 제공할 수 있다. 비구강적인 방법으로 먹는 영아의 경우 속이 빈 고무젖꼭지는 물과 얼음으로 채울 수 있다. 이론적으로 이런 얼어있는 차가운 고무젖꼭지를 빠는 것은 삼킴 반사의 타이밍을 향상시켜준다.

② 음식물덩어리 형성 향상

혀는 음식물덩어리 형성과 추진에서 중요한 역할을 하기 때문에 중재 기술들은 혀 조절에 초점을 맞춘다. 치료에 대한 제언은 먹기의 신경운동 요소 부분에 나와 있다. 몇몇 음식 재질들은 다른 것들보다 음식물덩어리 형성을 지지해주기 때문에 식이 수정은 문제를 최소화하도록 도울 수 있다.

③ 삼킴 동안 흡인 관리

후두는 삼키기 동안에 기도가 막히는 것을 돕기 위해 위로 움직이기 때문에 머리를 앞으로 굽히는 것은 후두 움직임을 향상시키고, 후두를 미리 상승시켜 기도를 막아주며 후두가 상승되어야만 하는 거리를 줄여준다. 그렇지만 어린 영아의 경우에는 과다한 목의 굽힘은 기도를 폐쇄시킬 수 있기 때문에 피해야만 한다. 걸쭉한 음식은 음식물덩어리의 응집력을 높여 인두 아래를 느리게 지나가게 하기 때문에 후두가 상승되어 기도를 막을 충분한 시간을 만들어 준다.

④ 삼킴 후의 잔여물

만일 잔여물이 용액보다 고형물에서 더 많이 생긴다면 고형물 각각의 음식물덩어리와 한 모금의 음료를 함께 주는 것이 인두 아래로 지나가도록 하는데 도움을 줄 수 있다. 각각의 음식물덩어리를 넘긴 후 마른 삼킴을 하는 것도 제거를 향상시킬 수 있다. 물렁입천장 기능의 향상은 비강 역류를 감소시킬 수 있고 음식물덩어리 제거를 향상시켜 줄 수 있다.

(4) 먹기의 행동 및 상호작용 측면

다음 원칙들은 먹기의 행동적, 상호작용적 측면에서 문제를 치료하기 위한 안내이다.

- 행동이나 상호작용의 어려움을 수정하기 위해 치료는 부모와 아동 모두의 가치와 기본적 특성들을 반영해야 한다.

- 부모와 아동 모두 통제와 독립을 적절한 수준에서 허용시킬 필요가 있다.
- 정보 제공과 보호자 교육은 변화를 촉진시키는 강력한 도구가 될 수 있다. 보호자 교육은 유아의 행동 신호, 사회성-정서 발달, 더 나아가 특정 먹기 문제의 이해, 행동적 상호작용의 이해의 증가에 초점을 맞출 수 있다.
- 행동치료 기법들은 아동의 협력과 순종을 증가시킬 수 있다.
- 환경 수정은 적절한 상호작용을 촉진시킬 수 있다.

① 환경 변화 및 수정

부모의 환경을 변화시키는 것은 시간 관리 돕기, 아동을 대신 돌봐주기, 상담 등이며, 부모가 치료 제안을 수행하기 위한 충분한 정서적 에너지와 시간을 가지도록 도울 수 있다. 유아의 환경 변화는 산만한 시각적 자극 제한, 연령에 적합한 앉기 또는 신체적 지지를 제공하는 것을 예로 들 수 있다.

② 보상과 함께 적절한 행동 강화

아동의 경우 실질적 · 언어적 · 비언어적 보상은 칭찬 · 인형 · 포옹 · 좋아하는 음식 제공 등과 같은 것으로 모든 치료 회기 속에 포함되어야 한다. 우선적으로 적절한 행동에 대한 강화는 각각의 행동에 즉각적으로 뒤이어서 나타나야 한다. 행동이 점점 일관적으로 되면 간헐적인 보상 스케줄이 행동을 유지시키는데 더 효과적이다.

③ 적절한 행동 중재 모델링

모든 회기 동안 치료사는 부모가 수행해야 하는 행동의 상호작용 모델을 만들어야 한다. 부모의 능력과 일치하는 행동으로 설계해야 한다.

④ 비디오테이프 치료 회기

치료 회기를 녹화한 비디오테이프는 부모가 자신의 행동과 아동의 행동을 인식하도록 하는데 도움을 줄 수 있다. 만일 치료사에 의해서 적절한 상호작용이 생기면 부모는 아동에게 아동의 행동을 상기시키기 위해 테이프를 사용할 수 있다.

(5) 비구강 식이

먹기와 관련된 중재의 궁극적 목표는 아동이 적절한 영양을 섭취할 수 있도록 하는 것이다. 충분한 영양 섭취는 성장을 지지하고, 발달을 촉진시키며, 안정적인 건강 상태나 의학적 치료 향상을 위한 기초를 제공한다. 먹기 기능장애는 필요한 섭취량의 부족, 먹는데 과도한 에너지 소모 등의 문제를 이끌고, 이로 인하여 영양 상태와 성장의 문제를 야기 시킬 수 있다. 다시 말해서 이런 요인들은 먹기 수행을 방해하고 발달 가능성을 제한시킨다. 예를 들어 심장질환을 앓고 있는 영아는 먹는데 필요한 지구력이 부족하여 섭취량이 부족할 수 있다. 이 영아가 심장 수술을 받기 전에 가장 필수적인 것은 지구력 증가를 위한 체중 증가와 성장일 것이다. 따라서 먹기 문제에 대한 치료 계획의 첫 번째 목표는 구강 식이의 수행의 질과 양을 향상시키는 것이다. 중재를 시행함에도 불구하고 여전히 섭취가 부족하거나, 에너지 소모가 너무 많거나, 구강으로 먹기가 불안전하다면 이런 경우에는 비구강적 관-식이(nonoral tube feeding)를 고려해야 한다. 부모와 치료사는 관-식이 방법이 아동의 영양을 향상시키는데 적절한지를 고려해야 한다. 좋은 영양 상태는 성장과 발달 및 의학적 향상을 이끌어 구강 식이를 위한 긍정적인 변화들을 만들어 낸다.

① 관-식이에서 구강 식이로의 전이

비록 관-식이가 구강 식이를 대신하여 아동의 건강을 지지해 주지만 이 방법만으로는 독립적인 관리 전략이 될 수 없다. 관-식이가 가장 효과적으로 사용될 때는 포괄적인 먹기 계획의 일부분으로 사용될 때이다. 관-식이에서 완전한 구강 식이로 되돌아가는 것에 대한 고려를 해야 하는데 관련된 원칙은 다음과 같다.

- 작업치료사는 구강 식이의 적절 수준의 기준을 확립해야 한다. 안전하며 아동의 기능 수준 안의, 일상적으로 수행할 수 있는 정도의 구강 식이여야 한다. 이는 구강으로 음식의 반을 섭취하거나 또는 음식이나 용액을 하루에 차 숟가락으로 약간 먹는 정도가 될 수도 있다.
- 치료사는 구강-촉각의 거부적인 경험들을 최소화하고, 구강 자극에 대한 지구력을 증가시키며 구강 촉각 자극의 즐거움을 촉진해야 한다.
- 현재 아동의 구강-운동 기술들은 유지시키면서 발달적, 의학적으로 적절한 다른 기술들을 치료적 활동을 통해 격려해야 한다.
- 즐거운 구강 활동과 배고픔에 대한 포만 사이의 고리를 확립하여야 한다.

관-식이를 하는 아동의 의학적 컨디션과 발달 상태는 구강 식이로 돌아가기 위한 과정에 영향을 준다. 구강식이로 되돌아가는데 걸리는 시간은 매우 다양하다.

구강 식이로 전이하기 전 고려해야 할 사항은 다음과 같다. 아래의 내용은 아동의 고려사항에 대한 내용이다.

- 관-식이 제거가 근본적인 문제해결이 되는가?
- 아동의 현재 의학적 컨디션과 체중이 구강 식이로의 작업을 수행할 만큼 충분한가?
- 아동의 구강-운동 기술은 구강 식이를 증가시키기에 적절한가?
- 삼킴 기능이 안전한가?

다음은 부모의 준비를 결정하기 위한 질문들이다.

- 부모나 보호자는 이과정이 매우 긴 시간이 소요될 수 있고, 매우 작은 단계들로 진행된다는 것을 이해하고 있는가?
- 부모나 보호자는 프로그램이 일관성을 가지고 반복되며, 가정에서도 수행되어야 한다는 사실을 이해하는가?
- 부모나 보호자는 이런 노력을 수행할 수 있는 시간과 정서적 자원을 가지고 있는가?

일부 아동의 경우에는 완전한 구강 식이로 돌아가는 것이 어려울 수 있다. 이런 경우에 구강 치료는 현존하는 구강 운동 기술을 유지시키고, 언어구사에 필요한 구강 기술을 발달시키며, 구강 경험의 즐거움 격려 및 구강 위생을 연습하고 유지시키기 위해 실행될 수 있다.

전통적으로 먹기에 대한 평가 및 치료 프로그램에서 작업치료사는 주로 먹기 기능장애의 구강-운동 측면에 초점을 맞추고 있었다. 먹기의 복잡한 본질에 대한 인식이 증가되면서 치료는 영아나 유아의 먹기 문제에 대해 포괄적인 접근을 하는 쪽으로 이동하고 있다. 철저한 평가와 정확한 해석은 효과적인 치료를 위한 기본이 된다. 평가는 먹기의 구강-운동적 측면들뿐만 아니라 삼킴 기능, 감각 요소, 아동과 부모 사이의 역동성을 포함시켜야 한다. 평가 결과에 대한 해석은 아동의 의학적 진단명, 임상적 증상, 먹기 기능장애 증후들 사이의 상호작용을 이해하여 반영해야 한다. 이런 기초를 바탕으로 치료사는 포괄적인 계획을 위한 전략을 선택하여 아동과 가족 모두에게 훌륭한 서비스를 제공하도록 한다.

제 14 장

일상생활활동

1 일상생활활동의 개념

일상생활활동(Activities of Daily Living: ADL)은 교육, 놀이, 휴식, 수면, 사회참여 등과 함께 아동의 성장과정에 있어 중요한 작업(occupation) 중 하나이다. 일반적으로 일상생활활동은 자기관리(self-care)에 해당하는 기본적 일상생활(basic ADL)과 수단적 일상생활(instrumental ADL)로 나뉘며, 아동의 성장과정에 따라 사회적으로 적절한 방법으로 발달이 요구되는 작업이다. 기본적 일상생활에는 몸단장하기(grooming), 목욕하기(bathing), 화장실 사용하기(toileting), 옷입기(dressing), 먹기(feeding) 등의 신변처리(self-care) 영역과 기능적인 이동(functional mobility), 의사소통 등이 해당된다(표 14-1)(AOTA, 2008). 수단적 일상생활(IADL)은 보다 복잡한 기능으로 환경과의 상호작용 능력을 요하는 활동이다. 아동에게 있어 수단적 일상생활활동은 학교, 가정, 지역사회 환경에서 독립적으로 생활하는 데 필요한 기능이다. 예를 들어 계절과 상황에 맞도록 옷 관리하기, 청소하기, 식사준비하기, 쇼핑하기, 용돈 관리하기, 집안관리하기, 안전관리, 봉사활동 등의 지역사회 참여활동 등이 이에 해당된다(표 14-2).

표 14-1 일상생활활동: AOTA, 2008

기본적 일상생활의 영역	내용
목욕, 샤워 (bathing, showering)	• 필요한 물품을 준비하고 사용하기 • 몸에 비누칠하고 헹구고 말리기 • 목욕 자세 유지 및 바꾸기
대·소변 관리 (bowel & bladder management)	• 방광의 움직임을 수의적으로 조절하기 • 필요하다면 방광 조절을 위한 약 복용이나 기구 사용하기
옷 입고 벗기 (dressing)	• 시간, 날씨, 예의에 맞는 적절한 옷과 액세서리를 선택하기 • 옷장에서 옷을 고르고 꺼내기 • 형식에 맞게 입고 벗기 • 옷과 신발이 맞도록 조절(단추를 채우거나 끈 묶기)하기 • 개인 용품, 의지·보조기 등을 착용하고 벗기
먹기(eating)	• 음식·음료수를 입 안에 넣고 흘리지 않도록 유지하면서 씹고 삼키기
식사(feeding)	• 음식을 차리고, 배치하고, 접시나 컵에서 입으로 음식을 가져가기
기능적 이동 (functional mobility)	• 한 장소에서 다른 장소로 이동 혹은 한 자세에서 다른 자세로 몸의 위치를 바꾸기 • 기능적인 이동의 수행과 물체 옮기기, 이동(mobility)하기 • 휠체어·침대·자동차·욕조·변기·의자로 옮겨가기
개인용품 관리 (personal device care)	• 개인용품(렌즈·안경·보조기·의지·보조도구)을 사용하고, 세척하고, 관리하기
개인위생 및 몸치장 (personal hygiene & grooming)	• 소모품 구입 및 사용, 체모 제거하기(면도기, 핀셋, 로션 등을 사용) • 화장하기·지우기 • 머리감기·말리기·빗질하기·모양내기·손질하기 • 손톱 및 발톱 손질하기 • 피부·눈·귀·코 관리하기 • 향수 사용하기 • 구강 청결 유지하기 • 양치질하기
화장실 위생 (toilet hygiene)	• 소모품 관리 • 의복 관리 • 배변 자세 유지·취하기 • 위생처리 • 월경에 필요한 물품 관리하기(카테터, 좌약 관리 포함)

표 14-2 청소년기 수단적 일상생활활동(AOTA, 2002; 2008; Case-Smith & O'Brien, 2010).

수단적 일상생활의 영역	내용
식사 준비 및 설거지 (meal preparation & cleanup)	• 간단한 식사 계획 및 준비, 음식 나르기, 식사 후 남은 음식을 치우고 설거지하기
지역사회 이동 (community mobility)	• 도움을 받아 혹은 스스로 버스·택시·지하철과 같은 대중교통을 이용하여 지역사회로 이동하기 • 친구 집 방문 및 레크레이션 활동에 참여하기 위한 이동수단 계획하기
건강 관리 및 유지하기 (health management & maintenance)	• 건강을 증진하기 위한 일과를 계획·관리·유지(피트니스, 영양관리)하기 • 건강에 해를 주는 행동을 삼가 하기 • 규칙적으로 약 복용하기
가정 관리 (home establishment & management	• 부모와 함께 거주 공간 관리에 참여하기, 자신의 공간 정리하기, 가족들과 거주 공간을 적절하게 공유하기, 동생 돌보기, 청소하기, 세탁하기
의사소통 매체 사용하기 (communication device use)	• 글씨쓰기 도구, 전화, 타자기, 컴퓨터, 의사소통 보드, 유도등, 비상 대책 시스템, 점자판, 청각 장애용 원거리 통신 장비 등을 사용하기
쇼핑 및 돈 관리 (shopping and money management)	• 쇼핑 목록 작성하기(식료품 등); 품목을 선택하고 구매하기 • 지불 방법 선택하기 • 결제 완료하기, 아르바이트를 통한 수입활동하기
안전조치 및 응급상황 대처 (safety and emergency response)	• 안전한 환경을 유지하기 위한 예방 과정을 이해하고 수행하기, 교통신호 지키기
지역사회 참여 (community participation)	• 친구들과 공식적 혹은 비공식적인 레저활동에 참여하기 • 친구들과 이메일, 전화 등을 이용하여 관계 유지하기 • 지역사회에서 봉사활동하기

2 일상생활수행에 영향을 주는 요인

초기 아동기 혹은 장애아동의 일상생활지도는 주로 보호자와 아동과의 상호 협조가 필수적이다. 일상생활은 아동의 개인적 요소, 배경(context), 활동요건(activity demand), 수행기술(performance skill), 수행패턴(performance pattern)과 함께 상호작용에 의해서 가능하다. 일상생활의 발달은 아동의 발달수준과 매우 밀접하게 연관되어 있는데, 이들 기술의 발달을 위해서는 아동이 속한 사회의 문화적 가치, 부모의 기대, 사회적 규준, 물리적 환경 등을 고려해야 한다. 지속적인 아동의 성장과 발달은 부모의 도움에서 벗어남은 물론 다양한 사회적 역할과 환경에 적응력을 향상시킬 수 있다. 또한 아동의 적극적인 일상생활활동에의 참여는 근력, 관절가동범위, 협응력, 기억력, 개념형성, 자존감, 의사결정 능력 등의 신체 및 정신적 기능향상을 가능하게 한다.

1) 아동의 개인적 특성 및 배경

일상생활활동에 영향을 주는 아동의 특성(factor)에는 신체 기능 및 구조(body function & structure), 수행기술(performance skill), 수행패턴(performance pattern) 등이 해당된다. 즉 아동의 전반적인 운동 및 인지기술이 요구되며, 사회적으로 요구되는 역할 및 수행패턴이 영향을 받게 된다. 예를 들어 뇌성마비를 동반한 아동의 경우 근긴장도 및 자세조절 능력은 일상생활 수행능력에 영향을 주는 주요 요인이다. 또한 지적장애 및 정신사회적 질환을 동반한 아동에게는 집중력, 좌우구별능력, 인지 기능, 시지각 기능이 일상생활 수행능력에 영향을 주게 된다.

이 밖에도 나이, 성별, 교육정도, 사회경제적 수준 등이 일상생활에 영향을 주는 개인적 배경이라고 할 수 있다. 예를 들어 옷입기 활동을 고려할 때 개인적 배경으로는 아동의 나이, 성별, 가족의 경제적 능력이 이 활동에 영향을 줄 수 있다.

2) 사회적 환경

일상생활과 관련된 사회적 환경에는 가족구성원, 기타 보호자, 친구들, 학교, 가정 등 다양하다. 또한 아동이 성장하면서 그 환경도 매우 다양하게 변한다. 일상생활 영역의 사회적 요구기준은 신변처리 과제 범위의 지표가 된다. 그러므로 치료사는 아동이 속한 사회적 환경에 따라 요구되는 일상생활의 과제 범위가 다양하기 때문에 이들을 고려하여 일상생활과제의 범위를 결정해야 한다

3) 문화적 환경

일상생활에서 문화적 환경은 가족의 기대치, 문화적 신념, 활동패턴, 사회적 역할 등이 해당된다. 가족 및 보호자, 사회의 문화적 기대치는 사회적 행동을 결정짓는 표준이 된다. 또한 문화는 일상생활활동에 사용되는 보조도구의 형태 및 유용성에도 영향을 준다. 그러므로 일상생활 수행능력을 향상시키기 위해 작업치료사는 가족을 치료전략에 반드시 포함시켜야 하는데, 이유는 가족이 아동에 대한 문화적 정보를 가장 정확하게 제공해 줄 수 있기 때문이다. 즉 가족의 신념, 가치, 태도 등이 아동이 수행하는 일상생활의 질을 결정하는 주요 요인으로 작용하기 때문이다(Case-Smith, 2005).

4) 물리적 환경

일상생활활동에 영향을 주는 물리적 환경에는 건물의 구조, 가구구조, 물건의 위치 등을 들 수 있다. 이러한 예들은 휠체어를 사용할 경우 건축 장벽은 지역사회로의 다양한 이동과 활동을 어렵게 하는 요인으로 작용한다. 다른 물리적 환경으로 빛의 밝기, 소음정도, 시각자극 정도 등도 아동의 장애특성에 따라서 일상생활활동 수행정도에 영향을 줄 수 있다.

5) 가상환경(virtual context)

현대사회의 컴퓨터, 비디오, 인터넷 등의 가상환경은 일상생활의 평가와 중재에 많은 영향을 주고 있다. 특히 후기 아동기 및 청소년기의 인터넷 환경은 친구 및 다른 사람들과의 적극적인 의사소통 수단으로 작용하고 있다. 그러므로 부모, 아동, 치료사, 교사 등과 이들 매체들을 이용한 일상생활과 관련된 정보를 공유하고, 중재방법으로 적극 활용해야 할 것이다.

6) 활동요건(activity demand)

활동요건에는 사용되는 물건 및 공간, 사회적 요구, 순서, 시간, 요구되는 활동 및 기술 등으로 일상생활을 촉진하거나 방해하는 요인으로 작용할 수 있다.

3 일상생활활동의 평가 및 도구

일상생활을 평가하는 방법으로는 면접, 직접수행능력 평가, 자연스러운 환경관찰 등을 통해서 실시한다. 면접은 다소 구조적이지 못할 수도 있으나 이 방법을 통하여 아동의 능력, 수행패턴, 역할, 범위 등을 파악할 수 있고, 치료사가 인터뷰 기술을 전문적으로 익힌다면 다양한 환경에서 아동이 일상생활을 수행하는 정보도 함께 얻을 수 있는 장점이 있다.

직접수행은 구조화된 관찰(structured observation)의 하나로 아동에게 일상생활 과제를 주고 수행을 요구하는 방법이다. 이러한 방법은 아동의 일상생활 수행능력에 대한 정확한 정보를 얻을 수 있다는 장점이 있으나 다양한 상황 즉 학교, 집, 기타 다양한 환경에서 아동의 수행능력이 어떻게 달라지는지 정보를 얻는 데 한계가 있다. 마지막으로 자연스러운 환경에서 관찰은 아동이 속한 자연스러운 환경에서 평가하기 때문에 아동의 능력은 물론 신체적, 사회적, 문화적 특성을 반영한 다양한 정보를 얻을 수 있다.

표 14-3 아동 및 청소년을 위한 일상생활 평가도구

평가도구명	평가대상	평가방법	평가영역	평가내용
AMPS (Assessment of Motor and Process Skills)	3세~성인	직접관찰	ADL IADL	123개의 과제 중 2~3개의 과제를 선택하여 평가
FIM (Functional Independence Measure)	8세~성인	인터뷰 및 직접관찰	ADL	6개 영역 18개의 항목: 신변처리, 운동, 이동 및 인지영역
Wee FIM	6개월~7세	인터뷰 및 직접관찰	ADL	18개의 항목: 신변처리, 운동, 이동 및 인지영역
HELP (Hawaii Early Learning Profile)	출생~3세	인터뷰 및 직접관찰	ADL 외	6개 영역: 인지, 언어, 대근육, 소근육, 사회성, 신변처리
PEDI (Pediatric Evaluation of Disability Inventory)	6개월~7세	인터뷰 및 직접관찰	ADL 사회성	3개 영역: 신변처리, 이동, 사회성
SFA (School Function Assessment)	5세~12세	인터뷰 및 직접관찰	ADL 및 IADL	학교생활에서의 참여도, 과제지지, 활동수준
사회성숙도 검사	출생~약 30세	인터뷰	ADL 외	일상생활, 의사소통, 사회성, 운동기술

예를 들면 학교에서 화장실 사용하는 능력을 관찰하면서 물리적인 장벽과 이를 해결하는 아동의 능력 및 패턴 등에 대한 다각적인 정보를 얻을 수 있다.

일상생활 평가도구는 기본적 일상생활과 수단적 일상생활을 평가하는 것으로 나뉠 수 있다. 일반적으로 일상생활 평가도구를 선정할 때는 대상자의 특성과 평가도구의 장단점을 고려해야 한다. 일상생활 평가도구는 주로 평가목적(outcome measure)과 중재계획(clinical intervention)을 위한 목적으로 구분할 수 있다. 다음의 일상생활 평가도구 목록을 참고하여 대상자의 평가 목적에 적절한 한 정보를 얻을 수 있는 평가도구를 선택할 수 있어야 할 것이다(표 14-3).

1) AMPS(Assessment of Motor and Process Skills)

(1) 평가목적

3세 이상 아동, 청소년, 성인, 노인의 기본적 ADL과 IADL 수행능력을 평가하고, 중재의 효율성을 평가하기 위함이다(Fisher, 1995).

(2) 구성

16개의 ADL 운동기술 항목(motor skills items)과 20개의 ADL 처리기술 항목(process skills items)으로 구성되어 있으며 1~4점 척도로 평가한다. 또한 과제를 수행할 때 요구되는 노력, 효율성, 안전성, 독립성 정도를 함께 평가한다.

(3) 평가방법

본 도구는 검사를 위해서 특별한 교육 및 연수가 필요하다. 기본적으로 관찰을 통하여 평가하며, 표준화된 과제 중에 2~3개를 대상자에 맞게 선택하여 평가한다. 평가소요 시간은 약 30~40분 정도이다.

(4) 신뢰도

검사도구의 항목간 내적일관성인 Cronbach's alpha 값인 r = 0.74 - 0.93으로 보고되었고, 검사 - 재검사 신뢰도는 0.70~0.91로 보고되었다(Law 등, 2005).

(5) 결과해석

평가한 일상생활 과제를 통하여 지역사회에서의 자립정도를 알 수 있고, 결과는 중재계획을 설정하는데 사용가능하다. 지역사회 자립정도를 결정하는 경계점수는 운동기술은 2점, 처리기술은 1점으로 그 이하의 경우 적절한 작업치료 중재가 필요하다.

2) FIM(Functional Independence Measure) & Wee FIM

(1) 평가의 목적

본 평가도구는 일상생활 수행에 대한 장애의 정도, 시간의 흐름에 따른 변화정도, 재활치료의 효율정도를 평가하기 위해 개발되었고, 그 외에 도움의 정도를 평가하기 위함이다.

(2) 구성

① 신변처리, 괄약근조절, 운동기능, 이동, 의사소통, 사회적 인지 등의 6영역의 18항목으로 구성됨 : eating / grooming / bathing / dressing upper & lower / toileting / bladder & bower management / transfer to chair·toilet / transfer to tub / locomotion / stairs / comprehension / expression / social interaction / problem-solving / memory

② 각각의 항목은 의존도에 따라 최대 7점, 최소 1점으로 채점

(3) 평가방법

치료사의 관찰에 의해서 수행정도를 평가하는 도구로 대상자의 최고 수행능력을 평가하기 보다는 평소의

수행기능을 평가한다. 관찰이 불가능할 경우 면접 혹은 의무 기록지를 참고하여 정보를 수집할 수 있다.

(4) 신뢰도

24개 기관에서 수집한 자료를 통해 분석한 급간상관계수(ICCs)는 0.88~0.94로 보고되었다(Granger & Halmilton, 1992). weeFIM은 피어슨 상관계수 0.74~0.96으로 나타나 높은 신뢰도를 보여주고 있다(Msall, DiGaudio, & Duffy, 1993).

(5) 결과해석

FIM은 손상(impairment)이 아닌 장애(disability) 정도를 평가하는 도구로 대상자의 실제 수행할 수 있는 기능적 수준을 알 수 있고(Asher, 1996), 점수가 높을수록 기능수준이 높음을 의미한다.

3) PEDI(Pediatric Evaluation of Disability Inventory)

(1) 검사목적

6개월~7세 아동의 신변처리(self-care), 이동(mobility), 사회성(social-function)의 3영역을 평가하고, 각 영역의 보호자의 도움정도 및 과제의 변경・조정이 필요한지를 평가한다(Asher, 1996).

(2) 구성

신변처리(self-care), 이동(mobility), 사회성(social-function)의 3영역의 197개 항목과 보호자의 도움 및 변경・조정 부분의 20개 항목, 총 217개의 항목으로 구성되어 있다. 아동의 3영역의 기능수준은 "할 수 있다(1점)"와 "할 수 없다(0점)"의 2점 명목척도, 보호자 도움부분의 문항들은 완전의존(0점)~독립수행(5점)인 6점 서열척도이다. 조정/변경에 대한 정도는 항목별 빈도수를 측정하도록 구성되어 있다.

(3) 평가방법

평가는 부모보고, 면접, 직접 관찰을 통하여 실시하고, 평가 소요 시간은 약 45~60분 정도이다.

(4) 신뢰도

PEDI의 내적 일치도는 0.95~0.99이고, 검사자간 신뢰도는 0.96~0.99로 매우 신뢰할 만한 검사도구이다(Asher, 1996).

(5) 결과해석

결과는 소프트웨어 혹은 매뉴얼을 이용하여 규준표준화점수와 표준점수를 산출한다. 규준표준화점수는 30~70의 범위가 정상발달에 해당한다. 표준점수는 0~100점으로 제시되며, 점수가 높을수록 아동의 기능수준이 높음을 의미한다.

4) SFA(School Function Assessment)

(1) 검사목적

초등학생의 학교생활 즉 학습 및 사회적인 면에서 참여도(participation), 과제보조(task support), 활동수준(activity performance)을 파악하기 위함이다(Coster et al., 1998).

(2) 평가도구의 구성

평가도구는 총 3영역, 즉 참여도(participation), 과제보조(task support), 활동수준(activity performance)으로 구성되어 있다. 첫째 영역인 참여도는 학교생활의 6가지 측면 교실, 운동장, 등교, 화장실, 교실이동, 점심시간으로 구분하여 평가한다. 둘째 영역인 과제보조는 신체적 과제와 인지과제로 구분하여 어른의 도움의 정도 및 환경적인 변형・조정 여부를 평가한다. 셋째 활동수준도 일상생활 및 학습에 관련된 신체적 과제(12개)와 인지과제(9개)의 수행능력을 평가하도록 구성되어 있다.

(3) 평가방법

평가는 아동의 학교생활을 친숙하게 알고 있는 교사, 물리치료사, 작업치료사 등이 직접 작성한다.

(4) 신뢰도

검사-재검사 신뢰도는 0.82~0.98, 내적타당도는 0.92~0.98로 높은 신뢰도가 보고되었다(Asher, 2007).

(5) 결과해석

원점수를 0~100범위인 규준점수(criterion score)로 환산하여 아동의 참여도, 도움정도, 수행능력을 평가한다. 100점에 가까울수록 참여도가 높거나, 도움의 필요성이 적고, 수행능력이 높음을 의미한다. 또한 2개 그룹(3학년 이하, 4~6학년) 규준점수가 제시되어 있고, 이를 근거로 평가대상 아동이 일반아동에 비하여 수행능력이 떨어지는지 비교할 수 있다.

4 영역별 발달단계 및 훈련방법

1) 옷입기(dressing) 훈련하기

(1) 연령별 옷입기 발달수준

옷을 입고 벗는 활동은 일상에서 매우 자연스러운 활동으로 아동이 성장하면서 당연히 습득되는 기술로 여겨지기 쉽지만 이는 복잡하고 다양한 능력이 요구된다. 즉 옷을 입고 벗기 위해서는 운동, 감각, 지각 기능 등의 다양한 능력이 선행되어야 한다. 그 예로 운동기능에는 적절한 관절가동범위, 근력, 협응력,

표 14-4 옷입기 발달단계

연령	옷입기 기술	
1세	• 모자를 쓰고 벗는다. • 옷을 입힐 때 협조한다. / 소매 밖으로 팔을 내민다.	• 양말을 벗는다.
2세	• 소매 구멍을 찾는다. • 앞이 트인 겉옷을 벗는다.	• 끈을 풀어주면 신발을 벗는다. • 고무줄 바지를 벗는다.
2 ½세	• 앞 단추가 있는 코트, 셔츠를 입는다. • 양말을 신으려고 노력한다.	• 큰 단추를 푼다.
3세	• 끈이 없는 신발을 왼쪽·오른쪽 구별 없이 신는다. • 겉옷을 혼자 벗는다.	• 끼워진 지퍼를 올리거나 내린다. • 큰 앞쪽 단추를 채운다. • 티셔츠 벗기는 도와주어야 한다.
3 ½세	• 대부분 옷의 앞을 찾는다. • 재킷 지퍼 올리고 내리기와 내린 지퍼를 분리한다. • 벙어리장갑을 낀다.	• 순서대로 3~4개 단추 채운다. • 신발과 벨트의 버클 푼다. • 감독하에 옷을 입는다.
4세	• 옷의 앞과 뒤를 알며, 뒤집힌 쪽이 바르게 되도록 돌린다. • 독립적으로 옷을 입고 벗는다. • 신발이나 벨트에 버클을 잠근다.	• 재킷의 지퍼를 채운다. • 뒤꿈치가 바르게 되도록 양말을 신는다. • 끈를 묶는 신발을 도움을 받아 신는다.
5세	• 셔츠를 바르게 잘 입는다. • 옷을 혼자서 완전하게 입는다.	• 뒤에 있는 지퍼를 잠근다(5½세).
6세	• 뒤에 있는 단추를 채운다.	• 나비 묶기를 한다.
8세	• 날씨에 맞게 옷을 고를 수 있다.	

출처: 서울장애인복지관, 1993: Case-smith, 2005; Klein, 1983

자세조절, 팔과 손의 적절한 움직임, 쥐기, 놓기 등의 기본적인 기능이 요구되고, 감각기능에도 시각, 촉각 등의 주요한 감각들이 필요하다(Klein, 1983). 그 외에도 신체인식 및 공간지각 등의 지각기능이 필요하다. 구체적인 발달단계는 표 14-4에 제시하였다.

(2) 일반적 옷입기 지도 방법

옷입기 훈련을 위해서는 입고 벗기 편한 옷을 준비하고, 모든 부착물을 열어 놓으며, 목과 소매는 끼우기 좋게 벌려 놓는다. 옷은 신축성이 있는 소재를 선택하고, 거칠거나 가려움을 유발하는 소재는 피한다. 휠체어 사용자에게는 상의 길이가 짧은 옷을 선택하는 것이 좋다.

옷입기 훈련에는 크게 2가지 방법이 있다. 순차적 방법(forward chaining)과 역연쇄(backward chaining)이다. 순차적 방법은 일반적인 옷입기 방법으로 정상아동을 교육하는데 효과적이다. 역연쇄방법은 뇌손상으로 인지기능이 떨어지거나 지적장애 아동에게 적당한 훈련법으로 옷입기의 마지막 단계부터 시작하여 처음 단계까지 학습하는 방법으로 행위의 결과를 먼저 교육하는 방법이다. 이러한 아동들의 훈련을 위해서는 정확하고 명료한 지시, 그림, 카드 등을 이용하여 과제수행의 이해를 돕는 방법이 함께 병행되어야 한다. 옷입기 훈련은 가능한 다음의 원칙을 지켜서 훈련한다.

① 옷입기 보다는 벗기를 먼저 가르친다.
② 가능한 동일한 방법의 단계를 반복적으로 연습시킨다.
③ 아이에게 이해 가능한 방법, 즉 시범과 구두 설명을 함께 실시한다.
④ 한 번에 하나씩 훈련하고, 발전단계에 따라 그 다음단계를 가르친다.
⑤ 아동이 반응할 충분한 시간을 준다.
⑥ 훈련시에는 칭찬과 격려를 병행한다.
⑦ 집중할 수 있는 조용한 환경과 안전한 자세를 확보한 후에 실시한다.

(3) 자세별 옷입기 훈련방법

① 옆으로 누운 자세에서 옷입기

이 자세는 신경계 손상으로 인해 경직이 증가되어 다리의 신전이 심하거나 머리와 어깨가 뒤로 젖혀지는 과긴장 아동에게 적당하다. 옆으로 누운 자세에서 옷입기는 근육의 경직과 비정상적인 반사를 억제하는 데 도움을 주어 보다 쉽게 옷입기 활동을 할 수 있다. 옆으로 누운 자세에서 머리는 약간 앞으로 숙이고, 엉덩관절을 굴곡시킨다(그림 14-1). 양쪽을 입을 경우 천천히 반대방향으로 자세를 바꾸어 가며 옷을 입힌다(정보인 등, 2000).

② 보호자의 무릎에 엎드린 자세에서 옷입기

이 자세는 신전근 긴장도가 증가된 아동에게 적절하며, 등으로 들어오는 촉각자극을 줄여서 근육 긴장도를 완화시키는데 도움을 줄 수 있다. 아동의 머리, 어깨, 엉덩이 관절을 자연스럽게 굽히고 대칭적 자세

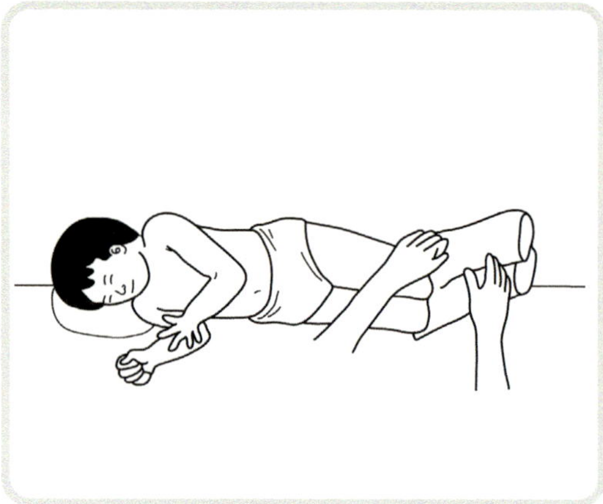

그림 14-1. 옆으로 누워 바지 입히기

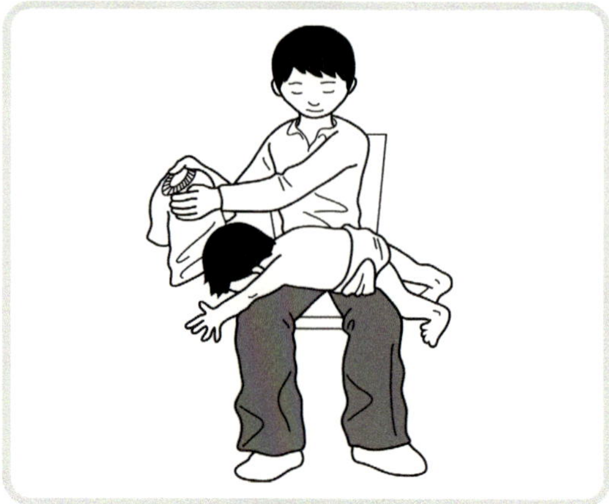

그림 14-2. 무릎에 엎드려 옷 입히기

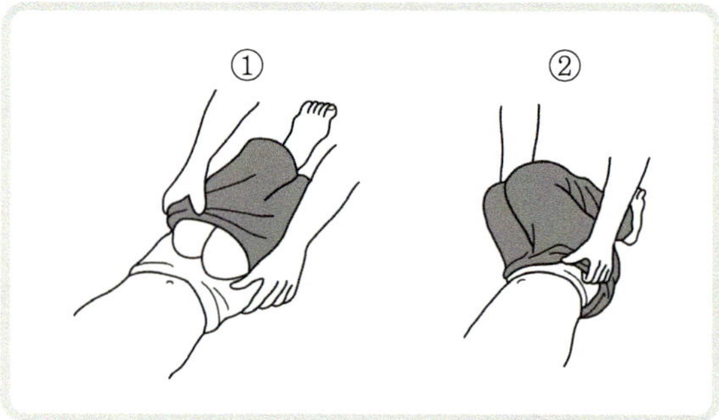

그림 14-3. 바로 누워 입히기

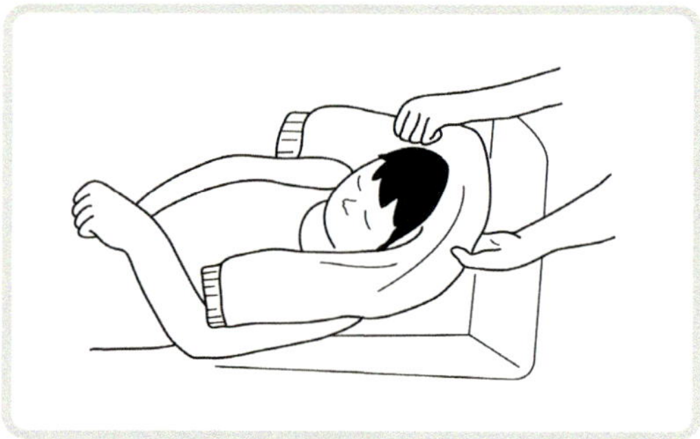

그림 14-4. 웻지를 이용한 옷입히기

를 유지시킨다. 부모는 무릎을 약간 벌려 아동의 자세를 잘 유지하도록 도우면 쉽게 아이의 옷을 입힐 수 있다(그림 14-2).

③ 바로 누운 자세에서 옷입기

바로 누운 자세에서 옷 입히기는 아동의 엉덩관절을 굽혀야 하는데, 이는 하지의 근육긴장을 이완시킬 수 있기 때문이다. 바지를 입힐 경우 엉덩관절과 무릎관절을 굽히고, 무릎까지 올린 후 몸통회전을 이용하여 바지를 아동의 엉덩이까지 올린다(그림 14-3). 상의를 입힐 경우 머리를 굽히고, 어깨를 지지해 줄 수 있는 웻지(wedge)를 함께 이용한다(그림 14-4).

④ 앉은 자세에서 옷입기

앉은 자세는 아동이 자신이 옷입는 과정을 모두 볼 수 있고, 옷입기에 참여하기 쉬운 가장 일반적인 자세이다. 자세조절 능력이 가능하다면 앉은 자세에서 시도하고, 엉덩관절은 구부리고, 머리, 어깨, 몸통은

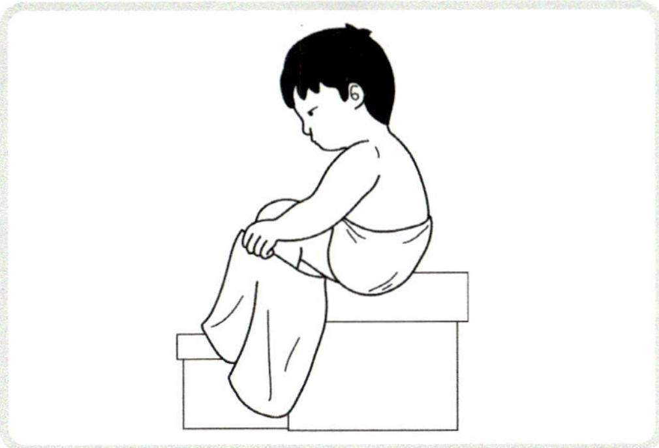

그림 14-5. 발판을 이용한 바지 입기

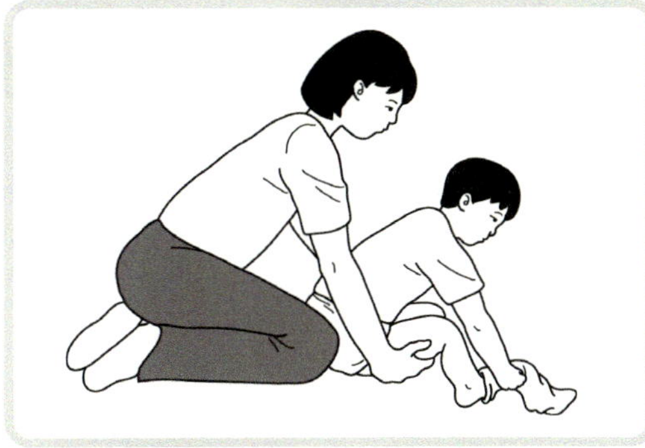

그림 14-6. 앉은 자세에서 옷입기

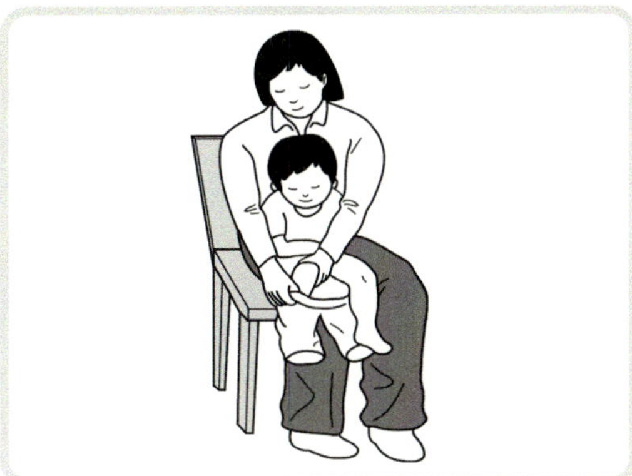

그림 14-7. 안고 입히기

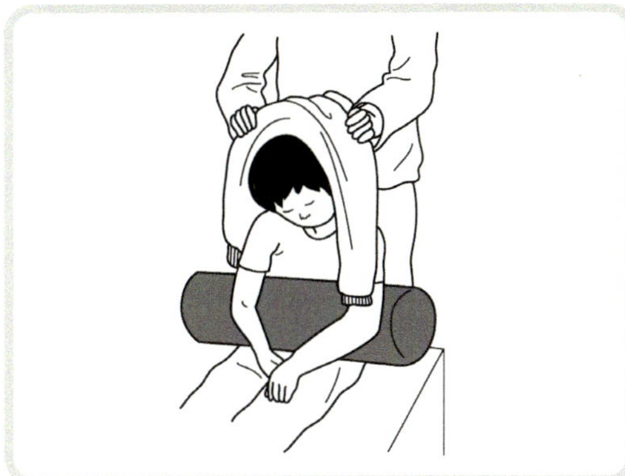

그림 14-8. 고개 숙여 입히기

대칭적 자세유지를 유지하도록 보조한다(그림 14-5, 그림 14-6, 그림 14-7, 그림 14-8).

⑤ 주변 환경을 이용한 옷입기

독립적인 자세조절이 부족한 아이는 벽 혹은 의자 등의 도움을 받아 옷입기를 할 수 있다. 벽의 경우 모서리에 앉으면 벽에 의해서 몸통의 균형을 보다 쉽게 유지할 수 있으며(그림 14-9, 그림 14-10), 의자

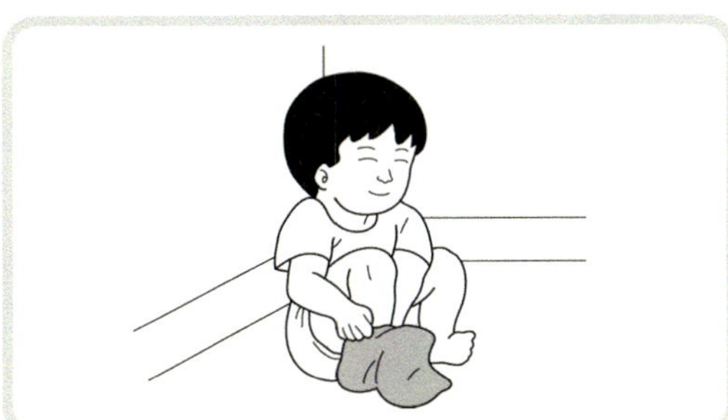

그림 14-9. 벽모서리에 기대어 옷입기

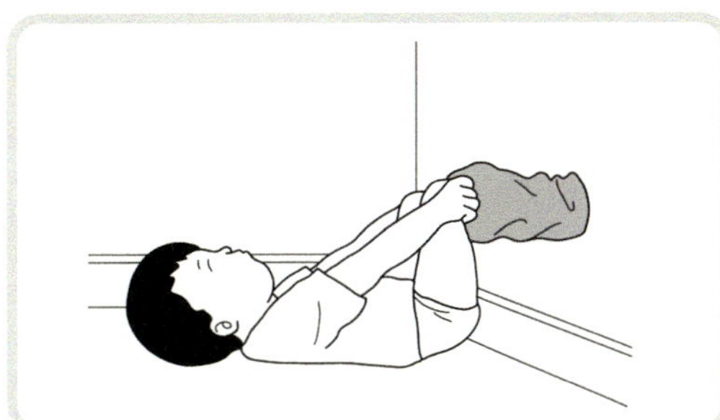

그림 14-10. 벽을 이용해 바지 입기

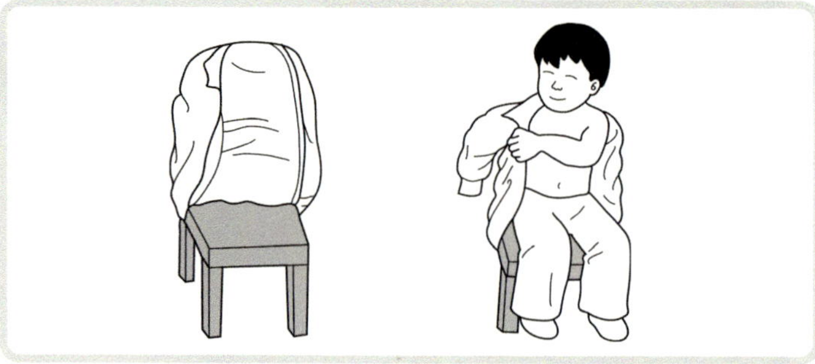

그림 14-11. 의자를 이용하여 옷입기

를 이용하는 경우는 옷의 고정과 아동의 균형을 위한 지지대 역할을 모두 해 줄 수 있다(그림 14-11).

⑥ 편마비 아동의 옷입기

편마비 아동의 옷입기는 상의와 하의 모두 편측부터 입고, 벗을 때는 정상측부터 실시한다(그림 14-12). 하의의 경우 편측 다리를 꼬아 그림 14-13과 같이 정상측 위에 올려놓은 후에 편측부터 입고, 벗을 때는 정상측부터 벗는다.

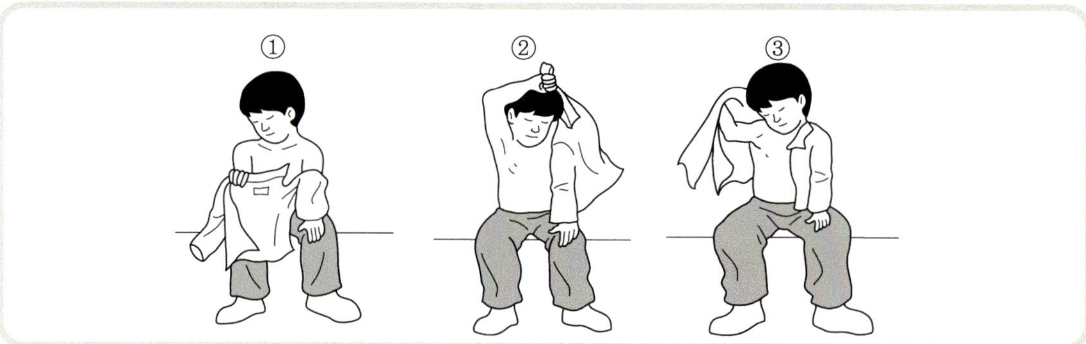

그림 14-12. 편마비 아동의 상의 입기

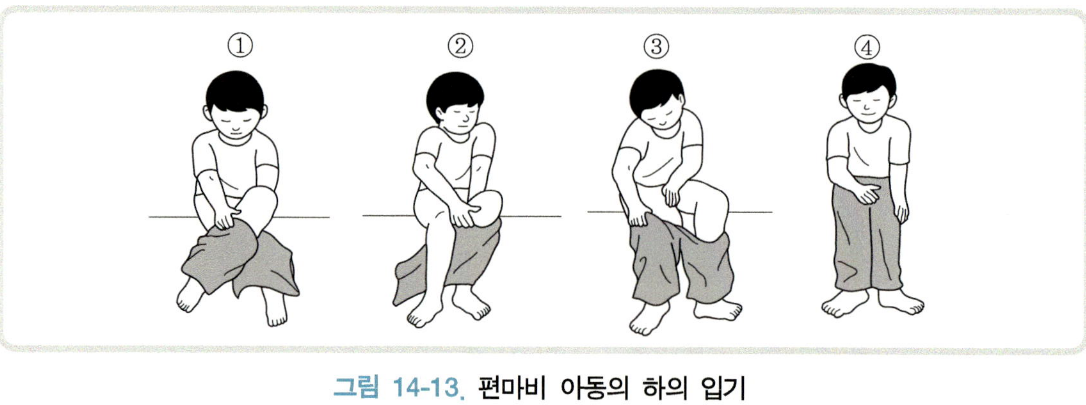

그림 14-13. 편마비 아동의 하의 입기

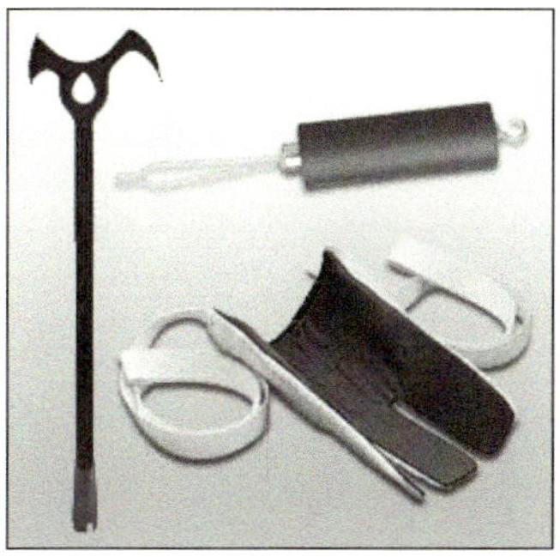
옷입기 보조도구

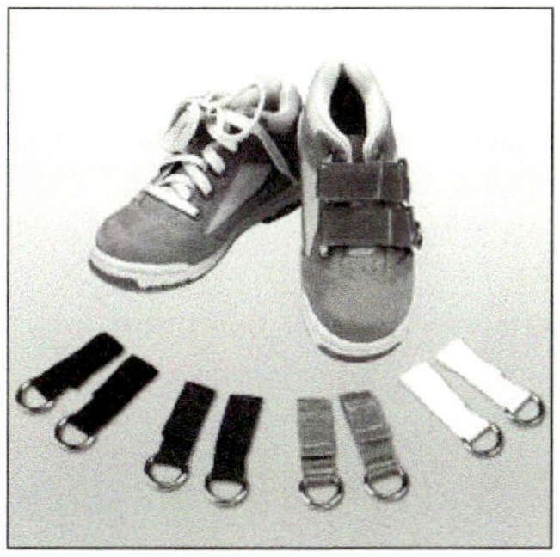
고리 부착 운동화

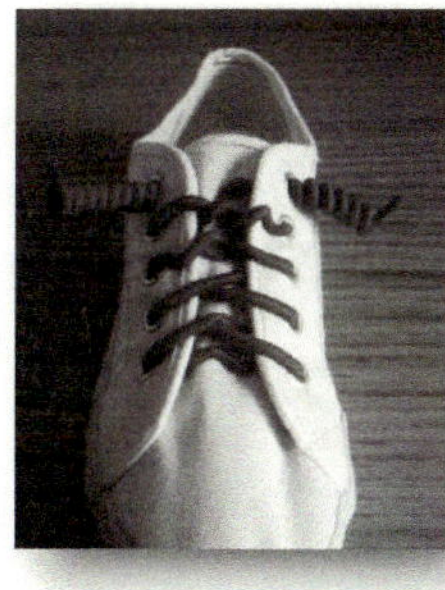
신축성 운동화 끈

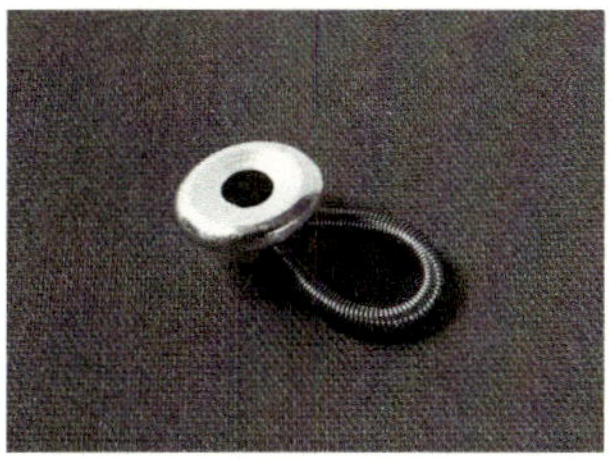
신축성 단추

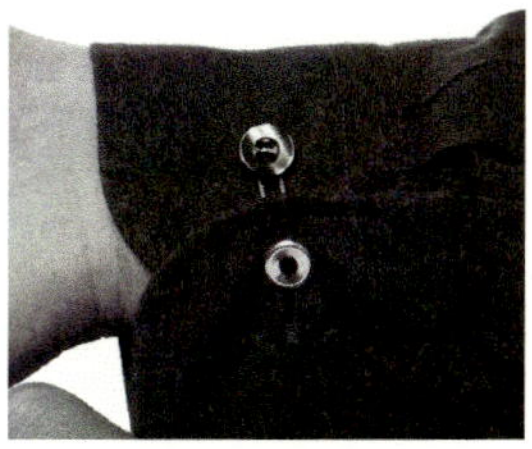
신축성 단추 착용모습

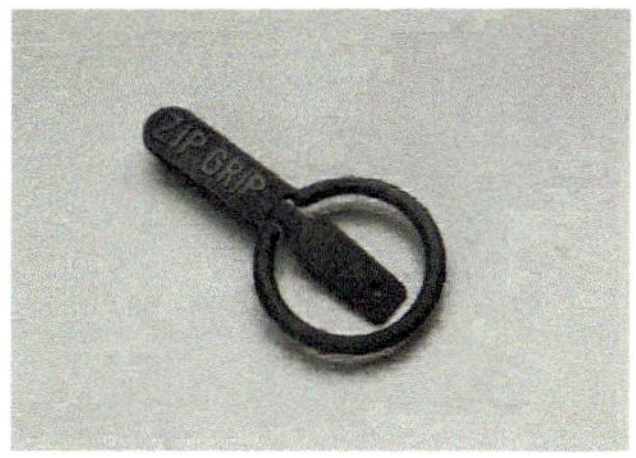

지퍼 그립(zipper grip)

그림 14-14. 옷입기를 위한 보조도구

(4) 옷입기 보조도구

일반적인 옷입기 방법으로 만족할 만한 성과가 없을때 옷의 디자인 변형, 보조도구의 사용을 권할 수 있다. 일상생활에서 보조도구의 사용목적은 관절가동범위 혹은 근력 등의 신체적 제한을 보상해주고, 안전성을 확보하기 위함이다. 옷입기 일상생활활동에 사용되는 보조도구는 옷의 부착물의 조작을 도와주는 도구, 변형된 옷 및 벨크로 신발 등이 해당된다(그림 14-14).

2) 대소변 훈련하기

(1) 대소변 처리 발달단계

신생아의 대소변 조절은 반사적 혹은 불수적인 과정이나 아동의 신경계가 성숙되어 감에 따라서 수의적으로 조절하는 능력이 발달한다. 일반적으로 약 2세 6개월이면 수의적인 대소변 조절이 가능해지고, 대변조절(bowl control)이 소변조절(bladder control) 보다 먼저 발달한다. 또한 대소변 기능의 발달에는 다소 성비의 차이가 있는데, 여아가 남아보다 발달이 다소 빠른 것으로 보고되었다. 구체적인 발달단계는 표 14-5에 제시하였다.

표 14-5 대소변 처리 기술 발달단계(Case-smith, 2005)

연령	대소변 처리 기술
1 세	• 젖거나 더럽혀졌을 때 불편함을 표현한다. • 감독하에 변기에 앉는다.
2세	• 규칙적으로 소변을 본다. • 대변 훈련에 관심을 보인다. • 2시간 정도는 기저귀에 싸지 않는다. • 변기의 물을 내린다.
$2\frac{1}{2}$세	• 낮 동안에 실수를 하지만 규칙적인 화장실 사용을 한다. • 변기에 앉는 데 도움이 필요하나 대변 실수를 거의 하지 않는다. • 화장실에 가야 한다고 표현한다. • 화장실에 가기 위해 조언자가 필요하다.
3세	• 독립적으로 화장실에 가고, 스스로 변기에 앉는다. • 뒤처리하는 데 도움이 필요하다. • 지퍼나 어려운 옷은 도움이 필요하다.
4~5세	• 화장실 사용이 독립적이다(휴지사용, 물 내리기, 옷 올리기 등).

(2) 대소변 훈련

대소변 조절은 단순히 수의적인 괄약근의 조절뿐만 아니라 의복, 위생관리 등의 기술을 요하는 복잡한 일상생활활동이다. 대소변 훈련을 시작하기 위해서는 아동과 부모 모두 신체적, 심리적 준비가 필요하며, 아동과의 적절한 의사소통 기술의 개발이 필수적이다.

① 지적장애가 있는 아동의 대소변 훈련

지적장애를 동반한 아동의 경우는 대소변 훈련에 보다 많은 시간이 소요된다. 이러한 아동들의 대소변 처리 문제는 주로 순서개념, 기억력, 옷처리 기술, 인지 기능 저하 등의 어려움에서 기인한다. 이러한 아동의 대소변 훈련은 아래의 방법을 따른다.

- 대소변 훈련방법은 훈련자 및 장소가 달라져도 동일한 방법으로 매번 실시한다.
- 성공하면 즉시 보상하고 격려한다.
- 아동의 대소변 주기(식사 후, 취침 후…)와 신체적, 언어적 신호를 파악한다(얼굴표정, 안절부절, 몸짓 등).
- 아동의 언어 및 인지 수준에 따라서 의사소통 기법을 개발한다. 말을 하는 아동의 경우 "쉬" 등의 쉬운 단어를 사용하고, 말을 하지 못하는 아동의 경우는 배 혹은 관련부위를 지적하는 몸짓 등의 의사소통 방법을 개발한다.
- 초기훈련은 아동용 변기를 이용하고, 변기는 항상 일정한 장소에 놓아둔다.

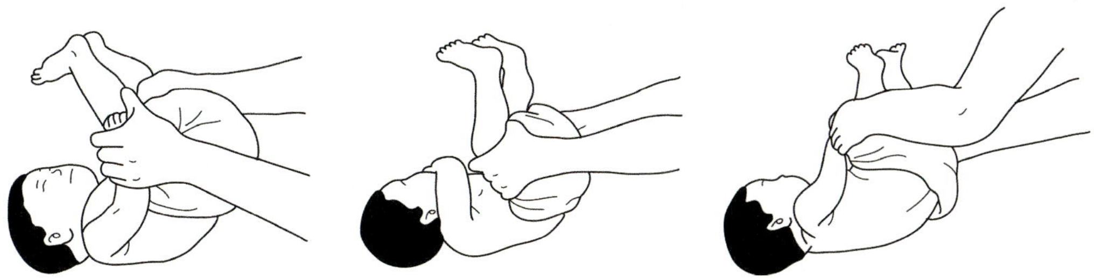

그림 14-15. 엉덩관절 이완시키기

- 아동용 변기에 앉기 훈련이 안된 경우 우선 앉기 훈련이 필요한데, 이 훈련은 대소변 주기와 패턴을 고려하여 약 10분 정도 옷을 벗기고 변기에 앉히는 훈련을 한다. 아동이 울 경우 가능한 무시하고, 대소변 배출을 성공한 경우 즉시 의자에서 아이를 일으켜 세워 칭찬과 격려를 한다.
- 아동이 옷에 실수를 한 경우 아이를 벌 주지 말고 즉시 깨끗한 옷으로 갈아입힌다.
- 아동이 아동용 변기를 잘 이용하면 점차 일반용 변기로 전환한다.

② 신체적 제한이 있는 아동

하지의 폄근과 모음근 긴장이 높은 아동의 경우는 대소변 훈련 전에 비정상적인 근 긴장도 감소를 위한 치료적 접근이 필요하다. 이러한 아동의 근긴장도 감소를 위해서는 엉덩이 관절을 굽힌 후에 앞과 뒤로 천천히 흔들어 주면 기저귀 혹은 바지를 입힐 때 다리를 수월하게 벌릴 수 있다(그림 14-15).

③ 대소변 훈련을 위한 환경 및 관련 보조도구

화장실은 집안에서 일반적으로 가장 접근이 쉽지 않게 설계되어 있는 경우가 많아 휠체어를 탄 아동의

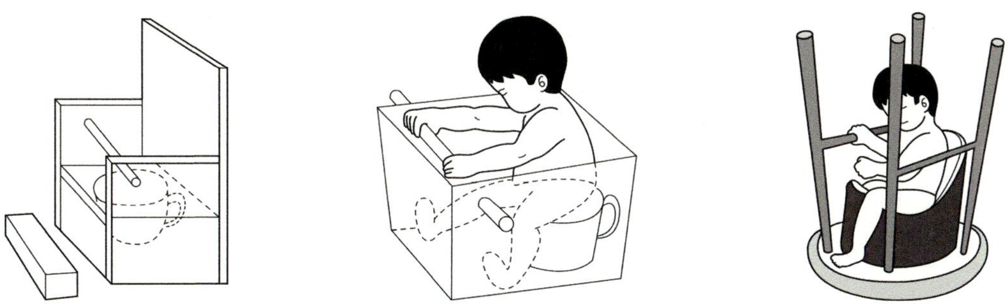

안정감을 주는 변기 1 안정감을 주는 변기 2 안정감을 주는 변기 3

그림 14-16. 안정감을 주는 변기

경우 사용이 쉽지 않다. 그러므로 아동이 보다 화장실로의 접근을 용이하기 위한 접근로의 확보, 화장실 바닥의 미끄럼방지, 세면대, 비누, 휴지 및 수건의 위치, 변기의 높이 등의 적절한 환경적 보완이 필요하다. 또한 조명도 밝게 설치하여 보다 접근을 용이하게 한다.

보조도구는 보상적 접근의 한 방법으로 자세조절 혹은 위생적인 처리를 위한 최신기술의 적용이 이에 해당된다. 뇌성마비 아동과 같이 적절한 자세유지가 어려운 아동은 대소변을 위해서 적절한 자세 지지를 통해 이완을 유도한다(그림 14-16).

또한 많은 아동이 위생적인 뒷처리를 위해서는 도움이 요구된다. 비데는 이러한 장애아동의 어려움을 해결하고 독립적인 대소변처리 능력의 향상에 기여할 수 있는 대표적인 보조도구의 하나이다.

3) 목욕 및 위생관리

(1) 발달단계

목욕하기는 일반적으로 2세 전후로 아동이 관심을 갖기 시작하며, 4세경에는 어른의 도움을 받아서 스스로 시작한다. 8세경에는 독립적으로 목욕이 가능하고, 닦고, 말릴 수 있는 수준에까지 이른다.

(2) 목욕훈련

좋은 위생관리 습관은 모든 아동에게 있어서 매우 중요한 과제이다. 그러나 일부 신체적 장애를 가진 아동의 경우에는 자세조절의 어려움으로 두려움을 동반할 수 있기 때문에 보호자는 이 활동이 즐거운 과제라는 점을 인식시켜야 한다. 독립수행을 기대하는 정도도 문화와 사회에 따라 다르기 때문에 일률적인 발달단계를 적용하기보다는 가족과 사회적 기대 수준을 고려하여 치료목표에 반영한다.

목욕을 어렵게 하는 원인으로는 신체적 자세조절과 감각반응을 들 수 있다. 신체적 장애가 있는 아동에게는 적절한 물의 온도와 자세조절이 우선 고려되어야 한다. 따뜻한 욕실과 물의 온도는 긴장을 이완시켜 준다. 자세조절과 안전을 위해서는 목욕용 매트, 의자 등을 사용하면 보다 용이하게 목욕활동을 실시할 수 있다(그림 14-17).

감각방어 혹은 촉각이 예민한 아동은 아이의 감각선호도를 존중하여 가벼운 접촉보다는 지긋이 눌러주는 접촉(deep pressure)을 사용하여 목욕을 도와준다. 이러한 아동은 접촉의 불안을 높이는 샤워기를 사용하기 보다는 용기에 물을 담아서 몸을 닦아주는 것이 접촉의 예민함을 줄이는 방법이다.

4) 가정관리 기술

가정관리 기술은 아동의 가족의 한 구성원으로서 역할을 할 수 있는 영역이고, 이를 통하여 아동의 자존감과 독립성을 향상시킬 수 있다. 이들 기술에는 청소하기, 옷 관리하기, 식사준비하기, 쇼핑하기, 돈 관리하기 등의 활동이 해당된다.

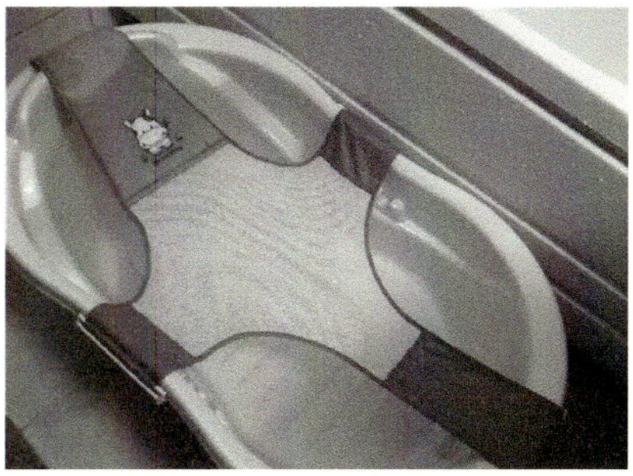

아동용 욕조 및 목욕그네

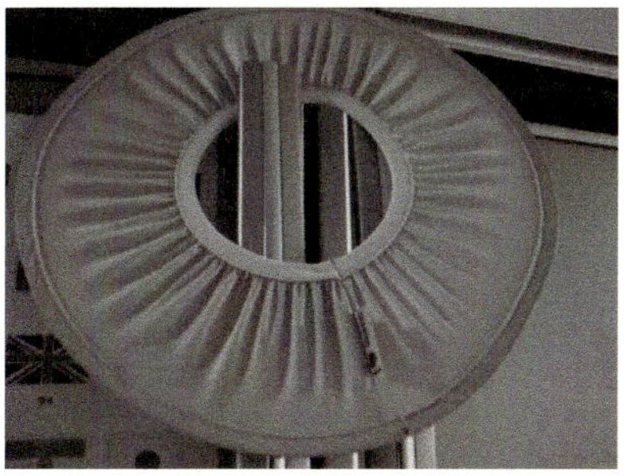

머리감기 보조 모자

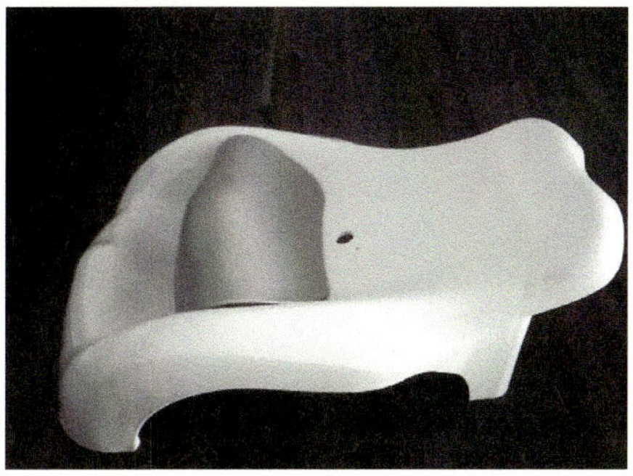

목욕용 의자

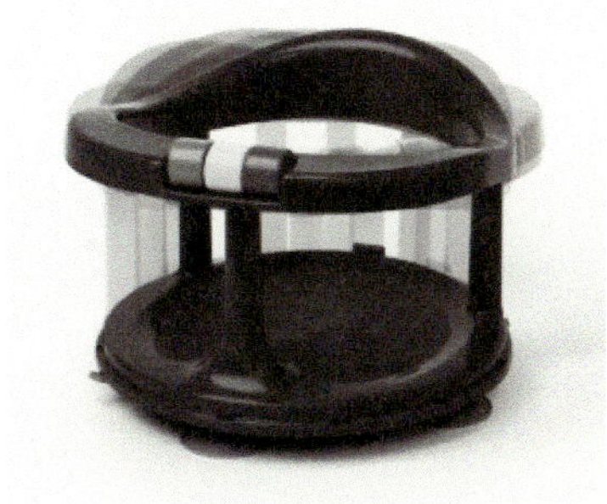

목욕의자

그림 14-17. 목욕용 보조도구

(1) 가정관리 기술의 발달단계

일반적인 가정관리 기술의 발달단계는 약 18개월이면 돕는다는 개념을 이해하며 부모의 설거지, 청소, 세탁 등의 활동에 관심을 갖고 모방을 시작한다. 연령이 증가하면서 가족도 아동에게 일정부분 가사 일을 도와줄 것을 기대한다. 연령별로 가정관리 기술의 발달단계는 표 14-6과 같다.

(2) 훈련방법

가정관리 활동을 위해서는 환경적 조정, 보조도구, 과제의 변형 등의 다양한 도움을 필요로 한다. 집안일은 신체적, 정신적 장애를 가진 아동에게는 매우 복잡한 일상생활활동으로 독립적인 수행을 기대하기는 매우 어렵다. 그러나 가족이 아이에게 일부 참여기회를 함께 제공한다면 가족의 일원으로서의 역할과 자존감 향상에 기여할 것이다.

예를 들어 기억력 장애가 있는 경우에는 집안용품을 항상 제자리에 배치하고, 그 위치를 부모가 반복적으로 기억시킨다. 혹은 집안에서 할 일을 그림이나 체크리스트를 작성하여 잊지 않고 지키도록 교육한다. 지적장애 혹은 인지기능 손상이 있는 경우는 그림카드를 이용하여 과제를 설명한다. 예를 들어 식탁 차리기를 하는 경우 필요한 그릇, 숟가락 등을 그려진 카드를 보면서 과제를 수행하는 전략을 이용한다.

표 14-6 가정관리 기술 발달단계

연령	집안관리 기술	
2세	• 부모의 지시로 장난감 치운다.	• 부모의 집안활동을 따라 한다.
3세	• 떨어뜨리지 않고 물건 옮긴다.	• 엎지른 물을 닦는다.
4세	• 시리얼과 스낵을 준비한다.	• 세탁물 분류하는 것을 돕는다.
5세	• 깨끗하게 장난감을 치운다. • 쓰레기통을 비운다.	• 전화에 정확하게 답한다.
6세	• 간단한 심부름을 한다. • 도움을 받아 설거지를 한다.	• 안전하게 횡단보도를 건넌다.
7~9세	• 간단한 요리를 시작한다. • 적은 양의 돈을 관리한다.	• 정확하게 전화를 사용한다.
10~12세	• 책상을 치운다. • 설거지를 한다.	• 애완동물을 관리한다.
13~14세	• 세탁하기	• 요리하기

참조: Case-smith, 2005

관절가동범위, 근력, 자세조절, 협응 등의 어려움이 있는 경우는 가정에서 사용되는 보조도구의 변형 및 집안의 안전한 환경 조성을 위한 가구배치, 안전시설 등을 설치한다. 예를 들어 청소기, 비 등은 긴 자루 형태로 제작하거나 손잡이는 굵게 만들어 주어 보다 쉽게 사용할 수 있도록 한다(정민예 등, 2007).

제 15 장

학교작업치료

학교작업치료는 장애를 가진 아동이 학교 교육으로부터 최대한의 효과를 얻을 수 있도록 치료적인 지원을 목적으로 한다. 학교는 아동이 교실이나 운동장에서 또래들과 어울리면서, 사회구성원으로 살아가는데 요구되는 지식은 물론 미래의 직장이나 지역사회에서 살아갈 수 있도록 성공적인 참여를 준비하는 과정의 환경이다. 따라서 학교작업치료사는 일상생활, 작업, 여가 그리고 지역사회 참여 부분에서 교사들과 협력할 수 있도록 전문적인 기술과 지식이 요구된다. 의학적 모델에서 뿐만 아니라 교실 안에서 또래들과 교육적인 환경에서의 협동을 이끌어 내는 교육적 모델에서의 역할 및 제도적 이해가 필요하다.

유엔(UN)의 장애인 권리에 관한 협약(Convention on the Rights of Persons with Disabilities : CRPDC)은 21세기 최초의 국제 인권법에 따른 포괄적 인권 조약이며, 유럽연합의 집단비준을 비롯하여 2012년 12월 기준으로 비준국가는 126개국이다. 장애가 있는 모든 이들의 존엄성과 권리를 보장한 UN인권 협약을 근거로 세계 각국에서는 작업치료 서비스를 학교에서 받을 수 있다. 국내에서는 '장애인 등에 대한 특수교육법'에 의하여 장애학생이 학교 또는 특수교육지원센터에서 작업치료 등의 서비스를 받을 수 있도록 치료지원 서비스 제도가 마련되어 있다. '장애인 등에 대한 특수교육법'에 따라 치료지원 서비스에 대한 제공이 이루어지고 있으나, 치료지원 운영시스템 및 학교작업치료에 대한 이해 부족, 타당한 치료지원 수가책정 등의 미흡으로 안정적인 정착이 요구되는 실정이다. 또한 제도적 고용형태의 불안으로 우수한 치료사 확보 및 유지가 이루어지지 않아 전문가에 의한 치료지원 서비스 제공이 지적되고 있다.

따라서 치료지원 운영시스템 및 대상자 중심의 치료지원 서비스 제도가 안정적으로 구축되어 치료지원을 필요로 하는 모든 대상자에게 전문가에 의한 양질의 치료지원이 제공되어야 한다. 본 장에서는 미국의 제도적인 전달체계 및 학교작업치료 모델을 중심으로 작업치료 선발과정 및 평가와 중재에 대한 학교작업치료에 대하여 제시하고자 한다.

1 법률 및 제도

미국은 의학적 지원이나 교육적 지원을 필요로 하는 특수교육 대상자에게 학교 내 자조관리, 학습활동 및 사회활동의 참여를 이끌어 낼 수 있도록 지원하고 있다. 1935년부터 미국에서 모자보건 및 아동 건강 서비스를 위한 국가 지원금을 마련하고 정형외과 및 신경과 문제를 가지고 있는 소아마비 아동을 대상으로 작업치료 및 물리치료 서비스를 제공한 것이 학교작업치료의 시작이었다.

1975년 처음으로 제정된 전장애아동교육법[(The Education For All Handicapped Children Act of 1975: EAHCA):P.L. 94-142)]은 어떠한 장애 학생도 장애를 이유로 학교 입학에서 제외되어서는 안 되고, 장애아동이 비장애아동과 함께 최소한의 제한적인 환경에서 능력을 발휘할 수 있도록(the least restrictive environment) 개별화 교육 및 관련 서비스의 지원을 통하여 최대한의 교육환경을 지원받을 수 있도록 규정하였다. 1973년 제정된 재활법안(Rehabilitation Act, Section 504)에 의해 특수교육 혜택을 받지 않는 일반 교과과정의 학생은 학교에서 작업치료 서비스를 받을 수 있다.

1986년 전장애아동교육법에서 대상연령은 3세부터 5세의 학령 전 장애아동이 포함되면서 조기아동교육이 Part C에 근거하여 작업치료 서비스가 무상으로 제공되었다. Part C의 장애아동 조기중재 서비스는 개별화 가족지원(The individualized family service plan: IFSP)서비스로 영유아 장애아동과 그 가족들도 서비스에 포함시킬 수 있도록 하였다.

1990년대에 전장애아동교육법이 장애보다 사람이란 단어를 사용한 장애인 교육법(Individuals with Disability Education Act: IDEA)으로 명칭이 변경되면서 0~2세 영유아가 포함되었으며, 장애진단명에 기초한 장애의 일괄적인 분류가 아닌 특수교육 대상자가 가질 수 있는 장애 유형을 다양하게 포함할 수 있도록 하였다. 이 시기에 외상성 뇌손상 및 자폐증이 장애 분류에 포함되었다. 1991년 보조공학 서비스에 관한 내용이 장애인 교육법에 포함되었으며 조기 교육에서 학교로의 전환교육이 강조되기 시작하였다.

작업치료는 특수교육 대상학생에게 도움을 주기 위하여 1997년 장애인 교육법안의 Part B에서 관련 서비스(related services)로 규정하면서 전환교육 서비스에 포함되었다. 따라서 작업치료사는 개별화 교육계획(Individualized education program : IEP)팀 구성원으로 IEP회의에 관련 서비스 전문가로 참여한다. 관련 서비스는 장애아동이 교육적 혜택을 받을 수 있도록 돕는 언어병리학과 청각학, 심리서비스, 작업치료와 물리치료, 치료오락을 포함하는 오락, 재활 상담, 진단 또는 평가목적의 의료 서비스, 학교건강 서비스, 사회활동 서비스, 학부모 상담 및 교육 등이다. 관련 서비스는 교실, 집, 병원, 연구소 등의 여러 곳에서 제공할 수 있다.

작업치료사가 개별화 교육팀 의사결정에 참여하는 것은 장애학생을 위한 가장 적합한 교육 프로그램을 마련하는데 교사, 학부모들에게 커다란 도움이 된다. 미국정부는 2001년 제정된 NCLB(No Child Left Behind) 법안시행을 통하여 교육의 사회적 형평성 실현에 많은 노력을 기울이고 있으며 2004년 IDEA 재승인 이후에 장애 학생들의 학력 저하를 막고 발달 지연을 예방하기 위한 학교 내 작업치료사들의 역할이 더욱더 중요시 되고 있다. 특수교육과 관련 서비스의 초점은 학업성취, 기능증진, 중등 과정 후의 성공을 포함하여 고등교육과 취업, 독립적인 일상생활의 성과를 증가시키는 것이다.

2004년 장애인 교육법(IDEA)개정 이후에 장애아동의 조기 중재 및 개별화 교육계획지원은 물론 특수교육 대상자의 전환교육 등에서 관련 서비스의 역할을 보다 명확히 제시함으로써 적극적인 작업치료 서비스 개입을 강조하고 있다.

이처럼 장애학생의 교육과 관련된 장애인 교육법(IDEA), 장애인 재활법(Rehabilitation Act, 504), 주법 및 연방법 안에 명시되어 있는 작업치료법 등이 작업치료 서비스의 제공 및 관련 보조도구 구입비용을 지원하는 등 장애학생에 대한 관련 서비스 지원을 제도적으로 뒷받침하고 있다. 서비스 제공은 개별화 교육 지원팀에 의한 작업치료 대상자 선별과정을 거쳐 지역교육구(school district)가 이를 허락하는 형식이다. 치료사와 학생 간의 직접적인 일대일 치료는 물론, 치료사 및 교사, 부모, 관련 서비스 담당자들과 학생에게 필요한 작업을 통하여 치료적 활동을 교육하거나 상담하는 등의 협력적 서비스형태로 이루어지고 있다.

미국작업치료협회에서는 학교 내 작업치료사의 전문성 강화 및 법률 개정에 따른 임상 교육을 위하여 다양한 보수교육 및 인증 프로그램을 운영한다. 또한 효과적인 학교작업치료 지원 및 정책 운영을 위하여 장애 관련 기관 및 정부 부서에는 작업치료사 출신 관료들이 다양하게 고용되어 있으며, 특히 장애인 보조도구 지급 및 재활지원과 관련된 부서에서는 작업치료사들의 고용이 크게 증가하고 있다.

2 국내 학교작업치료

특수학교 및 특수교육지원센터에서의 특수교육 관련 서비스인 학교작업치료 서비스는 장애인 등에 대한 특수교육법의 근거로 치료지원이 이루어진다. 특수교육 관련 서비스란 특수교육 대상자의 교육을 효율적으로 실시하기 위하여 필요한 인적・물적 자원을 제공하는 서비스로서 상담지원・가족지원・치료지원・보조인력지원・보조공학기기지원・학습보조기기지원・통학지원 및 정보접근지원 등을 말한다. 교육감은 특수교육 대상자가 치료지원을 필요로 하는 경우에 물리치료, 작업치료 등을 제공하여야 한다.

장애인 등에 대한 특수교육법 제28조 제2항과 시행령 제24조에서 치료지원에 필요한 인력은 「의료기사 등에 관한 법률」 제4조에 따른 면허 또는 「자격기본법」 제19조 제1항에 따라 주무부장관이 공인한 민간자격을 소지한 사람이어야 한다.

교육감 또는 특수학교의 장은 특수교육지원센터 또는 특수학교에 치료실을 설치・운영할 수 있으며, 교육감은 「공공보건의료에 관한 법률」 제2조에 따른 공공보건의료기관 및 「장애인복지법」 제58조에 따라 장애인복지시설 등과 연계하여 치료지원을 할 수 있다.

장애인 등에 대한 특수교육법 및 동법 시행령, 시행규칙 등 법령에 규정된 치료지원 제공 절차는 다음의 기준으로 운영된다(그림 15-1).

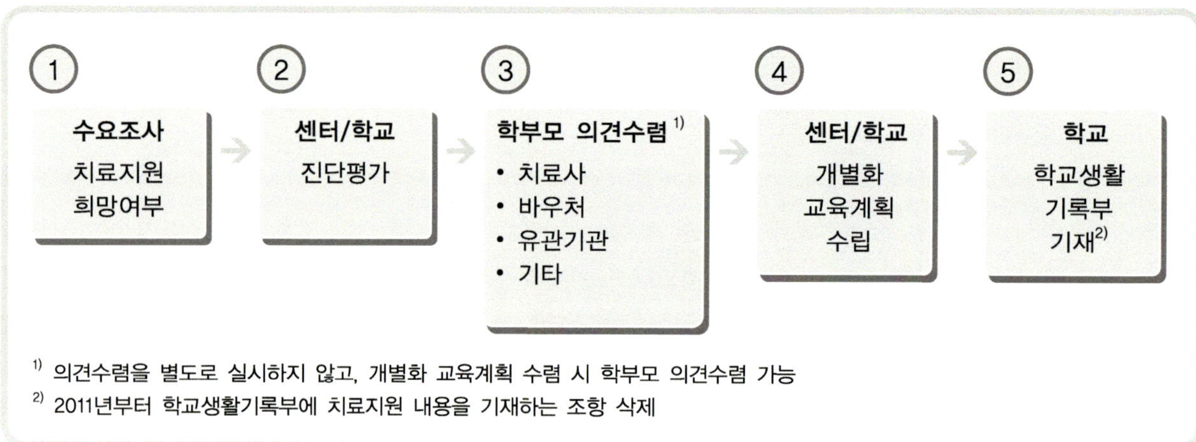

그림 15-1. **치료지원 절차**

지원대상은 유・초・중・고등학교 과정에 재학하는 특수교육대상자 중 치료지원이 필요한 학생이다. 이용 절차 및 방법은 학부모가 학교・교육청으로 치료지원을 신청하여 개별화 교육지원팀에서 치료지원 여부 및 치료 영역을 결정한다. 치료사 등이 포함된 진단・평가팀에 의해 교육적 진단 및 평가를 실시해서 치료지원의 종류 및 내용에 대하여 결정되면 전자카드를 발급받아서 사용한다.

희망학생을 대상으로 매년 11월~12월 또는 1월~2월에 진단・평가를 실시하여 학부모가 희망하는 치료지원의 방법에 대한 의견수렴을 하여 치료사 채용 및 바우처 규모 등을 결정한다. 개별화 교육계획에서 수립된 치료지원의 제공 방법은 시・도교육청에서 확정되는데, 기존 치료실을 활용한 치료사 배치나 병・의원, 보건소, 복지관 등의 유관기관을 활용할 수 있다. 이러한 내용・방법 등을 개별화 교육계획에 기재하며, 치료지원 제공을 통한 학생의 발달사항을 치료사 또는 치료지원 기관(또는 사설치료실) 등으로부터 제공받아 학교생활기록부에 기재한다. 치료지원의 목표에 도달하면 진단・평가를 통해 서비스를 종료한다.

3 학교작업치료 역할 및 모델

초기 학교작업치료는 의학적 진단에 기초한 발달 과정상의 수행기술 향상에 초점을 두었으나 교육 패러다임의 변화와 장애에 대한 사회적 인식의 변화로 인하여 장애 학생이 일반 학생들과 같은 공간 안에서 통합교육에 참여하도록 하는 것이 기본적인 목표이다. 미국작업치료협회에서도 학교 내 다양한 작업치료 서비스 제공 목적이 특수교육 대상자로 하여금 작업치료의 영역에서 중요시 하는 교육적 환경에서 최대한의 작업수행이 가능하도록 돕기 위함이라고 명시하고 있다. 작업치료는 개인의 일상생활을 구성하는 작업이나 활동을 수행할 수 있도록 돕는 서비스로 특수학교에서의 작업치료 서비스는 특수교육 대상자의 일상생활, 교육, 직업, 놀이, 여가 및 사회활동의 참여를 지원한다. 작업치료에서는 교육을 중요한 작업수행 영역의 하나로 정의하고 있기 때문에, 학습 환경에 참여를 위하여 학생들에게 필요한 활동을 제공하는 것은 작업치료의 중요한 역할이다.

학교 환경에서 치료지원을 하는 작업치료사의 역할은 질환과 관련된 임상적 치료 목표를 설정하고 직접적인 치료서비스를 수행하는 의학적 모델은 물론 장애 학생의 교육적 기능 및 수행 능력 향상에 대한 교육적 모델을 이해하여야 한다. 학교 환경 안에서 의학적 모델과 교육적 모델의 통합 서비스 제공 모델을 적용하여야 한다. 통합 서비스 제공 모델은 자주 사용되는 치료서비스의 형태이며 특수교육의 성공에도 커다란 영향을 미칠 수 있다. 학교작업치료사는 부모 및 특수교사와의 의사소통을 통하여 다른 치료적 접근과 함께 협력적 치료 모델을 적용한다. 협력적 치료 모델에서는 특수교사나 일반교사와 함께 치료사가 동등한 입장에서 교육팀에 포함되어야 한다. 교사가 학급 전체를 담당할 때는 치료사가 교실 안에서 수업을 지원하거나 학습지도안에 맞추어 치료사가 학급 내 장애학생 중 별도의 그룹을 만들어 치료지원을 할 수도 있다. 이처럼 협력적 치료 모델에서는 치료 계획을 다양한 팀이 함께 설정하기 때문에 전문 지식과 치료 기술이 접목된 접근으로 학생들의 학업과 수행능력 증진에도 효과적인 도움을 줄 수 있다. 이러한 협력적 치료 모델은 다양하고 풍부한 경험을 가능하게 해서 사회성 및 자신감의 향상은 물론 학교 내 학습활동과 발달수준을 향상시킨다.

장애 관련 서비스로서의 치료지원은 의학적 모델에서 교육적 모델로의 이동을 뜻하며 IDEA에서의 최소제한환경의 개념에 의한 것이다. 장애 원인의 신체 및 정신에 관한 의학적 진단기초가 아닌 학교 내에서의 행동 및 기능적 요구에 따라 중재계획을 수립하며, 부모와 교사들이 이해할 수 있는 일상적인 생활용어를 사용한다. 학교 내 독립된 공간에서의 직접적인 발달적 중재보다 또래아이들과의 집단 활동 속에서 이루어지도록 자연스럽게 교실이나 특수 학급 등의 학교환경 내에서의 학생기능에 초점을 맞추어 기능적 중재를 중심으로 이루어진다.

관련 서비스의 중재는 특정한 치료 계획의 설정, 자료 수집, 교실 안에서의 활동, 커리큘럼 구성에 참여, 학교 식당에서의 섭식활동 지원, 교사를 위한 정보제공 및 교실 내 감각 활동 지원을 위한 구성원간의 팀워크에 의한 서비스제공에 대한 중요성을 인식하고 지원하는 것이 바람직하다. 개인과 관련된 가정, 학교, 직장, 사회, 문화, 정책 등의 여러 환경적 요인과, 직업적 역할, 작업수행, 참여 등 통합적이고 전인적인 치료적 접근과 환경 개선에 우선순위를 두고 있다. 따라서 학교작업치료사는 대학 교육과정 내에서 특수교육 및 학교 등에서 실습 및 인턴을 마친 치료사들과, 임상 경력 2년 이상의 임상경력자들의 채용을 선호한다.

4 학교작업치료 서비스

아동이 장애가 있고 특수교육과 관련 서비스가 필요하다고 결정되면 개별화 교육 프로그램(Individualized education program : IEP)회의를 통해 교육팀이 각 학생을 위해 개발한 개별화 교육 프로그램을 실행하여야 한다. 개별화 교육 프로그램에서 작업치료 서비스의 제공 여부를 결정하며, 학부모는 학교에서 평가를 하기 전에 서면으로 동의해야 한다. IEP는 장애아동 개인을 위해 아동의 특별한 교육적 요구와 어떻게 그것을 충족시킬 것인가를 학부모와 교사, 지역에서 교육 및 지원에 전문성을 가진 전문가로 구성된 팀에 의해 연단위로 계획되고 실행하는 문서로써 법적 계약이다. IEP는 아동이 특수교육과 관련 서비스를 받기 전에 개입되어야 한다. IEP의 방식은 아동의 현재 교육수행 수준 보고서로 측정 가능한 연간목표, 성취, 활동 참여범위, 적합성, 어떻게 평가할 것인지, 목표달성에 대한 진전이나 성취 등을 포함한다.

학교작업치료 서비스는 특수교육 과정 안에서 의뢰(referral), 평가(evaluation), 중재(intervention), 결과(outcomes)의 단계를 포함하여 수행이 이루어진다. 치료지원 대상자를 선별하고 평가하는 목적은 IEP 안에서 학생의 장애 유무를 확인하고, 교육적 필요사항을 결정하기 위하여 기능적인 수행에 관한 정보나 자료를 수집하기 위한 것이다. 이 과정은 작업치료 서비스의 필요성에 대한 평가를 포함한다. 작업치료사가 장애 학생의 학업 수행 및 학교 활동 참여 등에 대한 관련 평가 결과를 제공함으로써 개별화 교육 프로그램팀으로 하여금 장애 학생의 치료서비스 필요 및 이와 관련된 적절한 프로그램을 마련할 수 있도록 지원한다.

평가과정에서는 개인의 일상생활에서 이루어지는 작업이나 활동 안에서 어떠한 문제점이 존재하는지를 파악할 수 있다. 평가를 기초로 한 치료에서는 작업수행에 영향을 미치는 요소들을 고려하여 중재가 이루어지도록 한다. 개인의 특성별 요소들은 물리 및 사회적 환경을 고려하여 수행기술과 수행형태, 활동의 평가결과에 의한 것이어야 한다. 운동기능을 비롯하여 의사소통 및 통합기술 등에 관련된 수행 기술과 습관화, 일상화, 역할에 관한 수행 형태의 요소를 확인한다. 또한 동작 및 신체 기능에 요구되는 활동은 정신, 신경/근육, 감각, 시각, 인지, 소화, 심혈관, 내분비계 요소 등의 특성을 구분하여 중재에 고려한다. 중재결과는 다음단계의 중재계획이나 작업치료 서비스 효과에 대한 평가로 이어진다. 따라서 치료 서비스 제공 방법은 개별화 교육 계획의 목적이나 특수교사의 작업치료 서비스 인지도 및 만족도와도 밀접한 관련이 있다. 작업치료 평가와 중재에 관한 하향식과 상향식 접근으로 기능요소를 우선적으로 접근하는지, 작업에의 참여를 우선순위에 두는지를 비교하여 흐름을 이해할 수 있다(그림 15-2).

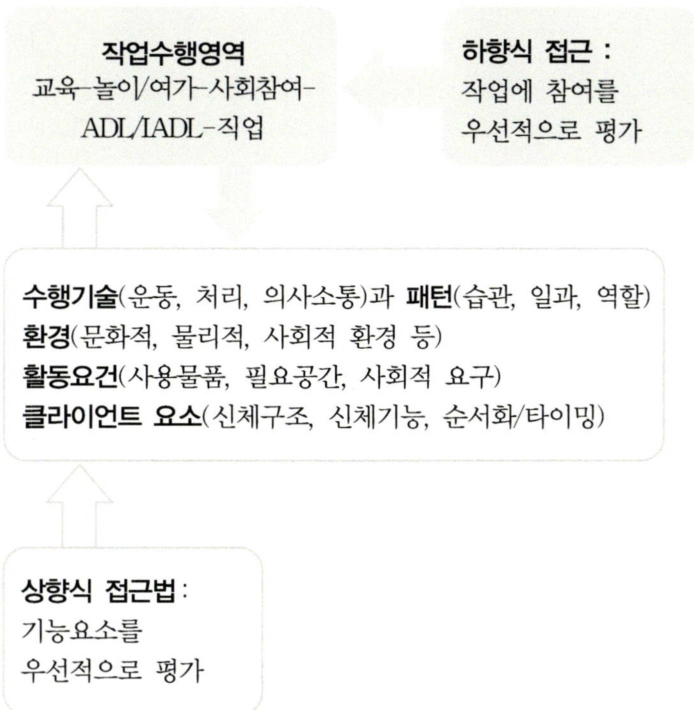

그림 15-2. **하향식과 상향식 접근에 관한 비교**

출처: Case-Smith J., O'Brien J. C. (2010) Occupational therapy for children (6th ed.). pp719

하향식 접근으로 아동의 다양한 학교상황에서 기능적인 과제수행에 필요한 부분과 작업에 참여영역을 체계적이고 포괄적으로 평가할 수 있는 적절한 평가도구가 학교기능평가(School function assessment : SFA)이다. SFA는 일반학급이나 특수학급, 운동장, 학교통학, 화장실, 교실이동, 식사시간 등의 6가지 영역의 학교환경에 대한 참여정도와 아동의 과제지원에 필요한 도움정도와 적응에 대한 양과 종류를 측정할 수 있다. 또한 교육관련 기능과제를 수행하는 운동, 인지, 정서 및 행동, 의사소통과 같은 특정한 신체적 과제들과 인지 및 행동적 양상을 구분하여 수행수준을 측정할 수 있어 초기평가에 적합하다.

5 조기 중재(IDEA part C: 출생에서 2세)

0세~3세 미만의 신생아 및 영아기의 장애아동을 둔 가족은 IDEA Part C에서 조기중재 서비스와 체계를 설립하여야 한다는 정책 및 규정에 따라 조기중재 서비스를 제공받을 수 있다. 아동의 발달 중 출생에서 3세 사이는 감각운동 발달과 언어와 표현 기능이 발달하는 시기로 환경 및 생리학적으로 발달의 위험요소를 고려하여야 하는 가장 중요한 시기이다. 서비스 대상은 신체적 발달, 인지적 발달, 의사소통 발달, 정서적 발달, 적응 발달 영역의 신체적, 정신적 발달지연으로 장애 진단을 받은 영유아를 말한다. 조

표 15-1 영유아기 아동의 작업영역별 치료목표

작업영역	치료 내용
일상생활활동	• 젖병 빨기, 잠자기, 대소변 활동, 옷입고 벗기, 목욕하기, 움직이기, 자기 조절
교육	• 발달연령에 적합한 기술의 습득, 잡기 능력의 증진 • 집안/밖 환경에서의 자연스러운 참여 능력
놀이	• 연령에 적합한 놀이발달 환경에의 참여 • 장난감 및 도구의 적절한 사용
여가생활	• 놀이 활동의 참여
사회적 활동 참여	• 또래와의 교류, 도움의 요청, 주변 환경에 적응
수행 기술	• 몸통의 유지, 상지의 움직임 및 조절능력, 힘과 속도의 적절한 사용, 환경적 지시 따르기, 과제의 시작, 순서 따르기, 또래와의 관계 형성
수행 패턴	• 부모와의 관계 형성 • 일상적인 습관 및 역할 수행(예, 숙련된 지시 따르기, 엄마와의 관계 형성 등)
환경	• 감각통합 • 섭식활동과 관련된 신체적, 시기적, 문화적, 개인적 환경 요소 고려(언제, 어디서, 어떤 음식을 먹거나, 거부하는지, 가족들의 기대는 어떤 것인지 등 고려)
활동 요구도	• 놀이 활동에서 요구되는 문제점(예, 장난감 사용이나 미끄럼틀 오르기 등에서 또래 아이들이나 성인으로부터 도움, 놀이 활동 참여를 위하여 적응 및 개선이나 대안이 필요하여 부모 및 교사와의 상담) 발견
클라이언트 요소	• 출생시 뇌혈관 질환 등으로 인한 마비증세 및 시력 저하 등의 어려움을 보이는 아동에게 신경계, 근골격계, 인지적, 시각적 요소를 고려하여 간단하고 조절된 방법으로 옷입기 지도

기중재 목표는 가족의 일원으로 자연스러운 환경에서 아동의 발달을 증진하기 위한 것으로 발달지연과 기형을 예방하고, 잠재능력을 최대화하며, 가족을 지지하는 것이다. 아동에게 성장을 제한하는 요소를 최소화하고 가족의 가치관이나 삶의 방식 및 참여정도에 따라 가족이 희망하는 결과를 중심으로 프로그램을 고안하여 개별화 가족지원 서비스로 제공한다.

적용모델은 가족중심 프로그램으로 주보호자와 협력하여 목표를 설정하고, 가족 내 상호관계를 인지하여 가족과 아동의 우선순위를 파악할 수 있는 의사소통 기술이 필요하다. 또한 가족에게 심리적인 지지가 될 수 있는 전문적이고 기술적인 중재가 이루어져야 한다. 중재는 작업치료, 언어치료, 물리치료, 특수교육을 포함하는 전문가로 구성하여 제공된다. 조기중재 프로그램의 성공여부는 아동 혼자보다는 가족단위로 이루어지고, 계획에 필요한 모든 구성요소가 포함되어야 하며, 체계적으로 통합된 협력전문가팀에 의하여 수행되어야 한다. 개별화 가족지원 서비스는 매년 재평가와 매 6개월마다 서비스를 재검토하여 가족이 기대하는 결과를 확인한다.

평가는 운동성이나 인지 등의 다양한 영역의 발달을 평가하여 기술하고, 환경과 상호작용하는 먹기와 놀이 등의 기능적인 활동참여 방법이나 종류, 기대하는 기술이나 행동에 초점을 둔다. 이 때 아동의 강점이나 지체되는 영역이 어떠한 것인지, 평가과정에 가족을 참여시켜서 아이를 다루는 방법이나 적응도구, 육아스트레스, 환경에 적응하는 것, 가족의 관심과 자원, 우선순위 등을 알아본다.

작업치료는 아동의 적응행동과 놀이를 촉진할 수 있는 감각, 운동, 자세 발달에 관한 기능적인 기술습득과 적응할 수 있도록 서비스를 제공한다. 환경설정은 가족이 의미와 가치를 두고 선호하는 생활방식에서 수행할 수 있도록 다양한 선택권을 주어야 하고, 제한을 최소화하고 자연스러운 환경에서 이루어져야 한다. 친숙한 아동의 집에서는 더욱 편안함을 주는 것은 물론, 좋은 치료적 관계형성으로 반응을 좀 더 잘 이끌어 낼 수 있어 효과적으로 상호작용할 수 있다.

구체적인 치료내용으로는 움직임 강화, 손의 사용 촉진, 보조도구의 사용 및 교정, 자세조절 기술, 감각 적응훈련, 집중력 강화, 물체 분류, 지시 따르기, 구강 운동 기능 강화, 음식 섭취 및 의사소통 보조도구의 사용 및 기술지도, 자기 통제, 사회적 역할, 놀이기술, 부적절한 행동의 감소, 독립적인 일상생활 활동 촉진 등이다. 작업치료의 목표 및 치료서비스에 대한 구체적 치료목표와 치료내용에 관한 예를 제시하고 있다(표 15-1).

6 학령기 아동(IDEA part B: 3세~21세)

IDEA Part B(3세에서 21세)의 학령기 아동에서 특수교육 및 관련 서비스가 필요한 학령기 아동 및 청소년을 대상으로 개별화 교육의 치료관련 서비스를 제공한다. 그에 해당하는 학생의 자격조건은 장애인 교육법의 평가가 필요하다고 결정되어 평가를 받은 사람, 평가를 통해 다음의 장애목록에서 한 가지 이상을 가지고 있다고 판명된 사람, 그리고 장애로 인해 적절한 무상 공교육을 받기 위해 관련 서비스가 필요한 사람으로 규정하고 있다. 서비스가 제공되는 대상은 지적장애, 청각장애, 언어장애, 시각장애(맹인 포함), 정형과적 장애, 건강장애, 중복장애, 자폐, 외상성 뇌손상, 발달지체, 정서장애, 학습장애이다.

초기 평가 과정은 학생의 학교 내에서의 활동을 관찰하고, 학생기록을 검토하며, 교사 및 부모와의 상

표 15-2 학령기 아동의 작업영역별 치료목표

작업영역	치료 내용
일상생활활동	• 체육활동 및 수영 이후에 샤워하기 • 점심 식사하기, 화장실 가기 • 기능적 이동(워커, 목발, 휠체어, 전동휠체어 등) • 책이나 장난감 옮기기, 옷 갈아입기 • 기본적인 위생관리, 대소변 관리
수단적 일상생활활동	• 컴퓨터 사용하기, 의사소통 보조기구 사용하기 • 운전, 지역사회 이동(슈퍼마켓, 문구점 등 이용) • 식사 준비하기, 활동 보조원 교육(휠체어 이동 기술 등) • 안전 및 응급상황 대처, 쇼핑하기 • 실과시간에 정리하기 및 세탁하기
교육	• 학교 수업시간 및 비교과활동의 참여 • 방과 후 활동 참여, 직업훈련 및 교육 참여 • 교육적 관심 및 탐구 활동
직업	• 자아 정체성 및 직업 관련 기술 및 태도 개발 • 직업 활동, 직업적 습관, 동료들과의 관계형성
놀이	• 놀이터 및 실내 활동에 참여할 수 있는 능력
여가생활	• 방과 후 활동, 학교 도서관 이용
사회적 활동 참여	• 또래와의 교류, 도움의 요청, 주변 환경에 적응
수행 기술	• 숙제 완성, 자세 조절 및 눈-손 협응, 시각 운동 기술, 지시 따르기, 집중력 향상, 또래와의 관계 형성, 자가 조절
수행 패턴	• 학생으로서 역할 수행과 관련된 과제 선정 및 수행(예, 점심식사 메뉴의 선정, 급식 당번과의 교류, 앉을 자리의 선정, 또래와의 교류, 식사 후 식기류 정리 등)
환경	• 학교 수업 참여의 어려움 등에 관한 학생 면담, 교사 면담, 부모와의 면담. 집중력에 관련된 감각운동 발달, 시간 설정, 환경적 지원, 교사 및 부모의 기대치 등
활동 요구도	• 직업교육을 받고 있는 장애학생의 작업수행과 관련된 요구 사항을 평가한 후 작업수행에 적절한 인내력 및 인체공학적 상지 움직임에 대한 상담 및 작업환경 구조 변경 등 지원
클라이언트 요소	• 언어능력의 발달 지연을 보이는 자폐 성향의 학생에게 감각적, 신경계, 근골격계, 인지적, 시각적 요소를 고려한 교실 안에서 활동 참여, 의사소통, 자가 조절 및 과제 참여 집중 등에 관한 치료서비스 제공

담이 필요하다. 이때 치료사는 작업수행에 어려움을 가지고 있거나 학교 활동 등의 참여에 장해를 가지고 있는 원인이 무엇인지 알아낸다. 검사 항목은 학교 내에서의 자세유지, 이동, 신변처리 기술 등을 포함한다.

또한 표준화된 평가도구를 이용하여 치료에 필요한 정보를 얻을 수 있다. 표준화된 평가도구를 사용하여 장애 학생이 학교에서의 작업수행에 어떠한 어려움이 있는지를 객관적으로 파악하게 된다. 수행평가에는 표준화된 도구와 구조화된 관찰도구가 이용된다. 주로 Peabody developmental motor scale(PDMS), Bruininks-Oseretsky test of motor proficiency(BOTMP), Ayres의 임상관찰, Developmental test of visual motor integration(VMI), Motor-free visual perceptual test(MVPT)를 이용한다. 이때 학교기능평가(School function assessment : SFA)나 감각프로파일(Sensory profile : SP)은 가장 많이 사용되는 표준화된 평가도구이다.

평가 과정에서 개별화 교육팀이 중요성을 인식한 장애 학생의 작업 영역을 선정하면 작업치료사가 학생의 수행 기술, 수행 패턴, 환경, 활동 요구정도, 장애와 관련된 해부학적, 신경학적, 정신과적 요소 등의 내재적 기능 요소를 평가하게 된다. 학교작업치료 서비스 지원에 대한 결정은 지역별 학교 자치구에서 그 구역에 있는 장애학생이 일상생활활동, 수단적 일상생활활동, 교육, 직업, 놀이, 여가활동 및 사회활동 참여에 어려움이 있거나 제한을 보이는 학생이 있는 경우 서비스를 의뢰하게 된다.

학교작업치료 중재는 아동의 교육목표에 중점을 두며, 학습목표 및 기능적 목표에 지지하기 위한 것으로 재활 프로그램을 제공하는 것보다는 교육환경 안에서 아이에게 필요한 것을 지지하는 것이다. 따라서 치료내용으로는 장애학생의 학습활동이나 일상생활의 참여를 방해하는 요인을 관찰하여 정상적으로 학교 내 활동에 참여하도록 돕거나 문제가 되는 행동을 경감시킬 수 있도록 한다. 치료 장소는 교실, 복도, 식당, 화장실, 체육관, 운동장 등 다양한 환경에서 가능하다. 교육적 환경 안에서의 작업치료 목표 및 그와 관련된 구체적인 치료서비스의 내용(사례)은 다음과 같다(표 15-2).

학교 내 치료서비스 제공 형태는 분리되어진 공간에서 학생과 치료사가 일대일로 치료를 진행하는 방법과 치료사가 학생의 평상시 학습 공간인 교실, 운동장, 식당, 화장실 등에서 활동을 직접 관찰하거나 중재로 이루어진다. 독립된 공간에서의 치료는 교사와 관련인력간의 팀 협력이 제한되지만 통합된 공간에서의 관련 서비스 제공은 교실 안에서 또래들과 교육적인 환경에서의 협조를 이끌어 낸다.

교육적 모델 안에서의 치료서비스의 목표에 따른 치료서비스 내용은 교과 과목의 학습을 위한 과제 적응 훈련을 할 수 있다. 예를 들면, 숙제 양 조절, 수학문제 등을 위한 줄친 노트 사용, 형광 테이프의 사용 등이다. 또한 연필, 가위, 자, 종이, 스테이플러, 책 등에 관한 도구의 사용, 글씨 쓰기, 컴퓨터 사용기술 등에 관한 시각적 도구를

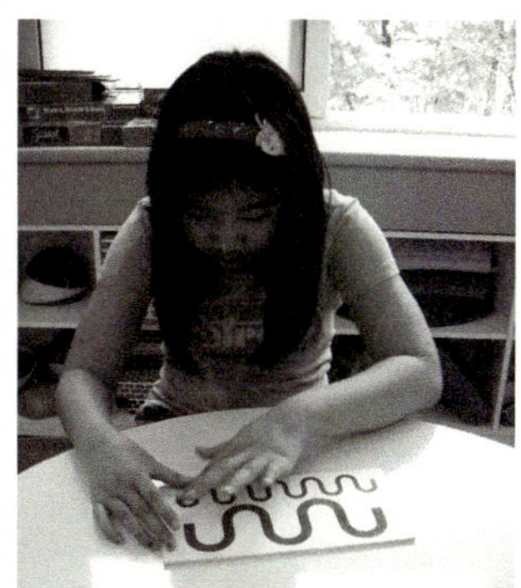

그림 15-3. 시지각 활동에 관한 개인별 활동지도

사용한 의사소통기술 지도, 시험 응시 기술이나 노트 필기 방법을 훈련한다. 그림 15-3에서 제시한 사례는 지적장애를 가진 6학년 여자아이로 시야범위가 제한적이고, 선 따라 가기의 어려움으로 인하여 읽기에 문제가 있어 안구움직임과 시지각 활동을 통한 과제활동의 촉진을 목적으로 IEP의 일정에 의하여 주 2회씩 1년 단위로 작업치료를 시행하고 있다. 그림 15-4에서는 2학년 남아로 지적 장애와 뇌병변 중복장애로 인하여 실행 및 균형 감각저하로 대근육 훈련을 집단 프로그램으로 시행하고 있다.

환경적 적응 훈련은 감각적, 물리적, 사회적 환경의 조성이 요구된다. 학생이 접하는 학교환경은 교실, 운동장, 체육관, 식당 등이며, 워커를 이용하거나 의자차를 타는 경우에 접근성이 중심이 되어야 한다(그림 15-5). 감각처리에 문제가 있는 아동은 환경에서 받을 수 있는 다양한 감각경험 제공이 가능하도록 감각자극의 종류와 정도에 초점을 두어 감각처리에 문제를 가진 학생이 극도의 자극이나 비조직적으로 변하지 않도록 한다.

정보전달의 목표에는 언어적 혹은 비언어적 의사소통기술 훈련으로 분노 조절, 대체 의사소통 체계 지원, 수화 등을 적용한다. 학생으로서의 역할 수행을 위하여 사회성 강화 훈련, 교실 및 학교 내에서의 청소 또는 과제 수행 훈련, 과제운영의 조직화 훈련, 지역사회 및 직업 활동에의 참여 촉진, 적절한 직업 활동의 습관화, 놀이 및 여가 활동의 참여는 물론 휴식, 조립, 특별활동, 학교 운동회 행사 등을 제공한다. 자조 관리 및 학교 안・밖에서의 이동 과제 수행의 목표로는 화장실 가기, 옷입기, 세수하기, 집안 일 하기, 개인적인 일상생활 용품의 사용 및 유지, 약물 섭취 및 건강 유지, 기능적인 이동기술 훈련은 휠체어 사용, 계단 오르기, 이동, 물건 옮기기, 운전, 대중 교통수단 및 개인 이동 수단의 이용을 수행한다.

이처럼 작업치료는 학교 내에서의 일상생활 활동 및 감각훈련에 요구되는 중요 기술로 인식하고 있어, 이와 관련된 일상생활활동의 평가 및 훈련, 감각 정보의 평가는 물론, 감각통합 및 적응 훈련 등을 작업치료사가 담당하고 있으며, 직업훈련이나 전환교육 등에서 기능평가 및 직업교육에도 전문분야로 참여하고 있다.

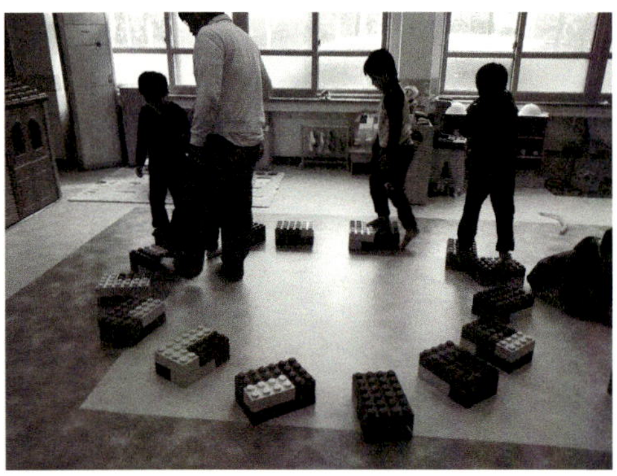

그림 15-4. 대근육 및 균형훈련을 위한 집단 작업치료

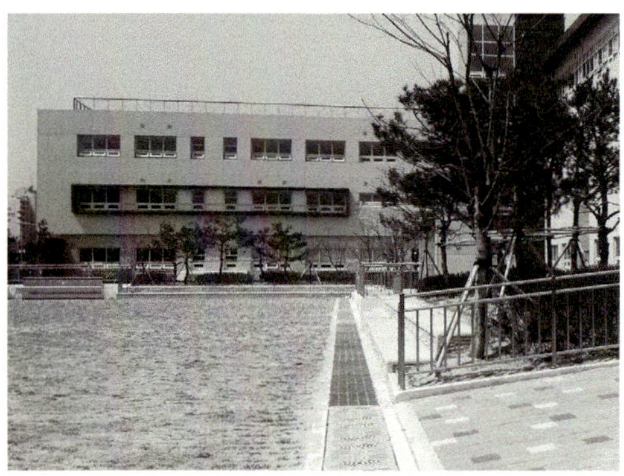

그림 15-5. 안전한 접근성의 특수학교 운동장 환경

중등 전환교육은 공립학교 입학과정의 조기중재와 적절한 직업교육 및 직업훈련으로 성인으로서의 삶을 살아갈 수 있도록 돕는 두 단계의 전환교육을 포함한다. 작업치료사는 전환교육에 있어서 평가 및 치료를 함께 담당하고 있으며 표준화된 다양한 평가도구를 사용하여 특수교육 대상자에게 일상생활 및 직업기술 교육 등에 관한 작업치료의 도움을 줄 수 있다. 또한 자립 생활 및 고용 촉진을 위해서 주변 환경을 개조하거나 보조도구의 선별 및 개조를 담당한다.

치료지원의 최종 목표는 장애학생이 학교 환경에서 뿐만 아니라 가정에서도 적절한 작업수행 수준과 학습 능력을 기를 수 있도록 지원하는 가족 중심의 교육에 중점을 두고 있다.

7 결 론

학교작업치료 서비스는 특수교육 과정 안에서 의뢰, 평가, 중재, 결과의 단계로 수행이 이루어진다. 학교작업치료사는 특수교육 대상자의 학교 내 학생으로서의 작업적 역할이 보다 효과적으로 이루어 질 수 있도록 교육적 목적의 치료목표를 설정한다. IEP안에서 치료지원 대상자를 선별하고 평가하면서 작업치료 서비스의 필요성은 물론, 교육적 치료지원을 결정하기 위하여 기능적인 수행에 관한 정보나 자료를 수집한다.

작업치료사가 장애학생의 학업 수행 및 학교 활동 참여 등에 대한 관련 평가 결과를 제공함으로써 개별화 교육 프로그램팀으로 하여금 장애학생의 치료 서비스 필요 및 이와 관련된 적절한 프로그램을 마련할 수 있도록 지원한다. 학교 내에서의 행동 및 기능적 요구에 따른 중재계획을 부모 및 교사들의 이해와 협력적인 체계에서 수립한다. 중재는 또래아이들과의 집단 활동 속에서 이루어지도록 자연스럽게 교실이나 특수 학급 등의 학교환경 내에서의 학생기능에 초점을 맞추어 기능적 중재를 중심으로 수행한다. 직접적인 일대일 서비스와 함께 특정한 중재계획의 설정, 자료 수집, 교실 안에서의 활동, 커리큘럼 구성의 참여, 학교 식당에서의 섭식활동 지원, 교사를 위한 정보제공 및 교실 내 감각 활동 지원을 위한 팀 협력 등 간접적인 형태의 작업치료 서비스에 대한 중요성을 인식하고 지원하여야 한다.

치료지원을 필요로 하는 모든 대상자에게 학교작업치료에 대한 치료적 지원을 하기 위해서는 학생중심의 치료지원 서비스 제도가 체계적이고 안정적으로 구축되어야 한다. 또한 학교작업치료 모델을 중심으로 작업치료 직무 및 역할에 대한 이해는 물론 전문가들과의 팀 구성원으로 참여하여 교사 및 학부모, 관련 직종과의 원활한 의사소통이 이루어져야 한다. 이처럼 학생중심의 지원서비스를 제공하려면 교사들의 열린 마음과 작업치료사들이 동등한 입장에서 지원할 수 있는 전문성과 역량을 키워야 한다.

제 16 장

신생아집중치료실

최근 한국은 저출산 고령화의 인구사회학적 변화에 따라 15세에서 49세의 가임 여성 인구의 평균 출산율은 1.15로 OECD 국가 중 최하위이다. 2009년 신생아 출산 수는 445,000명으로 전년도 대비 1.4명이 감소하여 2008년 3월부터 지속적인 감소 경향을 보이고 있다(박원란, 2010). 반면에 한국 국가통계청에 의하면 재태 기간 37주 이하, 체중 2.5kg 이하의 미숙아 수는 2008년도에 4.6%로 점차 증가추세에 있다. 이는 최근 임부연령이 점차 높아지고, 인공수정 신생아의 증가 등의 요인에 기인하고 있다(류성옥, 2011).

세계보건기구에 의하면 임신 기간 37주 미만 또는 최종 월경일로부터 37주 미만에 태어난 아기를 미숙아(premature infant) 또는 조산아(preterm infant)라고 한다. 반면 재태기간과 상관없이 출생 당시의 체중이 2,500g 미만인 경우를 저체중 출생아(Low birth weight : LBW)라고 하는데, 저체중 출생아의 약 2/3는 미숙아이고 나머지 1/3은 산모나 태반 및 태아의 여러 원인으로 재태기간에 비해 체중이 작은 저체중 출생아이다. 저체중 출생아 중에서 특히 체중이 1,500g 미만인 신생아를 극소 저체중 출생아(Very low birth weight, VLBW), 체중이 1,000g 미만인 신생아는 초극소 저체중 출생아(Extreme low birth weight, ELBW)라고 따로 칭하는데, 이는 신생아의 장기 생존률 및 유병률이 조금씩 차이가 나기 때문이다. 혹자들은 출생 시 몸무게가 2.5kg 이하이거나 재태기간 37주 미만에 출생하는 아기를 통틀어 이른둥이라고 부르기도 한다.

노산이 많아지고, 인공수정 신생아가 증가하는 등 이러한 변화추세에 따라 복잡한 임상적 문제를 가진 신생아 중환자에 대한 특수한 요구가 점점 증가하고 있으며, 특별히 잘 훈련된 신생아 중환자실 전문가에 대한 요구 또한 증가하고 있다. 이러한 변화에 따라 작업치료사는 신생아집중치료실의 발달전문가로서 적절한 능력을 갖추는 것이 필요하다. 그러기 위해서는 신생아의 의학적 상태, 신생아집중치료실에서 사용하는 기술 및 장비에 관한 지식, 만삭아, 미숙아, 환아의 특이한 발달 가능성과 취약성에 대한 이해, 신생아의 신경운동학적 발달, 신경행동학적 발달, 가족 구성, 이러한 다양한 요인들이 환아와 가족의 행동발달에 미치는 영향 등에 대한 지식을 바탕으로 하고 있다.

1 태내 발달과정

신생아집중치료실에서 일하는 작업치료사는 발생학과 태아 발달에 관한 지식을 알고 있어야 한다. 만삭아는 자궁내에서 성숙한 신경학적, 생리학적 발달을 이룰 수 있는 적당한 시간을 가지고 있지만, 조산아는 발달할 수 있는 시기가 짧다. 만삭아의 특징은 아이가 엎드리거나 바로 누운 자세에서 자연스러운 생리학적 굴곡(physiological flexion)이 나타나고 이러한 자세는 영아가 깨어있을 때나 섭식동안 신경학적 조직화와 안정성을 유지하도록 도와준다. 그러나 조산아는 자궁 밖에서 생리학적 안정성을 유지하는데 필요한 기술들이 발달하여야 한다.

발생 17~20주의 태아 발달은 성장률은 둔화되어 있지만 성장은 계속 이루어지고 있는 상태로 산모가 태동을 활발하게 느끼게 되는 시기이다. 양수를 삼키기 시작하여 비뇨기계로 배설하기 시작하며, 눈썹과 머리카락이 관찰되고, 갈색지방(brown fat)을 형성하여 체열이 발생하는 시기이다. 발생 21~25주 시기는 역동적인 발달시기로 체중이 뚜렷하게 증가한다. 또한 피부에 주름이 많고 붉은 색을 띄며 모세혈관의 혈액이 보이는 시기이다. 뇌는 많은 양의 감각정보를 받아들이고 통합시키며, 눈을 떳다가 감을 수 있으나, 볼 수는 없고 빛은 인식하고 눈을 깜박이는 반사가 평생동안 지속된다. 또한 폐에서 혈액으로 산소를 충분히 공급하지 못하여 생존가능하나 조산의 경우 위험성이 있는 시기이다. 25주에는 청각이 뚜렷하게 발달하는 시기이며, 엄마의 심장소리와 자신의 심장소리를 모두 듣고, 자궁 밖의 소리도 들을 수 있으며, 엄마의 목소리에 더욱 더 유대감을 가지게 된다. 발생 26~29주 시기에는 폐는 산호 호흡이 가능하고 가스교환이 가능할 정도로 발달하여 이시기에 태어난 조산아는 생존 가능성이 높다. 중추신경계가 성숙되는 시기이며 눈에 덮여 있던 동공막이 사라지고 안구운동이 가능한 시기이다. 양수를 마시고 뱉는 일이 잦으며, 손가락을 빠는 행동이 증가하고 신경계와 감각계가 발달한다. 또한 듣고 맛보고 냄새를 맡으며 느낄 수 있고, 엄마의 목소리를 인식하고 반응하는 시기이며 스스로 빙글빙글 몸의 방향을 돌릴 수 있고, 머리가 앞으로 나오면서 출산을 준비하는 시기이다. 발생 30~34주에는 폐기능이 완성되지는 않았으나 자력 폐호흡을 준비하는 시기이며 34주에는 분홍색을 띠며 주름없이 매끄러운 피부를 가지게 되며 특정음악을 듣고 기억하는 것이 가능하고 RAM 수면을 취하며 수면이 뇌가 성장하도록 자극을 준다. 또한 눈을 떠서 시선의 초점을 맞추는 시기이다. 발생 35~38주가 되면 손으로 물체를 꽉 움켜쥘 수가 있다. 37~38주가 가까워지면 신경계는 충분히 성숙되어 일부 통합기능의 수행이 가능하게 된다. 만삭 때 푸르스름한 분홍색의 피부를 가지게 되며 37주까지는 아직 체온조절을 완전하게 하기 어렵다.

2 조산의 원인

대부분의 경우 원인을 알 수 없는 경우가 많지만, 낮은 사회경제적 여건, 산모 나이가 16세 미만이거나 35세 이상인 경우, 오랜 기간 서있거나 물리적 스트레스를 받는 활동을 필요로 하는 경우, 급성 또는 만성 질환이 있는 경우, 다태아인 경우, 이전에 미숙아를 분만한 경우, 자궁기형이나 전치태반, 임신성 고혈압이나 임신성 당뇨 등의 산과적 질환이 있는 경우, 태아 상태가 안 좋은 경우에 미숙아로 출생할 확률이 높다.

미숙아 출생의 빈도는 사회, 경제적 여건과 출생 전 관리 등에 따라 다르지만 대략 4~8% 정도인 것으로 생각되며, 미국과 일본의 경우에는 7~12% 정도이다. 실제로 2001년도 신생아학회 자료에 의하면 미숙아는 8.4%, 저체중 출생아는 7.2%였다. 통계청 자료는 조기 사망하는 미숙아들을 포함하지 못하고, 병원에서 신고하는 방식이 아니어서 빈도가 낮을 수 있는데, 이에 의한 경우에도 2000년 3.8%에서 2005년 4.3%로 증가하는 추세이다.

이는 원인이 뚜렷하지 않지만 고령출산이 늘고, 산모의 음주 및 흡연율이 증가되고 직장에 다니면서 물리적 및 정신적 스트레스가 늘고, 불임부부의 경우 시술이 늘면서 상대적으로 다태아 및 미숙아 출생률이 증가되는 것으로 생각된다. 이렇듯 미숙아 출생률의 증가는 미국도 마찬가지여서 특히 32주 이상의

표 16-1 조산의 원인

태아 측 원인	태아 곤란증, 다태임신, 태아 적아구증, 비면역성 태아수종, 자궁내 성장지연
태반/ 자궁이상	태반 기능부전, 전치 태반, 태반 조기 박리, 자궁기형, 자궁손상, 자궁경관무력증, 조기양막 파수, 융모양막염, 양수과소증
산모측 원인	산모의 나이, 활동성, 급성 및 만성 질환, 임신 중독증, 과거 미숙아 분만력, 약물남용, 감염증
기타	부정확한 재태주령

미숙아들의 출생률이 증가되는 것으로 보인다.

3 미숙아 생존율 및 특징

일반적으로 미숙아의 생존율은 출생 당시의 체중과 재태 기간에 정비례하고, 그 외에는 의료진 및 설비, 인력 등에 따라 많이 좌우되므로 미숙아 담당 산과 의료진과 신생아집중치료실이 갖추어진 병원에서 출생한다면 제대로 된 치료를 받을 수 있다. 최근 2000년 이후 우리나라 보고들에서도 1,000g 미만 초극소 저체중 출생아는 65~83%의 생존율을, 1,500g 미만 극소 저체중 출생아는 80~92%의 생존율을 보이고 있다.

이러한 미숙아 사망률의 감소는 산모, 태아 산전 진단 및 관리발달, 신생아집중치료시설 및 장비, 치료술의 발달, 미숙아에 대한 인식변화 및 치료포기 감소로 인한 것으로 추정된다. 1990년대 초반에 태어난 저체중 출생아의 경우 94%가 정상 수업을 받고 있으며, 1,500g 미만 출생아의 경우 IQ가 떨어지는 경우는 약 5~20% 정도이고, 운동능력의 장애를 보이는 뇌성마비 환자는 약 10% 정도이지만, 이들 또한 재활의학과 및 소아신경과, 소아정신과의 도움을 받아 지속적인 발달 치료를 받고 있다.

미숙아의 사망은 신생아 사망의 주요 원인으로 대부분 출생 후 3일 이내에 발생하게 되며, 신생아 호흡곤란증후군, 두 개내 출혈, 패혈증 등이 주된 원인이다. 보통 미숙아의 사망률은 출생체중과 재태주령이 낮을수록 증가하게 되는데, 의료 선진국에서는 출생 체중 1,000~1,500g에서 약 5%, 800~1,000g에서 10~15%, 600~800g에서 25~35%, 그리고 500~600g에서 약 75%의 사망률을 보이는 것으로 알려져 있다. 또한 미숙아이면서 동시에 저체중 출생아인 경우에는 예후가 더 나쁘다.

미숙아의 특징은 전체적으로 피하지방조직이 얇고 솜털이 많아서 혈관이 비쳐 보이고, 머리가 전체적인 몸에 비해 크다. 체온조절을 자기 스스로 하지 못하고, 면역이 떨어져 있어서 감염이 되기 쉽다.

미숙아는 체온을 조절하는 기능이 만삭아에 비해 덜 발달되어 있어서 쉽게 저체온에 빠질 수 있다. 한편, 땀을 발산하는 기능도 떨어져서 높은 온도에 오랫동안 노출되는 경우 고체온이 쉽게 오기도 한다. 신생아들은 몸에 비해서 체표면적이 넓어서 열을 빼앗기기가 쉬운데, 미숙아의 경우 특히 체표면적이 넓고 피부 바로 아래에 있는 피하지방층도 얇아서 열을 빼앗기기가 쉽다. 반면, 열을 만들어 내는 능력은 떨어지는데 위장관 발달이 미숙하고 입으로 빨아먹는 조정 능력이 떨어져서 영양 공급이 불충분하고 특히 신생아에게서 열을 만들어내는 데 필수적인 "갈색지방"이 부족하여 낮은 주위 온도에서도 열을 만들어내는 능력에 한계가 있어서 인큐베이터 치료가 필요하다.

미숙아들은 갈비뼈가 연하고 갈비뼈 사이 근육이나 횡격막의 잡아당기는 힘이 약해서 숨을 쉴 때도 흉곽을 충분히 펴서 음압을 주지 못하기 때문에 상대적으로 폐포를 펴 주는 힘이 약하다. 또한, 정상 신생아에서는 폐의 표면장력을 낮추어주는 표면 활성 물질인 폐표면활성제(surfactant)의 생산이 상대적으로 작아서 폐포가 잘 펴지지 않고 자꾸 접히게 되어 숨을 쉬기 어려워질 수 있다. 이 경우를 호흡곤란증후군이라고 하는데, 최근에는 소나 돼지로부터 추출한 인공 폐표면활성제를 투여함으로써 치료가 훨씬 쉬워졌으며, 폐표면활성제는 생후 72시간 이내에 최대 3회까지 보험혜택을 받으면서 사용할 수 있다.

미숙아는 만삭아에 비해 동맥관이 늦게 닫힌다. 동맥관은 태아가 엄마 뱃속에 있을 때부터도 존재하였던 심장 조직으로, 정상적으로는 출생 후 호흡이 시작되고 산소가 공급됨에 따라 수시간 이내에 이미 기능적으로 닫히게 된다. 그러나, 미숙아의 경우에는 생후 수일까지 닫히지 않는 경우가 생길 수 있는데, 이때 폐조직의 저항이 떨어지면서 폐 쪽으로 정상적으로는 가지 않아야 할 양의 피가 몰리게 되어 호흡곤란이 생기거나 심한 경우 폐출혈을 일으킬 정도로 폐부종이 심해질 수 있다. 그 외에도 심장계의 문제로서 저혈압이 쉽게 올 수 있고 이로 인해 뇌손상이 생길 수 있는 확률이 만삭아 및 성인에 비해 높다.

미숙아는 뇌출혈 및 저산소성 허혈성 뇌손상을 입을 확률이 높다. 그 이유는 미숙아의 경우 특히 배아바탕질(germinal matrix) 부위의 미세 혈관이 매우 많이 분포되어 있고 주위 조직이 치밀하지 않으며 이 부분의 혈류 조절이 저산소성 허혈성 손상에 민감하고 잘 이루어지지 않아서 출혈이 쉽게 생기게 되며, 이것이 뇌실내 출혈로 연결되기도 한다. 이러한 뇌출혈은 대부분 출생 7일 이내, 특히 48시간 이내에 발생하며, 다량의 출혈이 발생하는 경우에는 무호흡, 창백, 혈색소의 감소 등 증상을 나타내지만 소량인 경우에는 증상이 없는 경우가 대부분이다. 따라서, 특히 출생 체중 1,500g 미만의 미숙아의 경우에는 생후 가장 빠른 시기에, 적어도 3~7일 내에 두부 초음파 검사를 시행하여 뇌출혈 및 허혈성 뇌손상 여부를 확인하게 된다. 또한, 미숙아 시기에는 뇌의 혈류 감소로 측뇌실 부위 백질에 괴사가 생기는 백질연화증(Periventricular leukomalacia : PVL)이 잘 생길 수 있고, 이로 인하여 강직성 하지 마비가 생길 수도 있다.

미숙아의 경우에는 출혈이 없더라도 보통의 만삭아에서 올 수 있는 생리적 빈혈이 좀 더 빠른 시기에, 좀 더 심하게 생기게 된다. 또한, 미숙아의 경우에는 환아의 상태를 파악하기 위해 어쩔 수 없이 채혈을 하게 되는데, 체중이 매우 작기 때문에 가능한 한 모세혈관액을 이용한 채혈을 이용하더라도 수혈을 필요로 하는 경우가 있기 때문에 인공호흡기 치료 및 무호흡 등의 증상을 기초로 하여 정해진 가이드라인에 따라 필요 시 최소로라도 수혈을 받을 수 있고, 생후 6주경부터는 철분제를 복용할 수 있다.

미숙아의 경우 소화효소 등이 부족하고, 장 운동 기능이 정상적이지 않아서 처음부터 만삭아들처럼 많은 양을 먹으면 괴사성 장염에 걸리기 쉽다. 따라서 생후 2~3일경부터 출생 체중에 따라 수유를 하게 되는데, 짧게는 5일에서 길게는 2주 이상 걸리게 된다. 최근에는 의학의 발달로 총정맥 영양이 가능하게 되어 위장관을 통해 얻지 못하는 영양분을 주사관을 통해 공급 받을 수 있게 되었으며, 빨기반사(sucking reflex)와 연하반사(swallowing reflex)의 조화가 34주 이전까지는 완전하지 않으므로 그 때까지는 경관영양을 하는 경우가 많다.

미숙아들은 저혈당, 고혈당, 저칼슘 혈증, 황달 등의 여러 가지 대사 이상이 생길 수 있으며, 면역학적으로 약하여 패혈증에 걸리기 쉽다. 미숙아의 경우에는 면역학적으로 덜 발달되어 있을 뿐 아니라 중심

정맥관이나 기도 삽관 등 세균 및 진균이 침입할 수 있는 통로가 항상 있어서 패혈증에 잘 걸릴 수 있다. 또한, 패혈증에 걸린 경우에도 무호흡이나 수유 시 잔량이 늘거나 고혈당이 나타나는 등 증상이 비특이적이어서 치료가 쉽지 않다.

4 신생아집중치료실의 환경

신생아집중치료실의 환경과 엄마의 자궁은 차이가 크다. 엄마의 자궁은 출생전 태아에게 정상적인 발달을 할 수 있도록 지지하고, 태아가 기본적인 욕구를 충족할 수 있도록 자동적으로 엄마의 몸이 반응하며, 따뜻하고 안락하고 어두운 환경에 있게 된다. 반면 신생아집중치료실의 미숙아는 폐를 사용하여 숨을 쉬어야 하고, 체온을 유지하고, 중력의 영향을 받게 되며, 밝은 빛과 소음에 순응해야 하고, 종종 의학적 처치로 인하여 수면을 방해받고 고통스럽고 침습적인 시술을 받게 된다.

신생아집중치료실에서 조명은 의료진이 의료 서비스를 제공하는데 필요하지만, 반면 신생아의 개인적인 생체리듬과 관련되어 필요한 조명도 있어야 한다. 임신 24~26주 미숙아의 눈꺼풀은 융합되어 있으며, 29주까지 자발적인 눈뜨기(eye opening)가 거의 없는 경우도 있다. 30주 미만의 미숙아는 자신의 눈꺼풀

표 16-2 자궁내 · 외의 감각적 환경의 비교

	자궁내	자궁외
촉각	일정한 고유감각이 입력 부드럽고 촉촉하고 안전하고 편안함을 느낌	의학적인 절차에서 오는 고통스럽고 침습적인 촉각자극 제공 건조하고 차가운 공기
안뜰감각	산모의 움직임에 따라 주야의 시간 변화를 알 수 있고, 양수가 부드럽게 진동하는 환경이 조성됨 굽힘 자세(flexed position)를 취하고 있음	움직임이 저하되어 있고, 아이는 수평적이고 편평한 자세를 가지고 있음 빠르게 자세변화가 요구됨 의료기기의 영향으로 중력이 억제됨
청각	산모의 생리적 소리 소리가 직접적으로 들리지 않게 둘러싸인 환경의 소리	의료장비의 소리가 항상 들리는 환경 극도로 시끄럽고 불쾌하고 자동적이고 일정한 소음
시각	어두움 : 때때로 매우 어두운 붉은색 스펙트럼을 가짐	밝은 빛, 가려지지 않은 눈, 보통의 형광등 불빛
온도	일정한 온기, 지속적인 체온	환경적 온도변화로 인하여 신생아의 열 소실이 높음

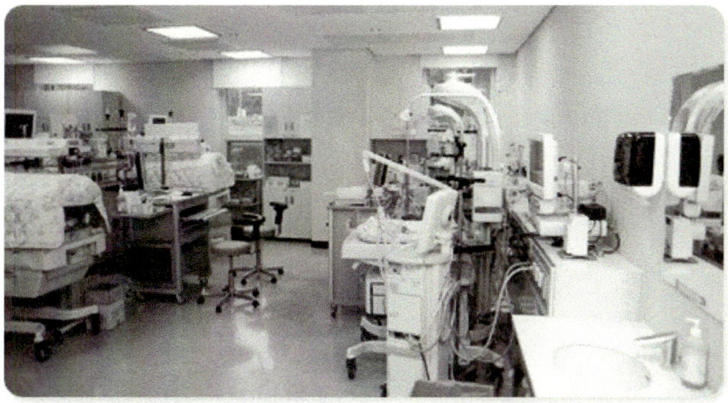

그림 16-1. 신생아집중치료실

을 꽉 감을 수 없으며, 빛을 충분히 차단하지도 못하고, 홍채는 30~34주까지 완전하게 만들어지지 않기 때문에 실내등으로부터 자신을 보호할 수 없다(Fielder & Moseley, 2000). 빛에 일찍 노출되는 것이 미숙아 망막증의 유병률을 증가시킨다고 볼 수는 없지만, 신생아집중치료실의 실내조명이 미세한 시신경계의 합병증과 미숙아 망막증, 사시 그리고 근시와 같이 시각 처리과정에 문제를 발생시킬 수 있다.

신생아집중치료실에서는 일반적으로 밤낮없이 소음에 지속적으로 노출된다. 이러한 소음은 신생아에게 스트레스를 줄 수 있고, 미숙아나 환아를 지나치게 각성시켜 신생아를 흥분시키게 되고, 이러한 결과는 산소포화도를 감소시키고 혈관수축, 혈압, 뇌압, 심박수와 호흡수를 상승시킨다. 또한 무호흡과 서맥이 나타날 수 있고, 수면을 방해하여 신생아의 회복과 성장에 부정적인 영향을 미치게 된다. 장시간 지속되는 소음은 청력손상을 야기할 수도 있는데 이는 주파수의 범위가 영향을 줄 수 있다. 이러한 자궁내·외의 감각적 환경을 표 16-2에서 비교해 보았다.

5 중 재

1) 캥거루 케어(Kangaroo care)

캥거루 케어(skin-to-skin)는 보통 엎드린 자세에서 아이와 부모의 가슴과 가슴이 맞닿아 접촉하는 것을 말한다. 영아의 팔과 다리는 몸 가까이로 구부리고 손은 입 가까이로 모은다. 보통 부모와 영아를 한꺼번에 담요로 감싼다(그림 16-2). 캥거루 케어는 60~90분 지속하거나, 영아가 안정을 유지할 만큼 길

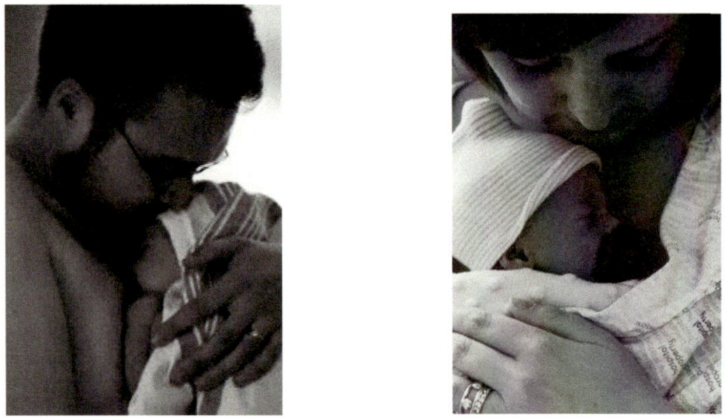

그림 16-2. 캥거루 케어

게 하는 것이 이상적이다. 캥거루 케어는 일반적으로 유동식 인공영양을 하는 동안이나 식사 후 시작한다. 이 과정동안 주변 환경은 조용하고 빛은 어두워야 한다. 캥거루 케어는 주로 의학적으로 취약한 영아나 산소호흡기를 착용한 아이에게 적용할 수 있으며, 캥거루 케어는 아이와 부모에게 매우 유익한 발달적 중재방법이다. 이러한 캥거루 케어를 통하여 영아들은 심박동수, 호흡률, 산소포화량, 산소 소비량과 같은 생리적 상태를 안정화시켜 준다. 영아는 숙면을 취할 수 있고, 체중이 증가하며, 성공적인 모유수유를 가능하게 하여 영아의 신경행동발달을 촉진한다. 캥거루 케어는 영아와 보호자가 유대감을 형성하게 함으로써 결과적으로 보호자에게 입원과 관련된 스트레스를 덜어주어 편안함을 느끼게 해 준다. 캥거루 케어는 부모와 아이가 서로의 냄새, 향기, 목소리를 알게 해 준다. 일부 산모의 경우에는 이를 통해 모유량이 증가하고, 모유 수유 기간도 연장될 수 있다.

2) 작업치료

(1) 목적

신생아집중치료실에서 작업치료의 목적은 다음과 같다.

① 발달단계에 따른 지표를 제공하고, 발달 지지에 그 목적을 둔다.

② 아기에게 제공되는 부적합한 감각입력에서 보호하고 적절한 감각입력을 제공한다.

③ 조기에 발달과정에서 발생할 수 있는 장애를 중재한다.

④ 섭식을 지원한다.

(2) 중재

① 자세잡기(Positioning)

신생아집중치료실에서 자세잡기(positioning)는 후천적으로 발생할 수 있는 자세 기형과 기능적 합병증을 감소시키는데 중요한 역할을 한다. 미숙아에게 올바른 자세를 취해주는 목적은 정상적인 감각운동 경험을 제공하고, 생리적인 안정성을 향상시키며, 에너지 소모를 감소시켜 체중을 증가시킬 수 있으며, 부적절한 자세로 인한 구축을 예방할 수 있다.

만삭아의 경우는 아이가 엎드리거나 바로 누운 자세에서 자연스러운 생리학적 굽힘(physiological flexion)이 나타나는데, 이러한 자세는 영아가 깨어있거나 섭식하는 동안 신경학적 조직화와 안정성을 유지하는데 도움이 된다. 조산아의 경우에는 이러한 생리학적 굽힘을 취하고 있기 어렵기 때문에 대부분 목은 과폄되어 있고, 몸의 중심선에서 팔의 움직임이나 중력에 대한 다리의 움직임이 저하되어 있으며, 과도하게 몸통이 폄되어 있다. 따라서 신생아집중치료실에서는 적절한 자세잡기를 통하여 아이에게 생리학적 굽힘을 경험하게 할 수 있다.

아이에게 적절한 자세잡기를 위한 기본 원칙은 자궁 밖 환경에 잘 적응할 수 있도록 조용하고 평안함을 제공해야 하며, 되도록 굽힘 패턴을 제공하며, 올바른 자세 정렬을 유지하는 것이 중요하다. 아이를 움직이거나 운동시킬 때에는 천천히 부드럽게 움직임을 제공해야 하며, 움직임과 움직임 사이에 일정한 간격을 두고 같은 속도로 움직임을 주는 것이 좋다. 또한 움직임은 안정적이어야 하며, 한손은 언제나 아이와 닿아 있어서 연속성을 제공하는 것이 필요하다.

엎드린 자세(prone position)는 신생아집중치료실에서 영아가 취하는 대표적인 자세로 생리적 안정감 및 흉벽의 움직임을 증가시키며, 굽힘 패턴을 증진시키고, 수면 시간을 길게 할 수 있으며, 에너지 소비가 감소된다는 장점이 있다. 바로 누운 자세(supine position)는 굽힘 자세를 유도하지 못하고 아이에게 부담을 줄 수 있기에 일반적으로 권장하지 않는다. 또한 폄 자세를 촉진하고, 수면 시간을 방해하며, 호흡 활동을 어렵게 하고, 아동에게 원하지 않는 움직임을 많이 유발하기 때문에 되도록 피하는 것이 좋다. 옆으로 누운 자세(sidelying position)는 안정된 자세로 오히려 엎드린 자세보다 안전할 수 있다. 사지를 몸

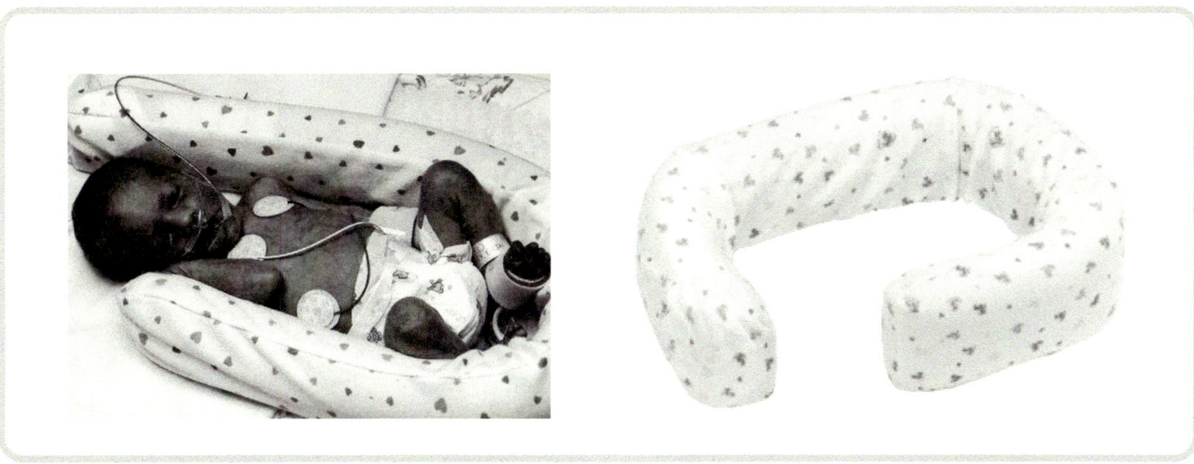

그림 16-3. Bundy bumper

의 중앙으로 가져오는데 효과적이며, 굽힘 자세를 증가시키고, 손을 입으로 가져가는 행동을 아이가 쉽게 취할 수 있고, 몸을 대칭으로 만드는데 효과적이다.

영아의 자세를 잡아주기 위해서는 여러 가지 제품들이 있는데 "Bundy bumper"(그림 16-3)와 같은 제품으로 굽힘 상태를 잡아주어 안정성을 제공할 수 있으며, 영아에게 팔과 다리를 느끼고 인식할 수 있도록 한다. 또한 움직임을 위한 전체 공간을 줄여주고 아기 포대기로 감싸 놓았을 때에는 영아가 굽힘 자세를 유지할 수 있도록 해준다. 영아에게 짱구 베개를 사용하거나 둥근 베개를 사용하는 것은 머리가 균일하게 둥근 형태로 발달하도록 하기 위해 중요하다. 적절한 자세로 3시간 동안 포대기에 단단히 싸여져 아이가 자는 것은 생리적, 운동적으로 안정성을 촉진하며, 영아가 충분한 수면을 취할 수 있도록 소음을 차단하고 되도록 조용한 환경을 제공하는 것이 중요하다.

② 먹기(Feeding)

삼킴은 자궁에서 대략 12~13주 때 시작한다. 신생아는 출생후 빨기-삼킴-호흡 과정의 협응을 배워야 성공적으로 먹을 수 있다. 성공적인 섭식은 운동과 감각의 복합적인 활동으로, 조산아는 연속적인 삼킴과 정지가 조직화되지 않아 삼킴이 효율적으로 이루어지지 않는 경우가 많다. 임신 34~36주가 되면 리듬감 있는 빨기와 삼킴이 좀 더 안정성을 보이게 된다. 이러한 협응된 패턴은 흡인(aspiration)을 예방하는데 필수적이다. 영아는 찾기 반사(rooting reflex)를 사용하여 엄마의 젖꼭지를 찾아 입에 문다. 구강 내 빨기와 외부 압력이 조화를 이룸으로써 젖꼭지에서 젖이 나오는 것이다. 이러한 변화는 턱에서 나오는 양압(압박, 젖이 나오도록 누름)과 젖꼭지에서 젖을 짜낼 수 있는 혀와 구강에서 나오는 음압(흡입)을 통틀어 이야기하는 것이다.

만삭아의 경우는 수유를 할 때, 전반적인 굽힘 자세를 취하고 있고, 강한 빨기 반사가 가능하며 충분히 입술을 다물어서 젖을 물 수 있고, 반복적인 빨기가 가능하도록 턱을 지지할 수 있으며, 신경학적으로 충분히 성숙하여 조직화가 이루어져 있으며, 규칙적인 빨기-삼키기-숨쉬기가 가능하다. 반면 조산아는 편평하고 힘없이 퍼진 자세를 취하고 있으며, 빨기 반사가 약하고 빨기를 유지하는데 턱을 지지하기 어려우며, 빨기-삼키기-숨쉬기 패턴이 미숙하다.

영아의 먹기에 대한 준비 정도는 신경발달 단계의 변화와 밀접한 연관이 있기 때문에 신생아집중치료실 치료를 담당하는 작업치료사는 이러한 변화에 민감하게 반응하고, 아이들에 능력에 따라 속도를 맞추어 주는 것이 필요하다. 아이가 먹는 동안 얼굴색이나 호흡 형태 등 생리적 상태 및 환경에 대한 운동반응, 자기조절능력 역시 민감하게 관찰해야 한다.

조산아 수유촉진을 위해서는 조명이 침침하고 고요하며 조용한 분위기를 조성하고, 수유 직전에 기저귀를 바꿔주고 조용한 목소리로 말하는 것이 좋으며, 목을 15°정도 구부리고, 어깨가 앞으로 모은 자세를 취해 주는 등 적절한 자세를 유지해 주는 것이 좋다. 효율적인 수유를 위한 자세는 아기의 팔과 다리가 몸의 중앙을 향해 감싸지도록 하고, 목은 15°정도 구부려 몸의 중앙에 오도록 하고, 아이의 몸을 바로 하여 약 45~60°정도 세운 상태가 바람직하다. 또한 대부분의 미숙아들은 구강으로 먹기를 더 잘하기 때문에 먹이기 전에 서서히 부드럽게 깨워서 먹기 전 준비를 시키는 것이 필요하다.

노리개 젖꼭지는 비영양적 빨기 과정에 도움을 주기 위해 조산아에게 흔히 쓰인다. 노리개 젖꼭지는 빨기를 강화시키고 좀 더 리듬감 있는 빨기 패턴을 제공하는데 도움이 될 수도 있다. 노리개 젖꼭지는 모양, 길이, 크기가 다양하기 때문에 영아의 구강 크기, 민감도, 구토 반응, 빨기 위한 욕구에 맞는 것을 선택해 주는 것이 좋다. 또한 스트레스가 많은 상황에서 영아를 진정시키는데 도움이 되며, 위관영양을 하는 동안 긍정적인 구강 자극을 제공할 수 있기 때문에 많이 사용한다. 조산아는 표준 규격보다 작은 크기의 젖꼭지를 사용하는 것이 일반적이며, 일반적으로 치료사의 손가락을 빨 수 있으면 보통의 표준 규격의 젖꼭지를 사용할 수 있게 된다. 조산아들을 위한 젖꼭지는 액체가 빨리 흐르는 경향이 있는데, 아이의 빨기의 성숙정도와 삼킴과 호흡의 협응, 섭식 동안 전반적인 호흡 상태를 평가하여 결정해야 한다.

근긴장도가 낮고 빨기가 약한 아이인 경우, 아이를 강보에 싸서 안정성을 주고, 아이를 약간 세워서 아이의 혀의 움직임에 맞추어 모양과 수유 양을 조절할 수 있는 젖꼭지를 선택하는 것이 중요하다. 수유 중 뺨과 턱을 손가락으로 지지하며, 젖꼭지를 사용하여 혀의 아래쪽으로 압력을 제공하여 빨기를 자극하면 된다.

빨기와 삼키기에 부조화가 있는 경우는 적절한 자세를 제공하는 것이 중요하고, 삼키기 전에 후두근과 설근에 충분한 자극을 제공하여 강화하는 것이 필요하며, 이러한 아이들은 수유 양이 적게 나오는 젖꼭지를 선택해 준다.

빨기-삼키기-숨쉬기의 부조화로 인하여 먹기가 어려운 아이들은 수유양이 적게 나오는 젖꼭지를 사용하여 숨을 쉴 수 있는 시간을 주고, 5~8회 정도의 빨기 이후에 젖꼭지를 입에서 빼내어 숨 쉴 시간을 주는 것도 좋다. 입으로 시도하는 먹기와 위장관 식이 사이에 인공 젖꼭지를 사용해서 빠는 동안 숨 쉬는 것을 훈련한다.

구강이 예민한 아이인 경우, 수유 전에 몸통·어깨·머리·얼굴을 만져서 미리 접촉하는 것을 준비할 수 있도록 한다. 그 후 입 주변을 치료사의 손가락으로 안쪽에서 바깥쪽으로 압력을 주고 경구개 쪽에 압력을 제공함으로써 아동의 예민함을 줄일 수 있다. 또한 손을 입으로 가져가도록 유도하고 공갈젖꼭지나 다양한 재질과 모양을 가진 물건을 이용해서 단계적으로 비영양빨기 경험을 제공하는 것이 필요하다.

6 퇴원계획

퇴원을 위한 계획은 입원하는 날부터 시작된다. 신생아의 행동 및 수면-기상 주기가 안정되고, 일관된 환경을 조성하고, 부모가 아이 양육에 대한 자기 조절 능력이 생기면, 가정으로 신생아가 복귀하는 것을 앞당길 수 있다. 재태 주령 34주 미만의 미숙아들은 신생아집중치료실에서 치료를 받고 퇴원하게 되는데,

병원마다 퇴원 시기 및 기준이 약간씩 차이가 있으므로 병원의 안내대로 따르면 된다. 다만, 대체적인 퇴원 기준은 다음과 같다.

① 교정 연령으로 재태 주령이 35주 이상 되었을 때
② 체중이 2,000g 이상으로 증가하였을 때
③ 지속적인 체중 증가가 가능할 때
④ 개방된 침대에서 체온 유지 가능할 때
⑤ 호흡 곤란 없이 모유나 젖병 수유가 가능할 때
⑥ 5일 동안 무호흡, 서맥이 없을 때
⑦ 가정에서 준비가 된 경우

단, 기관지폐이형성증 환자의 경우에는 간혹 맥박 및 산소포화도 모니터 및 가정용 산소를 가지고 퇴원하는 경우도 있고, 미숙아 무호흡증에 사용하는 약인 theophylline을 계속 투여하는 상태로 퇴원하는 경우도 있다.

제 17 장

아동을 위한 보조공학

1 보조공학(Assistive technology)

보조공학(assistive technology)이란 1988년에 제정된 [장애인 테크놀로지 관련 지원법(Technology-Related Assistance for Individual with Disability Act, P.L. 100-4070)]과 1990년의 [장애인 교육법(IDEA)]에 "상업적으로 시판되어 언제든지 쉽게 구입할 수 있거나 혹은 개조, 변형하거나 주문 제작할 수 있는, 장애인 개개인의 기능적 역량을 증진, 유지 또는 향상시키기 위해 사용될 수 있는 물품이나 장비 또는 생산시스템"으로 정의하고 있다. 최근 이 두 법률은 새롭게 제정 혹은 개정되었으나 보조공학에 대한 기본적 정의는 공유하고 있다. 보조공학은 자기 효능감을 증진시키고 나아가 작업적 행동을 위한 발달 기술을 습득하게 하며, 개인의 목표와 흥미에 의해 결정되는 삶의 작업적 역할과 환경의 외부적 요구 간의 소요 시간에 대한 균형을 이루게 하는 특정 도구 또는 구조적 변화이다. 보조공학은 인간의 무한한 가능성이며, 생애에 걸쳐 인간의 수행을 효율적으로 만들며, 개개인의 가치 있는 삶의 역할을 찾고 회복하게 한다. 보조공학은 다양한 요구에 부합하며, 서비스를 제공하는 환경에 따라 교육 또는 재활 과정의 한 부분으로 자리 잡았다.

보조공학은 장애를 가진 아동들에게 타인과 의사소통하고, 집중하며, 소동작과 대동작 기술과 자신감, 독립성을 포함한 사회적 기술과 같은 가치 있는 삶의 기술들을 학습할 수 있는 도구가 될 수 있다. 장애 아동들은 일상생활과 수단적 일상생활의 독립성을 발전시키기 위해, 학교에서 쓰기 과제를 완수하기 위해, 직업 전 기술과 직업 기술을 개발하기 위해, 그리고 사회적 참여와 놀이 게임, 또는 레저 활동의 참여를 위한 기회를 증진시키기 위해 보조공학을 지속적으로 사용할 수 있다.

장애를 가진 아동에게 가능한 조기에 적절한 공학 시스템의 형태를 제시해주는 것은 학습 상황에 참여할 수 있도록 하는 중요한 요소가 될 수 있다. 적절한 보조공학 도구와 서비스는 과제 수행의 증진 또는 유지를 이끌어 내거나 기능적 기술을 발달시키고, 교과 과정으로의 접근성이 확충되며, 보다 효율적인 학습자가 되게 하거나, 또는 기술 결손을 보상하기 위한 것이다.

보조공학은 보조공학 장치와 보조공학 서비스로 구성된다. 보조공학 장치란 기계, 전자, 마이크로프로세서가 내장된 장비 그리고 비기계 및 전자보조기구, 특별한 교수자료, 서비스, 전략 등이 포함되며, 이러한 것들은 상업적인 제품이나 혹은 개인의 특성에 맞게 특별히 디자인하여 직접 제작한 도구들이라고 할 수 있다. 보조공학 서비스는 장애를 가진 사람들이 보조공학 장치를 선택, 습득, 사용할 수 있도록 직접적으로 도와주는 것이라고 IDEA(1997)에서 언급하고 있다. IDEA에서는 보조공학 서비스의 구체적 내용을 다음과 같이 기술하고 있다.

- 보조공학 장치를 위한 장애에 대한 기능 평가
- 보조공학 장치구입 시 제공되는 서비스 : 구매 또는 임대
- 보조공학 장치의 선택, 디자인, 맞춤, 개조, 대체, 응용, 유지, 수리 및 교체
- 현재의 교육·재활 계획과 프로그램에 관련된 보조공학 장치를 활용한 치료, 중재 서비스 조정 및 사용
- 장애인 및 가족을 대상으로 하는 기술적인 훈련 및 보조
- 사업주, 전문가 서비스 제공자를 대상으로 하는 기술적인 훈련 및 지원

1) 보조공학 팀 구성원

보조공학 서비스를 올바르게 적용하기 위해서는 각 분야의 전문가가 필요하다. 보조공학 팀의 일원인 전문가는 서로의 전문가적 견해를 인정하고, 공유하는 응집력이 필요하다. 보조공학은 각 전문 영역에 대한 다양한 수행 목표에 따라 다양한 아동의 환경에서 사용되므로 팀의 정보가 도구를 결정하는 데 주요한 변수가 된다. 가족과 초학문적 전문가 팀이 함께 결정한다면 아동의 다방면적 요구에 가장 부합하는 것이 될 것이다. 또한 아동과 가족은 보조공학 서비스 전달의 모든 부분에서 보조공학 팀의 한 구성원이 되어야 한다. 보조공학 팀의 구성원은 아동이 보조공학 장치를 필요로 하는 전문적 기술, 특정 치료 환경에 따라 다양한 상황에서 달라질 수 있다. 병원에서는 팀 구성원으로 아동과 가족, 작업치료사, 물리치료사, 언어치료사, 의사, 간호사, 재활 공학 엔지니어, 사회복지사가 포함될 것이다. 학교에서는 팀 구성원으로 아동과 가족, 작업치료사, 물리치료사, 언어치료사, 특수교사(교사), 관리자, 그리고 심리치료사가 포함된다.

보조공학 팀에서 작업치료사의 역할은 보조공학 서비스를 작업치료 중재계획의 일부로 포함시키고, 아동 및 가족의 욕구를 파악하고, 아동의 소근육 기능, 일상생활 활동 참여 정도, 의미있는 활동 참여를 위

한 자세 유지 등에 대하여 평가하고, 정보를 제공한다. 그리고 보조공학 팀의 회의 결과 도출된 보조공학 장치를 아동에게 훈련시킨다. 또한 작업치료가 가지고 있는 아동의 작업과 의미 있는 활동의 참여에 대한 견해는 보조공학 서비스의 잠재된 문제를 해결하고, 결과를 평가하는데 도움이 된다.

작업치료사 외의 전문가들의 역할을 살펴보면, 물리치료사는 기능과 이동을 위한 자세 뿐만 아니라 대근육 운동과 기능에 대해 중요한 정보를 제공한다. 언어치료사는 언어 이해능력과 표현능력에 관한 특정 능력 뿐만 아니라 전반적인 의사소통 능력과 관계한다. 아동의 부모나 보호자 및 가족은 팀의 중심 구성원으로써 보조공학 장치와 실행에 관한 모든 결정에 참여할 수 있다. 재활 엔지니어는 도구나 장치를 만들고 디자인을 변화시키고, 아동의 교육적 요소를 충족시키기 위해 보조공학 장치를 사용하는 특수교사(교사)가 있다.

2) 보조공학 평가

보조공학 평가는 소비자인 아동, 활동, 보조공학, 주변 환경을 체계적으로 고려해야 보조공학 중재 후 시스템이 거부되거나 사용을 포기하는 경우를 방지할 수 있다. 보조공학 평가는 기능적 성과에 초점을 두어야 한다. 즉, 지체장애를 갖고 있는 학생의 경우 보조공학의 일차적 목적은 이들의 신체적 손상과 결함을 향상시키는 데 있는 것이 아니라 기능적 수행을 가능하게 하는 것이다. 보조공학 평가는 중재계획

표 17-1 보조공학 평가의 고려점

평가	내용
협력적인 팀 접근	보조공학 서비스 구성원 모두를 포함해야 한다.
다양한 맥락	목표와 관련된 물리적 환경을 조사해야 한다. 보조공학이 학생의 목표를 달성하기 위해 혹은 가장 자주 활동하게 될 다양한 맥락을 살피는 것은 매우 중요한 사항으로 이는 곧 보조공학 평가는 생태학적 평가가 되어야 함을 의미한다.
학생 개인에 대한 평가	학생의 능력은 그들의 개인적 특성, 선호도, 기대치에 따라 평가되어야 한다.
개인과 공학의 조화	모든 보조공학 평가는 특정 어려움을 상쇄하고 특정 업무를 수행하는 동안 각 개인과 장치 사이의 상호작용을 조사해야 한다.
지속적인 평가	평가 팀의 결정이 정확하고 장치가 효과적이며 올바른 방향으로 사용되고 있는지 확인하기 위해 보조공학의 평가와 선택의 모든 과정은 점검과 피드백 시스템을 계속적으로 반복하기 때문에 참여자들은 초기 선택에 대한 문제를 해결하거나 재평가할 수 있다.

출처 : 특수교육공학 (2010), pp. 266-267. 수정 후 인용

의 목표에 비추어 진전 상황을 지속적으로 평가하고 필요한 경우 수정해야 한다. 그리고 이와 같은 일련의 과정에는 가족, 교사, 치료사 등의 보조공학 서비스 구성원들이 반드시 포함되어야 한다.

보조공학 평가는 통합 기능 모델, Inge와 Shepherd 모델, 인간과 공학의 조화 모델, SETT 구조 모델, 보조공학 숙고 과정 모델의 다섯 가지가 가장 보편적으로 사용되고 있다. 위의 여러 모델에서 공통적으로 강조하고 있는 보조공학 평가의 주요 고려점들은 표 17-1과 같다.

작업치료사의 보조공학 평가에서 필요한 적절한 정보는 작업 프로파일과 작업 수행 분석을 통해 수집하며, 보조공학 장치의 여러 형태를 평가 기간 동안 결합시켜 아동과 가족 사이에 적합한 보조공학 장치를 선택한다. 시범 적용 기간은 보조공학 평가의 가장 중요한 측면 중 하나이다. 이러한 시도는 부정확한 도구의 낭비적 조달을 방지하는 역할을 한다. 보조공학의 비용은 도구의 구입 비용 뿐만 아니라 지속적인 유지 비용, 시스템의 업그레이드와 보수비용 까지 포함된다. 치료사는 반드시 평가와 중재의 전 과정을 걸쳐 비용적인 문제에 역점을 두고 다음과 같은 질문을 던져 보아야 한다.

- 어떤 재정적 자원이 가족들에게 이용 가능한가?
- 보조공학 도구가 수선이 필요할 때 가족이 서비스를 요청할 수 있는가?
- 보조공학 도구가 아동의 독립 수준과 기능에 상당한 증진을 가져오는가?
- 보조공학 도구가 아동이 자라고 성숙함에 따라 높은 수준으로 조절할 수 있도록 되어 있는가?
- 같은 요구에 부합하는 덜 복잡한 도구가 있지는 않은가?

보조공학 서비스 구성원은 보조공학 시스템을 통한 아동의 독립성 증진이 가족들에게 재정적인 부담이 되지 않는지 논의해야 한다. 또한 보조공학의 사용과 비용에 관해서 아동과 가족에게 객관적이고 현실적인 정보를 제시해야 한다.

보조공학 장치가 적용된 후에는 반드시 아동의 성장과 성숙, 배경의 변화, 아동과 가족의 요구와 욕구의 변화, 그리고 아동의 의료적 상태의 변화에 따라 재방문하여 체계적으로 목표를 수정하고 도구의 적합성을 재평가해야 한다. 보조공학 시스템을 재평가 할 경우, 객관적 측정이 가능한 보조공학 도구의 유용성과 효율성을 파악해야 한다. 또한 보조공학 시스템이 적용되지 않은 부분에 대한 관련성도 파악해야 한다. 측정 가능한 요인들은 아동의 수행이나 기능 수준의 변화, 사회 참여 수준의 변화, 그리고 도구 사용의 빈도와 사용 환경 적합성, 소비자의 만족도, 목표 달성 여부, 삶의 질, 비용 원가 대비 절감 효과 등이다.

3) 보조공학의 전달체계

보조공학 전달체계는 보조공학 장치와 서비스를 장애아동에게 전달하는 전반적인 과정을 말한다. 보조공학의 전달체계의 기본은 의뢰, 초기평가, 추천 및 보고서 작성, 실행, 단기 사후지도, 장기 사후지도의 순서이다. 일반적인 보조공학 전달체계는 그림 17-1과 같다.

보조공학 평가 후 보조공학 장치 적용 시 가족과 전문가는 매일 매일의 활동 속에서 그 도구의 사용이

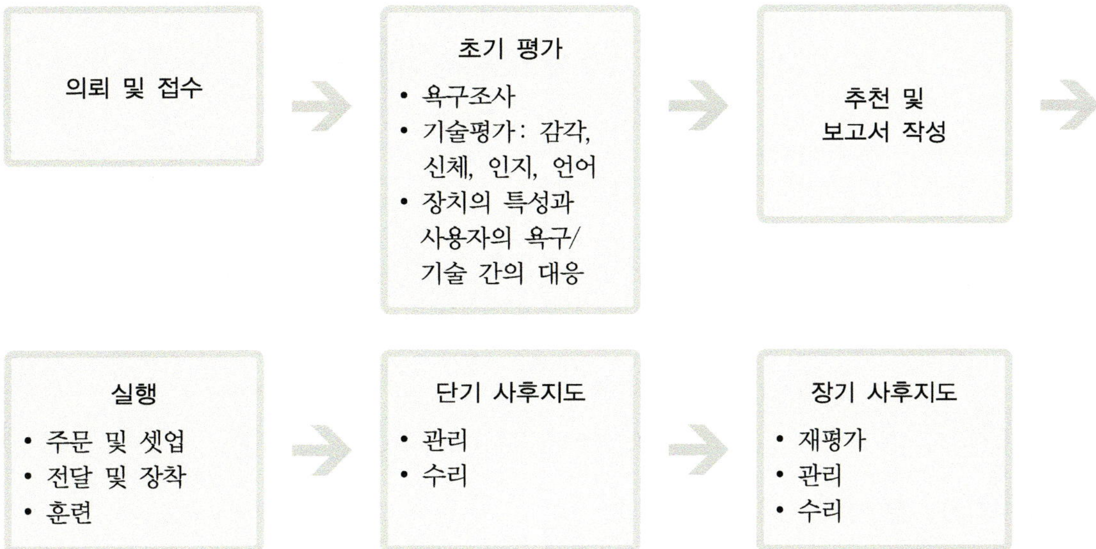

그림 17-1. 일반적인 보조공학 전달체계
출처 : 특수교육공학(2010), pp. 270.

자연스럽게 이루어질 수 있도록 아동의 실제 환경(학교, 가정) 내에서 훈련하고 사용하도록 한다. 그러므로 도구의 사용을 위해 필요한 기술을 발전시키는 것이 중재의 초점이 되기도 한다. 팀의 모든 구성원들이 함께 참여하여 아동의 다양한 환경과 상황에서 그 기술이 일반화되도록 장려한다. 관련자가 한 팀이 되어 작업을 장려하고 그들과 교통할 수 있는 시간을 제공한다면 보조공학의 효과는 증가할 것이다. 보조공학 도구에 접근하고 사용하는데 60초 이상의 시간이 소요되지 않도록 해야 한다.

2 아동의 장애 유형에 따른 보조공학

아동의 장애 유형 및 정도에 따라 일반적으로 적용할 수 있는 공통된 보조공학 도구들이 있다. 보조공학 도구에 대한 자세한 소개는 영역별 보조공학 활용과 중복될 수 있으므로 본 장에서는 아동의 장애 유형에 따른 보조공학 도구를 간단히 살펴보도록 한다.

1) 발달 장애 아동을 위한 보조공학

① **조기교육 소프트웨어** : 보조공학을 활용하여 유·아동기의 호기심을 유발할 수 있으므로 발달장애 아동의 호기심과 상호작용을 이끌어 내고, 독립적인 과제 수행을 가능하도록 하기 위해 소프트웨어

사용을 권장

② **워드프로세서** : 키보드 기능 교육, 워드프로세서의 다양한 기능(철자 검사기, 사전)에 대한 교육

2) 지체장애 아동을 위한 보조공학

① **이동을 위한 보조공학 장치** : 휠체어(수동, 전동), 지팡이(cane), 크러치(crutch), 워커(walker)

② **컴퓨터 접근성을 위한 보조공학 장치** : 고정키 시스템과 키가드, 대체 키보드, 조이스틱, 트랙볼 마우스

③ **기타 보조공학 장치** : 단어예견 프로그램(word prediction program), 글씨쓰기 보조도구, 일상생활 보조도구, 환경제어 장치 등

3) 청각장애 아동을 위한 보조공학

① 보청기, 인공와우

② 골도 전화기, 골도 헤드셋

4) 시각장애 아동을 위한 보조공학

① **컴퓨터 활용** : 제어판을 통한 환경 수정(포인터 속도와 스크롤 양, 고대비와 마우스키, 텍스트 음성 변환, 디스플레이), 음성합성장치, 스크린 리더, 화면확대 프로그램

② 전자점자기

③ 점자정보단말기

④ **음성출력장치** : 보이스아이, 녹음도서

⑤ **저시력** : 광학보조기(스탠드 확대경, 안경 장착형 확대경)

⑥ 확대독서기

3 장애 아동의 착석 향상을 위한 보조공학

1) 아동의 착석 및 이동

장애 아동에게 착석 및 이동성과 관련된 보조공학은 필수적 요소라 할 수 있다. 착석 및 이동성 보조기구의 주된 목적은 자기 관리, 작업, 학습, 여가, 놀이 등과 관련된 모든 작업 참여에서 개인의 능력을 최

대한 발휘하도록 하는 것이다. 착석 및 이동성 보조공학을 필요로 하는 아동은 주로 지체장애, 뇌병변 장애, 근육병으로 인한 장애를 지닌 아동들이다. 뇌병변 아동들의 경우 착석 관리가 적절하게 이루어 지지 않을 경우 자세 변형이 생길 수 있고, 척수 손상 장애 아동이나 근육병 아동의 경우 신체 무게에 의해 근 조직이 약해질 수 있으므로 압력 관리가 적용된 착석 보조기구가 필요하다. 올바른 착석 및 자세를 유지할 경우 비정상적인 근긴장과 반사작용의 감소 또는 정상화, 정상적인 움직임을 촉진, 근육 변형 또는 구축의 조절과 예방, 조직 약화 방지, 자세의 편안함 증가, 피로감 감소, 기능 안정성 강화 등의 장점이 있다. 착석 및 이동성은 일상생활이나 학교 환경에서 아동의 기능적인 면을 판별하는 중요한 역할을 한다. 장애 아동들은 자신의 자세를 유지하기 위해 집중하느라 학습 과제나 활동들에 집중을 하지 못하게 된다. 이처럼 신체적 기능에 제한이 있는 아동들은 고개 조절, 몸통 조절, 상, 하지의 위치 조절을 포함하여 자세를 바르게 유지하는 것에 어려움이 있다. 이러한 아동들이 학교생활을 포함한 일상생활 환경에서 바른 자세를 유지하며 다양한 활동에 집중할 수 있도록 올바른 보조공학 기기들을 제공해 주어야 한다.

2) 평가 요소

(1) 착석을 위한 평가 요소

올바른 착석 보조기구를 적용하기 위해서는 다음의 영역들을 평가해야 한다.

① 착석 보조기구를 적용할 환경(접근성, 이동성, 보호자의 보조 정도, 물리적 환경)

② 아동의 능력

- **정형외과적 요소** : 운동범위, 신체 정렬, 뼈대 변형
- **신경운동학적 요소** : 근육 상태, 반사 패턴, 자세 조절, 수의적 움직임
- 호흡기 및 순환계 요소
- **감각 능력** : 시각, 지각, 촉각
- **인지, 행동 능력** : 안전에 대한 인식, 동기 부여
- **기능적 능력** : 이동, 자기 보호, 의사소통, 대소변 기능, 다른 보조도구의 사용

아동들에게 적절한 착석 자세는 다음과 같다.

- 발바닥은 바닥에 닿아야 함 – 발목 90° 등쪽 굽힘
- 무릎 90° 굽힘
- 엉덩관절 90° 굽힘
- 의자에 엉덩이 기대기
- 어깨가 위로 올라가지 않도록 하며 양팔은 편안히 책상 위에 올려놓기

위의 자세는 해부학적으로 대칭적인 자세이며, 또 다른 자세인 기능적 과제 자세 또는 준비 자세가 있

다. Kansas와 Langes가 고안한 준비 자세는 무릎을 90°보다 적게 굽히고, 발바닥은 대칭하여 바닥에 붙이고, 몸통은 엉덩이에서 약간 앞쪽으로 기울이고, 팔꿈치는 90° 이상 살짝 더 굽혀져 있는 상태이다. 이 자세에서 사람의 신체는 일반적인 동작을 수행할 준비가 되어 있게 되며 중력 중심을 활동 방향 쪽으로 이동한다. 팔과 손은 자연스럽게 앞으로 가져와 시야 앞에 오게 하고, 발을 무릎 뒤로 이동하며 더욱 많은 체중을 지탱하도록 한다. 이러한 자세에서는 활동을 하는 동안 상지에 역동적인 지지 구조를 제공하게 되면서 활동에 좀 더 적극 참여하게 된다.

다리와 발의 위치는 골반의 위치에 영향을 미치기 때문에 동시에 다루어져야 한다. 다리는 중립 외전 위치에 위치시키고 무릎은 약 90°로 굽힘시키는 것이 좋다. 벌림장치(abductor)는 다리를 자연스럽게 약간 벌린 상태에서 유지시키는 것이 바람직하며, 샅굴부위(서혜부)가 아닌 무릎의 가장 원위부에 위치되어야 하며 대퇴부 길이의 약 1/3 정도가 된다. 체간은 정중선에 정렬한 똑바로 맞춘 자세가 바람직하다. 척추 측만증(옆굽음증, scoliosis), 척추 전만증(앞굽음증, lordosis), 척추 후만증(뒤굽음증, kyphosis) 등의 변형이 있을 경우에는 변형을 고려하며 예방하기 위한 지지대가 부착된 착석 자세 보조기구가 적절하다. 상지의 지지는 착석 보조기구에서 필수적 요소이다. 무릎 작업판(tray)과 같이 상지를 지지해 주는 면을 사용하는 것이 머리와 어깨의 자세를 도우며, 팔과 어깨 관절의 손상 가능성을 줄이는 동시에 양손 조작 활동을 용이하게 하도록 정중선 위치에 손을 위치시킬 수 있다. 작업판의 적절한 위치는 팔꿈치를 90° 각도로 굽힘시킴으로써 아래팔을 쉴 수 있도록 하는 것이다. 강직(spasticity)이 있는 경우에는 작업판을 더 높게 장착하는 것이 상지의 긴장도를 줄이는데 도움을 줄 수 있다. 작업판이 필요하지 않으나 상지의 바른 자세 적용이 필요할 때에는 개별 팔걸이를 사용할 수 있다. 하지만, 위에서 설명한 자세들이 모든 장애 아동들에게 적용될 수 있는 것은 아니다. 아동들의 장애 정도와 신체 기능에 따라 적절한 자세가 적용되어야 할 것이다.

아동의 자세에 적절하게 맞춘 것들이라면 기성품으로 판매되고 있는 책상이나 의자도 사용이 가능하다. 만약 학교에서 아동에게 적절한 의자와 책상을 제공해 주려고 한다면, 바른 자세를 유지할 수 있는 크기의 의자와 책상을 제공해주고, 만약 적절한 크기의 의자와 책상을 찾기가 어렵다면, 학교 의자와 비슷한 기성품 의자에 발 받침대를 붙여주거나, 팔걸이를 부착하여 기존 책상을 사용하게 할 수도 있다.

(2) 이동을 위한 평가요소

장애 아동의 이동에 있어서는 고려되어야 할 점들이 많다. 아동의 이동에 관한 보호자의 관점이나 보행 잠재력, 보행 유지 능력, 전동 휠체어의 사용, 정보의 부재, 이동 보조도구의 접근성 등이다. 이동 기구를 선택할 때는 다음의 내용을 고려해야 한다.

① 장애 진단, 발병일자, 신체 크기와 몸무게
② 이동 기구를 사용하는 주변 환경, 휴대 가능성, 기구의 견고성, 비용
③ 아동의 운동 범위, 운동 조절력, 체력, 시각, 지각
④ 이동 기구를 추진하고 옮겨 탈 수 있는 능력

3) 보조도구 소개

(1) 착석을 위한 보조도구

① 일반적인 의자와 책상에서 가능한 변형물들

- **미끄럼 방지 매트**: 의자에 부착시켜서 아동이 의자에서 미끄러지는 것을 방지
- **치료용 밴드**: 의자의 다리에 밴드를 묶어서 아동의 다리를 안정적으로 유지시키도록 함
- **의자 쿠션**: 디스코 쿠션의 경우 표면이 딱딱하지 않고 부드럽거나 울퉁불퉁하므로 아동이 미끄러지는 것을 방지하며, 스스로 바른 자세를 유지하려고 함
- **발 받침대**: 아동의 발이 바닥에 닿지 않을 경우 발 받침대를 제공하여 자세를 안정화 시킴
- **책상 변형**: 안정적인 쓰기 자세를 유지하기 위하여 책상의 각도를 변형시킬 수 있음. 책상 표면을 아동 쪽으로 기울여 줌으로써 저긴장 아동, 비정상적인 반사패턴의 아동, 쥐기가 불안정한 아동들에게 안정적인 자세 제공이 가능함
- **팔걸이**: 측면의 지지대를 제공해 줌으로써 체간의 정렬이 바르게 유지됨

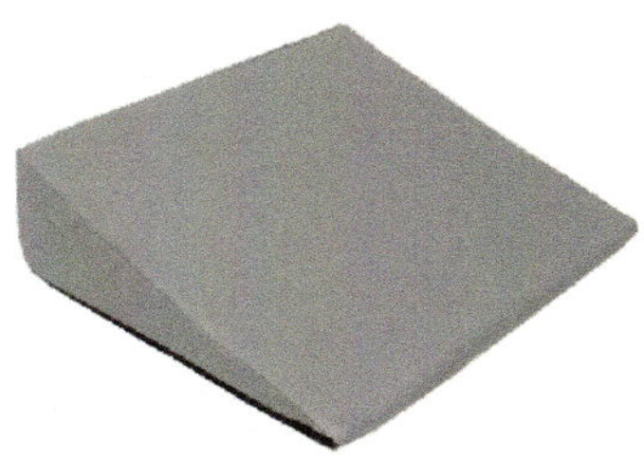

그림 17-2. 착석자세를 위한 웨지

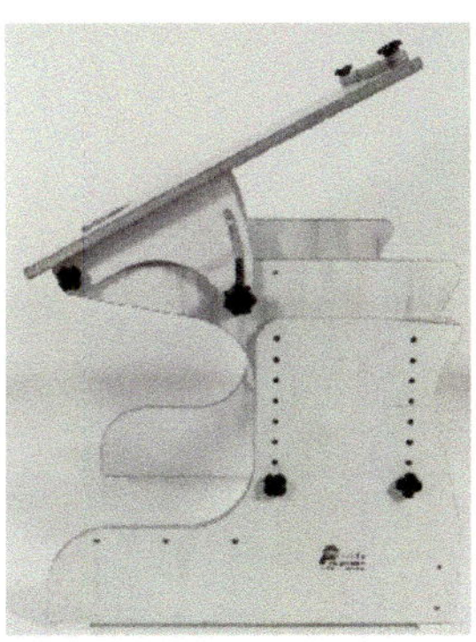

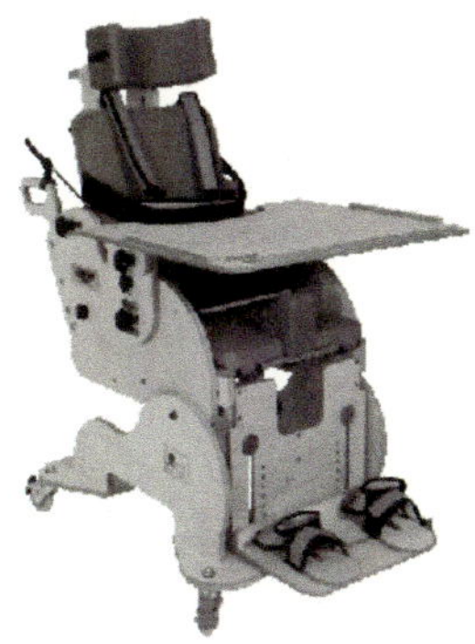

그림 17-3. 개조된 책상 및 의자

- **안정성을 향상시키기 위한 추가물**: 쿠션, 볼스터, 말린 수건, 스폰지 블록 등이 자세 유지에 필요할 수 있음

② **개조된 책상 및 의자** : 아동의 신체 기능과 작업 환경에 맞는 개조된 책상과 의자를 사용하여 바른 자세를 유지할 수 있도록 한다.

③ **장애아동 맞춤형 카시트** : 장애 아동이 자동차를 타고 이동할 때에도 바른 자세를 유지하며, 편안함을 제공해줄 수 있도록 아동의 신체에 맞는 카시트를 제작하여 사용한다.

(2) 이동을 위한 보조도구

자발적 이동이 가능한 아동의 경우 클러치, 워커 등을 사용할 수 있고 보호자에게 의존하여 이동을 해야 하는 경우 유모차식 이동기구(strollers)가 있다. 유모차식 이동기구의 경우 표준적인 유모차와 비슷하며, 쉽게 접어 차에 넣기 좋기 때문에 보호자의 선호가 크다. 하지만 반드시 명심해야 할 것은 아동이 자라면서 이동기구 또한 아동의 신체 크기에 맞는 것들로 바꾸어 주어야 한다는 것이다. 그렇지 않은 경우, 비정상적인 자세를 유발하여 치료적 효과가 반감될 수 있으며, 자세 변형이 생길 수 있다. 그리고 아동의 신체적 능력과 인지 기능에 따라 수동 휠체어 또는 전동 휠체어 사용을 선택할 수 있다.

4 의사소통 향상을 위한 보조공학

1) 장애 아동의 의사소통

의사소통은 자신이 원하는 것이나 필요로 하는 것, 경험, 생각, 감정들을 서로 교환하는 하나의 과정이다. 의사소통은 언어, 소리, 제스처, 얼굴 표정을 통해 이루어 질 수 있다. 그러나 구음 장애, 운동신경장애, 뇌병변 장애, 중증 발달지연 장애, 발달장애 아동들은 의사소통에 제한이 있다. 또한 자폐스펙트럼 장애 아동에게서도 의사소통 문제를 발견할 수 있다. 이러한 아동들의 의사소통을 향상시키기 위해 보완대체 의사소통 기구(Augmentative and alternative communication: AAC)를 사용할 수 있다. 보완대체 의사소통 기구는 개인의 완벽한 기능적 의사소통 체계를 의미하며 의사소통 기술, 상징 구성이나 체계 그리고 의사소통/상호작용들을 포함한다. 부적절한 언어사용으로 효율적인 의사소통을 할 수 없거나, 언어 수용능력이 표현능력을 능가할 때는 보완대체 의사소통 시스템이 필요하다고 볼 수 있다. 보완대체 의사소통 기구를 사용한다고 하여 언어능력의 발달이 어렵거나 지연되는 것은 아니다. 아동이 지닌 의사소통 능력에 부가적인 능력을 보완함으로써 현재 지닌 의사소통 능력을 좀 더 향상시키는 것이

다. 보완대체 의사소통 기구는 다른 사람과 말을 할 수 없는 개인에게 도움을 준다. 보완대체 의사소통 기구를 적용하기 전에 사용하고자 하는 아동과 보호자의 욕구 및 기능에 대한 평가를 통해 적절한 기구를 선정해야 한다.

2) 평가 요소

아동의 평가 요소들로는 수용 언어와 표현 언어의 수준, 의사소통에 대한 욕구, 운동 기술 능력(기구 사용 가능성, 조작 능력 등), 인지 능력, 글을 읽고 쓸 수 있는 능력, 아동이 알고 있는 단어 수, 감각방어 등이 있다. 이러한 점을 고려하여 보완대체 의사소통 기구를 선택해야 한다.

3) 보조도구 소개

(1) 의사소통 판

보완대체 의사소통 기구 중 가장 쉽게 접할 수 있는 것이 의사소통 판이다. 저렴한 비용으로 손쉽게 제작이 가능하므로 의사소통 훈련을 시작하는 시기에 적절하다. 의사소통 판은 보드 위에 하나 또는 몇 개의 간단한 그림이나 상징물, 단어들의 조합을 나열하는 것이다. 나열 방법에 따라 의사소통의 효과를 향상시킬 수 있다. 보드 위에 아동이 원하는 것이나 원하지 않는 것의 그림이나 글자를 올려놓거나 붙임으로써 의사소통을 할 수 있다. 그림 교환 의사소통 체계(Pictures exchange communication system: PECS) 프로그램은 발달장애 아동을 위한 대체의사소통 방법의 하나로써 의사소통을 하고자 하는 상대와 원하는 그림이나 상징들을 교환하는 것이다. 아이게이지 디스플레이(eye gaze display)는 투명한 보드 사이에 의사소통의 내용들을 나열하고 상대방의 눈동자가 응시하는 곳에 대해 반응하는 것으로, 가정이나 치료실에서도 간단히 제작하여 아동이 원하는 활동이나 욕구에 대해 이해할 수 있는 도구이다.

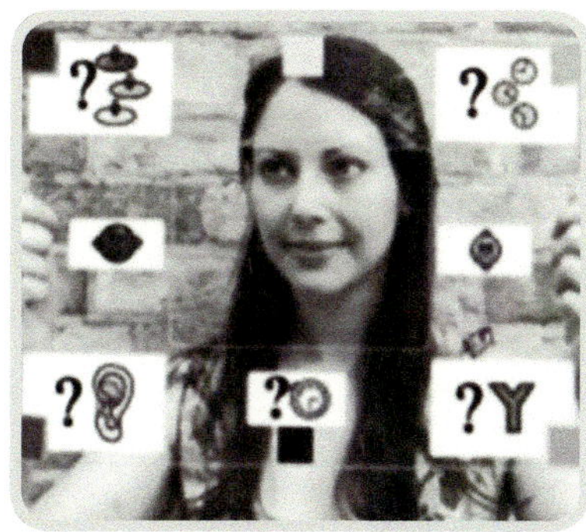

그림 17-4. 아이게이지 디스플레이

(2) 스위치

아동은 스위치를 사용하여 다른 사람과 의사소통할 수 있다. 빅맥 스위치에 원하는 메시지나 노래를 녹음시켜서 놓고, 아동이 스위치를 누르면 자신이 원하는 메시지가 소리로 나오게 되는 것이다. 스위치의 색깔이 다양하기 때문에 다양한 언어를 녹음시켜 사용할 수 있으며, 스위치를 통해 타인과 주고받은 의사소통 훈련이 가능하게 된다.

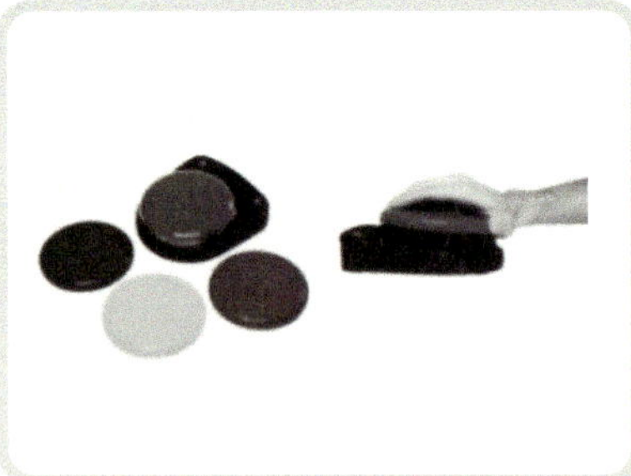

그림 17-5. 빅맥 스위치

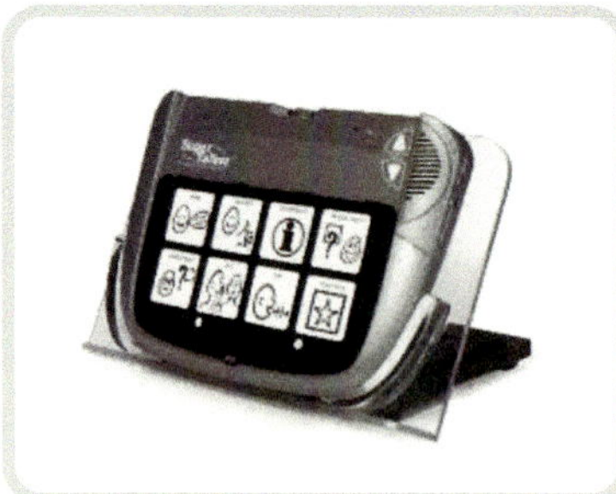

그림 17-6. 슈퍼토커

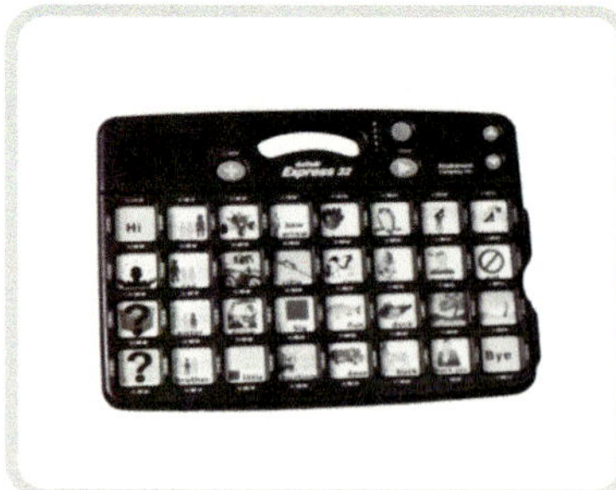

그림 17-7. 단계별 음성 출력도구

(3) **단순 음성 출력도구**(Simple speech generating system)

고 토크나 슈퍼토커 등의 의사소통 보조기구는 원하는 메시지를 기계에 녹음하여, 의사소통이 필요한 경우에 원하는 메시지 버튼을 누르면 메시지가 음성으로 출력되는 보조기구 이다. 기구마다 최대 음성 녹음 시간과 녹음 메시지 개수가 다르며, 크기 또한 다양하여 이동하면서 가지고 다닐 수 있는 것들도 있다.

(4) **단계별 음성 출력도구**(Speech generating devices with levels)

아동의 의사소통 수준이 발달할수록, 의사소통의 욕구가 증가하게 된다. 다양한 환경과 활동에서 아동들이 좀 더 많은 표현을 할 수 있는 방법은 단계별 음성 출력 도구를 사용하는 것이다. 각각의 단계는 환경이나 활동에 적절한 구체적 단어들을 입력시킬 수 있다. 단계별 음성 출력도구는 간단한 단어부터 복잡한 구문까지 다양한 수준의 음성 출력이 가능하다. 이러한 도구들 중에는 시각이나 청각적 스캐닝 방법이 적용된 도구들도 있다. 다양한 단계별 음성 출력도구들 중에서 아동에게 적절한 도구를 선택할 때에는 아동의 능력과 아동이 표현하고자 하는 내용, 화면에 저장되는 정도, 아동의 도구 조작 능력 등을 고려해야 한다.

5 정보 접근(컴퓨터) 강화를 위한 보조공학

1) 장애 아동의 컴퓨터 사용

현재 컴퓨터 사용은 우리의 삶에서 필수적인 요소로 자리 잡고 있다. 컴퓨터로 인해 편하게 문서를 작성할 수 있고, 많은 정보들을 얻을 수 있으며, 온라인을 통하여 세상과 소통할 수 있는 세상이 되었다. 하지만 신체적 장애를 가진 아동들이 필기구를 사용하여 글씨쓰기나 그림 그리기가 어려운 것처럼 컴퓨터 사용도 쉽지가 않다. 이러한 아동들이 쉽게 컴퓨터를 사용할 수 있게 해준다면 밖으로 나가지 않고도 세상과 소통할 수 있고, 새로운 지식을 배울 수 있으며, 학급에서도 쉽게 참여할 수 있게 될 것이다.

표 17-2 컴퓨터 보조공학 접근 향상을 위한 보조공학 적용 과정

아동의 착석 유지와 기구 준비

↓

표준 키보드와 마우스 사용

↓

표준 키보드와 마우스의 개조 사용

↓

대체 키보드 및 대체 마우스 사용

↓

화면 키보드 사용(on-screen keyboard)

↓

음성 인식 프로그램 사용

↓

개념 키보드 사용

↓

스위치를 사용한 키보드와 마우스 사용

출처 : Assessing students' needs for assistive technology (2009), pp.176. 수정 후 인용

2) 평가 요소

① 아동의 컴퓨터 경험 유/무
② 컴퓨터 사용시 바른 자세를 유지하는가?(컴퓨터 책상과 의자)
③ 키보드 조작 기능(양손 사용, 한 손 사용, 한 손가락 사용 등)
④ 보조기구의 필요성(키가드, 손목 지지대, 포인팅 도구 등)
⑤ 아동의 상지 관절가동 범위(키보드, 마우스, 데스크 탑 등에 손이 닿는지)

⑥ 컴퓨터 사용시 근긴장도
⑦ 컴퓨터 사용시 피로감 정도
⑧ 컴퓨터 및 프로그램 사용에 대한 인지 능력
⑨ 컴퓨터 사용시 집중 시간
⑩ 컴퓨터 사용에 대한 동기

3) 보조도구 소개

(1) 컴퓨터 워크스테이션

컴퓨터를 사용하는 작업 공간이 아동에게 적합한지를 평가해야 한다. 아동의 착석 자세, 컴퓨터 책상의 높이, 키보드와 모니터의 위치는 매우 중요하다. 모니터의 윗부분이 아동의 눈높이에 딱 맞거나 조금 낮게 위치한 것이 적절하며, 일반적으로 신체장애를 가진 아동들은 시각적인 문제들도 동반하기 때문에 이러한 점도 고려해야 한다. 모니터가 오른쪽이나 왼쪽에 위치해야 하는 것은 아닌지, 아동의 시야에 맞게 위, 아래 쪽으로 치우쳐야 하는 것은 아닌지 고려해야 한다. 키보드는 아동 쪽으로 기울어지게 하는 것이 적절하며, 이는 마우스 포인터나 헤드 포인터를 사용하는 아동들에게 더욱 편한 사용 기회를 제공할 것이다.

(2) 소프트웨어 개조

장애 아동이 일반 컴퓨터를 사용하는 데 있어서 소프트웨어적인 개조가 필요한 경우에는 윈도우나 애플 매킨토시 운영체계의 제어판을 통해 접근 및 조절이 가능하다. 예를 들면, 우측 편마비인 경우 왼손으로 마우스를 사용해야 한다면 마우스의 좌측, 우측 단추의 기능을 바꾸어서 사용할 수 있다. 그리고 마우스 포인터의 크기나 색, 클릭 속도, 포인터 속도 등을 아동에게 맞게 변경할 수 있고, 키보드의 입력 속도 또한 조정할 수 있다. 화면의 텍스트 및 아이콘의 크기를 변경할 수 있으며, 텍스트 및 설명을 읽어주는 기능도 있다. 이러한 기능들을 아동 개인의 수준에 적절하게 변경할 수 있다.

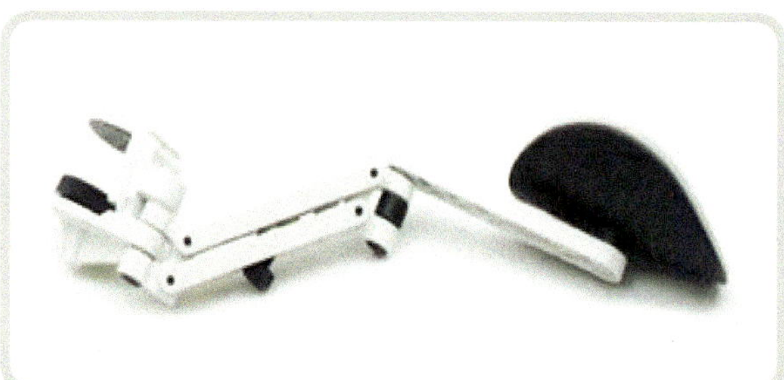

그림 17-8. 책상형 팔받침대

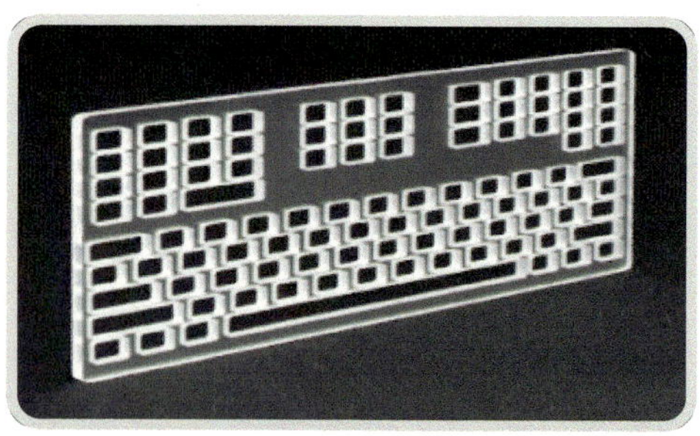

그림 17-9. 키가드

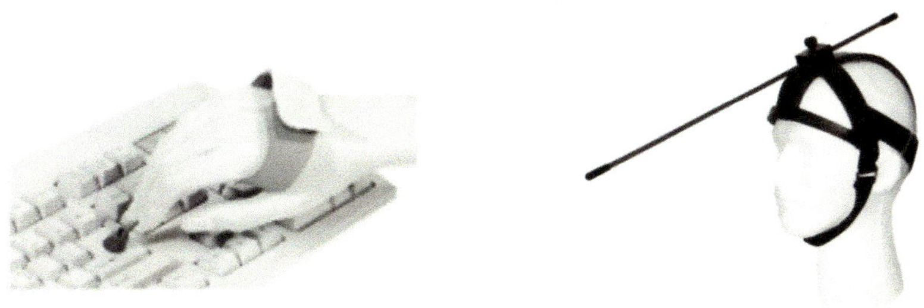

그림 17-10. 선택 · 포인팅 도구

(3) 키가드

키가드는 컴퓨터 키보드 위에 놓기 위해 키마다 구멍이 뚫린 아크릴리안 금속으로 만들어진 커버를 말한다. 키가드는 기성제품을 사용할 수 있고, 개별적인 맞춤 제작도 가능하다. 키가드의 구멍이 한 번에 하나의 키만을 누를 수 있도록 유도하기 때문에 타이핑 정확도를 향상시킬 수 있다. 선택 · 포인팅 장치를 사용하는 학생이나 소근육 운동 조절이 어려운 아동에게 적절하다. 손이나 팔에 피로를 많이 느끼는 아동들은 키가드 위에 손을 얹고 휴식을 취할 수도 있다.

(4) 선택 · 포인팅 도구

신체적 장애 아동이 표준형 키보드에서 단일키를 누르기 위해 독립적으로 손가락이나 손을 사용할 수 없는 경우 선택 · 포인팅 장치를 사용할 수 있다. 선택 · 포인팅 도구는 손 또는 머리의 움직임으로 조절할 수 있다. 마우스스틱, 헤드스틱, 친스틱은 머리 움직임으로 조절한다. 헤드스틱과 친스틱은 모두 선택 · 포인팅 장치를 일정 위치에 고정하기 위한 헬멧이 필요하다. 이들 장치는 상업적으로 구입할 수 있지만 가정이나 치료실에 제작 가능하다. 상지 조절이 가능할 경우에는 연필이나 두꺼운 마커 같은 것들을 핸드헬드 선택 · 포인팅 도구로 사용할 수 있다.

(5) 키보드 스킨

키보드에 딱 맞게 제작되어 습기와 오물, 먼지 또는 그 밖의 해로운 물질로부터 키보드를 보호한다. 키보드 스킨은 투명해서 키에 새겨진 문자를 깨끗하게 볼 수 있고, 큰 활자 인쇄 라벨이나 고대비 라벨과도 같이 사용할 수 있다. 침을 흘리거나 음료수를 엎지를 수 있는 아동에게는 반드시 필요하다.

(6) 대체 마우스

대체 마우스에는 크게 트랙볼과 조이스틱이 있다. 트랙볼 마우스는 마우스를 거꾸로 뒤집어 놓은 것과 같은 형태이다. 마우스 포인터를 움직이기 위해 손가락이나 손바닥, 발등의 신체 일부를 사용하여 볼을

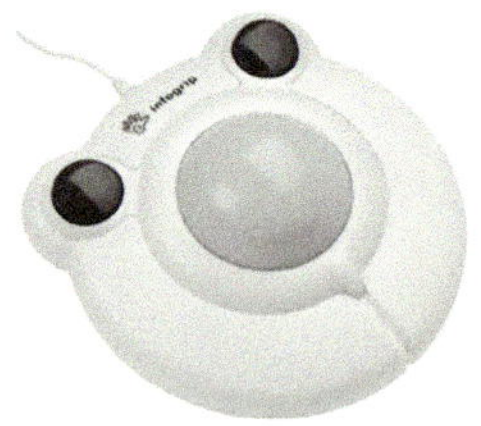

① 빅트랙 마우스

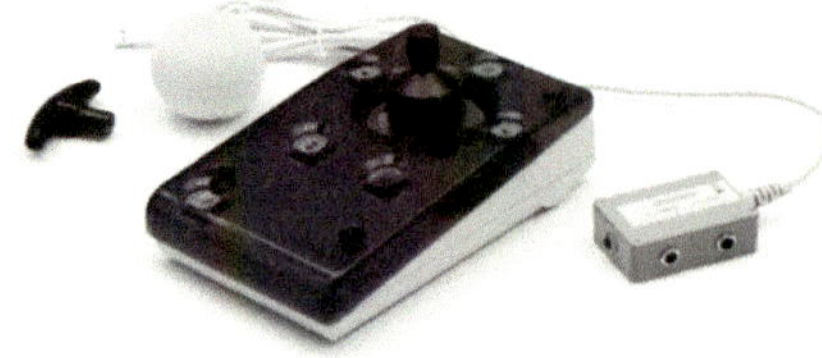

② 조이스틱

그림 17-11. 대체 마우스

굴리면 된다. 정교한 소근육 기능이 필요하지 않고, 마우스 클릭 버튼이 트랙볼 상단에 분리되어 위치하고 있으므로 잘못 누르는 것을 방지해 줄 수 있다. 트랙볼의 크기가 다양하여 아동의 소근육 기능에 따라 선택할 수 있다.

조이스틱은 볼 대신 핸들이 달려 있다. 조이스틱 핸들은 많이 움직이지 않아도 마우스 포인터를 모니터상 모든 지점까지 움직일 수 있으므로 관절가동범위 제한이 있는 아동에게 적절하다. 클릭과 끌기 버튼이 분리되어 있어 오작동을 피할 수 있다. 조이스틱 위에 T-bar나 볼 핸들을 부착하여 아동이 핸들을 잡기에 편하게 수정하여 줄 수도 있다.

(7) 대체 키보드

일반적으로 QWERTY 배열로 되어있는 표준형 키보드를 많이 사용한다. 하지만 많은 장애 아동들은 표준형 키보드를 사용하는데 어려움이 있어 대체 키보드를 필요로 한다. 대체 키보드에는 확대 키보드, 미니 키보드, 한 손 사용 키보드, 화면 키보드로 나눌 수 있다. 확대 키보드는 표준형 키보드보다 훨씬 큰 표면적을 갖는 키보드이다. 소근육 운동 조절이 어려운 아동이나 시각장애 학생에게 도움이 된다. 확대 키보드를 사용하려면 넓은 관절가동범위가 필요하다. 키보드의 기능 중 키스트로크시에 느껴지는 촉각과 청각 감각은 아동에게 키를 눌렀다는 것에 대한 피드백을 제공해준다. 즉, 키가 선택되었음을 촉각, 청각으로 알려주는 것이다. 미니 키보드는 관절가동범위에 제한이 있는 아동, 좁은 관절가동범위 내에서 정확성이 좋은 아동, 선택/포인팅 장치를 사용하는 아동이 사용할 수 있다. 미니 키보드는 표준형 키보드보다 크기가 작고, 가볍다. 한 손 사용 키보드는 손가락의 기민성은 좋은 손을 사용하는 아동에게 도움이 된다. 그러나 키보드를 사용하는 방법이 복잡하므로, 사용 방법을 잘 이해하고, 훈련이 가능한 아동에게 적절할 것이다. 화면 키보드는 키보드 이미지를 컴퓨터 모니터에 위치시킨 것이다. 마우스 클릭 또는 대체 마우스를 통해 문자와 기능을 선택한다. 자신이 원하는 키에 마우스 포인터를 위치하고 간단히 마우스를 클릭하면 된다. 화면 키보드는 키보드를 사용할 만큼 운동 기술이 충분하지 않지만 조이스틱, 트랙볼 또는 헤드 컨트롤 마우스와 같은 대체 마우스를 조작할 수 있는 아동에게 컴퓨터 접근성을 제공

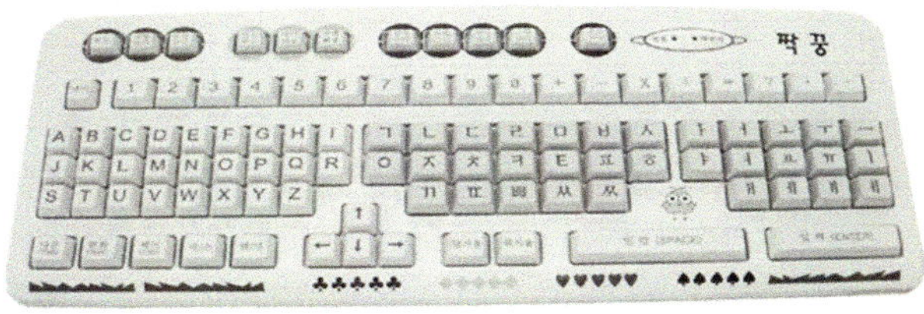

유아용 키보드(넥슨월드(주))

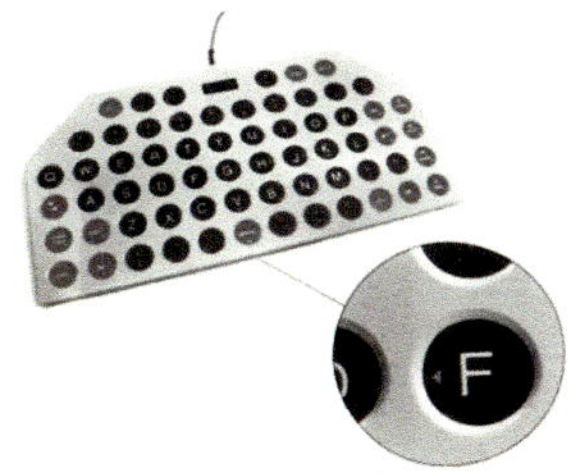

킹 키보드

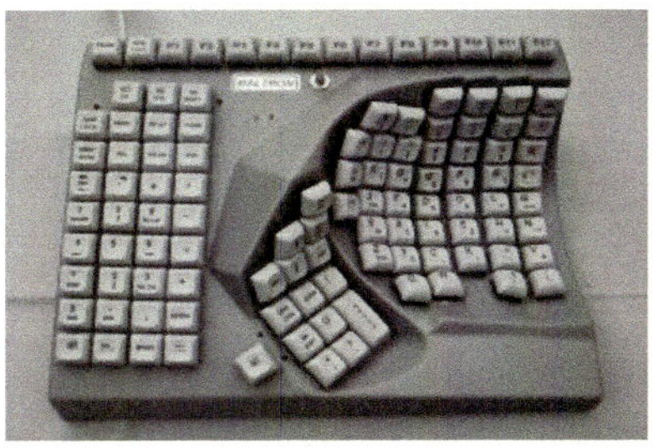

오른손용 키보드

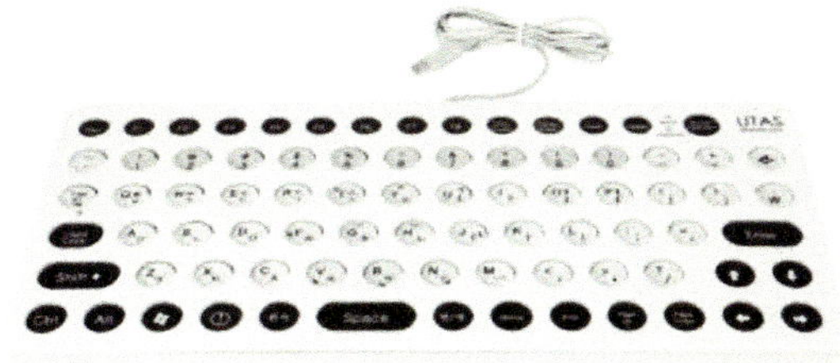

팜온키보드[1]

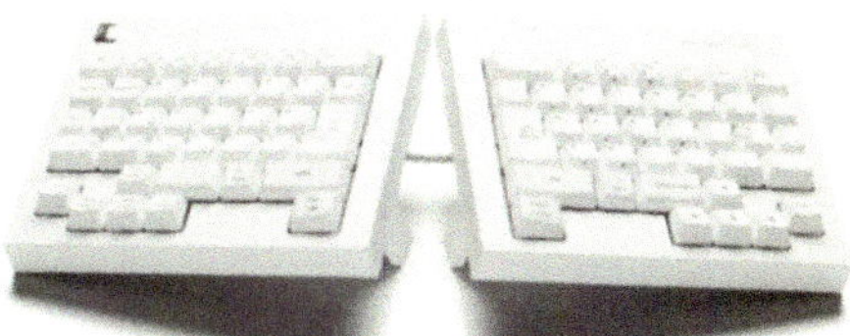

분리형 키보드(맥심)[2]

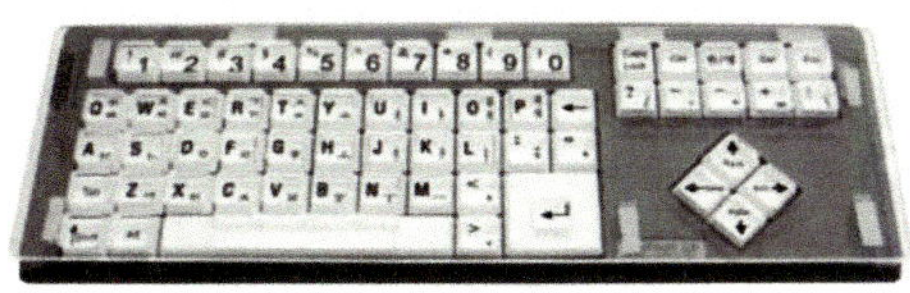

빅키 키보드와 키가드

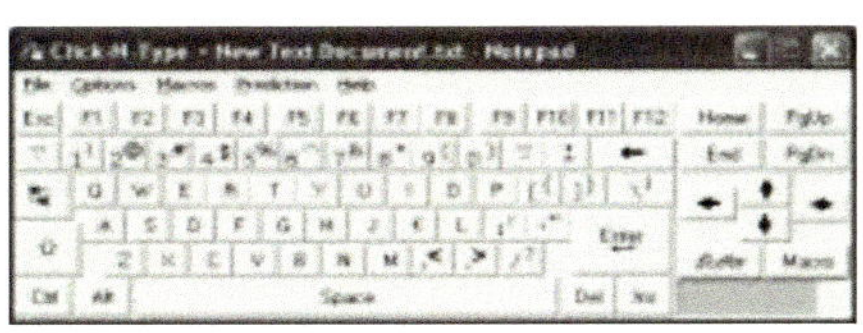

화면키보드[3]

그림 17-12. 다양하게 변형된 키보드

[1] **팜온키보드**: 키보드의 입력 버튼을 크게 만들어 손 떨림이나 상지 기능에 장애가 있는 분이 사용하기에 적합하며, 키가드가 있어 오타를 방지할 수 있는 특수키보드

[2] **분리형 키보드(맥심)**: 오른손 사용영역과 왼손 사용영역이 분리되어 있어 팔의 상태에 따라 적합하게 배치해 놓고 사용할 수 있는 키보드

한다. 또한 모니터에서 키보드로 주의를 옮길 때 시각적으로 초점을 다시 맞추기 어려운 학생에게 도움이 된다.

(8) 터치스크린

터치스크린은 컴퓨터 모니터에 직접 접촉하는 컴퓨터 입력 방식이다. 최근에는 휴대폰이나 태블릿 PC 등에서 쉽게 볼 수 있다. 터치스크린은 손이나 펜 등으로 모니터 화면을 터치하여 컴퓨터를 사용할 수 있게 하므로 중증장애아동, 발달 장애 아동의 컴퓨터 입력 장치로 적합하다.

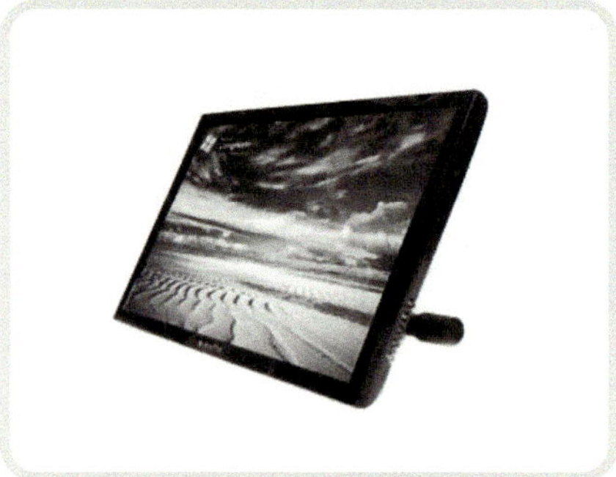

그림 17-13. **터치모니터**
손이나 펜 등으로 모니터 화면을 터치하여 컴퓨터를 조작할 수 있게 하는 입력보조기, 키보드나 마우스로 컴퓨터 조작이 어려운 아동에게 적합

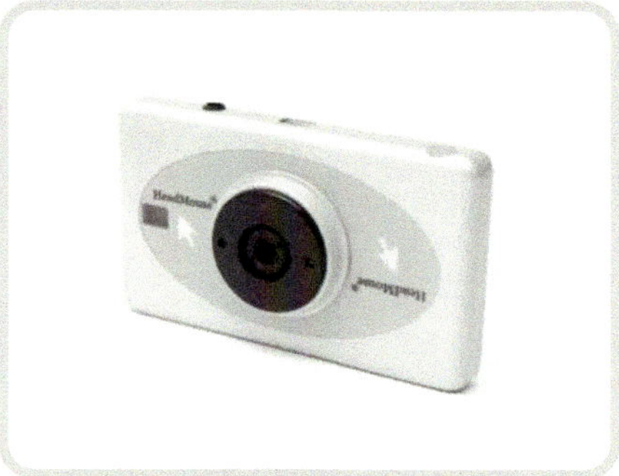

그림 17-14. **헤드마우스 익스트림**
적외선 반사체를 이마, 안경 등에 부착하여 반사체의 움직임에 따라 마우스의 기능을 대체할 수 있는 특수마우스, 외상성 뇌손상이나 뇌병변으로 인해 상지의 사용이 어려운 아동에게 적절함

(9) 헤드 포인팅 시스템

앞서 논의하였던 헤드 스틱은 표준형 키보드 사용에 접근성을 제공하는 도구였다. 그러나 마우스 콘트롤을 위한 헤드 포인팅 시스템은 고급 보조공학에 속한다. 헤드 포인팅 시스템 구성 중 하나는 컴퓨터 모니터 상부에 부착시키고 나머지 구성요소는 아동이 착용하고 있는다. 모니터 상부의 장치는 웨어러블 컴포넌트로 부터 받는 신호를 읽고 아동의 머리의 움직임을 탐지한다. 웨어러블 컴포넌트는 헤드셋 형태이거나 이마, 안경테 또는 모자의 챙에 위치한 일종의 특수 반사 물질이다. 적외선 또는 광센서가 반사 물질의 위치와 움직임을 탐지한다. 마우스를 조정하기 위해서는 원하는 화면으로 커서를 움직인 후 일정 시간 동안 특정 지점에 머물면 클릭이 된다. 헤드 포인팅 시스템은 중증의 뇌병변 아동이나 근육병, 척수 손상과 같이 손으로 마우스 조작이 어려운 아동에게 매우 적절하다. 그러나 이 도구를 사용하기 위해서는 반드시 머리 조절 능력이 있어야 한다. 그리고 머리의 정확한 위치 조절과 유지를 할 수 있어야 한다. 이러한 훈련이 가능한 아동에게는 매우 유용한 도구이다.

(10) 단일 스위치

운동 조절 능력이 충분하지 못한 중증 지체장애 아동에게는 단일 스위치를 통한 스캐닝으로 컴퓨터에 접근할 수 있다. 단일 스위치는 마우스 클릭이나 입력 명령을 단순한 스위치 조작을 통해 컴퓨터에 신호를 보내는 기기이다. 다양한 크기의 스위치를 손, 발, 팔꿈치, 머리 또는 다른 신체 부위로 누르면 작동된다. 누르기뿐만 아니라 잡아당기기, 꽉 쥐기, 눈을 깜빡거리거나 숨을 불거나 들이마시는 등 다양한 방법으로 작동된다. 스캐닝은 소프트웨어 프로그램이 제공한 화면 배열에서 아이템 사이를 움직이는 하이라이터를 선택하는 방법이다. 아동이 원하는 아이템이 하이라이트 되었을 때 스위치를 작동시켜 아이템을 선택하고, 컴퓨터는 입력신호를 받은 것처럼 실행된다. 일부 스캐닝 프로그램은 음성 출력을 제공하여 선택한 것을 확인할 수 있으며, 스캐닝 배열 방식도 다양하다. 스캔 속도 또한 조정 가능하다. 그러므로 아동의 특성과 필요, 기능을 고려하여 프로그램을 선택하고, 훈련해야 한다.

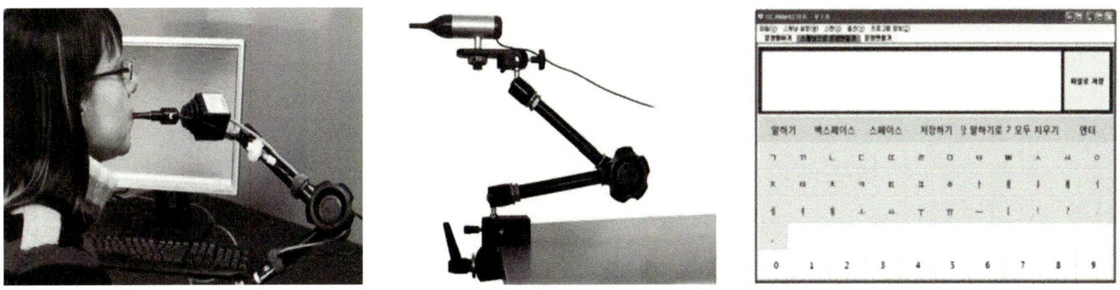

조우스　　　인테그라 마우스　　　스캔 마스터(㈜알에스케어시스템)

그림 17-15. **다양한 단일 스위치**

1) **조우스**: 입, 턱, 볼 등의 움직임을 통해 마우스 스틱을 조작하고 호흡을 통해 마우스의 클릭 기능을 대체할 수 있는 특수 마우스, 지체장애 등으로 상지의 사용이 원활하지 않아 일반 마우스를 사용하기 어려운 아동에게 적합함
2) **인테그라 마우스**: 입, 턱, 볼 등의 움직임을 통해 마우스 스틱을 조작하고 호흡을 통해 마우스의 클릭 기능을 대체할 수 있는 특수 마우스
3) **스캔 마스터(㈜알에스케어시스템)**: 화면 키보드의 기능 중에는 문자 중 처음 몇 개의 자판만 입력하더라도 일반적으로 자주 사용되는 단어를 보여주는 단어예측 프로그램을 사용할 수 있으며, 이와 함께 화면에 보여진 단어나 문장을 음성으로 출력할 수 있는 기능도 있으므로 보완대체 의사소통 기구로도 사용할 수 있음

6 학교생활에 통합하기 위한 보조공학(쓰기)

1) 장애 아동의 글씨쓰기

뇌병변 장애나 근육병 등의 신체장애 아동들은 물리적으로 글씨쓰기가 어렵다. 펜을 잡지 못하거나 펜을 조작하는 소근육 기능이 떨어지기 때문이다. 최소한 쓰기 도구는 쥘 수 있더라도 편안한 속도로 작업을 할 수 없을 정도로 동작이 매우 느리다. 발달장애 아동이나 시지각 기능에 어려움이 있는 아동들 또한 소근육 협응 조절의 지연으로 글씨쓰기가 어려운 경우가 있다. 많은 장애 아동들은 자신의 사고를 개념화하고 조직화하여 표현하는 전반적인 글씨쓰기 과정에 어려움이 있지만, 본 과에서는 물리적으로 글씨쓰기가 어려운 측면을 중점으로 하여 보조공학 접근을 살펴보고자 한다.

2) 쓰기의 평가

장애 아동들의 글씨 쓰기가 어려운 것은 다양한 이유들로 인해 나타난다고 볼 수 있다. 글씨 쓰기를 위해서는 적절한 보조와 기술이 필요하다. 아동의 현재 상태와 수준을 정확히 파악하여야만 아동에게 적절한 보조기구 적용이 가능하다. 적절한 보조기구 적용을 위해 평가해야 할 요소들은 다음과 같다.

(1) 신체적인 면

① 책상과 의자의 크기와 높이 등은 아동에게 적절한가?
② 아동은 바른 자세를 유지할 수 있는가?
③ 아동은 필기구를 효율적으로 쥐고 있을 수 있는가?
④ 아동은 적절한 공간에서 글씨쓰기를 할 수 있는가?
⑤ 아동은 글씨쓰기를 할 때 피로감을 호소하는가?

(2) 시지각적인 면

① 아동은 시간에 맞게 글씨쓰기를 완성할 수 있는가?
② 아동은 종이에 자신의 위치를 유지할 수 있는가?
③ 아동은 종이에 쓰여진 모든 내용에 집중할 수 있는가?
④ 아동은 자신이 써야 할 공간(칸)에 바르게 쓸 수 있는가?
⑤ 아동은 자신이 쓴 글을 읽을 수 있는가?
⑥ 아동은 바르게 베껴 쓸 수 있는가?

(3) 사회적, 감정적인 면

① 아동은 글씨쓰기 과제에 대해 거부감을 보이는가?

② 아동은 글씨쓰기 표현보다는 언어적 표현이 더욱 수월한가?

(4) 인지적인 면

① 아동은 정보를 공유하는 것에 관심을 보이는가?

② 아동은 과제에 집중을 하는가?

③ 아동은 학습 스타일은 어떠한가?

④ 아동은 학습 스타일이 글씨쓰기에 영향을 미치는가?

(5) 감각적인 면

아동은 환경적 자극에 대해 부정적 영향을 받기도 하는데, 특히나 다음의 자극들에 과도 또는 과소한 반응을 보이기도 한다.

① 어수선한 시각적 자극

② 화사한 불빛

③ 학급이나 주변의 소음

④ 촉각 자극

⑤ 물리적 공간이나 개인 공간의 범위

3) 글씨쓰기 향상을 위한 보조기구 소개

(1) 아동의 자세(책상, 의자 등의 물리적 환경 점검)

① 바른 착석 자세 유지를 위한 다양한 보조기구: 의자, 책상, 각도 조절 가능한 책상 등으로 아동의 착석 자세를 바르게 유지해준다. 각도 조절 가능한 책상의 경우 경사면에 종이를 위치시킴으로써 아

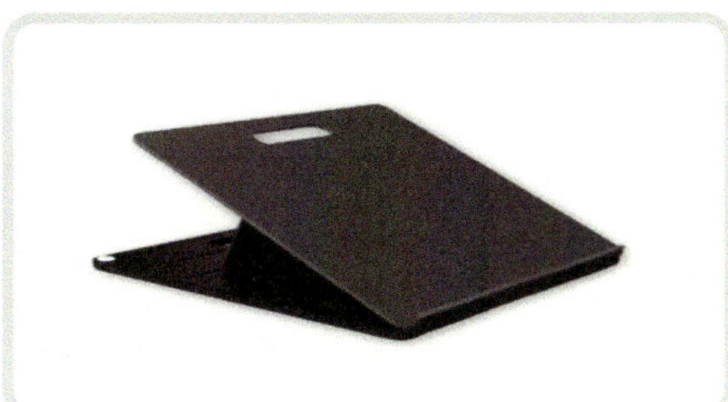

그림 17-16. 각도 조절 가능한 책상

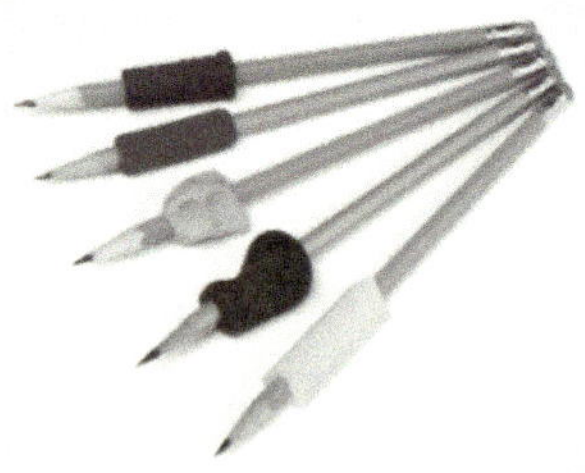

다양한 펜슬 그립

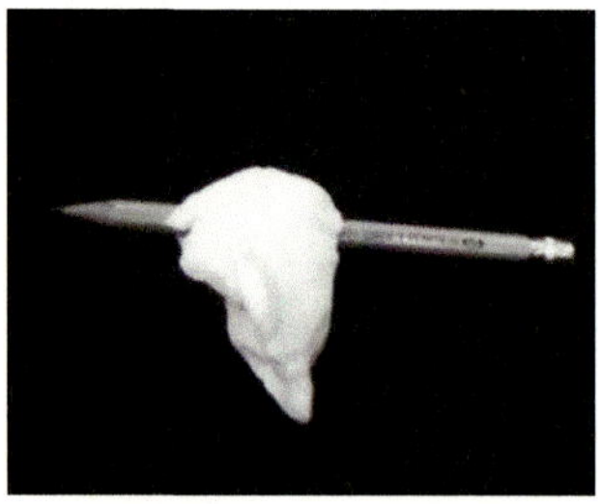

맞춤 제작된 펜슬 그립

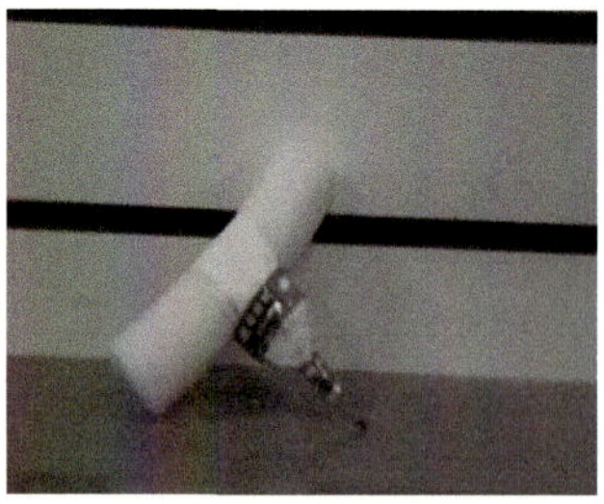

맞춤 제작된 펜슬

그림 17-17. 펜슬 그립

동의 손목에 안정성을 제공해줌으로써 원활한 글씨쓰기가 가능해지도록 한다.

② **일반적인 필기구**: 일반 필기구 중에 두께, 형태, 모형 등이 다양하게 나와 있는 필기구 중에 아동이 편안하게 쥐기를 유지할 수 있는 것이라면 적용 가능하다.

(2) 필기 보조기구

① **펜슬 그립**: 일반 연필이나 볼펜 등에 끼워서 필기도구를 바르게 잡을 수 있도록 해줌으로써 아동의 손가락을 편하게 해준다. 일반적으로 사용할 수 있도록 판매되는 것들도 있으나, 이런 것들이 부적절할 경우 점토나 퓨티 등을 이용하여 필기구 잡는 형태에 맞게 제작하여 줄 수 있다.

② **필기 보조도구**: 손 힘이 약해 필기도구를 쥘 수 없을 때 사용할 수 있다. 아동 손에 맞게 조정하여 사용할 수 있으며, 손바닥 주변을 감싸주어 펜을 손에 고정시켜 준다.

③ **테이프**: 다양한 색깔의 테이프를 필기구 둘레에 감아서 필기구를 두껍게 만들어줄 수 있다. 색깔이 다양하므로 아동들이 필기구에 대한 관심을 보이고 글씨쓰기에 대한 동기를 유발할 수도 있다.

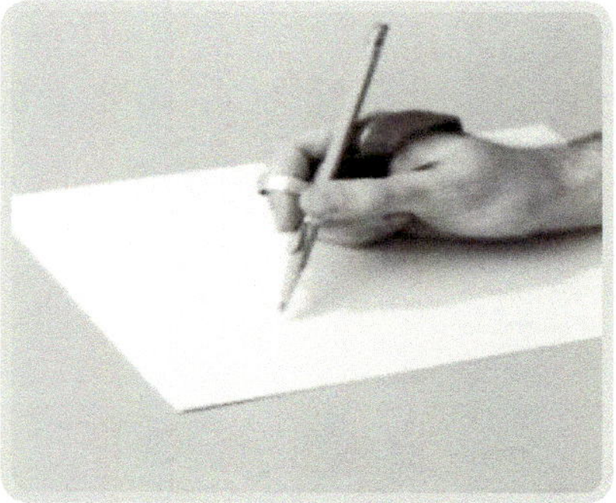

그림 17-18. 필기 보조도구

(3) 변형된 종이

① 줄이 그려진 공책, 색깔 줄로 그려진 공책, 줄이나 칸이 넓거나 좁은 공책 등을 아동의 기능이나 수준에 맞게 제공해줄 수 있고, 때로는 치료사가 아동에게 맞는 종이를 제작해 줄 수도 있다. 만약 아

동이 시각적으로 분별이 잘 되지 않을 경우에는 종이에 글루건으로 줄을 그어 놓을 수도 있고, 라벨지나 스티커 등을 이용하여 종이에 줄을 만들어 줄 수도 있다. 이러한 촉각 자극들은 아동이 글씨쓰기 작업에 집중하고, 줄이나 칸에 맞게 자신의 손을 조절할 수 있는 기회를 제공하기도 한다.

② 한 손만 사용하는 편마비 아동이나 동시에 두 가지의 다른 움직임을 하는 것이 어려운 아동이 글씨쓰기를 할 때에는 공책이나 종이를 고정시키는 것이 어렵다. 이러한 아동에게 공책이나 종이를 고정시킬 수 있도록 해주기 위해서는 공책을 테이프로 책상 위에 고정시켜 주거나 클립보드에 종이를 고정시켜서 줄 수도 있다. 또는 미끄럼 방지 매트를 책상 위에 깔고 노트를 올려놓을 수도 있다.

(4) 전자 라벨 메이커

전자 라벨 메이커는 글씨쓰기가 어려운 아동에게 적용할 수 있는 방법이다. 전자 라벨 메이커는 버튼을 누르면 라벨지에 글자가 새겨져서 즉석에서 출력되어 나온다. 출력된 라벨을 종이에 붙여서 사용할 수 있다.

(5) 음성인식 소프트웨어

음성인식 소프트웨어(speech recognition software)는 글씨쓰기가 어려운 아동에게 적용되는 마지막 보조공학 도구이다. 드래곤 내추럴리 스피킹(dragon naturally speaking)의 음성인식 소프트웨어는 마이크로폰이 설치된 컴퓨터에서 음성으로 단어를 불러주어 받아쓰는 것이 가능하다. 이러한 보조기구는 키보드를 전혀 사용하지 않아도 되므로 손을 사용한 필기가 어려운 사람이나 키보드를 치기 어려운 사람들에 도움을 줄 것이다. 하지만 아직 한글로 변환되는 프로그램 개발이 미비한 상태이고, 숙련자가 사용할 경우 정확도가 95%에 달하지만, 장애아동에게서는 좀 더 낮게 나타난다는 보고가 있다(MacArthur, 1999a).

7 독립적인 일상생활을 위한 보조공학

1) 장애 아동의 일상생활

장애 아동들은 제한된 신체적 능력으로 인해 독립적인 일상생활이 어려운 경우가 많다. 아동들의 생활에서 보호자의 보호나 보조가 많은 경우 자발적인 참여의 기회가 줄어들게 됨으로써 독립적인 생활이 어려워지게 된다. 아동의 독립적인 삶을 위해 다양한 보조공학 도구들이 있다. 간단한 도구부터 고급공학이 적용된 도구들을 통해 아동의 삶의 질이 향상될 수 있다.

2) 보조도구 소개

(1) 식사 보조도구

① **미끄럼방지 매트**: 매트 위에 접시나 컵 등을 올려 놓아 미끄럼을 방지해준다. 한 손만 사용하는 아동에게 유용하게 사용될 수 있다.

② **식사도구 손잡이 개조**: 스폰지 손잡이(그림 17-19a)나 핸드 그립(그림 17-19b)에 일반 수저나 포크를 끼워 손잡이를 두껍게 만들어서 아동이 수저나 포크를 편안하게 잡을 수 있도록 해준다.

③ **개조된 식사도구**: 개조된 식사도구는 손의 근력이 약하거나, 손이 흔들리는 아동, 손목의 움직임이 약한 아동에게 적절하다. 이러한 도구는 아동이 식사도구를 손에 쥐고 조작하기가 용이하게 해주고, 스스로 음식을 입에 맞게 넣을 수 있도록 해준다. 두꺼운 손잡이 식사도구, 회전식사도구, 굽은형 식사도구, 구부러지는 식사도구, 잡기 편한 젓가락 등이 있다.

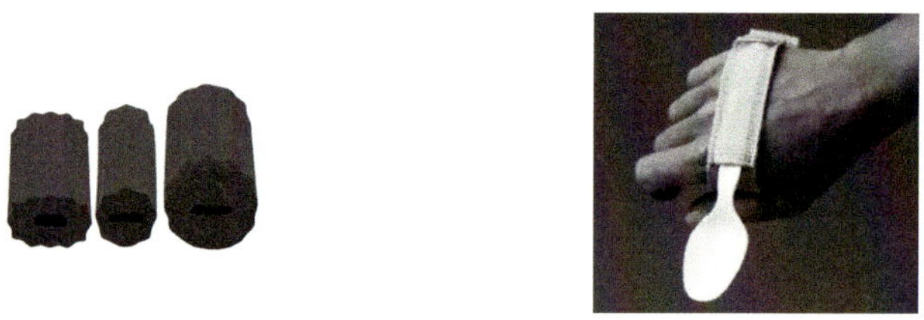

a. 스폰지 손잡이　　b. 핸드 그립

그림 17-19. 개조된 손잡이 도구

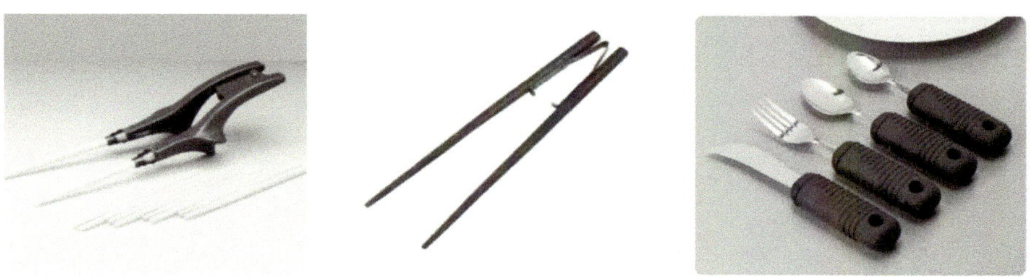

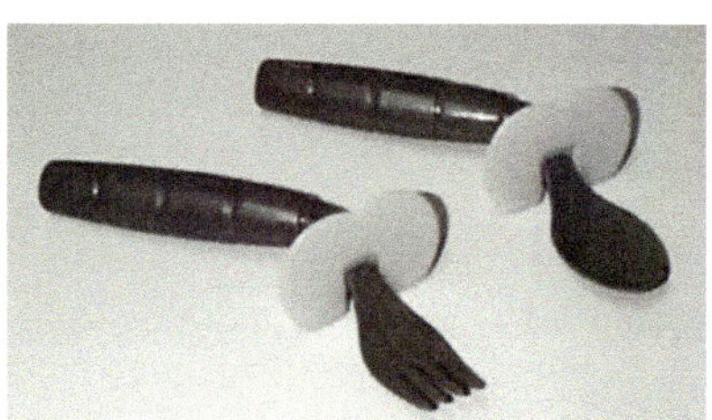

*보호막이 있는 식사도구(일반 수저와 포크의 크기보다 크고, 보호막이 있어 아동이 수저나 포크를 입안 깊이 넣는 것을 방지함)

그림 17-20. 다양한 식사 보조도구

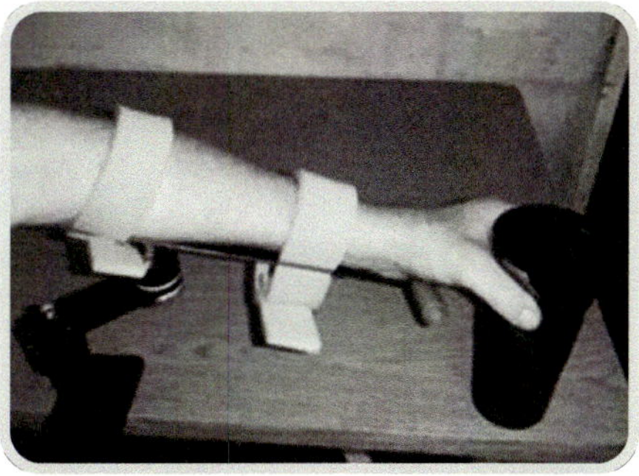

그림 17-21. 상지 받침대

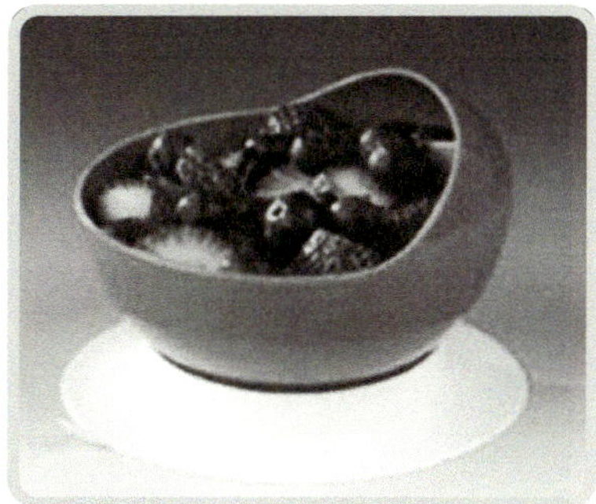

그림17-22. 개조된 그릇

④ **상지 받침대**: 상지 받침대 등을 사용하여 상지를 지지해 줄 경우 아동들은 식사를 하는 동안 자신의 팔이나 손을 훨씬 자유롭게 조절할 수 있다. 또한 상지 받침대는 아동이 음식을 입으로 가져가는 것을 편안하게 도와준다.

⑤ **개조된 그릇**: 그릇 주위에 음식이 떨어지거나 흐르지 않도록 보호대를 설치한 그릇이나 국자 모양으로 변형된 그릇, 무게감이 있는 그릇 등을 사용하는 것은 아동이 음식을 편안하게 뜨고, 먹을 수 있는 기회를 제공한다.

(2) 위생관리 보조도구

① **목욕 의자**: 중증의 신체장애 아동들을 목욕시키기 위해서는 보호자들의 노력이 필요하다. 화장실 바닥에 누이고 목욕을 시키거나, 보호자 2명의 도움이 필요한 경우도 있다. 보호자의 도움을 줄이기 위해 목욕의자를 사용할 수 있다. 목욕의자는 등받이 각도, 의자의 높이, 머리 쿠션의 높이와 폭 등을 아동의 신체 크기에 맞게 조절할 수 있어서 아동이 앉거나 기댄 상태의 편안한 자세로 목욕에 참여할 수 있다. 또한 목욕 의자의 시트커버는 물이 잘 빠져나갈 수 있게 되어 있어서 관리가 용이하다.

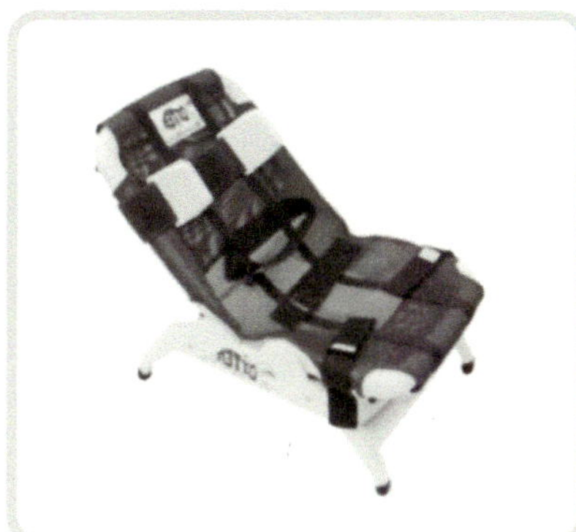

그림 17-23. 그물형 목욕 의자

② **착·탈의 관련 보조도구**: 신발끈을 대체하여 사용할 수 있는 끈, 단추 끼우기 도구, 지퍼 올리기 도구, 한 손으로 양말 신는 도구 등 다양하다. 하지만 이러한 도구를 사용하기 전에 먼저 아동이 스스로 입고, 벗기 쉬운 옷으로 일상생활 훈련을 하는 것이 좋다. 고무줄 바지나 신축성이 좋은 상의 등으로 스스로 입고 벗는 것을 훈련한 후에 단추, 지퍼 조작 훈련을 하는 것이 적절하다. 그리고 아동

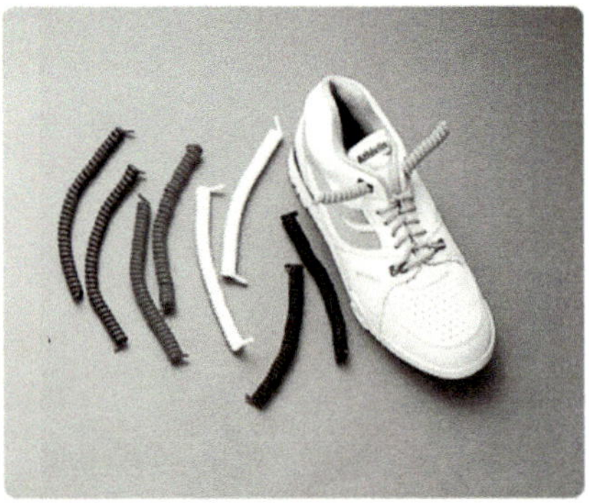

매듭이 필요 없는 신발끈

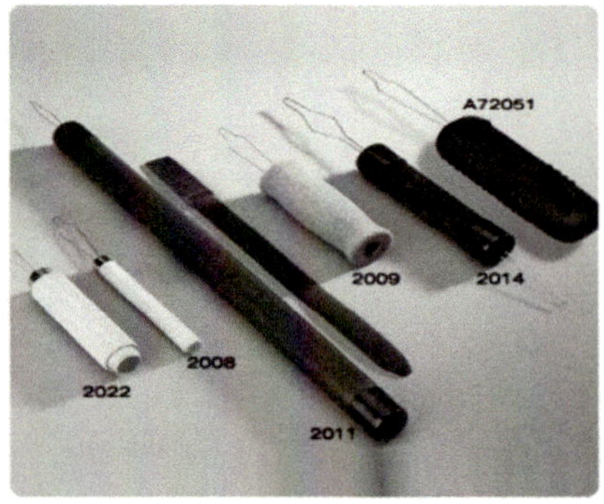

단추 끼우는 도구

그림 17-24. **착·탈의 관련 보조도구**

의 신체 기능의 어려움으로 인해 독립적인 착·탈의가 어려운 경우 다양한 보조도구를 적용하여 훈련시키는 것이 적절할 것이다.

제 18 장

중재계획 및 목적

1 중재계획 설정 시 고려사항

평가에서 얻은 객관적이고 분석된 정보들은 중재계획과 중재목표를 설정하는데 기본적인 자료로 사용된다. 또한 평가 자료들을 바탕으로 다음과 같은 질문 사항들에 대한 적절한 답을 유추하고 통합하는 과정이 중재계획을 세우는 데 도움이 될 것이다.

1) 치료에 있어 우선순위는 무엇인가?

작업치료의 방향성을 제시하는데, 즉 어느 부분(문제)에 치료를 집중을 해야 하는 것인지를 결정하는 데 도움이 될 수 있다.

2) 작업을 수행하기 위해 필요한 요소는 무엇인가?

아동의 현재 능력이 이동, 학습 및 학교생활에 적응하기에 적절한지와 같은 앞으로의 작업 수행 시 필요한 요소를 파악하는 데 도움이 될 수 있다.

3) 아동들의 발달 가능성을 예측할 수 있을까?

중재 시 아동들의 발달 진행 정도와 발달 가능성에 대한 예측 결과를 고려해야 한다. 이를 기준으로 아동의 발달 수준에 따라 문제 해결을 위한 발달적, 치료적 그리고 보상적 접근방법을 통해 치료 계획을 설정해야 한다.

4) 환경이 아동의 작업 능력에 영향을 미치는가?

아동의 활동과 수행이 환경의 변화에 영향을 받는지 고려해야 한다. 집, 교실, 놀이터 등의 작업 환경 변화는 변화된 자극에 대한 아동의 해석 능력과 더불어 움직임과 자세 조절능력도 요구하게 된다. 따라서 중재계획을 세우기에 앞서 아동에게 적합한 환경에 대한 분석이 이루어져야 한다.

(1) 아동의 장애가 작업 수행에 영향을 미치는가?

이는 아동의 과제 수행에 대한 직접적인 문제 원인을 파악할 수 있고 중재의 핵심 목표를 설정하는데 중추적 역할을 하게 된다. 즉, 아동의 손상된 기능이 작업 수행에 미치는 영향을 파악하는데 도움이 된다.

(2) 중재에 적합한 이론적 배경 및 중재 모델은?

이전 단계에 얻어진 정보를 바탕으로 적합한 중재 모델을 치료의 경험 및 근거를 바탕으로 설정해야 한다.

(3) 아동의 수행 능력 증진을 위해 보호자 교육은 필요한가?

아동 분야에서의 클라이언트는 아동 뿐만 아니라 보호자를 포함하고 있다. 따라서 중재계획을 설정하는데 있어 보호자의 우선순위와 역할에 대한 내용이 반영되어야 한다. 또한 치료실 환경에서의 중재가 일반화되기 위해서는 가족 구성원 모두에게 필수적인 내용과 기초적인 기술에 관한 교육이 이루어져야 한다.

2 중재계획서 작성 시 고려사항

중재계획의 작성은 여러 전문가, 아동 및 보호자의 공동 작업으로 이루어져야 한다. 중재의 대상자인 아동과 그 보호자의 참여를 통해 무엇이 가장 우선적인 치료 목표인지를 파악할 수 있다. 유치원이나 학교 선생님이 제공하는 정보들, 인터뷰와 관찰, 객관적인 평가 결과들은 중재에 대한 전반적 계획을 세우는데 많은 도움이 된다. 또한 다양한 분야의 전문가들의 경험적 또는 이론적 조언들이 중재계획들을 보다 보완하고 완성하는 데 도움을 줄 수 있을 것이다. 이러한 자료들은 치료사가 계획하고 있는 중재 프로그램이 아동의 환경에서 현실적으로 가능한지를 파악하는 데 유용하게 사용될 것이다.

작업치료사는 아동의 역할에 따른 수행 능력을 파악하고 잠재적 능력을 개발하여 교실이나 학교에서의 수행에 참여를 이끌어내야 한다. 작업 이론을 바탕으로 한 경험적 사례를 통해 아동이 또래와의 놀이나 교육 환경에서 학습의 과정에 참여할 수 있는 중재계획을 구상해야 한다. 조건적 추론(conditional reasoning)을 통해 변화 가능한 조건들을 통합하여 아동의 미래 시점에서의 가능성을 형상화할 수 있다. 실용적 추론(pragmatic reasoning)을 통해 경제적 및 시간적인 한계들을 현실적으로 타협함으로써 조금 더 구체적이고 합리적인 최적의 중재 방법을 구축할 수 있게 된다. 과학적 추론(scientific reasoning)의 두 단계, 즉 연구적 근거와 치료사 경험적 근거는 객관적인 중재계획의 완성도를 높이는 데 도움이 된다. 두 근거는 서로 상반되는 경향이 있지만 보완적이라고도 할 수 있다. 객관적이지만 획일적이고 임상적 현실성이 부족한 연구적 근거와 추론 방식은 주관적이지만 임상적 현실성이 고려된 치료사의 경험적 근거를 통해 중재계획이 다각적 방향에서 이루어지게 된다.

3 아동의 세부 활동 계획 시 고려사항

아동의 중재 목표와 더불어 세부적 치료 활동 계획을 세우는데 기본적으로 고려되는 것은 놀이이다. 이성적으로 중재 프로그램의 참여 동기를 끌어낼 수 없다는 아동의 한계 때문에 흥미와 재미가 동반된 놀이를 통해 아동이 중재 프로그램에 능동적으로 참여하기를 유도하는 것이 가장 합리적인 접근방법일 것이다. 아동의 자발적인 내적 동기와 치료사와의 잘 형성된 치료적 관계는 아동의 놀이 활동을 촉진시키게 된다. 치료사는 아동의 현재 기능 수준에 적합하고 아동이 도전할 수 있는 과제들을 선택할 수 있어야 한다. 기본적으로 놀이 활동은 아동의 현재 가능한 단계에서 조금 노력하여 성취할 수 있는 극복 가능한(just right challenge) 과제여야 한다. 또한 아동이 스스로 어려움을 극복할 수 있도록 치료사는 시범 및 신체적 도움, 피드백을 통해 도움을 제공해야 할 것이다. 이러한 일련의 과정들은 아동의 발전 정도에 따라 지속적으로 수정 및 보완되어야 한다.

4 장기 및 단기 목표 설정

중재계획의 설정은 치료사와 클라이언트(보호자와 아동)의 협력하에 클라이언트의 목표(goals)와 우선순위를 기초로 설정된다. 목표는 측정이 가능하고 클라이언트가 희망하는 작업에서의 참여 능력과 직접적인 관련성이 있어야 한다. 작업치료에서의 가장 큰 중재 목표는 작업(occupation)을 통해 참여(participation)를 이끌어내는 데 있다. 목표는 객관적이고 측정 가능하며 기간이 반영되어야 한다(표 18-1). 기대하는 목표 행동은 다음의 세 가지로 명확하고 자세하게 정의되어야 한다.

1. 행동에 대한 구체적인 설명(behavior statement)(예, 상의를 입을 수 있다)
2. 측정 가능한 수행정도 또는 기준(criterion)(예, 독립적으로)
3. 수행 결과를 위해 요구된 상황(condition)이나 도구들(예, 드레싱 스틱을 사용하여)

표 18-1 목표 설정을 위한 구체적인 행동 설명과 기준, 상황에 대한 예

<table>
<tr><td rowspan="4">장기목표에 대한 행동 설명</td><td rowspan="3">일상생활 활동</td><td>식사하기</td><td>• 젖병으로 마시기
• 컵으로 마시기
• 숟가락으로 먹기
• 손가락으로 먹기</td></tr>
<tr><td>몸치장하기</td><td>• 이 닦기
• 얼굴 씻기
• 손 씻기
• 뒤처리하기</td></tr>
<tr><td>옷입기</td><td>• 셔츠 입고 벗기
• 바지 입고 벗기
• 신발 끈 매기</td></tr>
<tr><td colspan="2">교육</td><td>• 칠판 글씨 복사하기
• 토론 수업에 참여하기</td></tr>
<tr><td>단기목표에 대한 행동 설명</td><td colspan="2">• 의자에 앉기
• 두 손을 사용하기
• 과제에 집중하기
• 세 단계 지시 따르기</td><td>• 과제를 시작하기
• 눈 맞춤하기
• 한 과제에서 다른 과제로 변경하기</td></tr>
<tr><td rowspan="3">수행 가능 정도 또는 기준</td><td colspan="2">행동의 빈도</td><td>• 4회중 1회, 2회, 3회
• 치료 회기 중에 주어진 기회에 대한 백분율</td></tr>
<tr><td colspan="2">행동 기간</td><td>• 5초, 10초, 15초, 20초</td></tr>
<tr><td colspan="2">과제 완성에 제공된 도움의 양</td><td>• 독립적 수행
• 감독 수행
• 최소 도움(25%), 중간 도움(50%), 최대 도움(75%)</td></tr>
<tr><td rowspan="3">목표수행을 위한 상황이나 도구</td><td colspan="2">과제 완성에 사용된 도구들</td><td>• 보조도구
• 수정된 필기도구</td></tr>
<tr><td colspan="2">물리적 환경</td><td>• 위치(학교 내, 집에서 조용한 공간)</td></tr>
<tr><td colspan="2">사회적 환경</td><td>• 사회성 향상을 위한 주위 사람들</td></tr>
</table>

표 18-2 **장기, 단기 목표의 예**

4주 안에 성취될 수 있는 장기목표	2주 안에 성취될 수 있는 단기목표
아동은 주어진 시간 안에 간단한 종이 인형 만들기 과제를 안전하고 독립적으로 수행할 수 있다.	아동은 안전을 위해 최소의 언어적 도움을 받아 가위를 사용하여 종이를 오릴 수 있다.
아동은 휠체어에 앉은 상태에서 필요한 물건을 준비한 후 독립적으로 아침 세수와 양치질, 머리 빗기를 할 수 있다.	아동은 휠체어에 앉은 상태에서 중간 정도의 신체적 도움과 언어적 도움을 받아 세수를 할 수 있다.
아동은 침대 모서리에 앉아서 보조도구 없이 바지를 독립적으로 입을 수 있다.	아동은 휠체어에 앉은 상태에서 양말 신는 보조도구(socks aids)를 사용하여 양말을 신을 수 있다.

중재계획에는 크게 장기목표와 단기목표가 있다.

장기목표(Long-term goals)는 작업치료 중재의 결과로 성취될 수 있는 실현 가능하고 아동 및 가족, 치료사가 가장 중요하다고 확신하는 기능적 예측 결과라 할 수 있다. 즉, 중재에 대한 예측 결과 혹은 병원 환경에서는 퇴원 목표(discharge goal)라고 할 수 있다(예를 들면 '아동이 독립적으로 옷을 입을 수 있다'가 장기목표라 하면, 단기목표는 '아동이 간단한 티셔츠를 입을 수 있다' 라고 할 수 있다. 단기목표가 성취되면 다음 단기목표는 '단추가 있는 셔츠를 아동이 독립적으로 입을 수 있다'가 될 수 있다.). 이러한 목표 설정의 단계에서 아동의 발달적 측면과 과거의 중재에 대한 반응을 고려해야 한다. 또한 이미 연구된 과학적 근거들과 임상적 경험들이 목표를 설정하는 데 도움이 된다. 작업치료의 중재가 아동에게 적절하지 않았을 경우의 결과를 미리 예측해 봄으로써 좀 더 장기목표에 쉽게 접근할 수 있게 된다. 만성적이고 진행성 장애를 갖는 아동의 경우 장기목표 설정 시 시간의 한계성을 고려해야 한다. 또한 학령기 아동의 장기목표는 아동이 학교생활을 하는 기간 동안으로 설정되어야 하며 병원과 같은 임상 기관에서의 장기목표는 아동이 입원하고 있는 기간 내로 설정하게 될 것이다(표 18-2).

단기목표(Short-term goals)는 아동이 장기목표를 이루기 위해 완성해 나가야 할 단계적 목표로 설명된다. 또는 1~2주 내에 성취될 수 있는 중재계획을 의미하기도 한다. 단기목표는 행동적 목표(behavioral objectives)와 유사한 개념으로 설명될 수 있으며 아동의 기능 향상(progress) 정도를 측정하는데 사용될 수 있다. 단기목표는 아동이 치료를 통해 향상된 정도가 평가의 지표로 사용된다는 점에서 신중하게 선택되고 기록되어야 한다. 장기목표가 '아동이 보조의자(adapted highchair)에 앉아서 아침 식사를 독립적으로 먹을 수 있다'라면 단기목표는 목표를 이루기 위한 여러 단계로 설명될 수 있다. 예를 들면 '아동이 손잡이가 두꺼운 숟가락을 이용하여 스프를 독립적으로 먹을 수 있다' 나 '아동이 시리얼을 엄지와 검지를 이용하여 먹을 수 있다'가 단기목표가 된다. 첫 번째 단기목표는 독립적인 식사하기과정의 단계로 단기목표내에 아동의 행동을 구체적으로 언급하였고, 두 번째 단기목표의 예에서는 독립적 식사를 위한 쥐기(grasp) 기술에 대해서 정의하고 있다.

아동 중심의 목표는 치료사에 의해 성취되는 목표가 아닌 아동이 할 수 있는 것이어야 하며, 결과를 이루기 위한 과정(process)이 아닌 결과(outcome)가 반영되어야 한다. '아동은 옷 입는 동안 사용할 에너지 보존 법칙에 대해 배우게 될 것이다.'의 예는 결과가 아닌 과정에 중점을 둔 목표라 할 수 있기 때문에 '아동은 세 가지 에너지 보존법칙에 따라 독립적으로 옷을 입을 수 있다.' 가 더 정확한 목표라 할 수 있다.

5 중재 전략

목표가 설정되면 치료사는 보호자와 함께 목표를 성취할 수 있도록 적당한 중재방법을 선택해야 한다. 치료 계획에는 치료사가 클라이언트에게 제공하는 전반적인 치료 프로그램의 내용이 포함되어야 한다. 치료 프로그램은 아동의 수준에 맞고 아동이 조금의 노력으로 성취할 수 있는 흥미 있는 과제들로 구성되어야 한다. 중재에는 다음의 3가지 목표를 포함하고 있다.

1. 아동의 기능 수행을 향상시킬 수 있어야 한다.
2. 아동에게 적합하게 과제를 변화시키거나 보조도구 제공 및 환경을 수정해야 한다.
3. 교육을 통해 아동의 참여와 장애를 예방할 수 있어야 한다.

1) 아동의 수행능력 증진(Providing interventions to enhance performance)

(1) 기능을 향상시키기 위한 수단으로써 작업 사용하기

아동의 기능을 향상시키기 위해 치료사는 목적 있는 활동을 수단으로 사용할 수가 있다. 치료사는 활동을 통해 아동의 흥미와 재미를 이끌어 낼 수 있어야 하며 아동의 기능 수준과 치료 목표에 따라 다양한 활동을 제공할 수 있어야 한다. 아동에게 제공되는 활동이 분명한 목적이나 의미를 지닐 때 아동은 그 과제를 성공적으로 수행할 수 있게 된다.

(2) 아동의 기능 수준에 따라 활동 난이도 조절하기

아동에게 제공되는 활동들은 아동의 흥미를 유발하고 현재 수행 능력에 적합하며 약간의 노력으로 성취될 수 있어야 한다. 그러기 위해서는 치료사들은 융통성 있게 활동을 선택하고 아동의 수준에 맞게 과제의 난이도를 조정할 수 있어야 한다. 치료사들은 아동의 성공적인 반응을 유도하기 위해 다양한 활동을 지원하거나 동기를 제공해야 한다.

(3) 활동 수행에 필요한 기술 준비시키기

치료사는 아동이 활동을 수행하는데 제한이 될 수 있는 요인(신체적 기능 및 구조, 감각 반응과 조절)을 분석하고 치료해야 한다. 예를 들면 오른쪽 어깨 관절의 제한된 관절가동범위로 인해 탑 쌓기가 어려울 경우 과제 수행 전에 아동의 견관절의 관절가동범위를 증가시킬 수 있다. 자리를 자주 이탈하고 두리번거려 과제 수행이 어려운 주의력 결핍 과잉행동 장애가 있는 아동에게 감각통합치료를 적용해 우선적으로 아동의 산만함을 감소시킬 수 있다.

(4) 아동의 학습 스타일에 따른 피드백 제공하기

치료사는 아동의 수행능력을 향상시키기 위해 다양한 방법을 사용하게 된다. 이때 사용되는 방법들은 아동의 학습 스타일과 수행 패턴에 따라 달라질 수 있다. 예를 들어 아동이 청각 정보보다 시각 정보에 더 반응을 잘 한다면 아동에게 언어적 자극보다는 그림 카드를 통해 학습을 유도하는 것이 적합하다.

(5) 치료사 자신을 치료적 도구로 사용하기

치료사는 아동에게 동기와 격려를 제공함으로써 아동과의 관계를 형성해간다. 치료사는 아동의 성공을 통해 치료사 자신의 노력이 얼마나 중요한지를 인식하게 된다. 치료사는 아동이 수행에 실패했을 때에도 아동을 위로하고 아동의 성공을 위해 지지하고 장려해야 한다. 또한 아동의 개성을 인정하고 아동의 흥미와 노력의 가치를 인정할 수 있어야 하며 아동이 자아실현을 할 수 있도록 이끌어 나가야 한다.

(6) 보호자 교육과 상담 실시

교사나 부모, 보호자와의 상담은 서비스 제공의 필수적 요소이다. 치료사는 아동의 평소 환경에 적합하고 다양한 환경에서 새로운 기술을 학습할 수 있도록 해결방안을 제시할 수 있다. 일반적으로 치료시간에 형성된 학습 행동들은 다른 환경으로 일반화되는 데 어려움이 있다. 따라서 일반화를 위해서는 아동이 항상 지지받고 있다고 느끼는 것이 중요하기 때문에 치료사가 보호자에게 아동과 함께 활동을 실행하는 방법을 교육하는 것이 필요하다.

2) 아동의 과제 수행을 위한 과제 변경과 보조도구 제공
(Adapting activities and modifying the environment)

(1) 아동에게 적합한 보상 전략 사용하기

치료사는 아동의 활동을 조정하거나 보조기술을 사용하여 아동의 부족한 수행 능력을 보상시킬 수 있어야 한다. 예를 들면 치료사는 균형에 어려움이 있는 아동에게 옷 입기를 훈련할 때 침대 모서리에 앉거나 침대에 누워서 옷 입는 훈련을 제안할 수 있다. 적응기술은 아동이 학교생활에 참여할 수 있도록 도와

주기 위해 학교에서 많이 사용되는데 예를 들면 편마비 아동에게 연필이나 가위를 한 손으로 사용하게 하는 방법 등이 있다.

(2) 아동의 발달과 기능 수준에 적합한 보조도구 사용하기

아동에게 제공되는 보조도구는 단순히 기능의 지연이나 결손을 위한 보상기능 뿐만 아니라 아동의 발달을 증진시키기 위해서도 사용될 수 있다. 예를 들어, 전동 의자차를 통해 향상된 이동성은 사회적 기술과 인지적 기술을 동시에 증진시킬 수 있다.

(3) 보조도구에 대한 보호자 교육 실시

보조도구들의 사용 방법과 고장 수리 방법 등에 대해 보호자는 교육을 받아야 한다. 모든 팀원들은 새로운 기술을 알고 사용할 수 있도록 지속적인 교육과 관심을 가져야 할 것이다.

(4) 아동에게 적합한 환경 수정하기

환경은 장애아동의 특성에 맞춰 종종 개조되는 경우가 많다. 환경 조정은 아동의 수행을 높이고 안전과 편안함을 증진시키는 데 목적이 있다. 환경 수정은 모든 사람에게 영향을 미치므로 학교와 같은 환경에서는 모든 아동을 위해 적절하고 필요성 있게 이루어져야 한다. 따라서 치료사는 교사와 다른 학생들과 협의를 통해 문제를 해결해 나갈 수 있도록 노력해야 한다.

3) 교육을 통해 아동의 참여 증진과 장애 예방하기 (Consulting, educating, and advocating)

치료사는 아동이 학교와 지역사회에서의 참여를 증가시키기 위해 다양한 교육을 제공해야 한다. 교과과정을 수정하거나 교육 자료를 개발하여 장애를 위한 태도 개선을 도울 수 있다. 치료사는 변화가 가능한 시스템의 문제와 변화 가능성에 대해 인식할 필요가 있다. 또한 치료사는 교사들과의 관계 개선과 협력을 위한 원활한 의사소통 기술을 습득해야 할 것이다.

6 중재 기록

작업치료에 있어 목표 달성에 따른 경과 기록은 서비스의 중요한 근거자료이고 치료의 적합성과 임상적 추론에 기초가 되며 치료의 지속 여부를 결정짓는 중요한 요인이 된다. 경과 기록지에는 설정된 목표가 반영되어야 하며 초기 평가와 비교하기 위해 명확하고 자세하게 중재에 관한 설명이 제시되어야 한다. 작업치료의 대표적인 경과 기록지에는 SOAP 노트가 있다. SOAP은 **subjective(주관적) 정보, objective(객관적) 정보, assessment(사정), plan(계획)**의 머리글자로 클라이언트의 문제점에 초점을 맞춘 의료기록(problem-oriented medical record)을 작성하기 시작한 1970년대 Dr. Lawrence Weed에 의해 소개되었다.

주관적(subjective) 정보는 치료사가 클라이언트(환자, 가족, 간병인)로부터 제공받은 주관적 자료들을 의미한다. 주관적 정보에는 클라이언트가 말하는 본인의 현재 상태, 기능 수행 정도 및 제한, 습관, 병력에 대한 정보, 클라이언트의 치료에 대한 주관적 반응들이 포함된다. 또한 주관적 정보에는 작업치료의 평가와 목표가 클라이언트의 현재 상태에 적절한지에 대한 치료사의 결정을 뒷받침할 만한 관련 정보들이 제시되어야 하며 중재와 관련 없는 진술들은 배제되어야 한다.

객관적인(objective) 정보는 치료사의 객관적인 관찰과 평가를 통해 얻어진 결과를 의미한다. 제시된 자료들은 측정가능하고 명확해야 하며 사실에 기초한 내용들만이 제시되어야 한다. 표준화된 검사나 비표준화된 검사 결과가 이 부분에 반영이 되어야 하고 치료사의 주관적 해석과 분석이 아닌 클라이언트의 객관적인 수행 결과만이 제시되어야 한다.

사정(assessment) 부분에서는 클라이언트에게 적절한 치료 프로그램을 제공하기 위한 주관적 정보와 객관적 정보에 대한 치료사의 해석이 반영된다. 해석을 통해 클라이언트의 작업 수행에 영향을 미치는 손상과 기능적 제한점을 분석하고 치료의 우선순위를 정해야 한다. 이 부분에서 치료사의 임상적 추론과 판단력이 요구된다.

계획(plan)에는 클라이언트에게 적합한 중재계획이 제시된다. 장기목표를 세우고 장기목표를 이루기 위한 세부적인 단기목표를 세워 한 단계씩 성취해 나갈 수 있도록 한다. 추가적인 중재를 제안하거나 목표를 수정하는 것도 이 부분에 포함된다.

경과를 기록하는 방법에는 SOAP 노트 외에도 클라이언트의 수행을 매일 기록하는 서술적 기록(narrative notes)과 클라이언트의 중요한 정보를 전달하기 위한 설명적 기록(descriptive notes), RUMBA(또는 RHUMBA)나 SMART가 있다. RUMBA는 치료사가 치료과정을 기록할 때 기억해 두어야 할 항목들의 머리글자를 의미하는 것으로 각 의미는 아래와 같다.

- 정보는 목표달성을 위해 서로 관련되어 있는가?(Is the information relevant?)
- 목표가 성취되기 위해 얼마나 오랜 기간이 필요한가?(How long will it take?)
- 누가 읽더라도 정보에 대해 이해가 가능한가?(Is the information understandable?)
- 정보는 측정이 가능한가?(Is the information measurable?)
- 목표는 보거나 들은 것인가?(Is the information behavioral?)
- 결과는 성취가 가능한가?(Is the outcome achieve?)

SMART 역시 치료사가 목표를 기술할 때 고려해야 할 부분에 대해 제시하고 있다.

- 목표 달성이 클라이언트의 삶의 질에 의미 있는 변화(significant difference)를 만들어낼 수 있는가?
- 치료사는 클라이언트가 언제 목표에 도달할 수 있을지 알기 위해서는 명확하고 측정 가능(measurable) 한 목표를 가지고 있어야 한다.
- 목표가 클라이언트가 제한된 시간 안에 달성(achieve)할 수 있을 만큼 합리적인 것인가?
- 장·단기 목표는 서로 관련성이 있어야 하고 목표에는 항상 클라이언트의 작업 욕구가 반영되어야 한다.
- 목표는 성취되기까지의 시간제한이 있다(time-limited).

따라서 작업치료사들은 위와 같은 다양한 방법들을 고려하여 중재 전후의 변화된 결과들을 객관적이고 명확하게 설명해 낼 수 있도록 노력해야 한다.

제 III 편

주요 대상

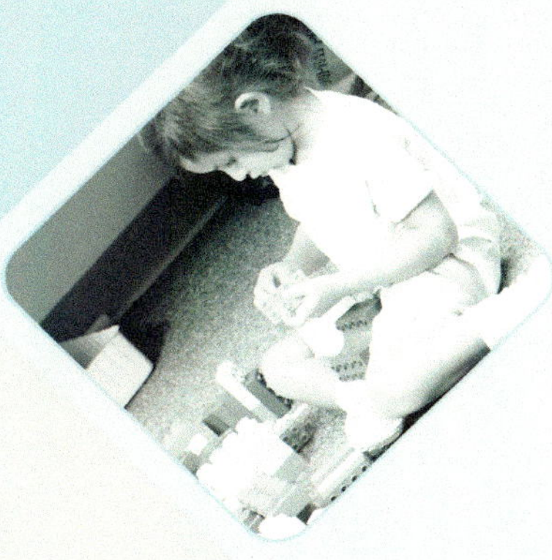

제 19 장 뇌성마비
제 20 장 지적장애
제 21 장 자폐스펙트럼장애

제 19 장

뇌성마비

1 정 의

뇌성마비는 출생 전 또는 출생 후의 뇌손상으로 인한 비진행성 운동장애로 근긴장도 및 자세조절의 어려움을 초래하는 아동기 뇌병변 장애이다. 그러므로 일과성 혹은 진행성 뇌의 병변은 뇌성마비의 정의에 포함되지 않으며, 동반증상으로 운동 조절 장애 외에도 지적장애, 학습장애, 지각장애, 감각장애, 발작 등을 동반하기도 한다(박경희, 1998).

2 발생빈도

뇌성마비의 발생률은 전체 인구 중 0.15~0.2% 정도로 보고되고 있으며, 인구 1,000명 당 1.4~2.4명의 뇌성마비 아동이 출생하는 것으로 조사되었다(Case-Smith & O'Brien, 2010). 남·여의 출생비는 1.4 : 1로 성비의 차이는 현저하지 않다. 최근 의학의 발달로 인한 미숙아의 생존율이 증가하면서 중증형의 뇌성마비의 출생률이 높아지고 있는 추세이고, 뇌성마비아의 80%는 경직형 뇌성마비로 진단 받는다(정보인 등, 2000). 일부 연구에 의하면 조산으로 인한 미숙아의 출생이 뇌성마비의 주요 원인으로 보고되고 있으며, 특히 뇌실주변의 손상이 쉽게 발생하는 것으로 알려졌다(Case-Smith & O'Brien, 2010).

3 원 인

뇌성마비는 대부분 여러 가지 요인이 복합적으로 작용하여 정확한 원인을 알 수 없으나 현재까지 거론되고 있는 뇌성마비의 원인들은 다음과 같다(정보인 등, 2000).

1) 출산 전 요인

① **무산소증**: 탯줄의 이상
② **모체 감염**: 톡소플라스마증, 풍진, 거대 세포 바이러스 감염
③ **산모의 내과적 질환**: 당뇨, 심장병, 갑상선 기능항진증, 심한 천식
④ **Rh 과민반응(Rh 부적합증)**: 산모의 혈액은 Rh 음성이고 태아는 Rh 양성인 경우 산모와 태아의 혈액형의 부조화로 태아의 적혈구가 산모의 혈관으로 침투한 후 산모가 항체를 형성함. 이 항체는 태반을 통해 태아에 들어감으로 인하여 적혈구의 면역기전이 파괴됨
⑤ **임신중 흡연 및 음주**: 저체중 출생아의 분만율 증가, 조산의 가능성 증가

2) 출산 시 요인

① **허혈성 저산소증**
② **기도 폐색**: 선천적, 후천적으로 기도가 막히는 경우
③ **조산**: 태내 기간이 37주 이내로 뇌실내 출혈이나 두개내 출혈을 일으키기 쉬워서 뇌실 주변의 백질 연화증을 가져와 정상 뇌세포를 파괴함
④ **뇌출혈**: 뇌혈관이 파괴되어 뇌조직에 손상을 입힘
⑤ **전치태반**: 태아와 태반의 위치가 바뀌어 출산시 태반이 먼저 나오면서 태아의 출산을 막는 상태로 생명에 위협을 줄 수 있음
⑥ **둔위분만**: 아이의 다리가 머리보다 먼저 나오면, 무산소증이 발생하여 뇌손상이 유발될 수 있음
⑦ **겸자분만**: 겸자로 아기의 눈, 코, 어깨 등에 손상을 주어 두개골에 골절을 입히는 경우 뇌손상을 동반할 수 있음

3) 출산 후 요인

① **두개외상**: 낙상이나 타격에 의한 머리의 손상
② **감염**: 뇌막염, 뇌염
③ **뇌혈관 색전 및 출혈**: 뇌혈관이 막히거나 터짐
④ **사고로 인한 무산소증**: 질식
⑤ **수두증**: 뇌척수액의 증가로 뇌압이 상승하고, 머리의 크기가 커지는 현상으로 뇌조직의 손상을 유발할 수 있음

4 분류(유형)/행동특성

1) 근장도에 따른 뇌성마비의 분류

뇌성마비의 유형은 매우 다양한데, 근긴장도의 변화에 따라 경직형, 무정위형, 운동실조형, 이완형 등으로 나눌 수 있다.

(1) 경직형(spastic type) 뇌성마비

경직은 생후 4개월 이후에 현저한 경직이 나타나기 시작하는데, 경직형 뇌성마비는 뇌성마비 유형중 가장 많은 형태로 전체의 약 80%를 차지한다. 주요 원인으로는 조산으로 인한 뇌실주변의 백색연화증(periventricular leukomalacia)과 주변의 뇌조직의 괴사이다.

경직형 뇌성마비의 주요 증상은 높은 근긴장도로 수동 움직임 시 심한 저항을 동반한다. 상지는 주로 굽힘근의 긴장도가 증가하고, 하지에서는 폄근의 긴장도가 높아지는 경향이 있다. 비정상적인 근 긴장은 반사기능의 감소를 초래하며, 적절한 자세 조절을 방해하는 요인으로 작용한다(Case-Smith & O'Brien, 2010). 경직형 뇌성마비는 근긴장도의 심각도에 따라 중증 경직형, 중등도 경직형, 경도 경직형으로 나눌 수 있고, 그 특징은 아래와 같다.

① **중증 경직형(Severe spastic) 뇌성마비**
- 굽힘근과 폄근에 중증 경직의 증가
- 수면 혹은 휴식시에도 근 긴장의 증가가 지속됨
- 근위부(몸쪽)가 원위부(몸먼쪽)보다 근긴장도가 높음

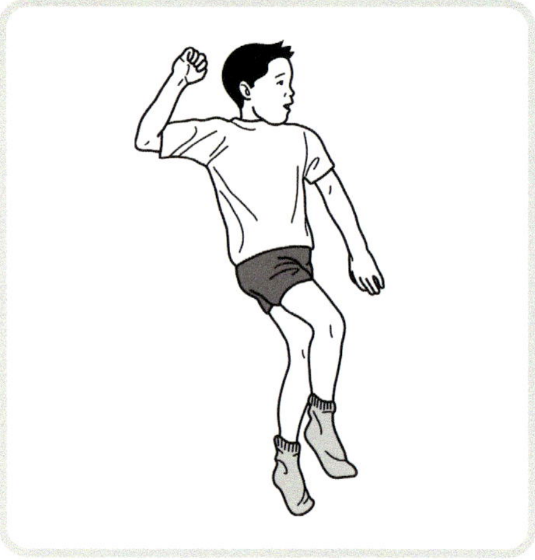

그림 19-1. **비대칭성 긴장성 목반사**

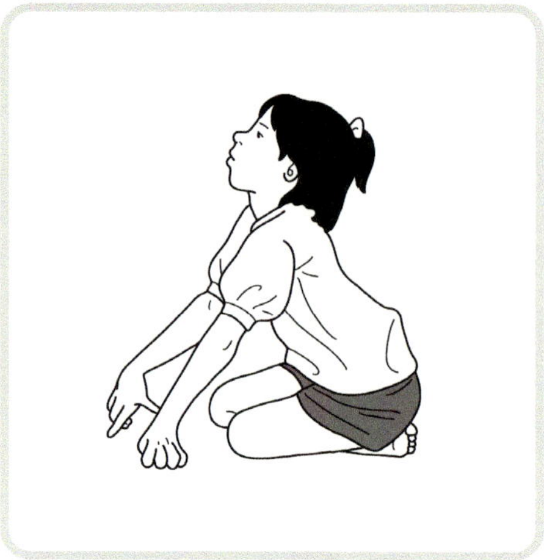

그림 19-2. **대칭성 긴장성 목반사**

- 사지마비(quardriplegia) 형태가 많으나 일부 하지마비로 나타나기도 함
- 비정상적인 패턴에 의한 근골격계의 변형, 아래팔의 엎침 구축, 엉덩관절 아탈구가 발생함
- 관절의 움직임이 주로 중간범위(midrange)에 한정되어 있음
- 비대칭성 긴장성 목반사(ATNR, 그림 19-1), 대칭성 긴장성 목반사(STNR, 그림 19-2), 양성지지 반응(positive support) 등의 비정상적인 반사의 출현과 정위반응, 균형반응이 결여됨
- 발작, 상기도 감염, 시각손상 등을 동반하기도 함
- 성격은 수동적 혹은 의존적 성향이 강하고, 움직임에 대한 불안과 두려움이 높음

② 중등도 경직형(moderate spastic) 뇌성마비

- 중등도 정도의 근긴장도 증가를 동반하고, 휴식시에는 거의 정상 근긴장도를 유지함. 그러나 흥분, 움직임, 지나친 노력, 말하기 등의 요인에 의해서 근긴장도가 증가함
- 원위부(몸먼쪽) 근긴장이 근위부(몸쪽) 보다 높음
- 불균형한 근긴장도에 의해 척주뒤굽음증(kyphosis), 척주앞굽음증(lordosis) 등의 기형을 동반하기도 함(그림 19-3)
- 발꿈치 근육, 엉덩관절 모음근, 엉덩관절 굽힘근, 무릎관절 굽힘근의 단축(shorting)이 발생함
- 서거나 걸을 수도 있으나 비정상적인 패턴과 자세를 동반함(그림 19-4)
- 모로반사, 긴장성미로반사(TLR) 등의 비정상적인 반사와 정위반응은 존재할 수도 있으나 균형반응은 감소되어 있음
- 경기와 시지각 장애를 동반하기도 함

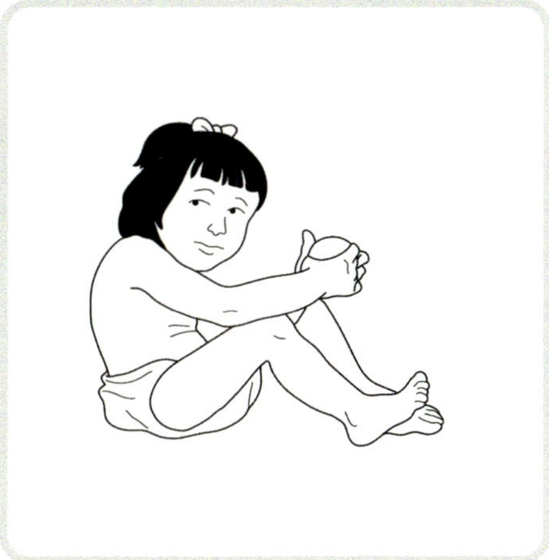

그림 19-3. 경직형 뇌성마비 아동의 앉기

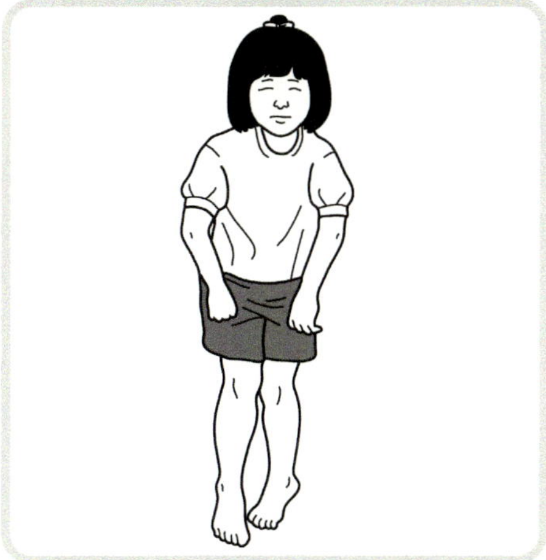

그림 19-4. 경직형 뇌성마비 아동의 서기

③ 경도 경직형(mild spastic) 뇌성마비

- 휴식시에는 거의 정상 근긴장도를 유지하며 큰 노력과 빠른 움직임시에 경도의 근긴장이 증가함
- 하지마비 혹은 편마비 아동이 이에 해당함(그림 19-5)
- 관절가동범위는 원위부(몸먼쪽)가 보다 제한적이고, 경한 변형을 동반할 수 있음
- 걸을 수 있고, 다양한 움직임이 가능함
- 원시반사를 동반하기도 하나 경미하고, 기능적으로 사용하기도 함
- 지적장애와 지각장애의 정도가 적음
- 성격의 변화가 심하기도 하나 또래에 비하여 인내심이 높음

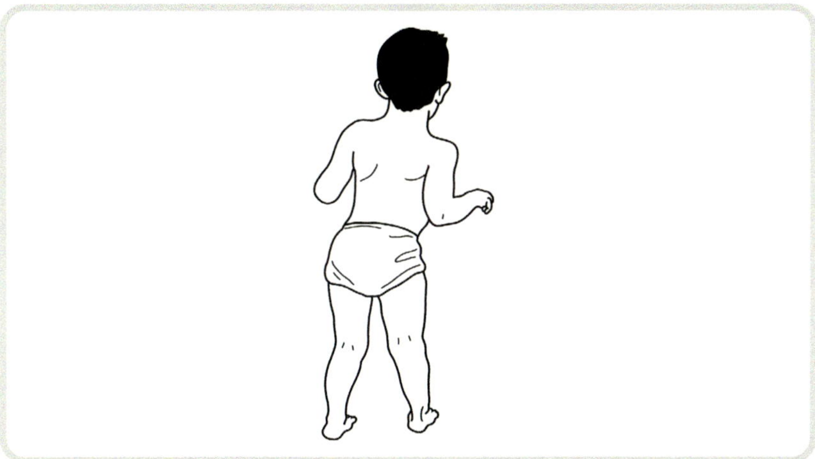

그림 19-5. 편마비 아동의 서기자세

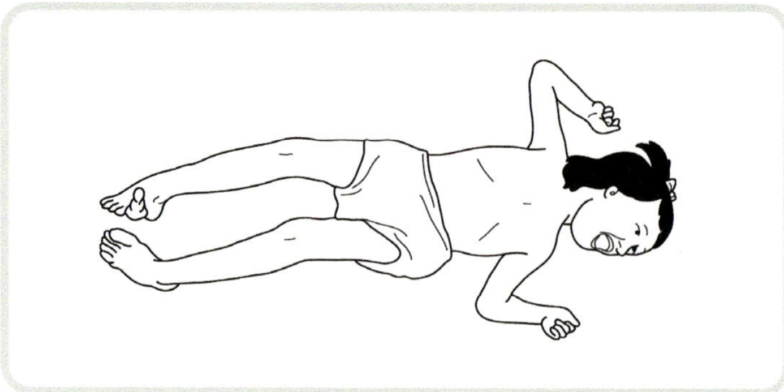

그림 19-6. 무정위운동형의 예

(2) 무정위형(athetoid type) 뇌성마비

무정위형 뇌성마비는 주로 핵황달에 의한 뇌바닥핵(basal ganglia)의 손상으로 나타나고, 전체 뇌성마비 발생률의 약 10% 정도를 차지하는 것으로 보고되었다. 최근 의학의 발달로 인해 무정위형 뇌성마비의 발생은 크게 감소하는 추세이다. 무정위형 뇌성마비의 주요특징은 비정상적으로 근긴장의 동요(fluctuate)와 불수의적 움직임을 주요 특징으로 하며, 이로 인한 어깨 및 엉덩관절의 근위부의 안정성이 부족을 초래한다(그림 19-6). 경직형 뇌성마비에 비하여 지적수준이 높은 편이며, 청각 및 언어장애를 동반하기도 한다. 무정위형 뇌성마비는 근 긴장도의 동요와 손상정도에 따라 경직을 동반한 무정위형, 긴장성 경련을 동반한 무정위형, 무도형(choroathetosis), 순수무정위형(pure athetosis) 등으로 유형을 구분할 수 있다.

① 경직을 동반한 무정위형(Athetosis with spasticity) 뇌성마비

- 근 긴장도가 정상과 과긴장 사이에서 동요하며, 근위부(몸쪽)는 경직을 동반하고 원위부(몸먼쪽)는 무정위형 움직임을 동반함을 특징으로 함
- 주로 사지마비 형태를 보이며, 양측이 심한 비대칭성을 보임
- 척추옆굽음증(scoliosis)과 엉덩관절과 무릎, 팔꿈치 관절 등에서 과도한 관절가동범위가 관찰됨
- 단계적이고 부드러운 동작의 수행이 어렵고, 정중위(midline) 유지와 섬세한 선택적 움직임이 어려움(그림 19-7)
- 긴장성 목반사(TNR), 긴장성 미로반사(TLR)를 동반하기도 하나 전형적이지는 않으며, 균형반응은 존재하기도 하나 거의 유용하지 않음
- 머리조절의 곤란으로 언어 및 삼킴장애를 동반하기도 함
- 지적장애가 적고, 청각장애를 동반하기도 함
- 정서적으로 불안정하나 움직임에 대한 두려움은 경직형보다 적음

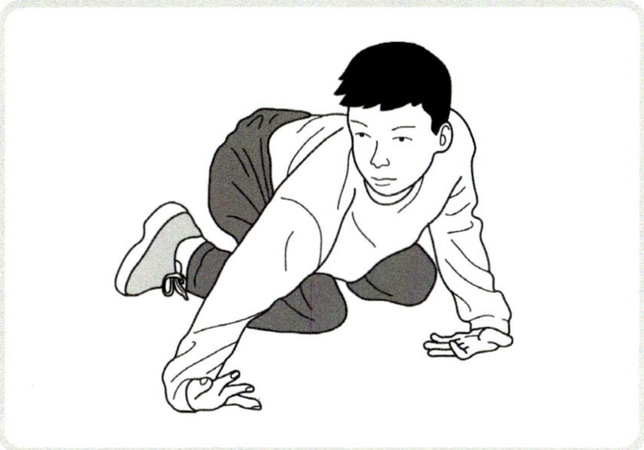

그림 19-7. 무정위형 아동의 네발자세

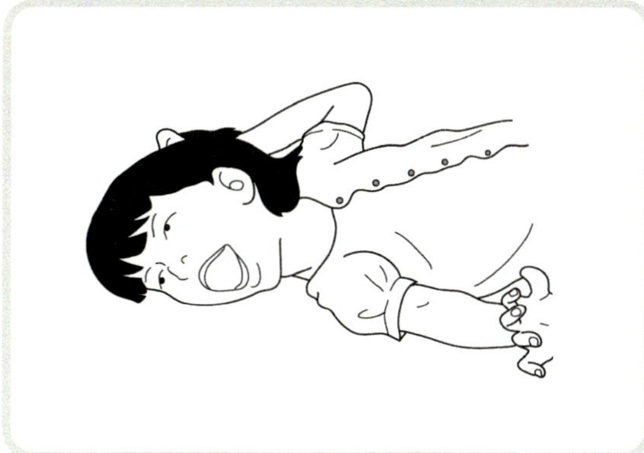

그림 19-8. 무정위형 아동의 자세

② 긴장성 경련을 동반한 무정위형(Athetosis with tonic spasm) 뇌성마비

- 굽힘근과 폄근에 예측불가능한 근긴장도의 동요가 저긴장(low tone)에서 과긴장(high tone)까지 나타남
- 조절이 불가능한 극도의 긴장성 경련의 동반이 근위부(몸쪽)보다 원위부(몸먼쪽)에 주로 나타남
- 주로 사지마비 혹은 편마비 형태로 나타남
- 척추옆굽음증(scoliosis)이 주로 나타나고, 골반탈구, 무릎관절과 엉덩관절의 구축을 동반할 수 있음
- 강한 비대칭성 긴장성 목반사(ATNR)(그림 19-8), 대칭성 긴장성 목반사(STNR), 긴장성 미로반사(TLR)가 나타나고, 균형반응이 나타나지 않음
- 흡인(aspiration)으로 인한 연하곤란을 동반하게 되고, 심한 언어장애를 동반함

③ 무도형(Choreoathetosis) 뇌성마비

- 근긴장도의 동요가 저긴장에서 과긴장으로 동시수축 없이 나타나고, 조절이 어려운 움직임(jerkey)이 근위부에서 주로 나타남
- 사지마비 형태로 나타남
- 정중위에서 조절이 안되는 불수의적 움직임이 관절의 극단적인 범위(extreme range)에서 나타남
- 관절변형은 적고, 어깨와 손가락의 아탈구를 동반할 수도 있음
- 정위반응과 균형반응이 존재할 수도 있으나 비정상적인 협응을 보임
- 얼굴에 불수의적인 움직임과 불규칙적인 호흡, 발성을 동반함

④ 순수 무정위형(Pure athetosis) 뇌성마비

- 근긴장도의 동요가 저긴장에서 정상 근긴장 사이에서 변화를 보이고, 경직은 거의 없거나 약간을 동반할 수 있음

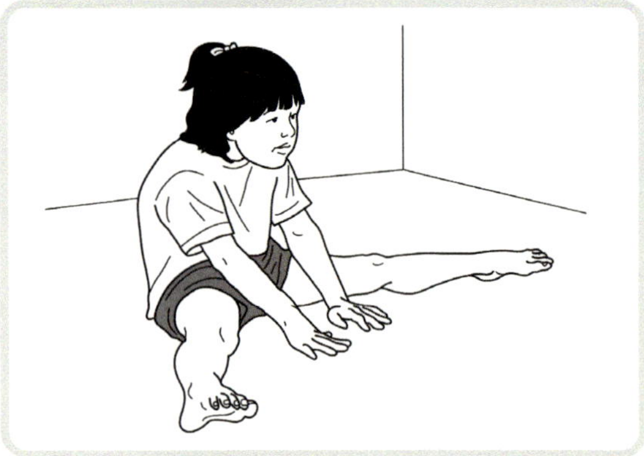

그림 19-9. 운동실조형 아동의 앉기자세

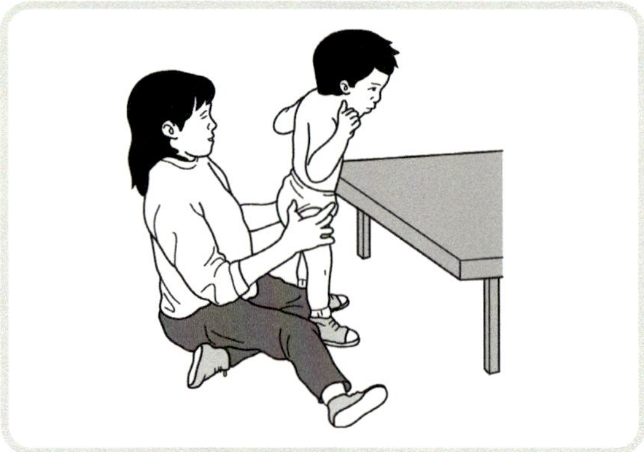

그림 19-10. 운동실조형 아동의 서기자세

- 굽힘근과 폄근의 동시수축이 어려움
- 주로 사지마비 형태를 보이고 일부 편마비를 보이기도 함
- 관절의 변형은 매우 드물고, 어깨와 손가락에 아탈구를 동반할 수 있음
- 근위부(몸쪽)에서 글씨쓰기와 같은 불수의적 움직임이 관찰됨
- 원시반사가 존재하지 않음

(3) **운동실조형**(ataxic type) **뇌성마비**

① 근 긴장도는 낮은편으로 저긴장과 정상긴장 사이이고 사지마비 형태로 나타남

② 소뇌의 손상 시 주로 나타나고 전체 뇌성마비 중 약 2~5% 정도를 차지함

③ 몸통과 다리의 평형장애로 인한 자세조절 능력에 주로 결함을 보임

④ 걸을 때 균형을 잡지 못하고, 술에 취한 것처럼 걸음(가장 뚜렷한 증상)

⑤ 머리의 흔들거림, 운동 조절 곤란, 안구진탕 등으로 인하여 섬세한 동작이 힘듦

⑥ 비정상적인 움직임 패턴보다는 미숙한 움직임을 주로 보임(그림 19-9, 그림 19-10)

⑦ 움직임을 좋아하지 않고, 감각장애를 동반하기도 함

(4) **이완형**(flaccidity) **뇌성마비**

① 출생시에 현저히 낮은 근 긴장도를 보이나 후기 아동기가 되면 무정위형, 경직형, 실조형으로 변화되기도 함

② 사지마비 형태로 나타남

③ 관절의 과도한 움직임 범위를 주요 특징으로 하고, 턱관절, 어깨관절, 엉덩이관절 등의 탈구(빠짐)의 가능성이 큼(그림 19-11)

④ 외부자극에 대한 반응이 정상보다 둔하게 나타남

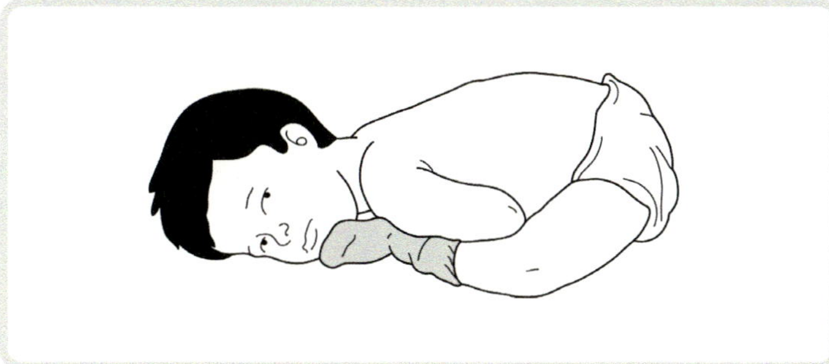

그림 19-11. 이완형 뇌성마비의 자세

⑤ 물체에 대한 흥미가 적어 수동적이고, 착한아기(good baby)로 불림
⑥ 호흡이 얕고, 상기도 감염률이 높음

2) 사지의 마비 부위에 따른 분류

뇌성마비 유형은 근장도는 물론 손상된 부위에 따라서 단마비, 편마비, 양하지마비, 삼지마비, 사지마비로 구분한다.

(1) **단마비**(monoplegia)

사지 중 한 곳에만 운동장애가 나타나고, 일반적으로 경미하며, 시간 경과에 따라 운동장애가 회복될 수도 있다.

(2) **양하지마비**(diplegia)

양 다리에 운동장애가 심하게 나타나고, 팔에는 경한 운동장애를 동반한다. 주요 원인으로는 조산으로 인한 뇌실주변의 백색연화증(periventricular leukomalacia)과 주변의 뇌조직의 괴사이다.

(3) **편마비**(hemiplegia)

편측 팔・다리의 운동장애 및 감각장애를 동반한다. 주로 팔이 다리보다 기능손상이 심하여 주로 굽힘 패턴이 우세하게 나타난다(그림 19-12). 성장하면서 편측을 사용하지 않을 경우 상지와 하지의 근골격계 발육이 지연될 수 있다.

(4) **삼지마비**(triplegia)

흔하지 않은 형태로 주로 사지 중 양 다리와 한 쪽 팔에 운동장애가 나타난다.

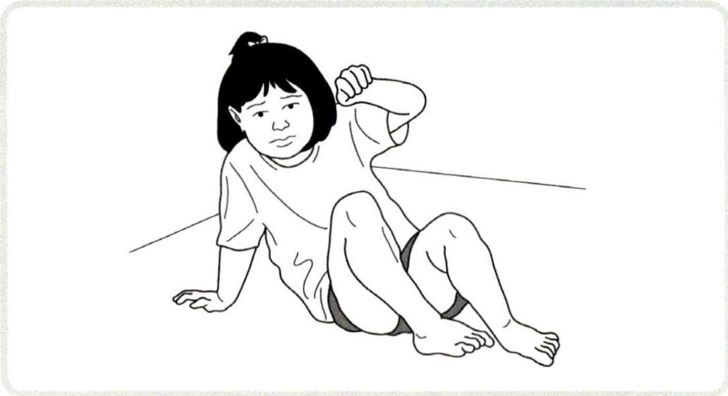

그림 19-12. 편마비 아동의 상지 굽힘 패턴

(5) **사지마비**(quadriplegia)

가장 흔한 형태로 무정위형, 저긴장형, 실조형 뇌성마비가 이에 해당한다. 사지에 모두 운동장애가 나타나고, 다리나 발의 비정상적인 근긴장도와 불수의 운동이 팔이나 손보다 심한 경우가 많다. 또한 안면과 구강 근육들의 기능이 약하여 연하곤란과 언어장애를 동반하기도 하며, 대부분 일상생활동작의 수행이 어렵다.

3) 장애의 심한 정도에 따른 분류

뇌성마비 유형의 또 다른 분류형태는 장애의 심한 정도에 따라, 경도(mild), 중등도(moderate), 중도(severe)로 구분한다.

(1) **경도**(mild)

일반적으로 보조도구 없이 걸을 수 있으며, 독립적인 일상생활을 수행할 수 있다. 또한 대부분 언어문제를 동반하지 않는 경우가 많다.

(2) **중등도**(moderate)

이동시 지팡이, 목발, 휠체어 등의 보조도구가 필요하고, 일상생활을 독립적으로 할 수 없어 도움이 필요하다. 언어문제를 동반하기도 한다.

(3) **중도**(severe)

독립적인 일상생활과 스스로 보조도구를 이용한 이동이 불가능하다. 사지 근육, 관절의 단축이나 구축, 변형 등을 동반한다.

5 동반증상

1) 언어 및 지적장애

전체 뇌성마비 인구의 50~75% 정도에서 지적수준은 평균 이하인 것으로 보고되고 있다(Pellegrion, 2007). 또한 턱, 입술, 혀, 안면근육 등의 구강근육의 조절장애로 인해 뇌성마비 아동의 30%는 언어장애를 동반하는 것으로 알려져 있다(Case-Smith & O'Brien, 2010).

2) 간질, 발작

뇌성마비 아동의 40% 정도에서 간질 및 발작이 발생한다. 주요 뇌성마비 유형은 경직형 뇌성마비 아동에게서 호발하며 두정엽 발작(parietal epilepsy)이 가장 흔하다(Pellegrion, 2007).

3) 섭식장애

섭식장애는 비정상적인 구강움직임과 근긴장도, 감각장애가 그 원인으로 작용한다. 특히 구강 및 입주변의 과민감각(hypersensation) 혹은 과소감각(hyposensation)은 삼킴·씹기 장애를 동반하게 한다. 섭식장애를 최소화 하기 위해서는 적절한 자세유지와 조절이 필수이다.

4) 감각장애

뇌성마비아의 40~50%에서 약시, 근시, 난시 등의 굴절장애를 동반하거나 사시, 시지각 장애, 안근육의 위축, 시지각 장애를 동반하는 것으로 보고되었다(Case-Smith, 2010). 그중 성마비의 25%에서 청각장애를 동반하며, 특히 무정위운동형 뇌성마비아동에게서 그 빈도가 높다.

5) 행동장애

주요 행동장애는 과잉행동, 주의력 산만, 감정 조절의 장애를 동반하는데, 이들 특징으로 인해 어려운 과제에 쉽게 좌절하는 경향이 있다. 이는 학업수행 능력의 저하, 사회성 및 자아존중감 형성에 영향을 줄 수 있다.

6 예 후

뇌성마비는 조기교육이나 치료로 그 상태를 호전시키고, 생산적인 삶을 살도록 도와줄 수 있으나 완전히 정상화되기는 어렵다. 이들은 재활과정을 통하여 약 25~30%는 성인이 되어 독립적인 생활이 가능한 것으로 보고되고 있다. 사회적 독립 정도는 지체장애 자체보다 지능 수준이 더 큰 영향을 받으며, 시각장애, 청각장애, 간질 등의 동반장애 정도에 따라 영향을 받는다. 또한 예후에 영향을 미치는 요인들로는 뇌손상의 정도, 조기발견, 조기치료 여부 등에 따라 달라질 수 있다.

7 뇌성마비의 평가

뇌성마비의 평가는 다양한 영역에서 이루어져야 하는데, 전반적인 운동, 언어, 사회성, 인지 등의 발달

표 19-1 뇌성마비 아동 및 청소년을 위한 평가도구

평가도구명	평가대상	평가방법	평가영역	평가내용
GMFM (Gross Motor Function Measure)	5개월~16세의 뇌성마비 아동	직접관찰	대근육 운동기능	• 눕기 및 뒤집기 • 앉기 • 기기 및 무릎서기 • 서기 • 달리기 및 점프
GMPM (Gross Motor Performance Measure)	5개월~12세의 뇌성마비 아동	직접관찰	대근육 움직임의 질	• 자세정렬(alignment) • 협응(coordination) • 분리동작(dissociated movement) • 안정성(stability) • 체중이동(weight shift)
Modified Ashworth Scale	신경계 질환	직접관찰	근긴장도	근긴장도의 등급 0~4단계로 구분
GMFCS(Gross Motor Function Classification System)	뇌성마비 아동/청소년	직접관찰	대동작 기능 수준 분류	연령별 대근육 기능수준을 1단계~5단계로 평가함
MACS(Manual Ability Classification System)	4~18세의 뇌성마비 아동/청소년	직접관찰	손기능 수준 분류	일상생활에서 뇌성마비 아동의 손기능 수준을 5단계로 평가함

평가는 물론, 비정상적인 근긴장도 및 반사, 감각기능, 운동 조절의 질, 일상생활수행능력 등의 복합적인 영역의 평가가 요구된다.

일반적인 발달평가는 다른 장에 소개된 영역별 아동발달평가도구를 활용이 가능하며 이장에서는 특별히 뇌성마비 아동의 비정상적인 근 긴장도와 운동기능에 초점을 둔 평가도구를 표에 소개하였다(표 19-1).

1) GMFM(Gross Motor Function Measure)

(1) 평가의 목적

발달수준의 변화에 따른 뇌성마비, 다운증후군, 정형외과적 질환을 동반한 아동의 운동기능 발달 정도를 평가하여 치료목표를 설정하기 위함(Asher, 2007).

(2) 구성

도구의 구성은 5개 영역의 총 88개 항목으로 구성되어 있음

① Lying and rolling(17 항목)
② Sitting(20 항목)
③ Crawling and kneeling(14 항목)
④ Standing(13 항목)
⑤ Walking, running and jumping(24 항목)

(3) 평가방법

① 45~60분 정도가 소요되며, 매트가 깔려있는 조용한 방에서 아동의 대근육 운동 기능을 직접관찰에 의해서 평가함
② 각 항목을 0~3점의 4점 척도로 평가함

(4) 신뢰도

급간상관계수(ICCs)는 0.99로 매우 높게 보고됨(Russell 등, 2000)

(5) 결과해석

① 각 영역의 점수를 0~100점의 백분위로 환산하여 평균점수(total score)를 구하고, 점수가 높을수록 대근육 운동기능이 우수함을 의미함
② 치료의 목표가 될 수 있는 목표점수(goal total score)를 치료자가 변화가 예상되는 영역을 지정하고, 치료목표로 사용함

2) GMPM(Gross Motor Performance Measure)

(1) 평가의 목적

뇌성마비 아동의 대근육 운동의 자세정렬, 협응, 분리동작, 안정성, 체중 이동 등의 움직임의 질적인 부분을 평가함

(2) 구성

본 도구는 GMFM의 항목과 연계하여 5개 영역으로 구성됨

① Alignment : 몸 각 부분들(parts or segments)간의 조절 또는 배열

② Coordination : 운동 수행에서 움직임의 원활하고 조절된 사용. 즉 timing, velocity, direction, force, amplitude를 평가함

③ Dissociated movement : 분리된 움직임. 한부분의 움직임이 다른 부분과 독립되어 나타나는 정도

④ Stability : 불안정한 상황에서 신체자세(body position)를 능동적으로 유지하는 능력

⑤ Weight shift : 무게중심(center of gravity) 이동을 수반하는 움직임으로 그 양과 방향(앞, 뒤, 측면, 수직)을 평가함

(3) 평가방법

① 45~60분 정도가 소요되며, 매트가 깔려있는 조용한 방에서 아동의 대근육 운동 기능을 직접관찰에 의해서 평가함

② 각 항목을 1~5점의 5점 척도로 평가함

(4) 신뢰도

① 검사자간 신뢰도 (ICC = 0.93, n = 26)

② 검사 재검사 신뢰도 (ICC = 0.96, n = 28)

③ 내적 신뢰도 (ICC = 0.92, n = 28)

(5) 결과해석

각 영역의 점수를 0~100점의 백분위로 환산하여 평균점수(total score)를 구하고, 점수가 높을수록 대근육 운동기능의 질이 우수함을 의미함

3) Modified Ashworth Scale

수 준	평가 내용
0	근 긴장도 또는 저항의 증가가 없다
1	관절가동범위의 끝 부분에서 약간의 저항을 느낀다
1+	전체 관절가동범위의 반 이하에서 저항을 느낀다
2	관절가동범위 대부분에서 저항을 느낀다
3	수동적으로 힘들 정도로 저항을 느낀다
4	굽힘 또는 폄에서 강직(rigidity)을 보인다

4) 대운동 기능 분류체계(Gross Motor Function Classification System : GMFCS)

(1) 평가의 목적

앉기, 걷기, 휠체어 이동 등의 뇌성마비 아동의 상지와 하지의 기능을 객관적인 척도를 이용하여 대동작 기능의 수준을 연령별로 5단계로 분류함(Palisano 등, 1997)

(2) 구성

대운동 기능 분류체계(Gross Motor Function Classification System; GMFCS)는 뇌성마비 아동의 기능 수준 분류를 1단계부터 5단계까지 분류하며, 2세 이하, 2~4세, 4~6세, 6~12세의 연령 구간으로 나누어 자세하게 기능 수준을 구분함. 2007년 개정된 대운동 기능 분류체계 확장판(GMFCS-Expanded and Revised)은 평가 연령을 18세까지 확장함

분류	기능 수준
1단계	제한 없이 걷기가 가능함. 달리기, 점프도 가능하지만 속도, 균형, 협응 등에는 제한이 있음
2단계	걷기가 가능하지만 제한적임. 울퉁불퉁한 지면, 경사면, 복잡한 곳 등에서 어려움이 있음
3단계	체간의 지지 없이 지팡이나 목발, 혹은 보행 보조도구를 사용해 평편한 곳, 실내 및 실외를 걸을 수 있음
4단계	일부 제한 혹은 보호자의 도움으로 전동휠체어나 다른 이동수단을 사용하여 스스로 이동할 수 있음. 대부분 전동휠체어가 주요 이동수단임
5단계	이동성에 심각한 제한이 있음. 즉, 수동휠체어로 다른 사람이 이동시켜 주어야 함

(3) 평가방법

아동의 대근육 운동 기능을 직접관찰에 의해서 평가하고, 각 항목을 1~5점의 5점 척도로 평가함

(4) 신뢰도

GMFCS단계와 GMFM간의 상관관계는 r=-0.91(Palisano et al., 1997)로 나타났고, Wood와 Rosenbaum (2000)의 연구결과에 따르면 검자간 신뢰도는 0.93, 검사-재검사 신뢰도는 0.79로 보고됨

(5) 결과해석

연령대별로 대동작 기능 수준을 5단계까지로 분류하며, 경한 경우가 1단계이고, 5단계는 가장 중증으로 스스로 고개와 몸통을 가눌 수 없는 상태를 의미함

5) MACS(Manual Ability Classification System)

(1) 평가의 목적

뇌성마비 아동의 물건조작 능력과 일상생활 참여 중 손으로 하는 과제에 필요한 도움의 정도에 따라 손 기능의 수준을 평가함

(2) 구성

Manual Ability Classification System(MACS)는 Eliasson 등(2006)에 의해 개발되어 뇌성마비 아동의 일상생활 참여 중 손으로 물체를 다루는 정도에 따라 기능의 수준을 5단계로 구분하도록 구성됨. 평가 대상 연령은 4세부터 18세까지의 아동 및 청소년을 대상으로 평가할 수 있음

표 19-2 MACS(Manual Ability Classification System)

분류	기능 수준
1단계	사물을 쉽게 성공적으로 다룸. 대부분 양손을 사용하여 과제를 수행함
2단계	대부분의 사물을 다룰 수 있으나 다소 서투르고 수행속도가 느림
3단계	사물을 다루는데 어려움이 있어 준비하는데 도움이 필요하거나 활동의 수정이 요구됨
4단계	수정 보완한 상황에서 선택된 사물만 제한적으로 다룰 수 있음
5단계	사물을 거의 다룰 수 없음. 완전한 도움이 필요함

(3) 평가방법

MACS는 집, 학교와 지역사회와 같은 아동의 일상생활에서 조작 과제의 수행을 관찰하여 평가함

(4) 신뢰도

손 기능 분류체계(MACS)는 양측 손 기능을 따로 평가하지 않아 양측의 차이를 구분할 수 없으나, 검사자간 신뢰도는 0.7~0.9로 보고됨

(5) 결과해석

손 기능 수준을 5단계까지로 분류하며, 단계가 높을수록 기능수준이 낮음을 의미함

8 뇌성마비의 치료

1) 뇌성마비의 의학적 치료

(1) 경구용 항경직 치료제

뇌성마비 아동의 경직을 완화를 목적으로 제한적으로 diazenpan, balcofen, dantrolenen 등의 약물을 투여하는데, 경구용 약물은 신경전달물질에 작용하여 단기간의 아동의 경직과 강직을 완화시켜 편안함을 제공하기 위함이다. 그러나 일부 아동에게서 과도한 침흘림, 몽롱함, 신체적 의존성의 증가 등의 부작용이 보고되고 있다.

(2) 주사용 항경직 치료제(신경근 차단술)

주사용 항경직 치료는 신체 일부에 주사하여 경직을 보다 효율적으로 완화하는 신경전도 차단 방법이다. 중증 경직형 뇌성마비 아동에게는 baclofen intrathecal pump를 이용하여 척수강내에 약물을 투여하는 방법을 사용한다. 이 방법은 직접적으로 운동신경전도를 차단하고, 적은 양의 약물로도 경직을 효율적으로 완화시키는 장점이 있다. 그 외에도 보톡스(botoulinum toxin)는 신경-근육 접합부의 작용을 차단하여 근 긴장을 완화하는데, 유지기간은 약 3~6개월로 현저한 부작용이 적다는 장점이 있다.

(3) 정형외과적 수술

정형외과적 수술은 비정상적, 비대칭적인 근긴장도에 기인한 관절의 변형, 불균형한 근육의 작용, 구축을 교정하는 전통적 방법이다. 가장 흔히 시행하는 정형외과적 수술은 힘줄유리술(tendon release)과 힘

줄전이술(tendon transfer)이다. 이 두방법 모두 수술후 약 6~8주간의 캐스트(cast)를 요하며, 근육 전반의 근긴장도의 변화를 보이지는 않는다. 그 외 정형외과적 수술로는 엉덩관절 탈구를 위한 교정술 혹은 척추측만 완화를 위한 시술을 시행한다.

또 다른 정형외과적 접근방법으로 근긴장도 감소, 구축예방, 기능 향상을 위한 연속적 캐스팅(serious of cast)을 실시하여 관절가동범위를 점진적으로 향상시키는 방법이 있다. 관절가동범위가 정상범주에 이르면 간헐적으로 캐스트를 하여 근육의 길이를 유지한다.

(4) **척수후근(뒤뿌리)절제술**(Selective Posterior Rhizotomy: SPR)

척수후근절제술은 현재 널리 시행되는 신경학적 수술방법으로 주로 심각한 경직의 원인이 되는 척수의 L2~S2의 후근(dorsal root)을 절제하는 방법이다. 척수후근절제술이 가능한 대상자는 인지수준이 정상인 경직형 하지마비 뇌성마비 아동이 추천되며, 또한 고정된 관절변형이 없고, 경직형 근육에 적절한 근력이 있는 경우에 효과가 높은 것으로 보고되었다(Trost 등, 2008).

2) 뇌성마비를 위한 작업치료

뇌성마비를 위한 작업치료의 목표와 예후는 다양한 형태를 고려하여 접근해야 한다. 다른 장애와 마찬가지로 뇌성마비 아동을 위한 작업치료 목표는 독립성을 최대화시키고, 생의 주기에 따른 적절한 작업수행에 참여하도록 하는 것이다. 이를 위해서 다양한 보조도구와 환경적 수정이 요구된다. 본 장에서는 뇌성마비 아동을 위한 치료접근법과 보조도구에 대한 소개를 하고자 한다.

(1) **신경발달치료**(Neurodevelopmental Treatment: NDT)

전통적인 신경근발달치료는 뇌성마비, 뇌졸중, 뇌손상 등의 신경계 손상환자를 위해 정상적인 자세조절을 향상시키고, 비정상적인 근긴장 및 반사의 감소를 목표로 한다. 그러나 최근 신경발달치료는 운동조절이론(motor learning theory), 시스템이론(dynamic system theory), 환경의 중요성에 대한 이론을 흡수하여 보다 역동적인 이론으로 발전하고 있다.

신경발달이론에 근거한 뇌성마비의 치료는 아동의 발달수준을 고려하여 부족한 요소를 파악해야 하며, 치료적 핸들링(handling)을 통하여 자세조절능력(postural control)을 향상시키고, 기형과 기능장애를 유발할 수 있는 운동패턴을 억제한다. 또한 치료사는 치료적 핸들링을 통하여 작업 참여에 필요한 동작을 순서적으로 반복적으로 연습시켜 과제의 학습으로 이어지도록 한다. 치료사는 움직임의 질을 강조하여 아동의 움직임이 기능적으로 향상되도록 초점을 둔다(Howle, 2002).

신경발달이론은 근거(evidence)가 약하다는 일부 지적을 받고 있으나 현재까지 뇌성마비아동의 운동기능 향상을 위해 임상에서 가장 널리 사용되고 있는 치료법의 하나이다.

(2) 강제유도운동치료(Constraint-induced Movement Therapy: CIMT)

강제유도운동치료(CIMT)는 Taub(1999)에 의해 시작된 재활치료 프로그램의 하나로 정상측의 사용을 제한하고, 환측의 강제적인 사용을 유도하는 행동치료 방법의 하나이다. 뇌성마비 아동에게 있어 CIMT는 편마비 아동에게 그 효과가 높은 것으로 보고되어 최근 임상현장에서 널리 사용되고 있다(박수현과 유은영, 2004; Eliasson, Bonnier, & Krumlinde-Sundbolm, 2003).

치료의 시작은 신경학적 회복이 있음에도 불구하고 학습된 미사용(learned non-use)으로 인해 기능적 회복을 방해한다는 이론에서 출발하였다. 치료의 주요특징은 정상측 사용의 억제와 환측사용을 위한 강도 높은 훈련이다. 일반적인 치료기간은 약 2~4주 정도 소요되며, 건측을 제한하는 방법으로는 스플린트(splint), 장갑, 슬링(sling) 등을 이용하며, 하루일과 중 목욕, 식사, 수면 등의 활동을 제외한 시간의 약 90%를 착용토록 한다. 또한 환측에는 하루에 4~6시간의 일상생활과제 및 소근육 운동프로그램을 집중적으로 실시한다.

강제유도운동치료의 장점은 치료실 외에 일상생활 활동에 환측을 적극적으로 참여하게 함으로써 신경생리학적 변화는 물론 기능향상을 단기간에 가능하게 하고, 학습된 무사용 증후군을 예방할 수 있다는 것이다(Taub, Uswatte, & Pidikiti, 1999). 그러나 부정적인 면으로는 하루에 6~7시간의 과도한 치료 스케줄을 적용하기에는 임상현장에서 현실적으로 한계가 따르며, 정상측의 사용제한은 일시적인 생활의 불편, 낙상 위험의 증가, 심리적 부담을 줄 수 있다는 단점도 일부 보고되고 있다(Page, Sisto, Levine, Johnston, & Hughers, 2002).

(3) 뇌성마비 아동을 위한 보조도구

일반적으로 보조도구의 사용목적은 관절가동범위 혹은 근력 등의 신체 기능의 제한정도를 보상해주고, 안전하고 효율적으로 과제를 수행하기 위함이다. 뇌성마비 아동을 위한 보조도구는 자세를 교정하거나 지지해주는 휠체어, 특수의자, 서기 지지대(standing frames), 보행기 등 다양하다.

① 식사의자(feeder seat)

머리 및 몸통조절이 어려운 아동을 위한 적절한 도구로 식사, 이동, 다양한 활동을 위한 자세조절 의자로도 사용이 가능하다. 본 도구는 H자형 어깨끈, 골반벨트, 골반벌림지지대(abductor bar)가 있어 대칭적 자세유지와 엉덩관절의 굴곡과 벌림이 가능하도록 설계되어 있어 가장 널리 사용되는 도구이다(그림 19-13, 그림 19-14).

② 특수의자(corner chair)

뇌성마비 아동의 주요 자세 특성은 엉덩관절 모음, 몸통의 비대칭, 머리조절 미숙, 비정상적인 근긴장 및 반사의 동반으로 특수의자는 이들 증상의 완화를 목적으로 몸통과 골반을 적절하게 지지할 수 있도록

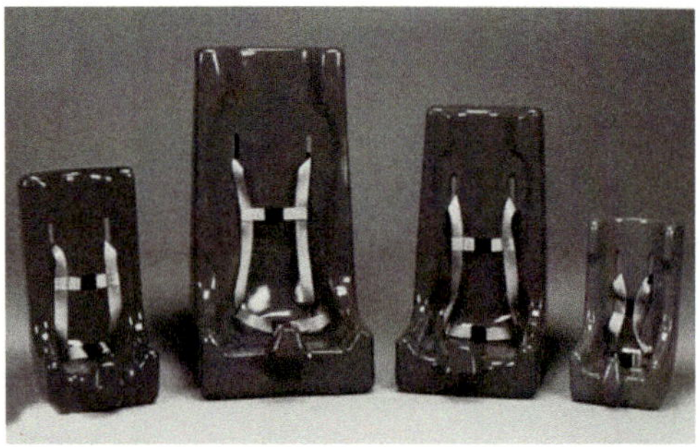

그림 19-13. 식사용 의자(feeder seat)

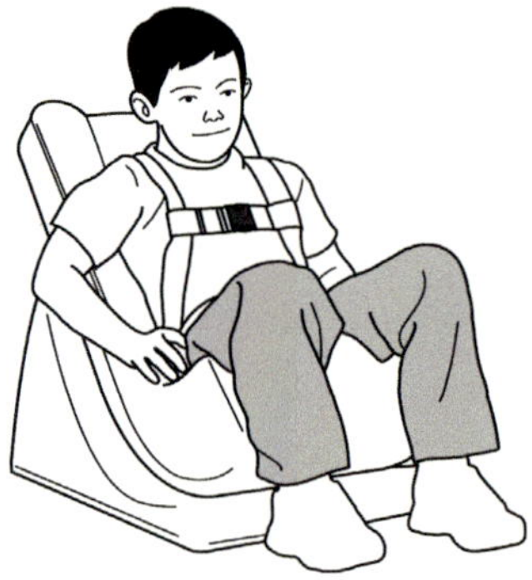

그림 19-14. 적용 예

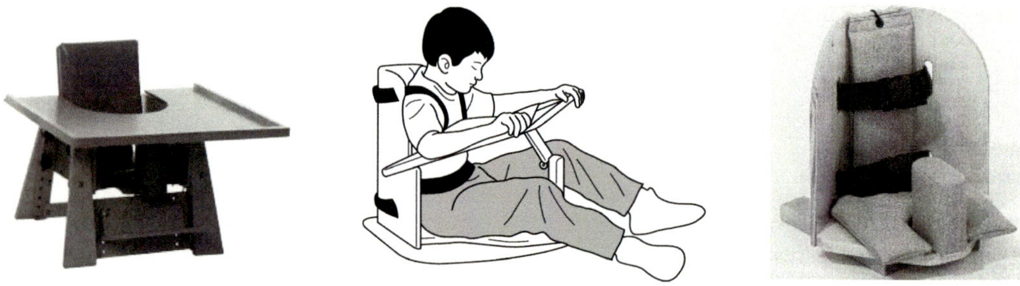

그림 19-15. 뇌성마비용 특수의자의 예

제작된다(그림 19-15). 주의할 점은 의자의 등받이가 너무 낮으면 머리와 목이 뒤로 젖혀지고, 의자 등받이가 높으면 머리가 앞으로 숙여지게 되어 비정상적인 자세를 유발할 수 있다.

③ 옆으로 눕기 보조도구(sidelyer)

본 도구는 옆으로 눕기 자세를 보조하는 도구로 근긴장도를 완화하고, 머리와 손의 정중앙에 모을 수 있도록 돕는 장점이 있다(그림 19-16). 이 도구를 이용한 바른 자세는 등은 곧게 하고, 머리는 정중앙 혹은 약간 앞으로 숙이도록 위치시킨다. 또한 엉덩이와 무릎은 굽히고, 다리 사이에는 베개를 넣어 자세를 보조한다. 만약 다리를 적절하게 지지하지 않으면 비정상적인 근긴장을 유발하여 머리와 손의 바른 움직임을 방해할 수 있다(French, Gonzalez, & Tronson-Simpson, 1991).

④ 서기 지지대(standing frame)

본 도구는 독립적으로 설수 없는 아동의 서기 자세를 돕기 위해 사용한다(그림 19-17). 서기 자세는 아동과 성인 모두에게 매우 중요한 자세로 이 자세를 통하여 사회적으로 적절한 시선의 높이를 확보할

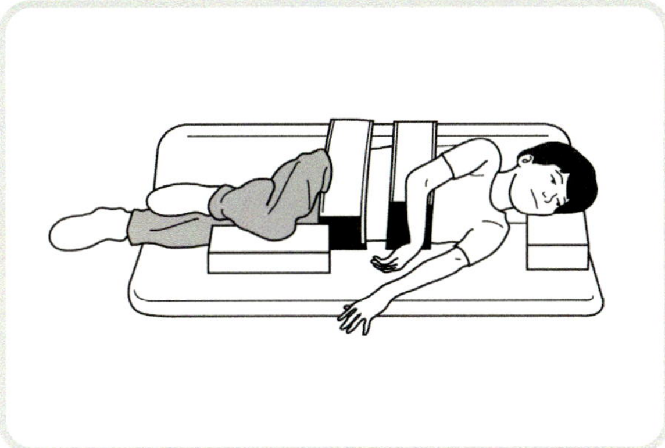

그림 19-16. Sidelyer

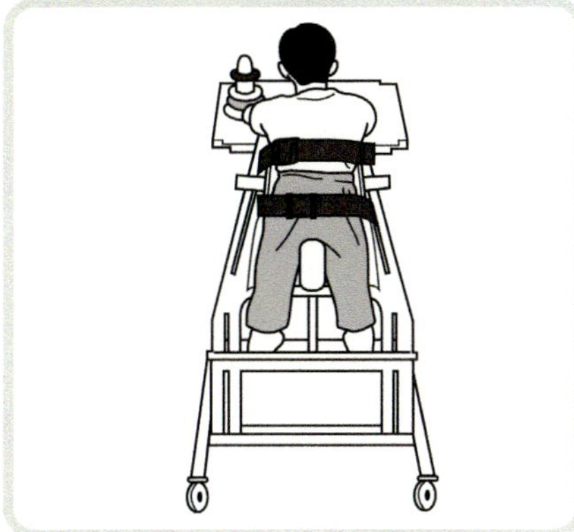

그림 19-17. 서기 지지대(prone stander)

수 있다. 서기 자세를 통한 체중지지는 엉덩관절 및 하지관절 성장에 매우 중요한 자극이다.

본 도구를 사용한 바른 자세는 머리는 정중앙, 등은 곧게 펴고, 다리는 약간 벌리고, 양발에는 균등하게 체중이 지지되도록 해야 한다. 팔지지대는 아동의 키를 고려하여 부착되어야 하는데, 아동의 키에 비하여 너무 높으면 팔걸이에 매달리는 자세가 되어 발에 체중을 지지할 수 없게 된다(French, Gonzalez, & Tronson-Simpson, 1991). 그리고 많은 아동이 엉덩관절을 곧게 펼 수 없기 때문에 엉덩관절을 지나는 벨트 혹은 패드를 부착하여 엉덩관절의 폄을 돕는다.

⑤ 보행기(walker)

보행기는 보행을 돕는 보조도구로 아동의 자세에 따라서 형태를 고려하여 적용한다. 굽힘근 패턴이 강한 아동은 후방지지 보행기(posterior control walker, 그림 19-18, 그림 19-19)를 추천하며(Wilson, 1988), 폄근 패턴이 우세한 아동은 전방보행기(anterior control walker, 그림 19-20, 그림 19-21)를 적용하는 것이 적절하다.

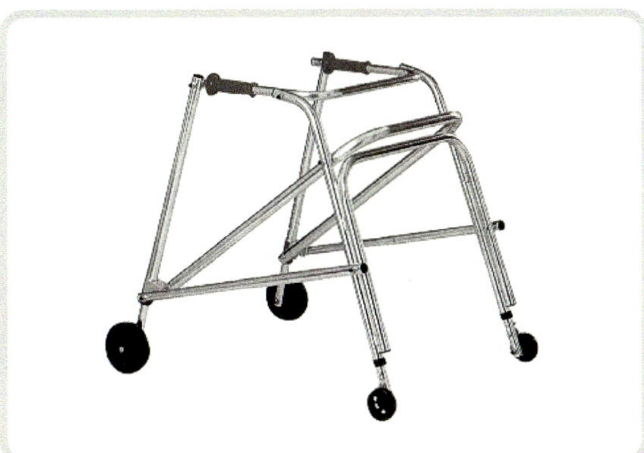

그림 19-18. 후방지지 보행기

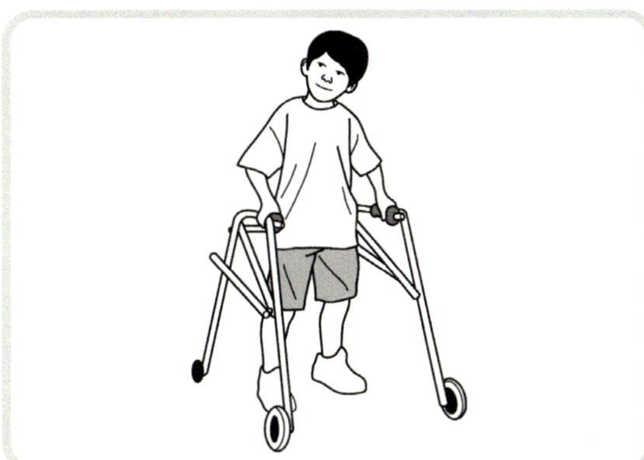

그림 19-19. 후방지지 보행기 적용예

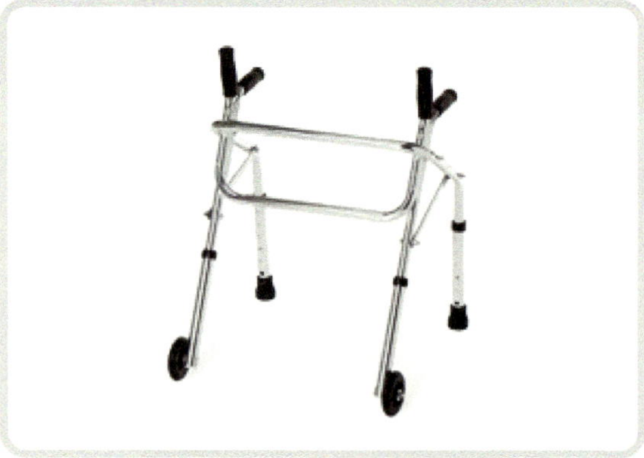

그림 19-20. 전방지지 보행기

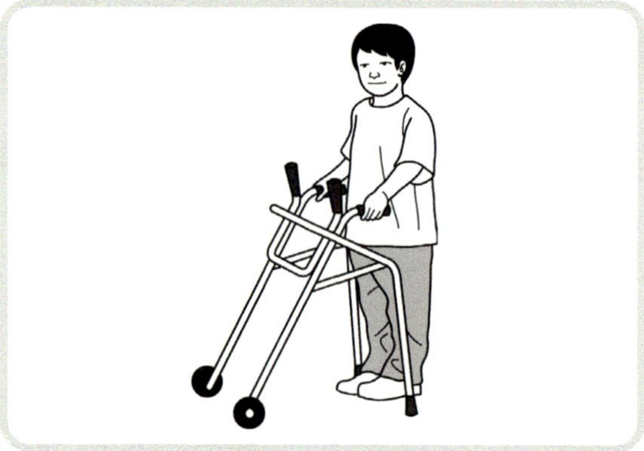

그림 19-21. 전방지지 보행기 적용예

제 20 장

지적장애

지적장애는 전반적인 지적 능력이 평균 이하인 정신장애의 일종으로 지적발달장애(intellectual & developmental disabilities)라고도 한다. 과거에는 선천적, 후천적인 요인에 의해 지능이 정상보다 저하되어 있는 사람들을 정신박약 혹은 정신지체 등으로 불렀으나 2007년 장애인복지법 관련 규정이 개정되면서 정신지체(mental retardation)를 지적장애(Intellectual disability: ID)라고 부르기 시작하였다. 일부에서는 지적장애의 범주를 발달상에 나타나는 인지저하뿐만 아니라 치매와 같은 퇴행성 질환으로 인한 인지 수준의 저하도 포함시켜 정신지체를 지적장애의 한 부분으로 간주하기도 하지만, 지적장애는 정신지체와 동일한 의미를 지닌 용어이면서 동시에 정신지체라는 용어가 주는 부정적인 인식이 덜해 정신지체라는 용어 대신 사용하며, 그 사용빈도가 점차 증가하고 있다.

미국지적발달장애협회(American association on intellectual and developmental disabilities: AAIDD)에서도 정신지체 대신 지적장애(intellectual disability)라는 용어를 사용하고 있으며, 미국정신의학협회도 정신장애 진단 및 통계 편람 제 5판(Diagnotic and Statitical Manual of Mental Disorder(5th Ed.): DSM-V, 2013)을 출판하면서 정신지체를 지적장애라는 용어로 변경하였다. DSM-V에서 사용하는 지적장애는 세계보건기구(World Health Organization: WHO)의 국제질병분류(International Classification of Diseases (11th Revision): ICD-11)에서 이야기하는 지적발달장애(intellectual developmental disorder)와 동일한 용어이다. 따라서 이 책에서는 정신지체 대신 지적장애라는 용어를 사용하도록 하겠다.

지적장애의 진단은 지능검사와 사회적응검사를 통해 이루어지게 되며 이들에 대한 치료 및 교육은 지적장애 정도의 심각성에 따른 사회적응 훈련에 초점을 맞추게 된다. 작업치료실로 의뢰되는 지적장애 아동들은 대부분 지능검사보다는 임상적인 판단에 근거하여 인지저하를 보이는 아동들로 작업치료를 통해 지속적으로 기능상의 발달을 기대하며 발달 과업과 관련된 기능적인 훈련을 실시하게 된다. 지적장애 아동에 대한 이해나 예후를 예측하기 위해서는 지능지수와 사회적응도를 기준으로 하여 설명하는 것이 보편적이다. 하지만 객관적인 지능검사가 이루어지기 이전에 임상적인 판단에 의해 작업치료실에 의뢰되는 아동에 대한 치료적 접근은 아동들이 지니고 있는 문제점 별로 접근하는 것이 더 적절하다고 생각된다. 따라서 이번 장에서는 지적장애에 대한 기본 개념을 이해하기 위해서는 지적장애 수준에 따른 구분으로 설명하고, 작업치료적 접근을 위한 문제점, 평가, 중재에 대해 살펴봄에 있어서는 지적장애 아동의 문제점을 중심으로 작업치료 접근에 대해 살펴보고자 한다.

1 정 의

지적장애란 지능지수가 평균보다 낮으며, 일상생활에 필요한 기술이 부족한 만 18세 미만의 아동에게 진단되는 질환으로 발달기에 나타나는 가장 보편적인 장애로 ICD-11에서는 지적장애의 특징을 인지기능(학습과 적응 행동 및 기술)에 중요한 장애가 있는 것으로 묘사하고 있다. 지적장애라고 진단되기 위해서는 다음의 세 가지 항목이 충족되어야 한다. 첫째, 지적 능력이 현저하게 저하되어 있어야 한다. 지능수준은 지능검사가 가능한 경우 지능검사 결과가 평균보다 하위 2표준편차 이하인 경우를 지적장애가 있다고 할 수 있다. 즉 평균이 100이고 표준편차가 15인 지능검사도구의 경우 검사결과가 지능지수 70 이하(측정오차를 고려하여 65-75로 언급하기도 한다)를 의미한다. 지능검사가 불가능한 경우는 임상적 판단에 의해 결정된다. 둘째, 독립적으로 생활하는데 필요한 적응 능력에 장애가 있어야 한다. 여기서 독립적인 생활이란 의사소통, 자기관리, 건강관리, 여가활동, 안전, 학습을 포함한 학교생활, 사회 참여, 직업 등을 의미하며 각 영역 중 최소한 두 개 이상의 영역에서 개념적, 사회적, 실제적인 기술을 사용하는데 어려움을 지니고 있는 경우 적응능력에 장애가 있다고 판단할 수 있다. 즉 적응 능력은 나이, 성별, 연령, 그리고 사회문화적으로 또래와 비교하였을 때 반복적인 일상과 환경의 변화 속에서 보여주는 개인의 일반적인 수행능력을 말한다. 셋째, 만 18세 이전에 발병되어야 한다. 인지발달이 이루어지는 발달기에 대해 많은 학자들이 만 18세를 기준으로 보고 있어 발달기에 나타나는 정신장애인 지적장애를 진단하기 위한 조건으로 발병 시기를 만 18세 이전으로 한정한다. 하지만 최근에 발간된 DSM-V의 진단 기준을 보면 지적 기능과 적응 기능의 결핍이 발달기 중에 발병하는 것으로 하여 기존의 18세라는 나이 기준에 대한 명시를 없앴다(표 20-1 참고).

표 20-1 DSM-V에서 제시하고 있는 지적장애 진단기준

A. 다음과 같은 영역에서의 지적 기능의 결핍이 임상평가와 개별화된 표준화 지능검사 모두에서 확인된 경우. 추론(reasoning), 문제 해결(problem solving), 계획(planning), 추상적 사고(abstract thinking), 판단력(judgement), 학업(academic learning), 그리고 경험을 통한 학습(learning from experience)

B. 적응 기능의 결핍이 개인의 자립과 사회적인 책임에 대한 발달적이고 사회적인 기준을 충족하지 못하는 결과를 야기함. 지속적인 도움이 없이, 적응 결핍은 다양한 환경(집, 직장, 지역사회 등)에서 하나 이상의 일상생활 활동(의사소통, 사회참여, 그리고 독립적인 생활)의 기능을 제한한다.

C. 지적, 적응적 결핍이 발달기 중에 발병

2 분 류

여러 기관에서 지적장애에 대한 분류를 제시하고 있는데, 이 책에서는 세계보건기구(WHO)와 미국정신의학협회, 그리고 우리나라 장애인 복지법에서 제시하고 있는 분류를 소개하고, 마지막으로 미국지적발달장애학회(AAIDD)의 분류에 대하여 소개하고자 한다.

먼저 세계보건기구는 질병 및 관련 건강 문제의 국제질병분류(ICD-10-R, 2010) 제5장 정신과 행동 장애에서 지적장애(ICD-10에서는 정신지체라는 용어로 표현되어 있는데 이곳에서는 지적장애로 바꾸어 사용하였다)에 대해 언급하고 있다. 지능검사와 사회적응검사를 실시하여 경도 지적장애(mild ID), 중등도 지적장애(moderate ID), 중도 지적장애(severe ID), 최중도 지적장애(profound ID)로 분류하였으며

표 20-2 지적장애에 대한 ICD-10의 분류

심한 정도	지능지수	사회적응도
경도	IQ 50~69 (9~12세의 지능수준)	학습이 약간 어려움
중등도	IQ 35~49 (6~9세의 지능수준)	뚜렷한 발달지연 자조활동에 있어서 어느 정도 독립성 습득 가능 의사소통기술과 학습 기술 습득 가능
중도	IQ 20~34 (3~6세의 지능 수준)	지속적인 도움 필요
최중도	IQ 20 이하 (3세 이하의 지능수준)	자조활동, 배변활동, 의사소통, 이동에서 심각한 어려움 지님

자세한 분류는 표 20-2에 정리되어 있다.

미국정신의학협회는 정신장애 진단 및 통계 편람 제4판 편집본(DSM-IV-TR)에서 지적장애(DSM-IV-TR에서도 정신지체라는 용어를 사용하고 있는데 이곳에서는 지적장애로 바꾸어 사용하였다)를 유아기, 아동기 또는 청소년기에 보통 처음 진단되는 장애의 하나로 분류하고 전반적인 지능을 표준화된 개인용 지능검사 결과에 의한 지적 손상 수준에 따라 심한 정도를 구분하였다(표 20-3 참고). 하지만 제5판(DSM-V)에서는 지적장애를 신경발달장애(neurodevelopmental disorder)의 하나로 분류하고 있으며, 경도, 중등도, 중도, 최중도로 분류하면서 분류 기준은 지능지수보다 적응기능을 근거로 하고 있다. 이는 지능이 낮은 집단에서는 지능검사 결과의 타당성이 낮고, 도움의 요구량은 적응 기능에 따라 결정되기 때문이다. DSM-V는 적응 능력에 대해 세 가지 영역으로 구분하고 각 영역에 대한 특징으로 지적 장애의 심한 정도를 설명하고 있는데, 이에 대한 자세한 내용은 지적장애 수준에 따른 특징에서 좀 더 자세히 다루도록 하겠다.

우리나라의 장애인복지법은 지적장애를 1급에서 3급으로 나누어 분류하고 있다. 지적장애 1급은 지능지수와 사회 성숙지수가 34 이하인 사람으로 일상생활과 사회생활의 적응이 현저하게 곤란하여 평생 타인의 보호가 필요한 사람으로 규정한다. 지적장애 2급은 지능지수와 사회성숙지수가 35 이상 49 이하인 사람으로 단순한 일상생활 활동의 훈련이 가능하고, 어느 정도 감독과 도움을 받으면 특수기술을 요하지 않는 단순한 직업을 가질 수 있다. 지적장애 3급은 지능지수와 사회성숙지수가 50 이상 70 이하인 사람으로 교육을 통해 사회적, 직업적 재활이 가능한 사람으로 규정하고 있다(표 20-4 참고).

미국지적발달장애학회(AAIDD)는 1992년에 지적장애 아동들에게 필요한 도움 정도에 따라 구분하는 새로운 분류를 제시하였다. 도움이란 개인의 안녕, 발달, 교육, 흥미를 촉진하고 개인의 기능을 향상시키기 위한 의도를 지닌 자원과 전략이다. 지적장애 아동들에게 필요한 도움의 정도는 개인, 상황, 발달 단계

표 20-3 지적장애에 대한 DSM-IV-TR의 분류

부호	분류	지능지수
317	경도	50~55에서 약 70까지
318.0	중등도	35~40에서 50~55까지
318.1	중도	20~25에서 35~40까지
318.2	최중도	20~25미만
319	심각도가 세분화되지 않은 지적장애	지적장애라는 강한 심증은 있으나 표준화 검사로 지능을 측정할 수 없는 경우 (예, 너무 손상이 심하거나 협조가 안 되는 사람 또는 유아)

* '부호'는 지적 손상 수준의 심각성 정도를 기초로 함

표 20-4 장애인복지법에서 제시하고 있는 지적장애에 대한 분류

등급	지능지수와 사회성숙지수	도움정도
제1급	34이하	독립생활 불가능 일생동안 다른 사람의 보호가 필요
제2급	35~49	단순한 일상생활 가능 감독하에 단순한 직업활동 가능
제3급	50~70	교육을 통해 사회적, 직업적 재활 가능

에 따라 다양하며, 이에 따라 도움 기간과 강도가 변하게 된다. 각 개인이 필요로 하는 도움에 대해 결정할 때 다음의 요소들에 대한 고려가 필요하다. (1) 지속시간: 얼마나 오랫동안 도움이 필요한가? (2) 빈도: 얼마나 자주 도움이 필요한가? (3) 도움을 필요로 하는 환경: 어떠한 상황에서 도움을 필요로 하는가? (4) 필요 자원(비용, 인력, 전문성 등): 도움을 위해 요구되는 자원에는 어떠한 것들이 있는가? (5) 사생활 보호: 도움으로 인해 개인의 사생활이 침해되지는 않는가?

미국지적발달장애학회(AAIDD)는 도움이 얼마나 필요한지에 따라 간헐적(intermittent), 제한적(limited), 확장적(extensive), 혹은 전반적(pervasive) 도움으로 분류하였다. 간헐적 도움은 일시적으로 필요가 발생하여 제공되는 도움으로 하루 일과에 대한 도움이나 지속적인 도움이 아닌 단기적 성격을 지닌다. 제한적 도움은 미리 규정된 일정 시간동안 제공되는 도움이다. 도움이 이루어지는 동안은 지속성을 지닐 수는 있지만 지원 프로그램 자체는 한시적인 성격을 지닌다. 확장적 도움은 하루 일과의 일부 영역에서 도움이 필요한 것을 의미하는 것으로 정기적으로 요구되는 도움을 말한다. 마지막으로 전반적 도움은 생활 전반에 걸쳐 도움이 필요하며, 삶을 유지하기 위해 지속적으로 요구되는 도움이다.

표 20-5 지능지수와 필요한 도움 수준

분류	지능지수	도움 수준
경도	50~55에서 약 70까지	간헐적 도움
중등도	35~40에서 50~55까지	제한적 도움 (단, 일부에서는 간헐적, 혹은 확장적인 도움이 필요할 수 있다.)
중도	20~25에서 35~40까지	확장적 도움
최중도	20~25 미만	전반적 도움

이러한 도움의 정도에 따른 분류는 지적장애 아동들을 지능지수의 범위에 따라 나누지는 않지만 지능지수를 기준으로 한 분류를 잘 반영하고 있다. 간헐적으로 도움이 필요한 경우는 경도의 지적장애 아동들이 대부분이며, 최중도 지적장애 아동의 경우 하루일과의 거의 모든 활동에서 도움이 필요한 즉, 전반적인 도움이 필요한 아동들이다. 표 20-5에 지능지수에 따른 네 가지 수준과 그에 따라 아동들에게 필요한 도움의 정도를 정리하였다.

지금까지 지적장애에 대해 여러 기관에서 제시하고 있는 분류들에 대하여 살펴보았다. 우리나라는 아직까지 지적장애 아동들을 지능검사 결과에 따라 분류하고 있지만, 도움의 양에 영향을 주는 요인인 아동의 적응능력, 즉 일상생활 수행 능력에 따라 분류하려는 시도가 점차 증가하고 있다. 이러한 변화는 지적장애 아동을 바라볼 때 인지 능력이 부족한 개인이 아니라 사회 통합적인 측면에서 생활하는데 도움이 필요한 개인이라는 관점에서 바라보도록 유도하고 있다. 또한 지적장애 정도를 분류할 때 적응기능을 고려하고 수준에 따른 도움의 정도를 함께 언급하는 것은 지적장애 아동들에게 적절한 사회적 서비스를 제공하기 위한 근거가 된다.

3 원인

지적장애의 발병률은 아동 1,000명당 12명 정도이다. 지적장애의 원인에는 매우 다양한 요인들이 있지만, 아직 발생 원인을 알 수 없는 경우가 50% 정도이다. 밝혀진 원인들은 크게 생물학적 범주와 환경적 범주로 나누어 구분할 수 있는데, 지능지수 50 이하 수준의 지적장애에 대한 원인의 60~75%를 생물학적인 요인으로 설명할 수 있다.

이미 밝혀진 원인들에 대하여 살펴보면 다음과 같다. 첫 번째, 유전적 원인으로 기형 유전자를 물려받거나 유전자가 합쳐질 때 문제가 발생하는 것, 혹은 다른 이유로 인하여 장애를 갖게 되는 경우로 대표적인 질환이 다운증후군(down syndrome), 클라인펠터 증후군(Klinefelter's syndrome), 유약 X 증후군(fragile X syndrome), 신경섬유종증(neurofibromatosis), 선천성 갑상선기능저하증(congenital hypothyroidism), 윌리엄스 증후군(Williams syndrome), 페닐케톤뇨증(phenylketonuria), 프라더-윌리 증후군(Prader-Willi syndrome) 등이 있다. 두 번째, 임산부의 지나친 음주로 인한 태아기 알코올 증후군(fetal alcohol syndrome)이나 풍진 등과 같은 감염 질환은 태아의 성장과 발달을 저해하여 지적장애를 초래한다. 세 번째, 소뇌증(microcephalus), 수두증(hydrocephalus)과 같은 두개골의 기형도 지적장애와 관련이 있다. 네 번째, 태어날 때 산소부족 등으로 인해 야기되는 뇌손상 또한 지적장애의 원인이다. 다섯 번째, 백일해(whooping cough), 홍역(measles), 혹은 수막염(meningitis) 등의 질병에 대한 의학적 처치가 늦어질 경우에도 지적장애가 남을 수 있으며, 여섯 번째, 납, 수은 등과 같은 유독물질에의 노출도 지적장애의 원인이 된다. 일곱 번째, 요오드 결핍이나 영양실조 등도 지적장애를 초래한다고 밝혀져 있다. 마지막 여덟 번째, 환경적 영향에 의한 것으로 아동이 장기간 학대에 노출되거나 경제적인 상황의 어려움, 환경적인 제한, 양육자의 부적절한 양육 형태 등은 발달기에 있는 아동에게 제공되어야 하는 생활환경의 결핍을 초래하게 된다. 또한 양육자의 정신 질환이 하나의 원인 요인이 될 수 있는데, 정신질환을 지니고 있는 엄마로 인해 아동은 환경적 자극을 충분히 받지 못하고 부적절한 양육 환경에 놓이게 된다. 이러한 심리사회적 원인들은 아동의 인지 발달 지연에 복합적으로 영향을 미친다.

경도 지적장애는 10~15%가 유전적 원인과 관계가 있고 25~40%는 원인을 명백하게 설명할 수는 없지만 여러 환경적인 사건들에서 기인한다고 설명되어져 왔다. 경도 지적장애일수록 지적장애의 원인이 의학적인 측면보다는 심리사회적인 영향이 큰 것으로 여겨지고 있다. 중등도 이상의 지적장애의 경우는 심리사회적 측면보다는 의학적 측면의 원인이 더 많지만, 경도 지적장애와 동일하게 심리사회적 영향도 중요하게 여겨지고 있다. 이러한 지적장애 발생에 대한 심리사회적 영향과 관련된 연구는 지속되고 있어 머지않아 다양한 원인들이 규명되리라 생각된다.

4 지적장애 수준에 따른 특징

미국정신의학협회는 DSM-V에서 지적장애 수준을 새롭게 분류를 하면서 지적 장애 수준에 따른 적응 능력에 대해 구체적으로 언급하고 있다. 이 분류가 곧 지적장애 수준에 따른 특징에 대한 설명이므로 기존의 지능지수로 구분하는 것에 더하여 DSM-V의 분류 개념을 이용하여 각 수준별 특징을 설명하고자 한다. DSM-V의 분류 기준에 대해 이해하려면 적응 기능에 대하여 먼저 알아야 하므로 DSM-V에서 정의하는 적응 기능에 대한 설명과 각 수준별 특징에 대해 언급하겠다.

DSM-V에서는 적응기능을 세 가지 영역으로 구분하여 설명하고 있다. 세 가지 영역은 개념적 영역(conceptual domain), 사회적 영역(social domain), 그리고 실행적 영역(practical domain)이다. 개념적 영역 혹은 학업적 영역(academical domain)은 물리적 세계보다는 상징적 과정에 속하는데, 기억, 언어, 읽기, 쓰기, 수학적 추론, 실제적 지식의 습득, 문제해결, 그리고 새로운 상황에 대해 판단하는 능력의 능숙한 정도가 이에 포함된다. 사회적 영역에는 다른 사람의 생각과 느낌, 그리고 경험에 대한 의식(awareness), 공감, 대인관계 의사소통 기술, 친구관계 기술, 그리고 사회적 판단이 이에 속한다. 실행적 영역에서는 실제 생활에서의 학습과 자기 관리(개인위생, 일에 대한 책임, 금전 관리, 취미, 행동 관리, 학교와 직장에서의 과제 조직화)가 이에 속한다. 지적 능력, 교육, 동기, 사회화, 성격 특징, 직업의 기회, 문화적 경험, 그리고 전반적인 의학적 상태나 정신장애의 동반 유무 모두 적응 기능에 영향을 준다. 지적장애의 심한 정도에 따른 개념적, 사회적, 실행적 영역별 특징들은 표 20-6에 정리되어 있다.

표 20-6 **지적장애(지적발달장애)의 심각도 수준**

심각도 수준	개념적 영역 (conceptual domain)	사회적 영역 (social domain)	실행적 영역 (practical domain)
경도 (mild)	학령전기 아동에서는 개념적 영역의 차이가 뚜렷하지 않을 수 있다. 학령기 아동과 성인에서는 읽기, 쓰기, 계산, 시간이나 돈에 대한 개념과 같은 학업 기술을 배우는데 어려움이 있으며, 연령에 적합한 기능을 하기 위해서는 하나 이상의 영역에서 도움이 필요하다. 성인에서는 학습된 기술의 기능적 사용(예, 읽기, 금전 관리)뿐 아니라 추상적 사고, 집행 기능(예, 계획, 전략 수립, 우선순위 정하기, 인지적 유연성), 단기기억도 손상되어 있다. 문제나 해결에 대한 접근이 또래에 비해 다소 융통성이 없다.	전형적인 발달을 보이는 또래에 비해 사회적 상호작용이 미숙하다. 예를 들어, 또래들의 사회적 신호를 정확하게 인지하는 데 어려움이 있을 수 있다. 의사소통, 대화, 언어가 연령 기대 수준에 비해 좀 더 구체적인 수준에 머물러 있거나 미숙하다. 연령에 적합한 방식으로 감정이나 행동을 조절하는 데 어려움이 있을 수 있다. 이러한 어려움은 사회적 상황에서 또래들에게 눈에 띈다. 사회적 상황에서의 위험에 대한 제한적인 이해를 한다. 사회적 판단이 연령에 비해 미숙하여, 다른 이들에게 속거나 조종당할 위험이 있다.	자기관리는 연령에 적합하게 수행할 수 있다. 복잡한 일상생활 영역에서는 또래에 비해 약간의 도움이 필요하다. 성인에서는 장보기, 교통수단 이용하기, 가사 및 아이 돌보기, 영양을 갖춘 음식 준비, 은행 업무와 금전 관리와 같은 영역에서의 도움이 필요하다. 여가 기술은 또래와 유사하나, 웰빙과 여가 계획과 관련된 판단에는 도움이 필요하다. 성인기에는 개념적 기술이 강조되지 않는 일자리에 종종 취업하기도 한다. 건강 관리나 법률과 관련된 결정을 내리고 직업 활동을 능숙하게 수행하기 위해서는 도움이 필요하다. 가족을 부양하는 데는 도움이 필요하다.
중등도 (moderate)	전 발달 영역에 걸쳐, 개념적 기술이 또래에 비해 현저히 뒤처진다. 학령전기 아동에서는 언어와 학습 준비 기술이 느리게 발달한다. 학령기 아동에서는 읽기, 쓰기, 수학, 시간과 돈에 대한 이해가 전 학령기에 걸쳐 더딘 진행을 보이며, 또래에 비해 매우 제한적이다. 성인기에도 학업 기술은 초등학생 수준에 머무르며 개인 생활이나 직업에서 학업 기술을 사용하기 위해서는 도움이 필요하다. 일상생활에서의 개념적 업무를 완수하기 위해서는 지속적인 도움이 필요하며, 다른 사람이	전 발달 과정에 걸쳐 사회적 행동과 의사소통 행동에서 또래들과 확연한 차이를 보인다. 표현언어가 사회적 의사소통의 주요 수단이지만 단어나 문장이 또래에 비해 단조롭다. 대인관계를 맺는 능력이 있어 가족과 친구와 유대 관계를 가지며, 성공적으로 우정을 나눌 수도 있고, 성인기에 연애를 할 수도 있다. 그러나 사회적 신호를 정확하게 감지하거나 해석하지 못할 수도 있다. 사회적 판단과 결정 능력에 제한이 있어 중요한 결정을 내릴 때에는 보호자가 반드시 도와주어야 한다. 의	식사, 옷 입기, 배설, 위생 관리는 가능하나, 이러한 영역을 독립적으로 수행하기 위해서는 장기간에 걸친 교육과 시간이 필요하며, 할 일을 상기시켜주는 것도 필요하다. 성인기에 모든 집안일에 참여할 수 있으나 장기간의 교육이 필요하며, 대체로 성인 수준을 수행하기 위해서는 지속적인 도움이 필요하다. 제한된 개념적 기술과 의사소통 기술이 요구되는 직업에 독립적 취업이 가능하나 사회적 기대, 업무의 복잡성 및 일정 관리, 교통수단 이용하기, 의료보험, 금전 관리와 같은 부

심각도 수준	개념적 영역 (conceptual domain)	사회적 영역 (social domain)	실행적 영역 (practical domain)
중등도 (moderate)	이러한 책임을 전적으로 대신하기도 한다.	사소통이나 사회성의 제약이 정상 발달을 하는 또래들과의 우정에 영향을 끼친다. 직업적 영역에서 성공하기 위해서는 많은 사회적·의사소통적 도움이 요구된다.	수적인 책임을 해내기 위해서는 동료나 감독자, 다른 사람의 상당한 도움이 필요하다. 다양한 여가 활용 기술을 발달시킬 수 있다. 이를 위해서는 일반적으로 오랜 기간에 걸친 부수적인 도움과 학습 기회가 필요하다. 극히 일부에서는 부적응적인 행동을 보이며 사회적 문제를 야기하기도 한다.
고도 (severe)	개념적 기술을 제한적으로 습득할 수 있다. 글이나 수, 양, 시간, 금전에 대한 개념 이해가 거의 없다. 보호자들은 인생 전반에 걸쳐 문제 해결에 광범위한 도움을 제공한다.	말 표현 시 어휘나 문법에 상당한 제한이 있다. 한 단어나 구로 말을 하거나 다른 보완적 방법으로 내용을 보충하게 된다. 말이나 의사소통은 현재의 일상생활에 관한 내용에 치중되어 있다. 언어는 설명이나 해석보다는 사회적 의사소통을 위해 사용하며, 간단한 말이나 몸짓을 이해할 수 있다. 가족 구성원과의 관계나 친밀한 이들과의 관계에서 즐거움을 얻고 도움을 받는다.	식사, 옷 입기, 목욕, 배설과 같은 일상생활 영역 전반에 대한 지원과 감독이 항시 필요하다. 자신이나 타인의 안녕에 대한 책임 있는 결정을 내릴 수 없다. 성인기에 가사, 여가 활동이나 작업에 참여하기 위해서는 지속적인 도움과 지원이 필요하며, 모든 영역의 기술 습득을 위해서는 장기간의 교육과 지속적인 도움이 필요하다. 소수의 경우에서는 자해와 같은 부적응적 행동이 문제가 될 수 있다.
최고도 (profound)	개념적 기술은 주로 상징적 과정보다는 물리적 세계와 연관이 있다. 자기 관리, 작업, 여가를 위해 목표 지향적 방식으로 사물을 이용할 수 있다. 짝짓기, 분류하기와 같은 단순한 시각-공간적 기능을 습득할 수도 있으나 동반된 운동, 감각 손상이 사물의 기능적 사용을 방해할 수 있다.	말이나 몸짓의 상징적 의사소통에 대한 이해가 매우 제한적이다. 일부 간단한 지시나 몸짓을 이해할 수 있다. 자신의 욕구나 감정은 주로 비언어적, 비정상적 의사소통 방식을 통해 표현한다. 친숙한 가족 구성원이나 보호자와의 관계를 즐기며, 몸짓이나 감정적 신호를 통해 사회적 의사소통을 맺는다. 동반된 감각적·신체적 손상으로 인해 다양한 사회적 활동에 제한이 생길 수 있다.	일부 일상 활동에는 참여할 수도 있으나, 일상적인 신체 관리, 건강, 안전의 전 영역에 걸쳐 타인에게 의존적인 생활을 하게 된다. 심각한 신체적 손상이 없는 경우에는 접시 나르기와 같은 간단한 가사를 보조할 수 있다. 고도의 지속적인 도움을 통해 물건을 이용한 간단한 활동을 함으로써 일부 직업적 활동의 기초를 마련할 수 있다. 다른 사람의 도움 하에 음악 듣기, 영화 보기, 산책하기, 물놀

분류	개념적 영역	사회적 영역	실제적 영역
최고도 (pro-found)			이와 같은 여가 활동에 참여할 수 있다. 동반된 신체적·감각적 손상이 집안일이나 여가, 직업적 활동에 참여하는 데 종종 방해가 된다, 소수의 경우에서는 부적응적 행동이 나타날 수 있다.

1) 경도 지적장애

경도 지적장애는 지능지수 50~69 정도로 성장 후 9~12세의 지능수준을 보인다. 이들의 사회적 기술과 의사소통의 발달은 5세 이전에 이루어지고 감각 운동 영역에서의 장애가 적어 일반 아동들과의 구분이 어려울 수 있다. 청소년기에 이르는 동안 6학년 수준의 학업 능력 성취가 가능하며 집안에서 이루어지는 일상의 활동들은 독립적으로 수행이 가능하고 간단한 기술이 활용되는 직업활동에도 참여할 수 있다. 따라서 성인기가 되면 직업을 위한 사회적, 직업적 기술을 습득하여 직업 활동에 참여하는 것이 가능하다. 하지만 익숙하지 않은 사회적 상황에서는 여전히 도움을 필요로 한다. 즉, 지역사회에서 사회의 한 구성원으로서 독립적인 생활이 가능하나 상황에 따라 지도 감독이 필요하다.

2) 중등도 지적장애

중등도 지적장애는 지능지수 35~49 정도로 성장 후 6~9세의 지능수준을 보인다. 초기 소아기 때 문장읽기 등의 의사소통 기술 습득이 가능하지만 발달에 있어서 뚜렷한 지연을 보인다. 학습 능력은 초등학교 2학년 수준이상을 넘어서기 어렵다. 스스로 식사하기, 씻기, 옷 입기, 머리 손질하기 등의 일상생활 활동들이 가능하며 청소, 쓰레기 버리기, 설거지 등의 일상적인 집안일도 가능하다. 마트에서 물건 사거나 세탁소, 은행 등의 지역사회 시설물 이용 시에는 보호자의 지도 감독이 필요하지만 적절한 도움을 받으면 사회에 성공적으로 통합될 수 있다. 청소년기에는 사회적 관습을 알지 못하고 친구의 필요에 대해 인식하지 못해 부적절한 방식으로 행동하여 친구와의 관계가 나빠질 가능성도 있다. 성인기가 되면 보호작업장 혹은 일반 작업장에서 기술이 요구되지 않는 단순한 직업 활동을 할 수 있는데 지도・감독이 필요하다.

3) 중도 지적장애

중도 지적장애는 지능지수 20~34 정도로 성장 후 3~6세의 지능수준을 보인다. 이들은 지적 장애에 영향을 주는 의학적인 문제를 동반하고 있을 수 있다. 유아기 때 의사소통을 위해 언어를 습득하기 시작하지만 완벽하지 않으며 아동에 따라 전혀 언어습득이 안 되는 경우도 있다. 학교에 들어가게 되면 언어를 사용하여 의사 표현하는 것이 가능해지고 기초적인 자조활동 수행을 위한 훈련이 가능하다. 집이나 지역 사회에서의 생활에 적응할 수 있지만 신변 처리를 위한 활동을 포함하여 대부분의 일상생활 활동에서 보호자의 도움을 필요로 한다. 집안에서 이루어지는 단순한 활동을 포함한 일상생활 활동 과제를 수행할 때 도움이 필요하다.

4) 최중도 지적장애

최중도 지적장애는 지능지수 20 이하로 성장 후에도 3세 이하의 지능수준을 보인다. 최중도 지적장애는 신경학적인 문제로 인하여 발생하는 경우가 대부분이다. 감각 운동 발달과 자기 관리, 의사소통 기술이 향상될 수는 있지만 언제나 도움이 필요하고 언어사용이 제한적이다. 직접적인 도움이 제공되는 일정한 환경에서 단순한 과제의 수행이 가능하다.

5 문제점

지적장애 아동들은 다양한 문제를 지니고 있다. 발달이 늦고 감각 처리 능력 및 각성수준이 저하되어 있으며 실행 및 인지 능력 수준도 저하되어 있다. 일상생활 과제를 포함한 작업수행 또한 제한적이다. 이로 인한 의존적인 생활 및 제한된 역할, 그리고 사회적 상호관계에서의 실패는 지적장애 아동들의 정서적인 부분에 영향을 주어 우울, 자해 행동, 공격적인 성향 등의 다른 정신질환을 동반하게 되고 종종 자폐나 주의력결핍 과잉행동장애와 같은 질환이 동반되어 진단되기도 한다. 또한 80% 정도에서 언어 지연, 보행 장애, 발작, 청각 장애, 시지각 장애, 그리고 심장질환이나 당뇨, 빈혈, 비만, 치과질환 등의 만성질환이 동반된다. 이렇게 복합적인 문제를 지니고 있는 지적장애 아동들의 작업치료적 문제점들을 영역별로 살펴보고자 한다.

1) 발달

지적장애 아동의 초기 증상은 또래 아동들보다 사람이나 사물 등 주위환경에 대한 관심이 적고 신체의 움직임도 적다. 운동발달과 언어발달이 늦고, 연령에 맞는 놀이의 발달이 지연되어 인지 발달에 제한을 보인다. 지적장애 아동은 환경적 자극에 대한 인식 및 정보처리가 늦어 발달 지연이 나타나게 된다. 또한 긴장도가 저하되어 있는 경우가 많아 이로 인하여 중력에 대항하여 발달하는 머리 조절하기를 비롯하여 앉기, 서기 등의 자세 조절에 대한 발달이 늦고, 기기, 걷기 등의 이동 동작을 습득하는 것에도 지연이 있다. 장애 정도가 심할수록 발달 초기 부모를 포함한 다른 사람에 대한 관심이 없고 부모의 언어적, 신체적 자극에 대해 거의 반응하지 않는다. 다른 사람에게 반응할 수 있는 유아의 경우에도, 사람에 대한 관심은 있지만 사물에 대한 관심이 적어 장난감을 다루면서 발달하는 놀이 발달에 지연이 나타난다. 환경에 대한 관심이 저하되어 있어 손으로 사물을 탐색하려는 모습이 적고 장난감에 대해 관심을 유지하는 시간도 짧다. 따라서 뻗기, 쥐기, 놓기를 포함한 물건 조작하기나 도구의 사용을 위한 손 기술의 발달도 지연되어 나타난다.

2) 감각처리능력

우리는 환경이나 신체에서 들어오는 감각을 인식하고 해석하여 적절한 반응을 선택하게 되는데, 지적장애 아동들은 이러한 환경적 자극에 대해 인식하는 수준에서부터 문제가 발생하게 된다. 지적장애 수준이 심할수록 외부 환경 자극을 받아들이는 단계에서부터 어려움을 지니게 된다. 즉, 감각자극의 입력에 대해 인식하지 못해 아무런 반응도 표출하지 못한다. 이로 인해 아동들은 외부 자극에 대해 반응이 약하거나 거의 없는 것처럼 보여 진다. 장애정도가 심할수록 엄마와 눈 맞추고 웃는 반응이 적고, 자신의 신체에 대한 인식은 물론 사람을 포함한 주위 환경에 대한 인식이 저하되어 있다. 욕구에 대한 의사표현이나 지시를 따르는 것 또한 어렵다.

외부 환경적 자극에 대한 반응이 가능한 경도 지적장애 아동들의 경우에도 외부에서 제시되는 자극에 대해 인식한 내용을 정보 처리하여 반응하는 시간이 늦거나 과정상의 오류가 발생하게 된다. 이로 인해 감각자극의 강도나 상황에 적절하게 반응을 보이는 것이 아니라 과소 반응이나 과민 반응을 보이게 된다. 입력되는 감각자극의 양이 충분하지 않아 반응하지 않거나 자극에 대해 예민함, 혹은 지속적으로 자극을 찾아다니는 문제행동 양상을 보이는데 이는 감각처리의 어려움으로 인한 결과이다. 촉각이나 시각, 청각 자극뿐만 아니라 신체의 움직임과 관련되어 있는 안뜰감각이나 고유수용 감각자극에 대한 정보처리에도 어려움을 보일 수 있다. 경우에 따라 감각 입력의 부족을 해결하기 위하여 감각을 충족하기 위한 상동행동이나 자기자극 행동을 보이기도 한다. 상체 흔들기, 손가락 소리내기와 같은 자기자극 행동뿐만 아니라 공격이나 자해 같이 대처하기 어려운 행동이 나타나기도 한다.

지적장애 수준이 심할수록 각성 조절이 어려워 수면장애를 보이기도 한다. 하지만 간혹 수면장애의 특이 소견을 보이지 않아도 과제를 수행하기에 적절한 각성 유지가 어려운 경우가 있는데 이 경우 감각 처리 능력에 대하여 살펴보는 것이 필요하다.

3) 실행능력

경도나 중등도의 지적장애 아동들은 늦지만 독립적인 보행이 가능하고 뒤뚱거리지만 뛰는 것도 가능하다. 하지만 4세 이후 발달하게 되는, 좀 더 신체 조절을 요하고 운동계획과 좌우협응 능력을 필요로 하는 실행 움직임에 대한 발달은 어렵다. 따라서 지적장애 아동들의 움직임은 어눌하고, 규칙이나 목표가 있는 상황에서 목표를 향한 조절된 움직임이 어렵다. 모방 능력도 저하되어 있어 율동을 따라하는데 어려움이 있고 유치원이나 학교의 체육시간에 이루어지는 활동의 수행에 잦은 실패를 경험하게 된다.

다른 사람의 지시에 따라 행동을 조절하거나 대동작 활동을 이용하여 놀이를 구조화하는 것에도 어려움이 있다. 이렇게 지시를 따라 행동하는 것이나 어떠한 목표를 위해 움직임을 계획하여 결과물을 만들어내는 것은 아동의 기초 인지능력 발달과 매우 밀접하다. 따라서 아동의 객관적인 인지평가가 어려울 경우 아동의 운동 실행 능력은 아동의 초기 인지 능력의 예측 요인이 될 수 있다.

4) 인지 발달 및 학습 능력

지적장애 아동은 사물에 대한 관심이 적고 제한적이어서 사물 탐색을 기반으로 발달하게 되는 인지 능력의 발달이 저하된다. 아동의 인지 처리 속도는 매우 느리고 동시에 처리할 수 있는 정보의 양도 제한적이어서 하나의 개념을 이해하기 위해서는 일반 아동에 비해 더 많은 시간이 필요하며 이해한 지식을 기억하기 위해서도 더 많은 반복의 과정을 거쳐야 한다.

이들은 학습을 위한 주의 집중력도 저하되어 있다. 과제를 수행하기 위하여 지속적으로 집중하는 시간이 짧고, 여러 자극들 중 필요한 자극에 선택적으로 집중하는 능력도 저하되어 있다. 또한 제시된 과제들의 여러 요소들에 번갈아 집중하면서 순차적으로 정보를 처리하는 능력도 저하되어 있다. 정보가 복잡하고 많은 경우 이를 한꺼번에 처리하는 데에도 어려움이 있다. 또한 정보를 기억하는 과정에도 어려움이 있어 많은 반복이 필요하며, 한번 저장된 기억 정보를 적절한 시점에 꺼내어 활용하는 일반화 능력도 저하되어 있다.

일반 학교에 통합되어 교육을 받게 되는 경도나 중등도 지적장애 아동들의 경우 학과 수업들 중 하나 이상의 영역에서 어려움을 보인다. 읽기 수준이 낮고 이해력도 떨어지며, 계산은 가능하나 수학적 추론 및 개념을 활용하여 문제를 해결하는 것이 어렵다. 이러한 어려움들은 돈, 시간, 측정 등 지역사회에서 생활하는데 필요한 기능적인 연산기술의 습득에 지연을 초래한다.

5) 일상생활활동

지적장애 아동들은 일상생활을 영위하는 데 필요한 기술들을 습득하는데도 어려움이 있어 보호자의 도움이 필요하다. 지적장애 정도가 심할수록 의사표현이 어렵고 스스로 배변활동이나 식사를 포함한 자조활동의 수행이 어려워 도움이 필요하다. 중등도 지적장애 아동의 경우 자조활동 부분은 어느 정도 스스로 수행할 수 있으나 가사활동이나 지역사회에서 다양한 기관들을 이용하거나 이동하는 부분에 있어서는 여전히 도움이 필요하다. 경도지적 장애 아동은 지역사회에서의 독립성을 기대할 수 있지만 직업 활동이나 환경이 변화될 때 도움을 필요로 하는 경우가 종종 발생한다.

6) 작업수행

위에서 언급한 일상생활 활동을 제외한 다른 작업영역에서 지적 장애 아동들이 지니고 있는 문제들에 대해 살펴보면, 지적장애 아동들은 자신에게 의미 있는 활동을 선택하고, 능동적으로 과제를 수행하는데 어려움이 있다. 또한 과제 수행에 참여하더라도 수행기술이 부족하여 능숙하지 못한 수행 수준을 보인다. 지적장애 아동들은 학교에서 생활하는 동안 요구되어지는 활동들(쉬는 시간, 점심시간, 체육 활동, 동아리 활동, 각종 행사들과 같은 학문적 시간 이외의 모든 활동들을 지칭함)이나 가게에서 물건을 사거나 도서관을 이용하는 등의 지역사회 활동들에 참여할 때 더 많은 혼란을 경험하게 된다. 아동은 자신의 필요에 민감하지 못하고, 어떤 과제를 수행해야 하는지에 대한 판단을 내리지 못한다. 수행해야 할 과제를 인식하고 있어도 어떠한 과정을 거쳐 작업 수행을 완수해야 하는지에 대한 계획을 세우지 못하고 환경을 구조화시키는 것에도 어려움이 있어 과제의 작은 과정을 반복하거나, 비효율적인 방법으로 과제를 처리하고, 때론 과제를 끝마치지 못하게 된다. 또한 시간의 흐름과 관계된 활동의 수행에도 어려움이 있어 도움을 필요로 한다. 특히 지역사회 활동들은 다른 활동들에 비해 더 많은 다양성들을 지니고 있어서 습득된 기술의 일반화가 어려운 지적장애 아동들은 다른 사람의 도움을 필요로 하게 된다.

7) 사회적 상호작용

지적장애가 심할수록 보호자나 또래 아동들에게 보이는 관심이 저하되어 있다. 이러한 아동들은 다른 사람의 요구에 반응하지 못하며, 의사표현에도 제한이 있다. 지적장애가 심하지 않아 자신의 의사표현이 가능하고 상호작용이 가능한 아동인 경우에도, 언어 및 의사소통 능력이 충분하지 못하여 다른 사람의 요구 사항에 대한 의미 해석에 오류가 발생하게 된다. 다른 사람에게 수용되는 행동과 그렇지 못한 행동의 기준을 명확하게 구분하지 못하고 반응하는 행동이 상황에 적절하지 않는 등 관계형성을 위한 행동이 부적절한 양상을 보이게 된다. 또한 때때로 사람들의 주의를 끌기 위해 과잉 행동을 보이기도 하는데, 이러한 행동이 오히려 관계형성에 장애물이 된다.

학령기가 되어 학교에 들어가게 되면, 언어적 혹은 비언어적 의사소통 능력의 부족과 학업 수행에서의 실패로 인해 대인관계는 더 위축되게 된다. 또한 지적장애 아동들은 사람들과의 관계뿐만 아니라 사회의 규범을 이해하고, 이와 관련된 기호를 이해하며, 이를 지키는 것에 대한 능력도 저하되어 있어 지역사회 활동 시 다른 사람의 도움을 필요로 하게 된다.

지적장애 아동들은 변화에 대한 적응능력도 떨어져 주거지나 학교 등의 생활환경이 바뀔 때마다 아동들이 받는 스트레스는 일반 아동보다 심하다. 다른 사람들로부터 거부당함과 상호작용의 제한, 구조화되어있지 않은 환경, 즐거움에 대한 경험 부족, 독립성의 저하로 인해 혼자 있는 상황이 거의 없는 환경, 현실성의 결핍으로 인해 생활에 대한 선택의 제한, 자신의 요구사항에 대한 전달의 어려움, 그리고 또래에 비하여 주어지는 역할이 적음 등의 문제는 지적장애 아동의 정서형성과 행동양상에 부정적인 영향을 주게 된다. 보편적으로 지적장애 아동들은 일반 아동들에 비하여 정서적인 어려움을 더 많이 보이며, 지적장애 아동의 10% 정도가 자해 행동이나 공격 행동을 보인다고 한다.

6 작업치료 평가

작업치료를 진행하기 위해 다양한 영역에 대한 평가를 실시하게 된다. 아동의 기본적인 발달부터 시작하여 감각처리능력, 운동계획을 포함한 실행 능력, 인지 수준 및 학습능력, 일상생활 수행의 독립성, 작업수행 능력, 사회적 상호작용 능력 등은 아동이 성장하여 사회의 한 구성원으로 자신의 역할을 잘 수행해 나가기 위해 습득해야 할 요소들을 포함하고 있다. 각 평가 영역과 관련된 대표적인 평가도구의 예는 표 20-7을 참고하여라.

표 20-7 지적장애 평가 영역과 평가도구

영역	세부항목	평가도구의 예
발달	대동작 발달, 소동작 발달, 언어발달, 사회성 발달	Denver developmental screening test II(DDST-II) Bayley scales of infant development III(BSID-III) Peabody developmental motor scale(PDMS)
감각처리 능력	촉각, 안뜰감각, 고유감각, 시각, 청각	Sensory profile(SP)과 SP-2 Sensory processing measure(SPM) Test of sensory functions in infants(TSFI)
실행능력	균형 및 체간 조절 양측 통합과 협응 운동계획능력 모방능력 움직임 예측 조절	Bruininks-Oseretsky test of motor proficiency(BOTMP-2) Movement assessment battery for children(MABC)
인지 발달 및 학습능력	집중력, 기억력, 지시 따르기, 놀이수준, 학습능력, 학습 준비 기술	Knox preschool play scale(KPPS) School function assessment(SFA) Lowenstein occupational therapy cognitive assessment (LOTCA) Dynamic occupational therapy cognitive assessment for children(DOTCA-Ch)
일상생활 활동	자조활동, 배변 관리, 가사 활동, 이동, 지역사회 활동	Functional independence measure(FIM) Modified Barthel index(MBI) Pediatric evaluation of disability inventory(PEDI)

영역	세부항목	평가도구의 예
작업수행	운동기술, 처리기술	Assessment of motor and process skills(AMPS) School AMPS The short child occupational profile(SCOPE) Canadian occupational performance measure(COPM)
사회적 상호작용	의사소통능력	Evaluation of social interaction(ESI)

7 작업치료 중재

작업치료 중재의 초점은 기능수준을 최대화하여 환경적 제한을 최소화하고 일상생활에서의 독립성을 최대화하는 것이다.

지적장애 아동들은 기술 습득을 포함한 전 영역의 발달속도가 정상 아동들에 비하여 늦고 한 상황에서 얻은 지식을 다른 상황에 적용하는데 어려움을 보인다. 따라서 지적장애 아동들의 발달 속도와 아동들이 발달할 수 있는 최적의 기능수준을 고려하여 치료 중재계획을 수립해야 한다. 조기 중재는 장애로 인한 영향을 최소화하고 아동이 도달할 수 있는 발달 수준을 향상시키는데 영향을 줌으로 매우 중요하다.

지적장애가 있는 영유아의 경우 아동의 부족한 발달 단계를 성취해 나가도록 촉진하는데 초점을 두고 접근하게 된다. 환경을 강화하고 자립성과 언어, 운동 기술이 발달되도록 돕고, 부모를 교육하고 지지한다. 아동이 성장함에 따라 특수교육 프로그램과 연계하여 아동의 인지능력이나 일상생활 활동에서의 부족한 부분들에 대한 훈련을 실시하게 된다. 청소년기가 되면 직업적으로 흥미 있는 분야를 찾아내 기술 습득을 위한 훈련을 실시하고 사회적 상호작용을 위한 기술과 성교육을 실시하게 된다. 또한 지역사회 내에서 이동을 위해 이용하는 교통수단이나 구조물들에 대한 적응 훈련도 실시한다.

작업치료의 기본 원칙은 아동의 현재 발달 수준에 초점을 맞추고, 지연되어 있는 능력을 향상시키는 것이다. 따라서 아동의 현재 수준에 맞추어서 치료를 진행하는 것이 대부분이지만 아동의 연령에서 요구되는 활동에 대한 접근을 병행하여 아동에게 앞으로 성취해야 할 것들에 대한 사전 경험을 제공하는 것이 필요하다.

1) 발달

아동은 태어나면서부터 외부환경과 상호작용하면서 신체적, 인지적 발달을 이루어 나가게 되는데, 임상적 원인이 있든 없든 지적장애 아동들은 이러한 외부 환경과의 상호작용이 정상 아동에 비해 저하되어 있어 발달 속도가 늦다. 작업치료사는 아동이 외부 환경과 효율적으로 상호작용할 수 있도록 도와줌으로써 아동이 발달 과업을 잘 이루어 나가도록 돕는 역할을 하게 된다.

대부분의 아동들이 약간 저긴장을 보이는데 이러한 아동들의 경우 근 긴장도를 촉진하여 운동발달을 도와야 한다. 체간 조절이나 목 조절 능력이 발달하지 못하면 아동은 안정성을 가질 수 없고 시각이나 상지를 이용한 환경 탐색도 제한되므로 아동의 운동발달이 적절하게 이루어지는 것은 추후 인지 발달에 중요한 요소이다. 또한 앉거나 서는 것에 대한 발달이 어느 정도 이루어져 있지만 균형 능력이 저하되어 있는 아동의 경우 정위반응(righting reaction)을 습득할 수 있도록 돕는 활동을 제공해 줌으로써 아동의 안정성을 향상시킬 수 있다.

운동 발달뿐만 아니라 주위 환경에 관심을 갖고 탐색할 수 있도록 환경을 변화시키고 현재 수준에서 약간의 도전이 되는 과제들을 제시함으로 아동이 흥미를 잃지 않고 지속적으로 환경과 상호작용을 해 나갈 수 있도록 도와주어야 한다. 다양한 감각놀이나 흥미 있는 장난감은 지적장애 아동들이 환경에 관심을 갖고 탐색해 보고자하는 의도를 갖기에 유용한 도구이다. 이 때 치료사가 탐색을 모두 도와주는 것이 아니라 아동이 가능한 한 스스로 수행해 볼 수 있는 환경을 조성하는 것이 중요하다 하지만 스스로 탐색이 어려운 아동이라면 치료사가 경험을 제공해 주는 방법을 활용해야 한다. 지적장애 아동들은 자신의 신체를 사용하여 환경을 탐색해 보는 것이 중요하며 이를 통해 전반적인 발달이 촉진된다.

2) 감각처리능력

각성 상태가 낮고 부모를 포함한 다른 사람과 상호작용하지 못하는 아동의 경우 아동의 주위 환경을 흥미롭게 조성하여 아동이 외부의 자극을 받아들이고 이에 대해 반응하도록 유도한다. 일반 환경보다 더 강화된 감각 환경은 아동이 외부 환경 자극에 좀 더 쉽게 반응하도록 돕는다. 심부압박(deep pressure)은 아동의 신체에 대한 자각을 증진시켜 아동이 자신의 신체에 대해 좀 더 인식할 수 있도록 돕는다. 자신의 신체에 대한 상이 형성되어 있어야 그 신체를 사용하여 환경 탐색이나 일상생활에 참여할 수 있으므로 스스로 손을 이용하여 사물을 탐색하는 것이 지연되어 있는 아동의 경우 신체상 형성에 대한 부분을 늘 염두해 두고 치료를 해야 한다. 신체상 형성이 어느 정도 이루어지게 되면 신체에 제공되는 촉각 자극의 양을 적절하게 조절하여 촉각 접촉에 대해 아동이 회피하지 않고 자극 위치를 쳐다보기, 혹은 더 탐색하기 위해 만져보기 등의 반응을 이끌어 낼 수 있다. 아동이 수동적으로 자극을 받아들이는 것에서 더 나아가 적극적으로 반응하도록 유도하는 것이 아동에게 도전이 되며 이를 통해 아동의 감각 처리 능력이 강화된다. 촉각 자극 에 대해 탐색해 본 경험이 없어 예민함이 나타나는 아동의 경우 심부 압박과 안뜰감각 활동을 포함한 점진적 탈감각화(desensitization) 방법을 이용하여 예민함을 감소시킬 수 있다.

감각처리의 어려움으로 인한 결과인 상체 흔들기, 손가락 소리내기와 같은 자기자극 행동뿐만 아니라 공격이나 자해 같이 대처하기 어려운 행동이 나타나는 심한 지적장애 아동들에게 그들이 필요로 하는 감각(예, 촉각, 안뜰감각)들을 적절하게 제공하면, 감각 추구의 행동 양상으로 나타나는 문제행동은 감소하게 된다.

수면 조절이 어려운 아동들의 경우 안뜰감각 자극이 갖고 있는 이완과 흥분의 두 가지 메커니즘을 적절하게 활용하면 아동의 수면 패턴이 향상되고 총 수면 시간이 증가되어 깨어있을 때 좀 더 적절한 각성 상태를 유지할 수 있게 된다.

다감각 환경을 제공하는 스노젤렌 치료의 경우 다양한 자극에 대한 탐색은 지적장애 아동들에게 즐거움을 제공하여 무미건조한 아동들의 삶을 밝게 해주는 효과가 있다. 상호작용이 어려운 아동들의 경우, 스노젤렌 치료실에서 아동의 몸이 이완되며 얼굴에 미소를 짓거나 편안한 표정을 보이게 되는데, 이를 통해 아동이 자극을 받아들이고 반응하는 것을 알 수 있다. 이러한 스노젤렌 치료실에서의 경험은 아동에게 행복감을 심어주고 삶의 의미를 제공하게 된다. 스노젤렌 치료실에서는 시각, 청각, 후각, 촉각, 안뜰감각 등 다양한 감각 도구들을 활용하게 되는데, 특히 후각자극의 활용은 아동의 반응을 한층 증가시키며, 청각과 촉각이 함께 포함된 안뜰감각은 아동을 편안한 상태로 이끌어 외부 자극에 대해 받아들일 준비를 시켜주고, 시각과 촉각자극은 환경에 대해 흥미로움을 제공하여 아동의 탐색을 강화시킨다. 반응이 적은 심한 지적장애 아동도 치료사의 도움을 받아 자극에 대해 느껴봄으로써 즐거움을 경험해 보는 것이 필요하다. 한가지 주의할 사항은 이러한 아동들은 감각 처리양이 적기 때문에 아동이 처리할 수 있는 적절한 양을 제공하는 것이 중요하다.

3) 실행능력

새로운 것을 학습하는 능력인 실행 능력은 아동 인지발달의 기초가 된다. 따라서 간단한 지시에 따라 신체의 움직임을 적절히 조절하고, 놀이를 직접 계획하여 구체화시켜 보는 활동에 대한 경험은 지적장애 아동의 인지적 학습 능력에 긍정적인 도움을 준다. 언어적 지시를 신체적인 움직임을 통해 구체화시키는 과정 속에서 신체는 다양한 감각들을 받아들이고 정보처리하게 된다. 생각을 구체화시켜 환경 안에서 조직화하여 결과물을 만들어 내는 경험을 통해 아동은 자신의 신체를 효율적으로 조절하고 더 나아가 생각을 구체적인 현실로 통합시키는 능력을 습득하게 된다. 이러한 능력을 경험하는 것에 그치지 않고 몸에 체득시키는 과정은 인지적 처리 과정이 기억을 통해 뇌에 저장되도록 하는 인지 훈련에 도움을 준다. 또한 신체를 섬세하게 조절해야 하는 다양한 움직임에 대한 경험은 지적장애 아동에게 자신의 신체를 목적에 맞게 효율적으로 사용할 수 있다라는 자신감을 심어주게 된다.

4) 인지 발달 및 학습능력

주의 집중력의 문제는 학습을 위한 기초 능력이므로 작업치료사는 지적장애 아동들이 적절한 집중력을 가지고 학교 수업에 참여할 수 있도록 하는데 관심을 가져야 한다. 집중력 향상을 위해서는 아동의 기본적인 주의집중 능력을 향상시키는 것과 환경적 변화를 통해 아동이 좀 더 쉽게 집중할 수 있도록 돕는 것이 병행되어야 한다. 인지적 처리에 방해가 되는 요소들을 제거해 주고, 집중해야 하는 자극과 집중할 필요가 없는 자극에 대한 차이를 명확하게 하며, 집중이 필요한 부분들이 부각되도록 하여, 아동이 집중해야 하는 대상을 쉽게 인지하고 집중할 수 있도록 환경을 구성해 주어야 한다. 또 아동의 흥미와 해결해야 할 과제를 연결시켜 아동이 좀 더 쉽게 집중을 유지할 수 있도록 도울 수 있다.

지적장애 아동들은 정보처리의 양이 제한되어 있고, 기억 처리과정에서 자동화와 유창성 수준에 도달하기 위해서는 또래 아동들보다 더 많은 시간을 필요로 한다. 그러므로 하나의 정보를 이해하고 기억하기 위해서는 단계를 세분화하여 단순화시키고 이를 반복 훈련해야 한다. 두 가지 자극의 차이에 대한 구분에 어려움이 있는 경우, 초기 자극은 차이가 큰 것을 활용하고 점차 차이가 작은 것에 대한 훈련으로 옮겨가야 한다. 또한 단순히 자극의 차이를 아는 것뿐만 아니라, 적절한 자극과 부적절한 자극을 구별하기 위한 의사결정 규칙도 가르쳐야 한다. 이러한 활동은 자극을 선택하거나 버리는 능력이 습득되도록 돕는다.

지적장애 아동들의 인지 훈련은 신체적인 움직임이 함께 제공되는 인지 활동부터 시작하면 아동의 흥미를 유도하기 쉽고, 즐거움과 인지 처리 과정을 연합시키는 장점이 있다. 새로운 사물이나 신호를 습득하기 위해서는 아동이 좋아하는 사물이나 활동부터 시작하면 아동의 능력을 극대화할 수 있다. 제시된 과제를 의미 있는 부분으로 나누어 조직화하기, 기억을 위한 강화물 활용하기, 시범보이기, 일정한 간격을 두고 반복 연습하기 등을 통해 인지적 정보처리의 경험을 제공할 수 있다.

5) 일상생활활동

발달기에 있는 아동에게 일상생활활동 훈련은 매우 중요하다. 이러한 훈련을 통해 아동은 생활 속에서 이루어지는 활동에 대해 스스로 수행할 수 있다는 자신감을 얻게 되고, 학습을 포함한 다른 영역의 훈련에 긍정적인 도움을 준다. 또한 아동이 자조활동 측면에서 어느 정도 스스로 독립성을 지니고 수행할 수 있게 된다면 중등도 이상의 능력도 기대해 볼 수 있다.

일상생활동작 훈련이 성공하기 위해서는 신체상에 대한 습득이 선행되어야 하며 주위 환경에 대한 관심이 있어야 하고 옷이나 음식, 변기 등의 사물에 대한 개념 발달이 먼저 이루어져야 한다. 하지만 종종 선행 발달 요소들이 충분히 충족되지 않은 상태에서도 훈련을 실시할 수 있는데, 이런 경우 일상생활활동 훈련을 통해 선행 발달 요소들의 발달을 촉진할 수 있고 자신이 앞으로 수행해야 할 과제를 경험함으로써 일상생활활동 습득 시기를 앞당길 수 있다. 독립적으로 수행이 어려운 경우, 부분적으로라도 함께 참여하도록 유도함으로써 활동에 대한 경험을 제공하고 스스로 수행했다는 성취감을 심어줄 수 있는데 이러한 경험은 아동 스스로 일상의 과제들을 수행하도록 유도하는데 중요한 부분이다.

일상생활활동의 습득은 각 영역의 과제들을 세분화하여 가장 쉬운 단계부터 훈련을 시작하고, 한 단계씩 추가하여 단계를 확장시킨 후 전체의 단계로 연결시켜 주게 된다. 각 단계의 수행 기술 습득을 위해서는 반복 훈련이 필요하다.

먹기는 입에 손을 가져가는 훈련부터 시작하여 손으로 음식을 직접 다루도록 하고 그 이후 숟가락이나 포크 등의 도구를 사용하는 훈련을 진행한다. 의복 활동은 벗기에 대한 훈련을 먼저 시작하는데, 모자나 양말을 벗는 것부터 시작하여 신발, 하의, 상의의 순서로 훈련을 진행한다. 입는 것은 모자나 양말, 하의, 신발, 상의, 그리고 지퍼와 단추 채우기의 순서로 훈련을 진행한다. 화장실 훈련은 용변 보는 환경에 적응하는 것과 의사표현 하는 것에 대해 훈련을 시킨 후 변화된 환경(기저귀가 아닌 변기의 사용)에서 직접 용변을 보는 것에 대한 경험을 제공하여 변기 사용에 대해 인식시킨다. 그 후 변기 사용을 일반화시키면서 용변 후 닦는 것과 물을 내리는 등의 위생관리 영역에 대한 훈련을 진행한다. 개인 위생활동은 손 씻기부터 훈련을 시작하게 되며 양치질하기, 얼굴 씻기, 치장하기, 몸 씻기 등의 순서로 진행할 수 있다.

6) 작업수행

지적장애 아동들이 지역사회에서 좀 더 독립성을 지니고 생활할 수 있도록 하기 위해서는 작업수행에 대한 기능적인 훈련이 반드시 이루어져야 한다. 아동의 관심과 흥미를 알아내고 기술 습득에 대한 아동의 능력을 파악한 후 바로 습득 가능한 것과 나중에 습득해야 할 것의 순서를 정하여 목표를 설정한다. 아동에게 목표로 설정된 과제의 수행을 훈련시키려면, 아동이 수행할 수 있고 수행한 과정을 기억할 수 있는 최소 단계를 결정하는 것이 중요하다. 최소 단계는 지적장애 아동의 과제 수행에 대한 훈련 과정을 순차적으로 순서화하는데 근거가 된다. 치료는 각각의 단계에 대한 훈련 후에 단계와 단계를 결합하여 연결시켜 줌으로써 하나의 전체 과제를 수행할 수 있도록 유도할 수도 있고 최소 단계의 훈련 후 하나의 작은 단계를 점차적으로 더해 갈 수도 있다. 또한 새로운 기술의 습득을 위하여 강화물을 이용할 수 있다. 과제 수행에 대한 보상으로써의 강화물은 훈련의 후반부로 갈수록 점차 강화물을 감소시키거나 간헐적으로 강화물을 제공하여 아동에게 과제 수행에 대한 보상으로써의 강화물의 의미를 약화시켜 강화물이 없이도 과제수행이 가능하도록 유도한다.

지적장애 아동들에게 새로운 기술을 습득시킬 때 가장 중요한 것은 과제에 대한 난이도 조절이다. 이러한 난이도는 과제의 단계를 단순화시키거나 방법을 변형함으로 가능하다. 이를 위해서는 작업치료사가 과제 수행의 전형적인 방법만이 아닌 다양한 방법에 대한 아이디어를 갖고 있는 것이 중요하다. 그리고 그 다양한 방법들이 사회문화적으로 수용 가능한지에 대해 고민을 해야 한다.

7) 사회적 상호작용

지적장애 아동들은 다른 사람과의 상호작용을 통해 기쁨을 누릴 가치가 있는 존재이다. 따라서 아동들의 기본적인 의식주를 해결해 주는 것에서 더 나아가 장애 아동들이 느끼고 즐길 수 있는 대상물을 만들어 주어야 한다. 이를 통해 얻게 되는 사랑, 재미, 다른 사람과의 공통의 관심사 등은 관계 형성에 기초가 된다.

지적장애 아동들이 학교에 들어가면 학업 내용, 청소년 시기가 되면 직업훈련에 집중하게 되는데 이때 대부분의 사람들은 새로운 지식이나 기술의 습득에만 집중하게 된다. 하지만 지적장애 아동들 스스로 자신이 느끼는 것, 생각하는 것, 원하는 것, 필요로 하는 것 등에 대해 표현할 수 있도록 도와주는 것이 필요하다. 이러한 기술들은 지적장애 아동이 이미 배운 기술을 새로운 상황에 적응시키고, 더 나아가 사회적응에 성공하는데 매우 유용한 기술들이다. 따라서 생각한 것이나 필요로 하는 것에 대해 표현하는 것을 강화시켜, 아동이 자신에 대해 집중할 수 있도록 돕고 자신의 느낌에 대해 표현하도록 유도해야 한다.

언어적 표현에 어려움이 있는 아동의 경우 대체 언어를 사용하여 자신의 의사를 표현할 수 있도록 훈련시켜야 한다. 지적장애가 심하여 반응이 거의 나타나지 않는 아동의 경우에도 최소한 싫은 것과 좋은 것에 대해서는 반응할 수 있도록 도와주어야 한다. 이에 대해 훈련할 때에는 보통 싫은 것에 대한 표현을 습득하는 것이 먼저 이루어진다. 그 다음에 좋아하는 것에 대한 인식, 그 후 싫어하는 것과 좋아하는 것을 구분하여 반응하도록 유도하는 단계를 통해 사람이나 장소, 상황에 대한 의사표현을 훈련시킬 수 있다.

지적장애 아동들이 사회에서 성공적으로 통합되기 위해서는 사회적 관습이나 규칙을 지키는 것에 대한 훈련이 필요하다. 사회규범과 관련된 기호나 암묵적인 약속에 대한 이해 및 이를 지키는 것에 대해 훈련하는 것은 아동이 사회의 한 구성원으로 다른 사람들과 함께 살아가기 위해 반드시 필요하다.

지적장애 아동들이 자신의 필요에 민감하지 못하더라도 아동들이 지닌 여러 가지 어려움들로 인해 정서적인 문제나 행동상의 문제를 보일 수 있다. 따라서 아동들이 다른 사람들에게 받아들여지는 긍정적인 수용을 통해 얻게 되는 관계의 기쁨에 대한 경험이 필요하다. 이를 위해서는 주위 사람들의 인식 변화와 수용적인 태도가 필요하므로 지적장애 아동들과 이해관계에 있는 사람들을 대상으로 한 인식 전환교육이 필요하다.

8) 보호자 교육

지적장애 아동들이 성장할 때 환경을 어떻게 조성하여 주는 지에 따라 최종적인 지적장애 수준이 영향을 받게 된다. 따라서 아동의 발달수준에 따라 주위 환경을 풍부하게 해 주어 아동의 탐색을 촉진시키는 것이 중요한데, 이는 치료실이나 조기 교육 현장에서만 이루어지는 것으로는 충분하지 않다. 집에서 아동이 생활하는 동안, 혹은 집이 아닌 다른 환경 안에 있는 동안 아동이 충분히 환경을 느끼고 탐색할 수 있도록 도와주는 것이 필요한데, 그러기 위해서는 보호자의 노력이 무엇보다 중요하다. 아동의 현재 수준에서 발달을 촉진시키기 위하여 필요한 부분들과 이를 실제 환경에 적용시킬 아이디어를 보호자에게 제공하고 아동에게 사용할 적절한 전략에 대해 보호자와 함께 고민하는 것이 필요하다. 또한 아동의 장래에 대하여 구체적으로 고민하도록 유도하고 유용한 정보를 제공하는 것 또한 작업치료사의 역할이다.

또 사회 속에서 성공적으로 살아가기 위하여 다른 사람과의 관계 형성에 관심을 가져야 한다. 다른 사람들이 지적장애 아동을 인격체로서 존중하고 아동의 능력을 고려하여 역할을 부여할 수 있도록 하기 위해서는 관련 사람들을 대상으로 한 인식 전환교육이 필요하다.

8 예 후

지적장애는 의학적인 상태와 환경적 요인에 따라 예후가 달라질 수 있어 조기 중재가 중요하다. 경도 지적장애 아동의 경우 피아제의 인지발달 구분을 기준으로 볼 때 구체적 조작 단계까지 인지발달을 이루는 것이 가능하고, 성인이 되면 가정에서 독립적인 일상생활을 수행하는 것과 지역사회에서 한 구성원의 역할을 담당하는 것이 가능하다. 또한 간단한 기술을 요하는 직업 활동도 할 수 있다. 하지만 간혹 새로운 환경적 변화에 따라 약간의 도움을 필요로 할 수도 있어 환경 변화에 대한 적응능력을 향상시키는 것은 경도 지적장애 아동이 사회 속에서 진정한 독립성을 지니고 살아가는데 중요한 부분이다. 중등도 지적장애 아동은 얼마간의 도움을 받아 자조활동이나 가사활동의 수행이 가능하며 지도 감독아래 지역사회 활동이나 보호 작업장에서의 직업 활동이 가능하다. 중도 지적장애 아동은 지속적인 보호자의 도움을 필요로 하지만 간단한 자조활동이나 가사활동은 조금씩 수행 가능하다. 최중도 지적장애 아동은 기본적인 일상생활활동의 수행도 보호자의 전적인 도움을 필요로 하며, 자신의 의사표현 및 단순한 한 단계 활동도 도움을 받아야 수행 가능하다. 이들에 대한 작업치료의 목표는 환경적 자극에 대한 반응을 통해 삶을 즐길 수 있도록 하는데 있다.

재활치료 서비스와 특수 교육, 그리고 보호자의 환경 조성에 대한 노력은 지적장애 아동의 기능 수준을 향상시켜 일상생활에서의 독립성을 높이며 지역사회에서 한 구성원으로서 역할을 담당할 수 있도록 해준다. 따라서 이들 세 요소는 지적장애 아동의 예후에 중요한 변수이다.

제 21 장

자폐스펙트럼장애

1 정 의

자폐스펙트럼장애(Autism Spectrum Disorder : ASD)는 언어적·비언어적 의사소통의 장애, 사회적 상호작용의 질적인 장애, 상동행동 및 관심의 제한을 주 증상으로 하는 발달성 장애이다. 미국정신의학협회가 출판한 정신장애 진단 및 통계 편람(DSM-Ⅳ-TR)에서는 이런 특성을 가진 장애를 전반적 발달장애(pervasive developmental disorder : PDD)로 명명하였다. PDD에는 자폐장애, 아스퍼거 증후군, 레트 증후군, 소아기 붕괴성 장애, 달리 분류되지 않는 전반적 발달장애가 포함되어 있었다(APA, 2000). 그러나 DSM-5에서는 자폐장애, 아스퍼거 증후군, 소아기붕괴성 장애, 달리 분류되지 않는 전반적 발달장애(PDDNOS)를 자폐스펙트럼장애로 통합하였고 레트증후군은 제외되었다(APA, 2013). 이는 자폐스펙트럼장애의 행동과 증상이 개개인마다 매우 다르며, 심각도의 수준도 매우 다양하여 아동의 작업수행에 영향을 미치는 것은 매우 다르기 때문이다.

표 21-1 자폐스펙트럼장애의 DSM-5 진단기준

A. 다양한 맥락에 걸친 사회적 의사소통과 사회적 상호교류의 지속적인 장애로, 현재 또는 발달력상에서 다음 모든 양상이 나타난다(예로 든 것은 실제 예를 보여주기 위함이며, 해당되는 예를 모두 망라한 것은 아니다).
   1. 사회-정서적 상호성의 결함(예, 비정상적인 사회적 접근과 정상적인 대화의 실패, 흥미나 감정 공유의 감소, 사회적 상호작용의 시작 및 반응의 실패)
   2. 사회적 상호작용을 위한 비언어적 의사소통 행동의 결함(예, 언어적, 비언어적 의사소통의 불완전한 통합, 비정상적인 맞춤과 몸짓 언어, 몸짓의 이해와 사용의 결함, 얼굴 표정과 비언어적 의사소통의 전반적 결핍)
   3. 관계발전, 유지 및 관계에 대한 이해의 결함(예, 다양한 사회적 상황에 적합한 적응적 행동의 어려움, 상상 놀이를 공유하거나 친구 사귀기가 어려움, 동료들에 대한 관심 결여)

B. 제한적이고 반복적인 행동이나 흥미, 화동이 현재 또는 과거력상 다음 항목들 가운데 적어도 2가지 이상 나타난다(예로 든 것은 실제 예를 보여주기 위함이며, 해당되는 예를 모두 망라한 것은 아니다).
   1. 상동화 되고 반복적인 움직임, 사물의 사용, 말(예, 단순한 운동 상동증, 장난감 줄 세우기, 사물을 튕기는 행동, 반향어, 특이한 문구 사용)
   2. 동일성에 대한 고집, 일상적인 것에 대한 융통성 없는 집착, 또는 의례적인 언어나 비언어적 행동 양상(예, 작은 변화에 대한 극심한 고통, 변화의 어려움, 완고한 사고방식, 의례적인 인사, 같은 길로만 다니기, 매일 같은 음식 먹기)
   3. 강도나 초점에 있어서 비정상적으로 극도로 제한되고 고정된 흥미(예, 특이한 물체에 대한 강한 애착 또는 집착, 과도하게 국한되거나 고집스러운 흥미)
   4. 감각정보에 대한 과잉 또는 과소반응, 또는 환경의 감각 영역에 대한 특이한 관심(예, 통증/온도에 대한 명백한 무관심, 특정 소리나 감촉에 대한 부정적 반응, 과도한 냄새맡기 또는 물체 만지기, 빛이나 움직임에 대한 시각적 매료)

C. 증상은 반드시 초기 발달시기부터 나타나야 한다(그러나 사회적 요구가 개인의 제한된 능력을 넘어서기 전까지는 증상이 완전히 나타나지 않을 수 있고, 나중에는 학습된 전략에 의해 증상이 감춰질 수 있다).

D. 이러한 증상은 사회적, 직업적 또는 다른 중요한 현재의 기능 영역에서 임상적으로 뚜렷한 손상을 초래한다.

E. 이러한 장애는 지적장애(지적발달장애) 또는 전반적 발달지연으로 더 잘 설명되지 않는다. 지적장애와 자폐스펙트럼장애는 자주 동반된다. 자폐스펙트럼장애와 지적장애를 함께 진단하기 위해서는 사회적 의사소통이 전반적인 발달 수준에 기대되는 것보다 저하되어야 한다.

2 유병률

자폐스펙트럼장애의 유병률은 증가하고 있다. 자폐스펙트럼장애 아동의 유병률은 대체로 1만 명당 1명으로 보고하고 있으며, DSM-Ⅳ의 발표 이후 역학연구에서 보고되는 유병률은 1만 명당 10~16명 정도이다. 이런 높은 비율은 DSM-Ⅳ 진단기준의 확장, 증가된 인식, 연구방법의 차이를 반영하는지 아니면 실제로 자폐스펙트럼장애의 빈도 증가를 반영하지는 아직 불분명하다.

자폐스펙트럼장애는 상류층에서 많이 발병한다고 하였으나. 최근의 연구에서는 자폐스펙트럼장애의 유병률은 모든 인종과 사회경제적 수준에서 비슷한 것으로 생각되고 있다. 우리나라에서는 2011년 대규모 전수조사를 통해 발표한 유병률은 2.64%로 나타났다.

3 원 인

1) 자폐스펙트럼장애 관련 유전자

유전적 요인은 자폐스펙트럼장애의 가장 강력한 원인 가운데 하나로, 자폐스펙트럼장애의 쌍생아 간 일치율은 일란성 쌍생아에게서는 70~90%, 이란성 쌍생아에게서 10% 전후이다. 또한, 형제간의 일치율은 0~17%로 다양하게 보고되고 있으며, 형제에게서의 상대 위험도는 일반인구의 약 25배인 것으로 추정된다. 현재까지 약 50여 개 유전좌위에 위치한 100여개의 다수 유전자가 ASD의 발생과 다양한 방식으로 관련이 있는 것으로 나타났다.

2) 뇌영상

최근 연구에서 자폐스펙트럼장애의 뇌의 구조, 연결성, 기능의 이상을 보고하고 있다. 변연계와 ventral occipitotemporal cortex(복부 후두 피질) 내에 있는 lateral fusiform gyrus(외측 방추회) 등의 연구에서 얼굴 자극의 인식과 구별이 어려우며, 얼굴 표정을 통해 타인의 감정을 인지하거나 정서를 조절하는 등 소위 사회적 뇌(social brain)의 구조와 기능에 대한 연구가 이루어졌다.

3) 신경전달물질

자폐스펙트럼장애에 대한 생물학적 연구에서 신경전달물질의 이상에 대한 연구가 많이 이루어졌다. 일부 연구에서는 뇌의 흥분성 신경과 억제성 신경의 불균형이 시사되는데, 이는 가바 시스템(GABAergic system)의 억제, 뇌 발달과정에서 세로토닌 시스템의 불균형이 원인이 보고되었다.

4) 환경요인

자폐스펙트럼장애의 환경적 요인은 주산기 감염, 조산이나 둔위분만, 저체중아, 출생 시 호흡기 부전 등의 주산기 관련 위험요인, 고연령 임신, 유기인산 화합물, 중금속 등 다양한 비특이적 위험인자가 자폐스펙트럼의 위험 원인이 될 수 있다. 하지만 이 가운데 어떤 것도 자폐스펙트럼장애의 환경요인으로 확증된 것은 아니다. 그러나 다양한 환경요인이 자폐스펙트럼장애 발생에 영향을 미칠 가능성을 완전히 배제하기 어렵고, 최근에는 환경요인 단독에 의한 것이라기보다는 유전자-환경 상호작용의 결과에 따른 것으로 생각되고 있다.

4 특 징

1) 사회적 의사소통의 결핍

(1) 사회 · 정서적 상호작용의 결핍

영유아기에 성인이 얼러주거나 미소짓게 하려는 시도에 관심이 없거나 부적절한 반응을 보인다. 또한 타인과 상호작용을 시작하려는 의도를 가지고 접근하려는 시도가 적고 다소 이상한 방식으로 시작하는 경우가 있다. 청소년이나 언어가 유창한 자폐스펙트럼장애 아동의 경우 대화를 나눌 때 자기 자신의 관심사에 대해 일방적으로 이야기 하거나, 상대방의 반응을 고려하지 않는 특성이 보이기도 한다.

(2) 언어와 비언어적 의사소통의 결핍

영유아기에 가장 흔한 문제점은 눈맞춤이다. 거의 눈맞춤을 하지 않거나 가끔 쳐다본다. 자폐스펙트럼장애 아동의 경우 말의 높낮이가 단조롭고, 억양이 독특하며, 언어의 톤이 너무 높거나 낮은 경우가 많고, 말의 크기나 리듬이 독특한 경우도 많다. 언어의 지연이 있어서 언어표현이 유창하지 못하며, 이를 보완하기 위해 비언어적 의사소통을 잘 사용하지 않는다. 비언어적 의사소통에서 타인에게 관심 있는 사물을 가리켜 보여줌으로써 관심을 유도하는 행동을 거의 하지 않고, 타인이 가리키는 방향을 함께 주시하지 않는 경우가 많다.

(3) 또래 관계 형성의 어려움

자폐스펙트럼장애를 가진 아동은 또래에 대한 관심이 적고 관심을 많이 나타내지 않는다. 4~5세가 지나서도 또래가 집단으로 참여하는 놀이나 규칙을 가지고 주고받는 놀이, 서로 협동이 필요한 역할놀이나 상상놀이를 하지 못한다.

2) 행동, 관심, 활동의 반복적, 상동적 양상

(1) 상동화되고 반복적인 움직임

자폐스펙트럼장애의 가장 흔한 움직임은 손가락을 튕기거나 꼬는 것, 빙글빙글 돌기, 아래위로 뛰기, 사물의 부분에 집착하거나 하는 등 운동상동증과 같이 행동을 상동화하거나 반복적인 움직임을 하는 것이다.

(2) 반향어

언어의 형태로 상대방의 말을 그대로 따라 하거나, 과거에 들었던 이야기를 반복하는 등 상동적 특성이 나타나기도 한다.

(3) 변화에 대한 어려움

일상규칙을 그대로 반복하려고 하거나 때로는 집착하기도 하며, 하나에서 다른 것으로 전환이 어려워 같은 옷이나 음식만을 먹으려 하는 것으로 나타나기도 한다. 사고패턴에서도 융통성이 없어 사소한 변화에 어려움을 겪는다.

(4) 제한되고 고정된 관심

관심사의 대상이 질적으로 특이하거나(예, 신호등, 화장실, 뱀 등) 강도가 너무 심하고, 한정적이거나, 시간의 흐름에 변화가 없고(예, 공룡, 자동차 등) 너무 제한적이고 고정된 관심을 가지고 있다.

(5) 기타행동

까치발 들기, 자해, 공격적 행동 등이 드물지 않게 나타난다.

(6) 지능과 인지적 결손

자폐스펙트럼장애 아동의 70~75%는 지적장애를 동반하고 있으며, 시공간 지각이나 단순기억은 상대적으로 양호하나 문장의 배열이나 추상적 사고에서는 어려움을 가지고 있다. 지능이 낮을수록 사회적 발달에서 더 심한 손상을 보이며 상동행동과 자해행동 같은 반응을 더 많이 보여 예후가 나쁜 것으로 알려져 있다.

5 문제점

1) 사회참여

사회적 문제는 자폐스펙트럼장애의 가장 큰 특징 중 하나이다. 다른 사람과의 눈맞춤을 하지 않거나 피하고, 상황에 맞지 않는 행동을 하고 또래와 놀기보다는 혼자 놀기를 선호한다. 일반적으로 어린 아동의 경우 다른 아동과의 사회적 참여를 하기 위하여 모방을 시작한다. 학령 전기 아동들은 좀 더 향상된 의사소통 능력, 긍정적인 정서, 갈등 조절을 보여주며 사회적 참여한다. 하지만 자폐스펙트럼장애 아동은 모방, 의사소통 능력, 다른 아동과 유사한 흥미를 공유하거나 상상놀이의 어려움이 있다. 자폐스펙트럼장애 아동들이 십대 청소년과 성인이 되기 시작하면 사회적 고립, 구직의 어려움, 정신건강의 어려움을 가질 수 있으며, 사회적 참여가 매우 낮을 수 있다.

자폐스펙트럼장애 아동이 보이는 사회적 손상유형은 4가지가 있다. 무관심, 수동적 태도, 상황에 적절치 않은 행동, 지나치게 형식적인 유형 등이 있다. 무관심 유형의 특징은 혼자 구석에서 반복적이고 상동적인 행동을 하며 시간을 주로 보내고, 다쳤을 때 부모에게 알리지 않고 통증에 대해 거의 반응하지 않고, 어린 시절 부모와 떨어지는 것에 대해 불안해하지 않는다. 수동적 유형의 특징은 자신이 관심을 가지고 있는 물건을 가리키는 일이 없으며 원하는 물건이나 사람 옆에 가까이 서 있기만 하고, 놀이나 욕구를 자발적으로 찾으려 하지 않는다. 상황에 적절치 않은 행동을 보이는 유형은 아무에게나 이야기를 하며 전혀 모르는 사람에게도 기꺼이 다가간다. 자신의 관심사가 있는 경우 주변 상황에 개의치 않고 확인하려 하거나 몰두하고 눈맞춤을 회피하지 않고 뚫어지게 바라봐 사람들을 당황스럽게 한다. 모르는 사람에게 상황에 맞지 않는 비언어적 표현(껴안기, 뽀뽀하기, 매달리기 등)을 하기도 한다. 지나치게 형식적인 유형은 과도하게 규칙을 철저히 지키며 누군가 규칙을 위반하면 화를 내고 무례하게 행동하는 유형을 말한다.

이러한 자폐스펙트럼장애 아동의 특징은 사회참여의 어려움을 초래한다. 따라서 아동의 언어적 그리고 사회 인지적 기술 등을 도와야 하며, 완전한 사회통합을 위하여 지역사회 활동에 참여할 수 있도록 인식이 향상되어야 할 것이다.

2) 놀이

자폐스펙트럼장애 아동들의 놀이는 제한적 행동을 보이거나 비전형적인 놀이를 보이지만, 그들 나름의 놀이를 선택하고 시행한다. 유아기 때는 사물에 대한 극단적인 집착과 일반적이지 않은 사용 예를 들어 물건을 줄지어 늘여놓거나 물건을 돌리는 등의 놀이로 나타난다. 또한 비전형적인 사물의 시각탐색, 사물

형태의 집착, 사물에 대한 반복적인 사용을 보인다. 자폐스펙트럼장애 아동들은 또래 연령 아동들과 다른 감각탐색을 하며 주로 기능적 놀이를 자주 선택한다. 기능적 놀이는 장난감 차를 밀거나, 장난감 숟가락을 입에 넣거나, 기차를 미는 것과 같이 사물을 사용하는 것으로 구성되어 있다. 기능적 놀이를 수행하지만 일반아동과 비교하여 다양성이 부족하며 반복적인 양상을 보인다. 또한 상상력을 필요로 하는 놀이를 할 수 없고 놀이 중에 융통성이 필요할 때 자신의 규칙에서 벗어나 불쾌해하고 싫어한다.

3) 수면

자폐스펙트럼장애 아동은 잠들거나 수면을 유지하는데 어려움을 느끼며, 일찍 깨는 경향이 높다. 자폐스펙트럼장애 아동의 수면과 관련된 연구에서 수면장애의 발병률이 40~70% 정도로 높게 나타났으며, 자폐스펙트럼장애 아동의 부모 또한 수면장애를 경험한다고 보고하였다. 자폐스펙트럼장애 아동의 수면장애는 하루 중 각성에 영향을 미쳐 자폐스펙트럼장애 아동의 각성상태가 자주 변화하여 지나치게 활발하거나 극도로 움직이지 않으려는 등 행동에서의 문제점과 관련되어 있다.

4) 일상생활활동

자폐스펙트럼장애 아동은 일상생활 기술의 결여가 관찰된다. 특히 식사하기, 구강관리 그리고 대소변 활동에서 특별하게 어려움을 가진다고 보고하였다. 이는 자폐스펙트럼장애 아동의 감각처리의 어려움과 관련되어 있다. 옷입기는 옷감의 재질, 소매의 끝이 피부에 닿는 것, 고무줄 허리 밴드, 목 뒤에 있는 상표가 닿는 것과 같은 촉각처리가 필요하며, 목욕하기는 물의 온도, 비누와 샴푸의 향기, 머리를 뒤로 숙여 머리를 감는 등 촉각과 안뜰감각, 대소변 보기에는 물이 내려갈 때의 소리와 변기에 닿는 느낌 등 다양한 감각을 받아들이고 처리하는 과정이 필요하다. 하지만 자폐스펙트럼장애 아동은 다양한 감각을 경험하고 수행하는 것이 어려울 수 있으며 이를 거부하게 된다.

5) 교육

과제를 수행하기 위한 집중 시간이 짧고, 추론을 하는데 어려움이 있으며 사고가 완고하다. 하지만 자폐스펙트럼장애 아동들의 교육적 요구는 아동마다 다양하며, 그들의 능력 범위가 넓은 것을 감안할 때 학업을 할 수 있는 교실과 사회활동이 필요하다. 자폐스펙트럼장애 아동은 일상적인 활동에 변화가 생기거나 시각적, 청각적 자극을 받을 경우 불안해 하는 특성을 가진다. 그리므로 이들의 불안을 감소시켜 주기 위해서는 사전에 자폐스펙트럼장애 아동의 특성을 고려한 물리적 교육환경을 위해 교실 환경을 구조화해 줄 필요가 있다.

6) 감각처리능력

자폐스펙트럼장애 아동과 감각처리 문제는 1960년대부터 계속 연구되어 왔다. 기계 소리를 무서워하고 볼링핀이 넘어지는 것을 반복적으로 보고, 그네 움직임을 찾고, 물건을 씹거나, 깜박이는 불빛을 보는 행동은 감각처리의 어려움에서 기반한 행동이며, 자폐스펙트럼장애 아동의 그물체활성시스템(reticular activatin system)이 부적절하게 기능하여 과거와 현재의 감각경험을 연결하는 것을 통해 배우는 아동들의 능력이 손상되어 있다고 보고되었다.

최근 자폐스펙트럼장애 아동의 69~93%가 감각처리의 어려움을 보이며 이로 인해 그들의 발달에 영향을 받고 있으며, 개인마다 다양한 행동 양상을 보이고 있다고 보고하였다. 신경학적 과소반응과 과민반응뿐 아니라 행동학적으로 감각추구의 모습을 보이고 있으며 이러한 감각처리의 결함은 자폐스펙트럼장애의 아동의 다양한 참여활동과 일상생활기술, 수면활동, 자기관리, 구강위생관리, 놀이 그리고 가족활동에서의 어려움과 연결되며 영향을 미칠 수 있다.

7) 실행능력

자폐스펙트럼장애 아동의 대동작 운동기술은 낮은 근 긴장도를 보이고, 동시수축과 관절의 안정성이 부족하다. 자세조절에 어려움을 보여 직립자세 유지가 어렵고, 대근육 운동 협응 능력, 운동계획 능력이 부족하여 새로운 활동을 시도하거나 배우기가 어렵다.

구강운동기술은 낮은 근 긴장도로 과다한 침 흘림을 보일 수 있고, 구강실행증이나 입 주변의 촉각 과민성 등으로 모방이나 발음 등 언어적 표현에 문제가 있을 수 있다.

6 작업치료평가

자폐스펙트럼장애는 광범위한 발달의 영역에 장애를 가져오므로, 작업치료사는 발달의 다양한 영역에 대한 평가를 수행해야 한다. 진단과 평가 과정은 아동의 나이와 평가하려는 항목이 다를 수 있으며, 아동의 증상은 환경과 상황에 따라 다양하게 나타날 수 있으므로 진단할 때는 여러 사회환경에서 관찰된 정보를 얻는 것이 중요하다. 직접적인 관찰과 다른 전문가의 평가, 부모가 제공하는 과거력 등 다양한 출처에서 정보를 얻고, 아동의 문제 뿐 아니라 강점과 능력, 다양한 영역의 현재 기능수준을 평가하는 것이 중요하다. 그 외 과잉행동, 자기자극행동, 자해, 변화에 대한 저항 등 특정한 문제행동이 미치는 영향에 대해서 정보를 얻고 가족과 협력하여 우선순위를 결정하고 치료를 계획하는 것이 좋다.

자폐스펙트럼장애 아동을 평가하기 위해서는 평가전략이 필요하다.

(1) 평가를 시작하기 전에 아동이 평가하는 장소, 치료사와 친숙해지도록 하고, 과제 사이에 휴식을 취하도록 한다.

(2) 부모와 함께 하는 것을 허락하며, 과제를 완수하기 위한 동기부여와 보상을 활용한다.

(3) 선호 및 비선호 과제들의 검사 순서를 바꾸어 검사를 실행한다.

자폐스펙트럼장애 아동을 평가하기 위한 선별검사와 진단검사의 예는 표 21-2를 참고하면 된다.

표 21-2 자폐스펙트럼장애 진단검사

평가도구	내용
영유아 자폐 점검표 (checklist for autism in toddlers, CHAT)	• 16 ~ 30개월의 영유아에게 사용 • 자폐 선별(screening)도구 • 사회적 놀이, 또래에 대한 사회적 관심, 상상놀이, 관심공유, 요구사항이나 관심을 나타내는 행동, 운동발달, 기능적 놀이
자폐행동 점검표 (autism behavior checklist, ABC)	• 18개월 ~ 35세 • 자폐 진단도구 • 영유아발달과 관련된 감각, 신체개념, 언어, 자립 영역에 해당하는 57개 문항으로 구성
자폐진단 면담지 (autism diagnostic interview-revised, ADI-R)	• 18개월 ~ 2세 영유아에게 사용 • 자폐 진단도구 • 치료사가 영유아의 부모와 직접 상담하는 면담지 • 상호적 사회작용, 의사소통과 언어, 상동적 행동
아동기 자폐평정척도 (childhood autism rating scale, CARS)	• 2세 이상의 아동 • 자폐 진단도구 • 사람과의 관계, 모방, 정서반응, 신체사용, 물체의 사용, 변화에 대한 적응, 시각반응, 청각반응, 미각, 후각, 촉각사용 및 사용, 두려움 또는 신경과민, 언어적 의사소통, 비언어적 의사소통, 활동 수준, 지적기능, 전체적 인상들을 포함하는 60항목

7 작업치료중재

1) 수면

자폐스펙트럼장애 아동의 수면문제는 환경 수정, 클라이언트 교육, 행동중재와 감각전략 들이 함께 결합하여 사용한다.

아동의 감각문제와 관련하여 발생하는 수면문제는 수면에 도움이 되는 감각제공과 환경수정을 제공한다. 아동이 각성을 진정할 수 있도록 깊은 압박과 따스한 온도를 제공하거나 느리고 편안한 움직임을 제공하기도 한다. 또한 청각적 환경을 바꾸기 위해 음악이나 귀마개를 사용할 수 있고, 시각적 환경 개선을 위해 침실환경의 수면등 사용, 천장에 야광별 사용, 안대 사용 등을 할 수 있다. 침구를 부드러운 침구를 사용하거나 압박을 제공할 수 있는 무거운 침구 사용, 잠옷 바꾸기, 따듯한 물로 목욕하기, 마사지 하기 등의 다양한 감각환경을 개선하여 수면을 도울 수 있다.

수면을 위한 적절한 행동 및 원칙은 지속적인 잠자리 루틴을 만들도록 가족과 협력하는 것이다. 취침 전 각성이 높아질 수 있는 영상시청 시간을 줄이고, 잠들 수 있는 취침시간을 맞추는 것이다.

2) 일상생활활동

일상생활활동과 수단적 일상생활활동을 수행하기 위해 작업치료사는 행동적, 인지적, 운동, 감각전략을 사용할 수 있다. 옷입기, 목욕하기 화장실 사용에 대한 학습이 이루어 지도록 시각적 지원과 순서에 대한 보조를 제공해 준다(그림 21-1). 여러 번 반복되는 비디오 시범을 사용하여 학습을 촉진하고 자폐스펙트럼장애 아동들이 독립적으로 일상생활을 수행할 수 있도록 루틴을 형성해 준다.

작업치료사는 운동학습전략, 작업수행기반 인지중재법(Cognitive Orientation to daily Occupational Performance : CO-OP)을 사용할 수 있다. 작업수행 기반 인지중재법은 아동이 작업치료사와 함께 협력하여 스스로 세운 수행목표를 달성하고자 기술을 연마하는 중재법이다. ADL과제를 선택하여 새로운 기술을 배우고 그 기술을 일상생활에 일반화 또는 전이할 수 있으며 최근의 연구에서는 언어와 인지적 능력을 갖춘 고기능 자폐스펙트럼장애 아동에게 효과성이 있음을 보고하였다.

자폐스펙트럼장애 아동은 이유식 단계부터 감각에 민감하므로 먹기에 매우 어려움을 가지고 있다. 작업치료사는 깊은 압박과 고유수용성 활동을 사용하여 구강민감성을 감소시키는 활동을 먼저 하고, 구강에 고유감각 입력이 제공되는 음식이나 씹을 수 있는 음식을 포함시키기 위해 시도할 수 있다. 또한 구강운동의 증진을 위해 M.O.R.E 의 다양한 불기도구 및 장난감을 활용하여 구강운동을 촉진할 수 있다. 매

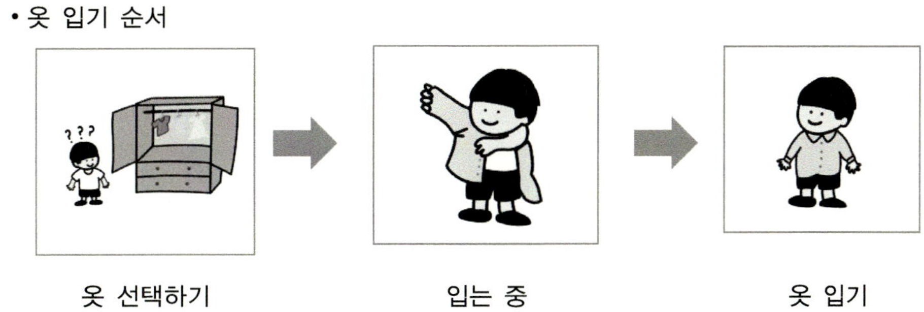

그림 21-1. 활동에 대한 시각적 지원

우 제한적인 식습관을 다루기 위해서는 아동의 선호음식부터 시작하여 비선호 음식까지 받아들일 수 있도록 유도하기 위해 점진적인 노출 또는 먹기 연쇄법을 통한 행동적 접근법을 시행할 수 있다.

3) 교육

(1) TEACCH (Treatment and education of autistic and related communication handicapped children, 환경구조적 체계)

자폐스펙트럼장애 아동의 치료, 의사소통을 위해 개발된 방법으로 우선적으로 아동의 학습효과를 최대화 하는 환경을 조성한다. 치료실 공간을 학습, 휴식, 놀이 공간으로 나누어 아동이 이해하기 쉬운 환경을 만들고, 가구를 이용하여 공간 분리를 하여 불필요한 시·청각적 자극을 최소화한다. 과제활동을 할 때는 시각적 지원을 통해 아동이 무엇을 해야 할 것인지 명료하게 제시할 수 있으며, 아동이 주어진 과제를 가능한 독립적으로 수행할 수 있도록 시각적 단서를 사용하여 학습루틴을 만들어 준다.

(2) 시각적 지원

사진, 일정표, 선택보드, 그림을 이용한 의사소통 방법, 시계, 타이머 등을 통해 시각적 지원을 할 수 있다. 일정표와 같은 시각적 지원은 일반적인 루틴을 알고 이해하는데 어려움을 가진 아동에게 사용하기 적합하며, 아동이 다음 일정을 예측할 수 있고 다음 활동으로 쉽게 전환할 수 있도록 돕는다. 또한 시계와 타이머의 시각적 지원은 활동의 시작과 끝이 언제인지 알려준다. 사진을 사용할 때는 자신이 원하는 것을 그림카드로 표현할 수 있게 알려주어 실제적인 의사소통을 사용할 수 있도록 유도한다.

(3) 감각적 지원

작업치료사는 자폐스펙트럼장애 아동의 각성조절과 감각조절 향상을 위해 감각식이와 감각전략을 제공할 수 있다. 감각식이는 아동의 일과와 각성 및 아동의 행동에 필요한 감각을 계획하고 시간마다 제공하여 일상생활 과제를 성공적으로 수행할 수 있도록 도와준다. 예를 들면, 아동이 환경에 예민하여 두려움과 불안을 가지고 있다면 수업시간 전에 깊은 압박과 고유수용성에 대한 기회를 제공하기 위하여 책상 의자 벽에서 가벼운 팔굽혀펴기를 하거나 오히려 자신을 과민하게 만드는 주변 감각정보를 최소화하기 위해 조용한 곳에서 휴식시간을 갖는 것이다.

4) 놀이

자폐스펙트럼장애 아동의 놀이발달을 촉진하기 위해 작업치료사는 플로어타임(DIR), 감각통합 중재, 비디오 모델링, 또래매개 중재, 부모매개 중재, 그리고 그룹활동을 사용할 수 있다. 플로어 타임은(floortime)은 가족중심 중재 접근법으로 놀이기반 작업치료에 쉽게 사용할 수 있다. 아동의 리드에 따르기/아동의 세계에 합류하기, 창조성과 자발성에 도전하기, 그리고 감각운동 기술과 감정을 포함한 상호작용 확대하기의 세가지 기본전략을 사용하여 접근한다. 또래매개 중재는 자폐스펙트럼장애 아동이 또래와 긍정적인 관계를 형성할 수 있으며 사회적 기술 및 상호작용을 배울 있는 좋은 기회이다. 이에 작업치료사는 그룹활동을 통해 일반적인 친구사귀기 기술(예: 차례 주고받기, 안부묻기, 친구의 관심사에 대해 함께 관심 보이기)과 함께 갈등해결 기술, 긍정적인 상호작용 기술(예: 친구의 말을 적극적으로 듣기, 긍정적인 피드백 제공하기, 질문하기, 친구의 요구에 반응하기), 상대방 입장 이해하기, 친구에 대한 신의 지키기(예: 친구와의 약속 지키기, 친구의 권리 인정하기, 친구의 비밀 지켜주기) 등의 구체적인 기술을 포함시켜 가르쳐야 한다.

자폐스펙트럼장애 아동은 놀이 중 상상놀이가 어렵기 때문에, 역할놀이를 소개할 때 현실적인 소품을 사용하거나, 가상놀이 소개를 영화 캐릭터나 내용을 사용하는 등 여러 전략을 사용하여 놀이능력을 키우기 위한 도움을 주어야 한다.

5) 감각통합치료와 구체적 전략

감각통합이론은 자폐스펙트럼장애의 많은 행동들을 이해하는데 도움을 제공한다. Ayers 감각통합이론은 모든 학습과 발달이 놀이 시 아동의 뇌에서 일어나는 다감각통합에 기반을 두고 있다고 하였다. 그러므로 감각통합 중재는 놀이기반 접근법으로 사용한다. 감각통합의 주요 목적은 아동들이 안정적인 각성상태에 도달하도록 돕는 것이다. 각성 수준이 조절되면, 의사소통, 사회화와 기술발달에 초점에 준 중재들이 성공하기 더 좋은 기회를 가지게 된다.

작업치료사는 감각문제의 전문가이다. 교사나 부모의 정보를 통해 아동에게 맞는 감각전략은 가장 효과적인 치료가 될 것이다. 감각전략을 교실과 가정에서 사용하게 된다면, 자폐스펙트럼장애 아동의 수면문제, 자기관리의 어려움, 구강문제, 학업수행, 문제행동 등에 도움을 줄 수 있다. 감각통합이론의 지식을 활동분석을 통해 가정, 학교, 지역사회에 다양한 과제를 수정하고 제안하여 아동들이 다양한 작업에 참여할 수 있도록 한다(표 21-3).

표 21-3 감각적 전략 – 자기관리기술(옷입기)

옷 입기 (감각전략)	
고유감각	• 감각방어를 감소시키기 위해 옷 입기 전에 깊은 압박 활동 제공하기 • 로션으로 마사지 하기, 관절압박, 점핑, 벽 밀기 등의 활동 제공 • 몸을 압박시킬 수 있는 속옷 입히기
안뜰감각	• 아이가 균형 잡기가 어렵다면 앉아서 옷 입히기 • 안뜰자극에 민감한 아동은 옷을 입을 때 머리 위치가 변경되지 않도록 함
촉각	• 재질에 민감할 수 있음 : 아이가 좋아하는 옷 구매하기 • 촉각 민감도를 낮추기 위해 압박감 제공하기 • 옷의 상표를 제거하거나 상표가 옷에 프린트된 것 구입하기
시각	• 빛의 산란을 최소화하기 위해 단색의 옷 입히기 • 패턴이 있는 옷이나 산만한 패턴의 옷 가급적 피하기 • 운동계획능력과 시각자극을 제공하기 위해 거울 앞에서 옷 입히기

6) 일반적 전략들

(1) **응용행동분석**(Applied behavior analysis, ABA)

모든 학습 및 행동은 선행사건과 후속결과에 의해 조절된다는 사실을 기본 개념으로 한다. 응용행동분석은 원하지 않는 행동을 무시하거나, 원하지 않는 행동에 바람직하지 않은 결과를 제공하고 원하는 행동에는 보상을 한다. 정적강화와 부적강화를 사용하여 행동이 일어나도록 만들어 준다. 교육과정, 교수활동, 적절한 자극 조절의 포괄적 환경을 분석하여 새로운 행동이나 바람직한 행동의 증진, 문제행동의 감소 또는 행동의 일반화에 적용한다.

(2) **긍정적 행동지원**(Positive behavioral support, PBS)

문제행동에 대한 행동수정 및 중재의 수준을 넘어 문제행동에 대한 긍정적 대체행동을 지원해 줌으로써 문제행동을 예방하고 감소시키는 접근방법이다. 새로운 긍정적 행동의 지도를 통해 바람직한 대안적 행동을 지도하고 강화하며, 생활방식의 긍정적 변화를 유도하는 것이다. 긍정적 행동지원의 전반적인 과정은 목표를 설정하고 행동에 관한 정보를 모으고, 패턴을 분석하고, 문제행동을 발생시키는 선행사건의 조작, 적응행동을 위한 대안 기술의 지도, 효과적인 결과를 위한 환경의 조성 등이 있다.

(3) 사회적 상황 이야기(Social stories)

자폐스펙트럼장애 아동은 빠르게 변화하는 많은 상황이나 정보가 일상에서의 혼란을 초래한다. 사회적 상황 이야기는 일상에서 예측할 수 있는 일과 관련된 개별적 설명이며 각 아동에게 필요한 특정 분야를 목표로 개별화되어 있다. 짧은 이야기 형식으로 아동에게 사회적 개념과 규칙을 제시하며 상호작용 시작하기, 전환하기, 게임 하기, 현장학습 가기와 같이 수많은 사회적, 행동적 개념을 아동에게 가르치는 데 사용될 수도 있다.

(4) 상호적 모방 훈련(Reciprocal imitation traning, RIT)

자폐스펙트럼장애 아동을 흉내 내는 부모나 치료사로부터 시작된 중재전략이다. 장난감 놀이를 모방하는 것 외에서 아동의 제스처, 소리, 발성 등을 흉내 내는 것이다. 모방할 때 장난스럽게 과장하며 모방하여도 된다. 위협적이거나 공격적인 행동은 모방하지 않으며 모방할 때 간단한 언어로 “나래이션”을 하는 것이 특징이다. 작업치료사는 상호적 모방 훈련을 사용하여 자폐스펙트럼장애 아동과의 상호작용 및 관계를 증진시킬 수 있다.

참고문헌

강순구, 조윤경 공역. (2005). 포테이지 아동 발달 지침서. 서울: 특수교육.

강진령 편역. (2008). 간편정신장애진단통계편람(DSM-IV-TR). 서울: 학지사.

곽금주. (2002). 아동 심리평가와 검사. 서울: 학지사.

교육과학기술부. (2011). 2011년도 특수교육 연차보고서. 교육과학기술부.

국가법령 정보센터. (2011). 장애인 복지법 시행규칙. http://www.law.go.kr.

권민균, 김정민, 최형성 역. (2008). 아동과 발달. 서울: 시그마프레스.

권재성, 김영근, 김지연, 육진숙, 조현진, 홍승표 공저. (2008). 인지재활. 서울: 퍼시픽북스.

권준수 등 (2015). 정신질환의 진단 및 통계편람(제 5판). 서울: 학지사.

김경미 등. (2007). 아동작업치료 이론의 틀. 서울: 정문각.

김경미 등. (2008). 감각통합과 아동. 서울: 군자출판사.

김기웅. (2018). 발달성협응장애 아동의 작업수행 및 사회적 상호작용기술 향상을 위한 그룹 Cognitive Orientation to daily Occupational Performance(CO-OP) 중재효과(석사학위논문). 연세대학교, 서울

김남진, 김용욱. (2010). 특수교육공학. 서울: 학지사.

김세연, 김지연. (2010). 특수교육지원센터와 학교에 기반을 둔 학교 작업치료 실태조사. 대한작업치료학회지, 18(3), 53-67.

김세연. 유은영, 정민예, 박수현, 이재신, & 이지연. (2013). 학령기 아동을 위한 활동참여 평가도구. 대한작업치료학회지, 21(3), 13-23.

김아영, 백화정, 설인자, 정명숙 공역. (2001). 교육심리학. 서울: 박학사.

김용욱. (2005). 장애학생을 위한 특수교육 공학의 활용. 파주: 집문당.

김은영. (2018). 자폐범주성 장애아동의 작업수행과 실행기능 향상을 위한 Cognitive Orientation to daily Occupational Performance(CO-OP) 중재효과(석사학위논문). 연세대학교, 서울

김정오 등. (2007). 감각과 지각. 서울: 시그마프레스.

김효섭. (2011). 학교 작업치료지원이 정신지체 특수교육 대상자 학습에 미치는 영향-사례연구. 대한아동학교 작업치료학회지, 2(2), 51-60.

대한감각통합치료학회 교육자료집. (2004). 감각 조절 장애(Sensory modulation disorder). 대한감각통합치료학회. 서울.

대한감각통합치료학회 교육자료집. (2004). 실행장애. 대한감각통합치료학회. 서울.

류성옥. (2011). 영아사망의 출생 자료 연계분석(2005-2009). 통계청 Web site: http://www.kostat.go.kr.

박강현, 이재신. (2010). 지적장애 특수 학급을 대상으로 전화사용하기 교육 및 훈련에 대한 연구수업안 사례 보고서. 대한아동학교 작업치료학회지, 1(1), 76-86.

박경희. (1998). 알고 싶어요! 뇌성마비. 서울: 서울장애인복지관.

박금주, 이강우. (1997). 뇌성마비아동의 잡기(grasp) 패턴에 대한 연구. 대한작업치료학회지, 5(1), 27-33.

박수현, 유은영. (2004). 강제유도운동치료에 관한 고찰. 대한작업치료학회지, 12(1), 123-138.

박수현, 정병록. (2008). 작업치료사를 위한 임상지침서(개정판). 서울: 군자출판사.

박수현. (2009). 작업치료사를 위한 임상지침서. 서울 : 군자출판사.

박승희, 신현기 옮김. (2007). 정신지체 개념화: AAMR 2002년 정신지체 정의, 분류, 지원체계. 서울: 교육과학사.

박원란. (2010). 2009년 출생통계결과. 통계청 Web site: http://www.kostat.go.kr
박지환. (1985). 중추 신경계 발달 평가를 위한 반사 검사법. 서울: 고려의학.
서울장애인종합복지관. (1993). 혼자입기, 하나·둘·셋. 서울: 서울장애인종합복지관.
송영진, 이한석, 정원미. (2007). 삼킴장애. 서울: 계축문화사.
신민경, 조은미. (2015). CO-OP 적용이 ADHD 아동의 작업수행에 미치는 효과 : 예비연구. 신경재활치료과학. 4(2), 51-62.
신종호, 김동일, 신현기, 이대식 (공역). (2008). 정신지체(7판). 시그마프레스: 서울.
양혜란, 최창원, 김병일, 서정기, 최수안, 김소연. (2009). 신생아중환자실에 입원한 미숙아에서 영양지원팀 활동의 임상적 의의. 대한소아소화기영양학회지, 12(1), 39-45.
오혜원, 김세연, 박수정, 박수희, 방요순, 신중일 등 (역). (2012). 학교 작업치료학. 서울: 정담미디어.
오혜원, 김세연. (2010). 특수교육지원센터와 학교에 기반을 둔 치료지원 서비스 전문가의 근무환경 및 직무만족도 조사: 작업치료 전공자를 중심으로. 대한작업치료학회지, 18(3), 23-37.
유은영, 정민예, 박소연, 최은희. (2006). 한국 작업치료사의 영역별 평가도구 사용 동향. 대한작업치료학회지, 14(3), 27-37.
윤영선. (2009). 작업치료사를 위한 신경심리학. 서울:군자출판사.
이숙재 저. (2007). 유아를 위한 놀이의 이론과 실제. 서울 : 창지사.
이순복 등저. (2011). 놀이지도. 서울 : 양서원.
이영철, 허계형, 이상복, 정갑순 공역. (2005). 영유아를 위한 사정, 평가 및 프로그램 체계 AEPS(Vol. 1 지침서). 서울: 특수교육.
이은희, 심소예, 백지영. (2016). CO-OP 적용이 지적장애 청소년의 수단적 일상생활활동의 과제수행력 변화 사례 연구. 한국엔터테인먼트산업학회논문지. 10(6), 351-36.
이재신. (2010). 특수교육지원센터에서 작업치료사의 위상과 역할. 대한작업치료사협회 정책과제보고서. 대한작업치료사협회.
이종숙, 이옥, 신은수, 안선희, 이경옥 역. (2008). 아동발달. 서울: 시그마프레스.
이지연. (2011). 장애학생을 위한 교육모델 중심의 학교 작업치료사의 역할과 학교 작업치료의 발전방안. 대한아동학교 작업치료학회지, 2(2), 61-70.
임경민, 유은영, 정민예, 이재신, 김정란과 박혜연. “학령기 아동의 글씨쓰기 평가도구 개발.” 대한작업치료학회지 26.1 (2018): 103-118.
임경민. (2017). 학령기 아동의 글씨쓰기 평가도구 개발. 연세대학교 대학원 박사학위논문; 서울.
장문영, 김영근, 김태훈, 노종수, 박경영, 이혜경 등. (2012). 정신사회작업치료학. 정문각. 서울.
정민예 등. (2007). 아동작업치료. 서울: 계축문화사.
정보인, 유은영. (2002). 발달장애 영유아 바로 키우기: 장애아동 부모를 위한 조기 치료·교육 가이드1. 서울: 교육과학사.
정보인, 윤현숙. (2000). 0~5세 발달단계별 놀이프로그램. 서울: 교육과학사.
정보인, 정민예, 안덕현. (2000). 뇌성마비 영유아 바로 키우기. 서울: 교육과학사.
정봉근. (2007). 국가별 학교 작업치료 현황에 관한 연구. 대한작업치료사협회 정책과제보고서. 대한작업치료사협회.
정영숙, 김영희, 박범혁. (2002). 아동발달과 부모교육. 서울: 시그마프레스.
정옥분. (2002). 아동발달. 서울: 학지사.
정재권, 오명화. (2007). 뇌성마비아 작업치료의 이해와 실제. 서울: 시그마프레스.
조복희, 도현심, 유가효. (2010). 인간발달. 경기: 교문사.
조복희. (2010). 아동발달. 경기: 교육과학사.
조상윤. (2015). 자폐범주성 장애아동의 운동-기반 과제 수행 향상을 위한 Cognitive Orientation to daily Occupational Performance(CO-OP) 중재효과(박사학위논문). 연세대학교, 서울
조은미, 유은영. (2015). Cognitive Orientation to daily Occupational Performance(CO-OP) 중재법에 관한 체계적 고찰. 대한작업치료학회지, 23(4), 115-133.
최정원, 이영호 공저. (2006). 학습치료프로그램 기억력 향상 전략. 서울: 학지사.

최정원, 이영호 공저. (2006). 학습치료프로그램 사고력 향상 전략. 서울: 학지사.
최정원, 이영호 공저. (2006). 학습치료프로그램 주의집중력 향상 전략. 서울: 학지사.
최정원, 이영호 공저. (2006). 학습치료프로그램 지침서. 서울: 학지사.
최정원, 이영호 공저. (2006). 학습치료프로그램 학습동기전략. 서울: 학지사.
최진희, 김은경, 윤현숙, 이인순, 이정숙 역. (2004). 장애아동을 위한 캐롤라이나 교육과정. 서울: 대한사회복지개발원.
Adrien, J. L,, Lenoir, P., Martineau, J., Perrot, A., Hameury, L., Larmande, C., et al. (1993). Blind ratings of early symptoms of autism based upon family home movies. Journal of the American Academy of Child and Adolescent Psychiatry, 32(3), 617-626.
Ahn, R. R., Miller, L. J., Milberger, S. & McIntosh, D. N. (2004). Prevalence of Parents' Perceptions of sensory processing disorders among kindergarten children. American Journal of Occupational Therapy, 58(3). 287-293.
Albert, M. C., & Susan, M. H. (2009). 보조테크놀로지의 원리와 실제 (남용현. 오길승, 오도영, 남세현, Trans. 2 ed.). 서울: 학지사.
Alexander M. A., & Matthews D. J. (2010). Pediatric rehabilitation: Principles and practice(4th Ed.). Demos Medical Publishing: New York.
Alston, J. (1995). Assessing writing speeds and output: Some current norms and issues. Handwriting Review, 102-106.
American Occupational Therapy Association (AOTA). (2002). Occupational therapy practice framework: Domain and process. American Journal of Occupational Therapy, 56, 609-639.
American Occupational Therapy Association (AOTA). (2005). Standards of practice for occupational therapy. American Journal of Occupational Therapy, 59, 663-665.
American Occupational Therapy Association (AOTA). (2008). Occupational therapy practice framework: Domain and process (2nd ed.). American Journal of Occupational Therapy, 62, 625-683.
American Occupational Therapy Association. (2002). Occupational Therapy Practice Framework: Domain and process. Bethesda, MD: AOTA Press.
American Occupational Therapy Association, (2004). Occupational Therapy services in early intervention and school-based programs. American Journal of Occupational Therapy, 58, 681-685.
American Psychiatric Association. (2000). The diagnostic and statistical manual of mental disorders(4th Ed. Text Revision): DSM-Ⅳ-TR. Washington, DC: American Psychiatric Association.
Amundson, S. J. (2005). Prewriting and handwriting skills. In J. Case-Smith (Ed.). Occupational therapy for children (5th ed). (pp. 587-615). St. Louis, MO: Mosby.
Amundson, S. J., & Weil, M.(2001). Prewriting and handwriting skills. In J. Case-Smith (Ed.). Occupational therapy for children (4th ed). (pp. 545-570). St. Louis, MO: Mosby.
Amy G. Dell., Deborah A. Newton., & Jerry G. Petroff.(2011). 특수교육 보조공학. 서울 : 시그마프레스.
Arvedson, A. (2008). Assessment of pediatric dysphagia & feeding disorders: Clinical and instrumental approaches. Developmental Disabilities Research Reviews, 14, 2, 118-127.
Arvedson, J. (2000). Evaluation of children with feeding and swallowing Problems. Language, Speech & Hearing services in schools, 31, 28-41.
Arvedson, J. C., Brodsky, L. (2002). Pediatric swallowing and feeding: assessment and management. canada: Thomson.
Asher, I. E.(1996). Occupational therapy assessment tools: An annotated index .(2nd ed.). United Stated of America: American Occupational Therapy Association, Inc.
Asher, I. E.(2007). Occupational therapy assessment tools: An annotated index.(3rd ed). United Stated of America: American Occupational Therapy Association, Inc.
Ayres, A. J. (1972). Sensory integration and learning disorders. Los Angeles: Western Psychological Services..

Ayres, A. J. (1979). Sensory integration and the child. Los Angeles; Western Psychological Services.

Barbara, C. (1997). Swallowing disorders and rehabilitation techniques. Journal of Pediatric Gastroenterology & Nutrition, 25, 32-33.

Barnes, K .J., & Turner, K.D., Team collaborative practices between teachers and occupational therapists, American Journal of Occupational Therapy, 57, 1, 83-39, 2001. Coster, W. Occupation-centered assessment of children. The American Journal of Occupational Therapy, 52, 337-344, 1998.

Barnes, K. J., (2003). Service delivery practices and educational outcomes of the related service of occupational therapy, Physical Disabilities: Education and Related Services, 21, 2, 90-106.

Bayley, N. (2005). Bayley Scales of Infant and Toddler Development (3rd ed.). San Antonio, TX: The Psychological Corporation.

Bazyk S., & Case-Smith, J. (2010). School-based occupational therapy in Case-Smith J., O'Brien J. C. occupational therapy for children (6th ed., pp713-743) Mosby: Maryland.

Brown, C., Moore, W.P., Hemman, D., & Yunek, A. (1996). Influence of instrunmental activities of daily living assessment method of judgements of independence. American Journal of Occupational Therapy, 50(3), 202-206

Bryant, D. P., & Bryant, B. R. (2006). 특수교육공학. 파주: 양서원.

Bundy, A. C. & Murray, E. A. (2002). Sensory integration: A. Jean Ayres' theory revisited. In A. C. Bundy, S. J. Lane, & E. A. Murray. (2002). Sensory integration: Theory and practice. F. A. Davis.

Bundy, A. C., Lane, S. J., & Murray , E. A. (2002). Sensory integration; theory and practice. (2nd ed.). F.A. Davis: Philadelphia.

Camp, B., Blom, G., Herbert, F., & VanDoorwick, W. (1976). Think Aloud: A program for developing self-control in young aggressive boys. Unpublished Manuscript, University of Colorado School of Medicine.

Case-Smith, J. (2002). Effectiveness of school-based occupational therapy intervention on handwriting. American Journal of Occupational Therapy, 56, 17-25.

Case-Smith, J. (2005). Occupational therapy for children. (5th ed.). St. Louis: Elsevier Mosby.

Case-Smith, J. (2010). Occupational therapy for children. (6th ed.). St. Louis: Elsevier Mosby.

Case-Smith, J., Law, M., Missiuna, C., Pollock, N., & Stewart, D. (2010). Foudational for occupational therapy. In J. Case-Smith(Ed.). Occupational therapy of children (6th ed., pp. 22-55). Maryland Heights, MO: Mosby.

Chu, S. (1997). Occupational therapy for children with handwriting difficulties: A framework for evaluation and treatment. British Journal of Occupational Therapy, 60, 514-520.

Colarusso, R. P., & Hammill, D.D. Motor free visual perception Test(3rd ed). Novato, Galif, Academic Therapy Pub,

Cornhill, H., & Case-Smith, J. (1996). Factors that relate to good and poor handwriting. American Journal of Occupational Therapy, 50(9), 732-739.

Coster, W., Deeney, T. A., Haltiwanger, J. T., & Halsey, S. M.(1998). School function assessment: User manual. San Antonio, TX: Therapy Skill Builders.

Dahlgren, S. Ol, & Gillberg, C. (1989). Symptoms in the first two years of life: A preliminary population sudy of nfantile autism. European Archives of Psychiatry and Neurological Science, 238(3), 169-174.

Daly, C. J., Kelley, G.T., & Krauss, A. (2003). Relationship between visual0motor integration and handwriting skills of children in kindergarten: A modified replication study. American Journal of Occupational Therapy, 58(30), 137-141.

Daniels, L. E., & Ryley, C. (1992). Visual-perceptual and visual motor performance in children with psychiatric disorders. Canadian Journal of Occupational Therapy, 57, 542-549.

Dawson, D, R., McEwen, S. E., & Polatjoko, H. J.(2017). Cognitive Orientation to daily Occupational Performance in occupational therapy: Using the CO-OP approach to enabling participation across the

lifespan. AOTA Inc.; Bethesda.
Dunbar, S. B., Jarvis, A., and Breyer, M. (1991). The transition from nonoral to oral feeding in children. American Journal of Occupational Therapy, 45, 5, pp.402-408.
Dunn, W., (1994). Performance of typical children on the sensory profile: An item analysis. American Journal of Occupational Therapy, 48(11), 967-974.
Dutton, G. 2002). Visual problem in children with damage to the brain. Visual Impairment Research-2002, 4, 113-121.
Edward, S. J., Buckland, D. J., & McCoy-Powlen, J. D. (2002). Developmental and functional hand grasps. Thorofare, NJ : SLACK Incorporated.
Eliasson, A., Bonnier, B., & Krumlinde-Sundbolm, L. (2003). Clinical experience of constraint induced movement therapy in adolescents with hemiplegic cerebral palsy-a day camp model. Developmental Medicine and Child Neurology, 45, 357-360.
Eliasson, A. C. et al. (2006). The Manual Ability Classification System(MACS) for children with cerebral palsy: Scale development and evidence of validity and reliability. Developmental Medicine and Child Neurology, 48, 549-554.
Erikson, E. H. (1963). Childhood and society (2nd ed.). New York: Norton.
Exner, C. E. (2001). Development of hand skills. In J. Case-Smith (Ed.), Occupational therapy for children (4th ed., pp. 289-328). St. Louis, MO: Mosby.
Fegans, L. V., & Merriwether, A. (1990). Visual discrimination of letter-like forms and its relationship to achievement over time in children with learning disabilities. Journal of Learning Disabilities, 23, 417-425.
Fisher, A. G. (1995). Assessment of motor and process skills. Fort Collins, Co. Three Star Press.
Fisher, A. G., & Murray, E. A. (1991) Introduction to sensory integration theory: A. Jean Ayres' theory revisited. In A. C. Bundy, S. J. Lane, & E. A. Murray. (2002). Sensory integration: Theory and practice. F. A. Davis.
Folio, M. R. & Fewell, R. R. (2000), Peabody developmental motor scales, (2nd ed.). Austin: Pro-Ed.
Frazier, J. B. (2007). Effect of tactile stimulation on lingual motor function in pediatric. Lingual Dysphagia, 22, 4, pp.22-31.
French, C., Gonzalez, R. T., & Tronson-Simpson, J. (1991). Caring for people with multiple disabilities: Ann interdisplinary guide for caregivers. Arizona: Therapy Skill Builders.
Freud, S. (1953). Three essays on sexuality. In J. Strachey (Ed. & Trans.), The standard edition of the complete psychological works of Sigmund Freud (Vol. 7). London: Hogarth. (Original work published 1905).
Gaebler, C., & Hanzlik, C. (1996). The effects of a prefeeding stimulation program on preterm infants. American Journal of Occupational Therapy, 50, 3, pp.184-192.
Genna, C. A. (2008). Supporting sucking skills in breast feeding infants. Mississauga, Ontario. Jones and Bartlett publishers.
Gentile, A. M. (1992). The nature of skill acquistion: Therapeutic implications for children with movement disorders. In H. Forssberg & H. Hirschfeld(Eds.) Movement disorders in children, Medicine and Sports Sciences, Basel, Karger, 36, 31-40.
Gibson, E. J. (1991). Perceptual learning and the theory of word perception. Cognitive Pyschology, 2, 351.
Gierach, J. (2009). Assessing students' needs for assistive technology (5 ed.). Milton: Wisconsin assistive technology initiative.
Gillen, G. (2009). Cognitive and perceptual rehabilitation. St Louis. Mosby.
Gisel, E. (1994). Oral-motor skills following sensorimotor intervention in the moderately eating-impaired child with cerebral palsy, Dysphagia, 9, 3, pp.180-192.
Gisel, E., Applegate-Ferrante, T., Benson, J., & Bosma, J. (1996). Oral-motor skills following sensorimotor

therapy in two groups of moderately dysphagic children with cerebral palsy: Aspiration vs nonaspiration. Dysphagia, 1, 1(1), 59-71.

Gitlow, L., & Dephy, E. (2011). Evidenced-based practice for occupational therapy. In H. M., Pendleton & W. Schultz-Krohn(Eds)., Occupational therapy: Practice skills for physical dysfunction(7th ed., pp55-66). St. Louis,MO: Mosby.

Granger, C. V. & Hamilton, B. B. (1992). UDS Report: The uniform data system for medical rehabilitation report of first admissions for 1990. American Journal of Physical Rehabilitation Medicine, 71, 108-113.

Groher, M. E., Crary, M. A. (2009). Dysphagia : Clinical management in adults and children. Missouri: Mosby.

Grossman, H. J. (Ed.). (1983). Classification in mental retardation (Rev. ed.). Washington, DC: American Association on Mental Deficiency.

Hagberg, B., Hagberg, G., & Olow, I. (1993). The changing panorama of cerebral palsy in sweden. VI. Prevalence and origin during the birth year period 1983-1986. Acta Paediatrica Scandinavica. 82(4), 387.

Haley, S. M., Coaster, W. J., Ludiow, L. H., Haltiwanger, J. T. & Adrellos, P. J. (1992). Pediatric evaluation of disability inventory; Development, standardization, and administration manual (Version 1.0). Boston: New England Medical Center.

Hammil, D.D., Pearson, N.A., & Voress, J.K. (1993). Developmental test of visual perception. (2nd ed.). Austin, TX: Pro-Ed.

Harris, J. C. (2013). New Terminology for Mental Retardation in DSM-5 and ICD-11. Current Opinion in Psychiatry. 26(3), 260-262.

Heriza, C., & Sweeney, J. (1995). Pediatric physical therapy: Part II. Approaches to movement dysfunction. Infant Young Children, 8(2), 1-14.

Homn, M., Roger, J. C., & James, A.B. (2003). Treatment of activities of daily living. In M.E. Neistadt & E.B.Crepeau (Ed.), Willard & Spackman's occupational therapy(10th ed.,pp.323-363). Philadelphia: Lipponcott Willams & Wilkins.

Howle, J. M. (2002). Neurodevelopmental treatment approach: Theoretical foundations and principles of clinical practice. Laguna Beach, CA: Neurodevelopmental Treatment Association.
http://www.hwtears.com

Hunter, J. G. (2001). Neonatal intensive care unit. In J. Case-Smith (Ed.), Occupational therapy for children. (4th ed., pp. 636-706). St. Louis, MO: Mosby.

IDEA (34 C.F.R. 300.308(a)(1)), (2004). Individuals with Disabilities Education Act Amendments of 1997 [IDEA], Pub. L. 105-17.

Inder, J. M., & Sullivan, S. M. (2005). Motor and postural response profiles of four children with developmental coordination disorder. Pediatric Physical Therapy, 17, 18-29.

Jarus, T., & Ratzon, N. (2000). Can you imagine? The effect of mental practice on the acquisition and retentin of motor skills as a function of age. Occupational Therapy Journal of Research, 20, 163-181.

Johnson-Martin, N. M., Jens, K. G., Attermeier, S. M., & Hacker, B. J. (2001). The carolina curriculum for infants and toddlers with special needs. Baltimore: Paulh Brookes publshing co.

Kamm, K., Thelen, E., & Jensen, J. I. (1990). A dymanical systems approach to motor development. Physical Therapy, 70, 763-775.

Kane. K. A. (2005). Developing ocular motor and visual perceptual skills: An activity workbook. Slack

Kangas, K. (1991). Seating positioning, and physical access. Special Issues in Assistive Technology, 14(2), 2.

Kaplan, M.A. (1994). Motor learning: Implications for occupational therapy and neurodevelopmental treatment. Developmental Disabilities Special Interest Section Newsletter, 17(3), 1-4.

Kemmis, B. L., & Dunn, W. (1996). Collaborative consultation: the efficacy of remedial and compensatory interventions in school contexts. The American Journal of Occupational Therapy, 50, 9, 709-717.

Kientz, M. A., & Dunn, W. (1997). A comparison of the performance of children with and without autism on the sensory profile. American Journal of Occupational Therapy, 51, 530-537.

King, G., Tucker, M., Alambets, P., Gritzan, J., McDougall, J., Ogilvie, A., et al. (1998). The Evaluation of functional, school-based therapy services for children with special needs:A feasibility study. Physical and Occupational Therapy in Pediatric, 18, 1-27.

Klein, M. D.(1983). Pre-dressing sills: Skill starters for self-help development. Arizona: Communication Skill Builders, Inc.

Kohlberg, L. (1976). Moral stages and moralization: The cognitive-developmental approach. In T. Lichona (Ed.), Moral development and behavior: Theory, research, and social issues. New York: Holt, Rinehart, & Winston.

Kramer, P. & Hinojosa, J. (1999). Frames of reference for pediatric occupational therapy (2nd ed.). Lippincott Williams & Wilkins.

Kurtz, L. A. (2006). Visual perception problems in children with AD/HD, Autism, and other leraning disabilities: A guide for parents and professionals. Jessica Kingsley Pub.

Laszlo, J. I., & Bairstow, P. J. (1984). Handwriting : Difficulties and possible solutions. School Psychology International, 5, 207-213.

Law, M., Baptiste, S., Carswell, A., McColl, M.A., Polatajko, H., & Pollock, N. (2005). Canadian Occupational Performance Measure (4th ed.). Toronto, ON: CAOT Publications ACE.

Law, M., Baum C., & Dunn W. (2005). Measuring occupational performance: Supporting best practice in occupational therapy. (2nd ed.). NJ: Slack Incorporated.

Link, T., Rudolph, C. D., & Willging, J. P.(1999). Swallowing disorders in children. Current opinion in Otolaryngology & head & Neck surgery, 7(6), 313.

Luckasson, R., & Borthwick-Duffy S., Buntinx W. H. E., Coulter D. L., Craig E. M., Reeve A., Schalock R. L., Snell M. E., Spitalnik D. M., Spreat S., & Tasse, M. J. (2002). Mental retardation: Definition, classification, and systems of supports (10th ed.) Washington, DC: American Association on Mental Retardation.

Martin, N. (2006). Test of visual perceptual skills(3rd ed). Novato, CA: Academy Publishers.

Maslow, A. H. (1967). A theory of metamotivation: The biological rooting of the value-life. Journal of Humanistic Psychology, 7, 93-127.

Maslow, A. H. (1970). Motivation and personality (2nd ed.). New York: Harper & Row.

Mathiowetz, V., & Bass-Haugen, J. (1995). Evaluation of motor behavior. In C. A. Trombly (Ed.), Occupational therapy for physical dysfunction (4th ed., pp. 170-175). Baltimore: Williams & Wilkins.

McDonald, E. T. (1987). Treating cerebral palsy. Austin, Texas: PRO-ED, Inc.

McGee, L. M., & Richgels, D. J. (2000). Literacy's beginnings: Supporting young readers and writers (3rd ed.). Boston: Allyn & Bacon.

McHale, K., & Cermak, S. (1992). Fine motor activities in elementary school: Preliminary findings and provisional implications for children with fine motor problems. American Journal of Occupational Therapy, 46, 898-903.

Meichenbaum, D.(1977). Cognitive-behavior modification. Workshop presented at the Child and Parent Research Institute symposium, London, ON.

Miller, L. J., Anzalone, M. E., Lane, S. J., Cermak, A. A., & Osten, E. T. (2007). Concept evolution in sensory integration; A proposed nosology for diagnosis. American Journal of Occupational Therapy. 61(2), 135-140.

Miller, P. H. (2002). Theories of developmental psychology (4th ed.). New York: Worth.

Morris, S. (1988). Development of oral-motor skills in the neurologically impaired child receiving non-oral feedings, Dysphagia, pp.135-154.

Msall, M. E., DiGaudio, K. M., & Duffy, L. C.(1993). Use of functional assessment in children with development disabilities. Physical Medicine and Rehabilitation Clinics of North America, 4, 517-527.

Mulligan, S. E. (2003). Occupational therapy evaluation for children. Philadelphia: Lipponcott Willams & Wilkins.

Myers, C. T., Stephens, L., & Tauber, S. (2010). Early intervention in Case-Smith J., O'Brien J. C. Occupational therapy for children (6th ed., pp. 681-711) Mosby: Maryland.

Ornitz, E. M., Guthrie, D., & Farley, A. H. (1977). The early development of autistic children. Journal of Autism and Childhood Schizophrenia, 7(3), 207-229.

Page, S. J., Sisto, S., Johnson, M. V., Levine, P., & Hughes, M. (2002). Modified constraint induced therapy in subacute stroke: A case report. Archives of Physical Medicine and Rehabilitation, 83, 286-290.

Palisano, R., Rosenbaum, P., Walter, S., Russell, D., Wood, E., & Galuppi, B. (1997). Development and reliability of a system to classify gross motor function in children with cerebral palsy. Developmental Medicine & Child Neurology, 39, 214-223.

Parham, L. D., & Fazio, L. S. (2008). Play in occupational therapy for children. (2nd ed.). St. Louis : Elsevier Mosby.

Parham, L. D., & Mailloux, Z. (2010). Sensory Integration. In J. Case-Smith., and J. C. O'Brien. (2010). Occupational therapy for children. Mosby.

Pellegrino, L. (2007). Cerebral palsy. In M. L. Batshaw, L., Pellegrino, & N. J. Roizen (Eds), Children with disabilities (6th ed., pp. 387-408). Baltimore: Brookes.

Pendleton, H. M., & Krohn, W. S. (2006) Occupational therapy: Practice skills for physical dysfunction. (6th ed.). St. Louis: Elsevier Mosby.

Piaget, J. (1952). The origins of intelligence in children. New York: International Universities Press.(Original work published 1936)

Piaget, J. (1983). Piaget's theory. In P. H. Mussen (Series Ed.) and W. Kessen (Vol. Ed.), Handbook of child psychology: Vol. 1. History, theory, and methods (4th ed.). New York: Wiley.

Pinnington, L., & Hegarty, J. (2000). Effects of consistent food presentation on efficiency of eating & Nutritive value of food consumed by children with severe neurological impairment, Dysphagia, 15(4), 17-26.

Piper, M. C., & Darrah, J. (1994). Alberta Infant Motor Scale. Philadelphia, PA: WB Saunders Corporation.

Polatjoko, H. J., & Mandich, A. (2004). Enabling occupation in children: The Cognitive Orientation to daily Occupational Performance(CO-OP) approach. CAOT Publication; Ottawa.

Preminger, F., Weiss, P. L., & Weintraub, N. (2004). Predicting occupational performance: Handwriting versus keyboarding. American Journal of Occupational Therapy, 58(2), 193-201.

Reschly, D. J., Myers T. G., & Hartel C. R. (2002). Mental Retardation: Determining eligibility for social security benefits. National Academy Press. Washington, D.C.

Rogers, B., Arvedson, J., Buck, G., Smart, P., & Msall, M. (1994). Characteristics of dysphagia in children with cerebral palsy, Dysphagia, 9(1), 69-73,

Rogow, S. M., & Rathwill, D. (1989). Seeing and knowing: An investigation of visual perception among children with severe visual impairments. Journal of vision Rehabilitation, 3(3), 55-66.

Roley, S. S., Blanche, E. I., & Schaaf, R. C. (2001). Understanding the natureof sensory integration with diverse populations. Therapy Skill Builders.

Rose, J. (1996). Anger Management: A Group Treatment Program for People with Mental Retardation. Journal of Developmental and Physical Disability, 8(2), 133-149.

Russell, D. J., AAvery, L. M., Rosenbaum, P. L., Raina, P. S., Walter, S. D, & Palisno, R. J. (2000). Improved scaling of the Gross Motor Function Measure for children with cerebral plasy: Eviedence of reliability and validity. Physical Therapy, 80, 873-885.

Salvador-Carulla, L., Reed, G. M., Vaez-Azizi, L. M., et al. (2011). Intellectual developmental disorder:

towards a new name, definition and framework for "mental retardation/intellectual disability" in ICD-11. World Psychiatry. 10(3). 175-180.

Sandy, S. (2012). Role of Occupational Therapy with Children and Youth in School-Based Practice. American Occupational Therapy Association. 2012. 6. 20. http://www.aota.org

Schalock, R., Luckasson, R., Shogren, K. et al. (2007). The renaming of mental retardation: Understanding the change to the term intellectual disability. Intellectual & Developmental Disability, 45(2), 116-124.

Schell, B. (1998). Clinical reasoning: The basis of practice. In M. E. Neistadt & E. B. Crepeau (Eds), Willard & Spackman's occupational therapy (9th ed., pp.90-100). Philadelphia, PA: Lippincott Williams & Wilkins.

Schmidt, R. A. (1991). Motor learning principles for physical therapy. In M. J. Lister (Ed.), Contemporary management of motor control problems: Proceedings of the Ⅱ STEP conference(pp. 49-63). Alexandria, VA: Foundation for Physical Therapy.

Schneck, C. M., & Henderson, A. (1990). Descriptive analysis of the developmental progression of grip position for pencil and crayon control in nondysfunctional children. American Journal of Occupational Therapy, 44(10), 893-900.

Sladyk, K. (1999). OT Study Cards in a Box. St. Louis: Elsevier Mosby.

Spitzer, S. L. (1999). Dynamic systems theory: Relevance to the theory of sensory integration and the study of occupation. Sensory Integration Special Interest Section Quarterly, 22(2), 1-4.

Susan, E., Langmore, S., Terpenning, A., Yinmiao, C., Joseph, T., Dennis, L & Walter, J. (1998). Predictors of aspiration pneumonia: How important is dysphagia? Dysphagia, 13, 2, pp.69-81.

Swinth, Y. L. (2003). Evaluation of areas of occupation: Educational activities. In E. B. Crepeau, E. S. Chon, & B. A. B. Schell (Eds.), Willard and Sparkman's occupational therapy (10th ed., pp.347-354). Philadelphia: Lippincott Williams & Wilkins.

Talay-Ongan, A., & Wood, K. (2000). Unusal sensory sensitivities in autism: A possible crossroads. International Journal of Disability. Development and Education, 47(2), 201-212.

Tan-Lin, A. S. (1981). An investigation into the developmental course of preschool / kindergarten aged children's handwriting behavior. Dissertation Abstracts International, 42, 4287A.

Taub, E., Aswatte, G., & Pidiki, R. (1999). Constraint-induced movement therapy: A new family of technique with broad application to physical rehabilitation - a clinical review. Journal of Rehabilitation Research and Development, 36, 237-251.

Thoyre, S. M., Shaker, C. S., & Pridham, K. F. (2005). The early feeding skills assessment for preterm infants, The Journal of Neonatal Nursing, 24(3), 7-16.

Trombly, C. (1995). Occupation: Purposefulness and meaningfulness as therapeutic mechanism. American Journal of Occupational Therapy, 49, 960-972.

Trost, J. P., Schwartz, M. H., Krach, L. E., Dunn, M. E., & Novacheck, T. F. (2008). Comprehensive short-term outcome assessment of selective dorsal rhizotomy. Developmental Medicine & Child Neurology, 50, 765-771.

Tseng, M. H., & Cermak, S. A. (1993). The influence of ergonomic factors and perceptual-motor abilities on handwriting performance. American Journal of Occupational Therapy, 47, 919-926.

Vasta, R., Miller, S. A., & Ellis, S. (2004). Child psychology (4th ed.). New York: Wiley.

Warren, M. (1993). A hierarchical model for evaluation and treatment of visual perceptual dysfunction in adult acquired brain injury. American Journal of Occupational Therapy, 47, 42-45.

Wilson, B., Pollock, N., Kaplan, B. & Law, M. (2000). Clinical Observations of Motor and Postural Skills. (2nd ed.). San Antonio; Therapy Skill Builder.

Wilson, J. (1988). Selecting and using posture walkers for children with cerebral palsy. Totline, 14(2), 15-16.

Winstein, C. J., & Schmidt, R. A. (1990). Reduced frequency of knowledge of results enhances motor skill learning. Journal of Experimental Psychology(Learning, Memory, Cognition), 16, 677-691.

World Health Organization. (2010). International Classification of Diseases(10 version). http://www.who.int/classifications/icd/en.

Wright, S. (2004). Light box activity guide level 1, 2,3. American printing house for the blind.

Yokochi, K. (1996). Tongue thrust swallowing in severely physically disabled children, Brain & Development, 18, 3, pp.242-244.

Zoltan, B. (2007). Visual processing skills. vision, perception, & cognition(4th ed). Thoroafre, NJ: Slack.

웹사이트

이지무브 : http://www.easymovemall.com/mall/

코지라이프 : http://www.cozylife.co.kr/

서울시보조공학센터 : http://www.seoulats.or.kr/home/index.asp

경기도재활공학서비스연구지원센터 : http://www.atrac.or.kr/

한벗재활공학센터 : http://www.atech.or.kr/

한국정보화진흥원 정보통신보조기기 보급사업 : http://www.at4u.or.kr/

찾아보기

ㄱ

가상환경 281
가정관리 294
간상체 150
감각 148
감각 발달 50
감각구별장애 118
감각식이 128
감각에 기초한 운동장애 118
감각운동기 17, 18, 222
감각조절장애 118
감각통합 111
감각통합 이론의 틀 39
감각통합 치료방법 125
감각통합과 실행 검사 164
감각통합장애 116
감각통합치료 416
감각통합평가 121
강제유도운동치료 379
개별화 교육계획 298
객관적 357
겸자분만 362
경직형 363
계획 357
고유수용성 신경근육 촉진 109
공 던지기 기술 186
공간 149
공간에서의 위치 154
과도기적 잡기 203, 204
과학적 추론 351
관계 파악 156
관찰 78
교대 집중 152
교육적 모델 301
교차성 폄반사 59
구강 단계 259
구강-운동 조절 257
구강기 25
구성놀이 239
구체적 조작기 17, 21, 223
굽힘근회피 반사 59
극복 가능한 351
근접발달영역 137, 225
글씨쓰기 199
글씨쓰기 준비 201
글씨쓰기 중재 211
글씨쓰기 평가도구 208
글씨쓰기의 평가 205
긍정적 행동지원 417
기능놀이 239
기본적 일상생활 277
기억력 224
긴장성 미로반사 60
깊이 지각 154

ㄴ

남근기 26
내적 동기 236
내적 통제 236, 237
내적 현실 236
네발로 기기 반응 66
논리적 사고 21
놀이 235
놀이 레파토리 248
놀이 이론 237
놀이 척도 244
놀이결손 248
놀이기술 248
놀이다움 평가 246
놀이력 244
놓기 181
뇌성마비 96, 361
눕기 반응 66
능력행동단계 243

ㄷ

단기목표 353
대 근육 운동 발달 52
대상영속성 19
대처 이론의 틀 44
대체 마우스 337
대체 키보드 338
대칭성 긴장성 목반사 60, 364
도구의 사용 187
도덕성 발달 29
도식의 협응 18
동기발달 32
동기위계 34
동적 3점 잡기 204
동체 정위반사 63
동화 17, 222
둔위분만 362
등록 152

ㄹ

레베르 선천성 흑암시 158
리비도 24

ㅁ

매칭 154
먹기 251, 320
먹기 기능장애 251
먹기 평가 251, 253

면담 78
명료성 207
모델링 103
목 정위반사 63
몰입되지 않은 행동 241
무도형 367
무릎서기 반응 66
무안구증 158
무정위형 366
물활론적 사고 20
미각 51
미로정위반사 63
미숙아 314

ㅂ

반맹 158
반사기 18
발견학습 137
발끝 올리기 반응 66
발달 이론의 틀 38
발달검사 38
발달성협응장애 45, 144
발달이론 15
발달적 접근 165
발달협응장애 98
발떼기 반응 66
방관자적 행동 241
배란기 48
배아기 48
백색증 158
범주화 154
베어리 시각, 운동 협응 능력 검사 163
벤더 도형 검사 163
벤튼 시각 기억 검사 163
보상 전략 355
보상적 접근 165
보조공학 323
보조공학 장치 324
보조공학 전달체계 326
보조공학 평가 325
보조도구 356
보존개념 20, 21
보편적 도덕원리 32
보행기 381
보호반사 87
부호화와 저장 152
분류기술 21
분리 집중 152
비계 225
비구강 식이 274
비대칭성 긴장성 경반사 59
비대칭성 긴장성 목반사 364
삔기 177

ㅅ

사건들 149
사고의 시작 19
사물들 149
사정 357
사회극놀이 239
사회적 놀이발달 240
사회적 상황 이야기 418
사회참여 410
삼차순환반응기 222
삼킴 기능 평가 261
삼킴 능력 259, 268
삼킴 단계 259
삼킴장애 252
상징놀이 19, 223, 239
상징들 149
상향식 접근법 75
상호적 모방 훈련 418
생식기 26
생체역학 이론의 틀 41
선별검사 76
선택 집중 152
선택·포인팅 장치 337
선호 손의 발달 188
성숙 15
성숙한 잡기 204
성장 15
성취행동단계 243
세마 16
소 근육 운동 발달 55
손 안에서 조작하기 182
수단적 일상생활 277
수단적 일상생활활동 279
수면 411
수행의 질 평가척도 139
순환반응의 성립 19
스위치 333
시각 50
시각 고정 151
시각 구별 153
시각 기능 관찰기록 161
시각 기억 152
시각 완성 153
시각 이미지 154
시각 집중 152
시각 효율성 장애 159
시각운동기술 174
시각정보처리모델 148
시력 151
시신경 위축 158
시신경 형성 부전 158
시야 151
시이소 반응 66
시지각 147
시지각 기능 검사 164
시지각 발달 175
시지각 발달 검사 163
식도 단계 261
식사 보조도구 346
신경가소성 136
신경발달 이론의 틀 40
신경발달치료 106, 378
신경생리학적 접근 165
신경학적 가소성 113
신뢰도 81
신생아 49
신체개념 166
신체도식 166
신체상 166
실행원칙 142
심리사회적 한평생 발달이론 26
심리성적 발달이론 24
쓰기과정 200
쓰기발달 201

ㅇ

아동용 활동분류카드 138
아동중심치료 40
안구운동 151
안구의 움직임 또는 추적 151

앉기 반응 66
양서류 반응 63
양성지지반응 60
양손사용 185
양안시 151
언어적 피드백 103
엎드리기 반응 66
역동적 수행분석 139
역동적 체계 이론 89
연습놀이 239
연필 잡기 203
연합놀이 242
연합단계 92
연합반응 60
영역특화전략 140
옮기기 177
옷입기 286
외측 3점 잡기 204
우선순위 349
운동 능력이 제외된 시지각 평가 Ⅲ 164
운동 조절 86
운동 학습 92
운동실조형 368
운동학습이론 137
원근 조절 151
원시반사 57
원시적 잡기 203, 204
위생관리 294
위생관리 보조도구 347
유인원 자세 반응 66
음성지지반응 60
응용행동분석 417
의사소통 판 333
이론의 틀 37
이완형 368
이차 순환반응기 222
이차순환반응의 협응기 222
인두 단계 260
인습적 도덕수준 31
인습적 수준 30
인지 148
인지단계 92
인지도식 16
인지발달 16, 175
인지발달 단계 17
인지전략 140
인지중재법 414
인출 152
일과표 138
일상생활 평가도구 282
일상생활활동 277, 278
일차 순환반응기 222
임상적 추론 75
입체시 151

ㅈ

자기-주도 훈련 137
자세조절 86
자아실현자 34
자아중심성사고 20
자율적 도덕성 21
자율적인 단계 92
자폐범주성장애 144
자폐스펙트럼장애 405
작업수행기반 인지중재법 135
작업수행기반 인지중재법 이론 45
작업기억 224
작업치료평가과정 73
잠복기 26
잡기 178
장기목표 353
재인 154
적응반응 111
적응행동 305
전개념적 사고기 19, 223
전반적 문제해결 전략 137, 140
전인습적 수준 30
전조작기 17, 19, 223
전치태반 362
정보처리이론 223
정신박약 383
정신사회 이론의 틀 43
정신적 표상 222
정신지체 383
정위반사 87
조건적 추론 351
조산아 망막병증 157
조산의 원인 313
조작사고 21
조절 17, 222
조합적 기술 21
주관적 357
주의 152
주의집중력 223
중심와 150
중심화 21
중재 형태 143
중재계획 349
중추신경계 반사 59
지각 148
지리적 지남력 154
지속 집중 152
지적발달장애 383
지적장애 383
지적장애 평가 397
직관적 사고기 19, 223
집중 152
집행통제과정 224

ㅊ

착석 자세 329
착석을 위한 보조도구 331
척수후근(뒤뿌리)절제술 378
청각 50
체성감각 174
촉각 50
추상적 사고 23
추상체 150
취학 전 아동 시각, 운동 협응 능력 평가 164
치료지원 서비스 297
치료지원 절차 300

ㅋ

카푸만 아동용 진단 검사 163
캐나다 작업수행 측정 139
캥거루 케어 317
키가드 337
키보드 스킨 337

ㅌ

타당도 80
타인중심적 사고 21

탐험행동단계 243
태아기 48
터치스크린 340
통각 51
특수교육 관련 서비스 299

ㅍ

편마비 369
폄근밀기 반사 59
평가 73
평가방법 77
평행놀이 241
평형 222
평형반사 87
표상들 149
표준화된 평가도구 79, 307
플로어타임 416
피드백 제공 355
피질맹 158
필기 보조기구 344

ㅎ

하향식 접근법 75
학교기능평가 303, 307
학교작업치료 297
학령기 아동 305
학습의 전이 103
항문기 25
행동주의 심리학 42
행동주의 이론의 틀 42
헤드 포인팅 시스템 340
현실성의 중지 236
협동놀이 242
협력적 치료 모델 301
형식적 조작기 17, 23, 223
형태 항상성 153
혼자놀이 241
환자중심 138
활동요건 281
황반 변성 157
획득이론의 틀 42
후각 51
후인습적 도덕수준 31
후인습적 수준 30
훑어보기 151
흡인 268

A

accommodation 151
Activity Participation Assessment 139
ADL 277
Albinism 158
alertness 152
alternated attention 152
AMPS 282
Anophthalmia 158
assessment 357
Assessment of Motor and Process Skills 282
assistive technology 323
athetoid type 366

B

Ball throwing skills 186
Beery VMI 163
Bender visual motor gestalt test 163
Benton visual retention test 163
Bilateral hand use 185
binocular fusion 151
body concept 166
body image 166
body scheme 166
bottom-up 45
BSID III 38
Bundy 244
BVRT 163

C

Canadian Occupational Performance Measure 139
Carry 177
categorization 154
Choreoathetosis 367
CIMT 379
CO-OP 45, 135, 414
coding & storage 152
Cognitive Orientation to daily Occupational Performance 135, 414
conditional reasoning 351
cones 150
Cortical blindness 158

D

daily activity log 138
DDST 38
depth perception 154
detection of relationship 156
Developmental test of visual perception 163
DIR 416
discovery learning 137
divided attention 152
DPA 139
DTVP 163
dynamic performance analysis 139
dynamic tripod 204

E

Egocentric 20
Erikson 26
events 149

F

Feeding 320
FIM 283
fovea 150
Freud 24
Functional Independence Measure 283

G

GMFCS 375
GMFM 373
GMPM 374

Goal-Plan-Do-Check 46
Grasp 178
Gross Motor Function Classification System 375
Gross Motor Function Measure 373
Gross Motor Performance Measure 374
guided discovery 142

H

Hand preference 188
handwriting 199
Handwriting evaluation 205
Handwriting intervention 211
Handwriting readiness 201
Hemianopsia 158

I

IADL 277
IEP 298, 302
In-hand manipulation 182
Individualized education program 298

J

just right challenge 351

K

K-ABC 163
Kaufman assessment battery for children 163
Knox 244
Kohlberg 30
KPPS 246

L

lateral tripod 204
Leber congenital Amaurosis 158
legibility 207
Long-term goals 353
Luria 136

M

MACS 376
Macular degeneration 157
Manual Ability Classification System 376
Maslow 34
matching 154
mature grips 204
Meichenbaum 137
Modified Ashworth Scale 375

O

objective 357
objects 149
Optic nerve atrophy 158
Optic nerve hypoplasia 158

P

Parten 240
PEDI 284
Pediatric Activity Card Sort 138
Pediatric Evaluation of Disability Inventory 284
Pencil grip 203
Performance Quality Rating Scale 139
Person-Environment-Occupation 16
Piaget 16
plan 357
Play history 244
position in space 154
PQRS 139
pragmatic reasoning 351
pursuit 151

R

Reach 177
recognition 154
registration 152
Reilly 243
Release 181
representations 149
Retinopathy of prematurity 157
retrieve 152
rods 150
Rood 접근법 108

S

saccadic 151
School Function Assessment 285, 303
scientific reasoning 351
selective attention 152
sensory diet 128
Sensory integration and praxis test 164
SFA 285, 303
Short-term goals 353
SIPT 164
skin-to-skin 317
space 149
spastic type 363
stereognosis 151
subjective 357
sustain attention 152
symbols 149

T

Takata 244
Test of visual perceptual skills 164
Tool use 187
ToP 246
top-down 45
topographical orientation 154
TVPS-R 164

V

visual attention 152
visual closure 153
visual discrimination 153
visual fixiation 151

visual form constancy 153
visual imagery 154
Visual information processing model 148
visual memory 152
Vygotsky 137

W

Wee FIM 283
Wilbarger Protocol 127

1

1차 순환반응기 18

2

2차 순환반응기 18

아동작업치료(제3판) 값 33,000원

2012년 9월 5일 제1판 1쇄 발행
2014년 3월 5일 개정판 1쇄 발행
2020년 9월 10일 제3판 1쇄 발행
2025년 8월 20일 제3판 5쇄 발행

저 자: 대한아동·학교작업치료학회
발 행 인: 주 영 일
발 행 처: **계 축 문 화 사**

서울특별시 종로구 통일로12길 16-17
우편번호 03029
TEL : 735-2257·738-9746
FAX : 723-9025
E-mail : gyechuk@hanmail.net
홈페이지 : http://gyechuk.co.kr
1973. 10. 31 등록번호 제300-1973-8호
ISBN 978-89-5629-610-4 93510

※저자와의 협의하에 인지는 생략합니다.